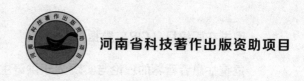
河南省科技著作出版资助项目

危重症患者营养的理论与实践

WEIZHONGZHENG HUANZHE YINGYANG DE
LILUN YU SHIJIAN

于洪涛　主编

U0222323

河南科学技术出版社
·郑州·

图书在版编目（CIP）数据

危重症患者营养的理论与实践／于洪涛主编.—郑州:河南
科学技术出版社，2017.8(2023.3 重印)
ISBN 978-7-5349-8788-5

Ⅰ.①危… Ⅱ.①于… Ⅲ.①险症-临床营养-治疗学-研究
Ⅳ.①R459.3 ②R459.7

中国版本图书馆 CIP 数据核字(2017)第 148378 号

出版发行:河南科学技术出版社
　　　　地址:郑州市郑东新区祥盛街 27 号　　邮编:450016
　　　　电话:(0371)65788613　65788625
　　　　网址:www.hnstp.cn
策划编辑:李喜婷　武丹丹
责任编辑:武丹丹
责任校对:王俪燕
封面设计:张　伟
责任印制:朱　飞
印　　刷:三河市同力彩印有限公司
经　　销:全国新华书店
幅面尺寸:185mm×260mm　　　　印张:23.25　　　　字数:523 千字
版　　次:2023 年 3 月第 2 次印刷
定　　价:198.00 元

作者简介

于洪涛,主任医师、硕士研究生导师,河南省胸科医院呼吸内科主任。从事呼吸疾病临床研究30余年,擅长慢性阻塞性肺疾病、哮喘、支气管扩张、肺炎、内科各种疑难杂症及呼吸危重症的诊断与治疗。中国医师协会呼吸医师分会委员,中华老年学学会老年医学委员会呼吸和危重症专家委员会常务委员,河南省医师协会副会长,河南省医学会呼吸专业委员会常务委员。

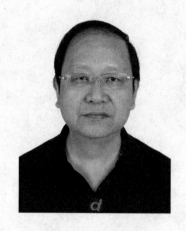

发表学术论文多篇,主持营养支持与血糖控制对呼吸危重症患者的影响、氯己定体表清洗对降低 RICU(呼吸重症监护病房)患者医院内感染作用的研究、呼吸机相关性肺炎危险因素研究、呼吸重症监护病房监护及治疗技术等科研项目并多次获奖。2001 年建立了河南省第一家 RICU。先后被授予"人民健康好卫士""科技拔尖人才""医疗卫生系统先进工作者"等荣誉称号。

前 言

随着医学科技的进步,危重症医学得到了迅速的发展。就我国来讲,进入 21 世纪以来,不仅一些教学医院和大型医院建立了重症监护病房,现在许多省份的县级医院也建立了重症监护病房。从功能分类看,不同的重症监护病房,如外科 ICU、内科 ICU、呼吸科 ICU 等都在建立。这些 ICU 的建立,不仅对平时危重症患者的救治起到了决定性的作用,而且对突发公共卫生事件危重症患者的救治也起着不可替代的作用。

危重症救治方面的理论和技术也在不断发展。肾脏替代、心脏辅助、人工肺、机械通气等手段可以在短期内保持患者衰竭器官的功能有所替代。感染性休克的救治、急性呼吸窘迫综合征的救治也不断有新的理论和实践指南推出。一批批危重症专业的研究生进入临床工作,为重症医学的进步带来了新的力量。因此,近十年我国危重症医学的规模、质量和发展速度都是过去无法比拟的。

虽然我国少数医院重症营养治疗的起点很高,工作起步也很早,但是,毋庸讳言,在我国重症医学领域,大部分医院在营养治疗方面还是比较落后的,甚至营养治疗的观念还没有建立。营养师很少参与危重症患者的营养评估和治疗决策,危重症患者的营养治疗由临床医生决定,而决定的正确与否只能取决于医生对营养治疗是否有兴趣,以及医生在营养治疗方面的素养。实际上,危重症患者营养治疗的适当与否与患者的预后密切相关。一个适当的营养治疗过程会降低危重症患者的病死率,降低危重症患者的院内感染率,减少患者的住院时间,减少患者的住院花费;而不适当的营养治疗或者不做营养治疗,则患者预后不良,花费增加。在欧美国家,危重症患者的营养治疗组织严密,程序规范,不断有危重症营养新理论、新技术、新指南推出,非常值得我们借鉴。编写本书的目的,正是为了提高国内临床医生对危重症营养治疗的认识,规范营养治疗的评估和操作。

本书从危重症患者机体发生的病理生理变化开始,对比了危重症患者与正常人的生理、生化的不同,描述了不同营养素的需要,以及在危重症状态下这些营养素需求的新变化;对危重症患者宏量营养素的组分及对机体的作用进行了详细的阐述,对人体所需要的微量元素和维生素在危重症疾患中的代谢及其功能、营养进行了分析。另外从临床应用角度揭示了如何对患者进行营养评估以及评估方法的选择。本书利用较大篇幅详细说明了肠内营养、肠外营养的适应证、用量、使用方法,不同营养制剂的选择、营养供给途径及途径的建立方法,并发症的预防。在介绍营养治疗的基础知识后,本书对临床常见的危重症营养治疗方法也做了介绍,以利于读者面对临床具体情况时可以更快地选择较可靠的营养治疗方法。另外本书还介绍了营养基因组学的一些基本知识。最后,对危重症营养治疗的伦理学原则进行了描述和解释,希望临床医生在进行营养治疗时,遵循伦理学原则,而不要背离这些原则。

本书参考了国际上关于危重症营养治疗的最新进展和我自己在临床、科研、教学中的体会,编写而成。希望本书有利于普及危重症营养治疗的理论和方法,有利于临床工作者和医学研究生的学习和提高。崔佳佳医生为本书做了许多工作,一并致谢。

于洪涛

2016 年秋

目 录

第一章　危重症患者机体发生的改变

　　本书所讨论的危重症患者,是指急性、可逆、已经危及生命的器官功能不全的患者和受到各种高危因素的影响,具有致命风险的患者,以及慢性疾病急性发作危及生命的患者。不同病因的危重症患者表现各异,病理、生理机制不同,但是,不同的危重症患者也有一些共同的机体改变。这些发生在危重症患者体内的改变,是临床医生了解危重症患者营养支持的基础知识。本章介绍的内容包括:

- ·内分泌的改变
- ·神经系统的改变
- ·代谢的改变
- ·重要器官的改变
- ·细胞因子的改变
- ·应激的发生与转归

第一节　危重症患者的内分泌改变

一、下丘脑－垂体－肾上腺轴

　　丘脑下部接受刺激后分泌促肾上腺皮质激素释放激素(corticotropin releasing hormone, CRH)。CRH 通过垂体促进促肾上腺皮质激素(adrenocorticotropic hormone, ACTH)的产生,而后者刺激肾上腺皮质。更特殊的是,ACTH 触发糖皮质激素的分泌,如可的松,而对醛固酮和其他类固醇激素几乎没有控制作用。CRH 受到糖皮质激素的抑制,由此形成了经典的负反馈环(见图 1 - 1)。而醛固酮的分泌受控于激活的肾素－血管紧张素系统。

　　危重症也是一种急性的严重应激反应,常常伴有高糖皮质激素血症,而且糖皮质激素水平的增高与疾病的严重程度是成比例的。过去对这种现象归咎为应激激活了下丘脑－垂体－肾上腺轴

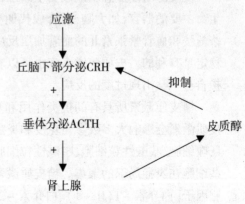

图 1 - 1　下丘脑－垂体－肾上腺(HPA)轴

（hypothalamic – pituitary – adrenal axis，HPA），由此使得促皮质激素增高并使得皮质激素的分泌量增加。然而，对于皮质激素分泌相对不足的患者，这种应激反应可能不足以使患者获得良好的临床预后。Vermes 的研究表明：在危重症的发展过程中，促肾上腺皮质激素的增高只是一过性的，而皮质醇的水平一直处于较高的状态，这种皮质醇与促肾上腺皮质激素的矛盾现象，在其他的应激情况下也可见到。

有些细胞因子可以刺激增加皮质激素的分泌量，如促炎性的细胞因子。对于在促皮质激素降低的情况下依然存在着高糖皮质激素血症的解释是：糖皮质激素的排出减少了。糖皮质激素的主要清除是由肝脏和肾脏实现的。肝脏的清除是由环状还原酶（5β – 还原酶和 5α – 还原酶）完成的；而肾脏的清除是通过 2 型羟基固醇脱氢酶完成的，使氢化可的松变成可的松。在肝脏和脂肪组织中，通过 1 型 11β – 羟基固醇脱氢酶的作用，使氢化可的松转化为可的松来补偿机体对皮质激素的清除。另外，在危重症过程中，血液循环中增高的胆汁酸也对糖皮质激素代谢酶的表达和活性起着抑制作用。

在发生应激的个体中，糖皮质激素对调整应激状态起着关键作用。糖皮质激素会提高血糖水平，有利于葡萄糖进入细胞内。糖皮质激素通过加快肝糖原异生的速度和抑制脂肪组织对葡萄糖的摄入来使血糖增加。肝糖原异生会因为受到相关酶的刺激而强化，这些酶包括磷酸烯醇丙酮酸羧激酶和葡萄糖 – 6 – 磷酸酶。当糖皮质激素与这些酶基因的糖皮质激素反应子结合后，这些酶就会增加。另外，糖皮质激素会刺激脂肪组织释放脂肪酸，刺激机体的蛋白质部分释放氨基酸。糖皮质激素可以通过上调卡配因和泛素蛋白酶路径来激活蛋白质的水解。这些过程的主要作用是提供给细胞能量和营养底物，后者对机体应激的反应和损伤后机体的修复是至关重要的。

糖皮质激素对于心血管系统中血管紧张素Ⅱ、肾上腺素、去甲肾上腺素的正常反应也是必需的，糖皮质激素有助于维持心脏的收缩力、血管的张力和血压。钠钾 ATP 酶和儿茶酚胺的合成也依赖于糖皮质激素的参与。糖皮质激素对儿茶酚胺合成的作用和对儿茶酚胺受体的作用会对这些肌力的正性肌力作用产生一定的影响。糖皮质激素也会减少 NO 的产生，减少舒张血管的前列腺素的产生，这些都是主要的血管舒张剂和血管渗透性的调节因子。

皮质醇增多症急剧地改变了碳水化合物、蛋白质、脂肪的代谢，能量有选择性地供给生命主要的器官，如大脑，而合成代谢受到延搁。血管内液潴留、增强的变力作用，对儿茶酚胺和血管紧张素Ⅱ的血管加压反应，在机体的"抵抗或避免"反应中保持血流动力学稳定是有利的。皮质醇增多症也可以看作是机体消减自身炎症级联反应的措施，用于保护自身不会出现过度的反应。

糖皮质激素所具有的抗炎作用和免疫抑制作用是通过特殊的受体机制介导的。糖皮质激素会影响大多数参与免疫和炎症反应的细胞，包括淋巴细胞、NK 细胞、单核细胞、巨噬细胞、嗜酸性粒细胞、嗜碱性粒细胞、中性粒细胞和肥大细胞。糖皮质激素会减少这些细胞在炎症局部的聚集。糖皮质激素对免疫反应和炎症反应的抑制作用表现为：对细胞因子[白介素 – 1（IL – 1）、白介素 – 2（IL – 2）、白介素 – 3（IL – 3）、白介素 – 6（IL – 6）、γ 干扰素（IFN – γ）]的活化和产生的调节；对肿瘤坏死因子 – α（TNF – α）、趋化因子、类花生酸类、补体活性和其他炎症介质(如缓激肽、组胺、巨噬细胞移动抑制因子)活化和产生的调节。糖皮质激素主要通过抑制转录因子,如核因子 κB 来控制这些介质的产生。糖皮质激素也会通过增强抗炎症因子的释放来产生抗炎症作用,这些抗炎症因子包括IL-1 受体拮抗剂、可溶性肿瘤坏死因子受体和白介素-10(IL-10)。另外,糖皮质激素会阻断某些介质合成所需要的酶的信使核糖核酸(mRNA)的转录(如环氧化酶-2、诱生型一氧化氮合酶)。

二、促甲状腺轴

没有甲状腺疾病的患者,出现危重症后,下丘脑-垂体-甲状腺轴会发生明显的改变。在发生危重症的前几个小时,血浆中的总三碘甲腺原氨酸(T_3)是下降的,而反式三碘甲腺原氨酸(rT_3)是增加的,并且这种改变的幅度与疾病的严重度是有关的。有证据表明,在危重症患者中,甲状腺素(T_4)也是下降的,T_4 和 T_3 的血浆浓度与病死率呈负相关。血清中 T_3 的下降是机体保护性抵制分解代谢的主动适应性措施,还是由于疾病恶化后机体不能适应,仍然有许多争议。血清中 T_3 的降低和 rT_3 的增加的部分原因是:由于 1型 5′-脱碘酶(D_1)和 2 型 5′-脱碘酶(D_2)减少了 T_4 的活化,也与 3 型 5′-脱碘酶(D_3)增加了 T_4 的失活有关。还有一些证据表明:在 D_1、D_2、D_3 的调节后,跟着就是 T_4 进入 D_1表达组织减少,这些发生在危重症患者身上的现象起着改变血清碘化甲腺原氨酸水平的作用。

Peeters 等人对危重症患者组织中甲状腺激素水平进行了研究。他们发现:危重症患者血清中的甲状腺激素水平与肝脏和肌肉中的甲状腺激素水平是呈正相关的,这说明在危重症过程中发生的血清 T_3、T_4 水平的下降也会导致组织中 T_3、T_4 水平的下降。使用甲状腺激素治疗的患者血清中 T_3 水平会增加,而且肝脏中的 T_3、rT_3 水平也会增加,肌肉中的 T_3、T_4、rT_3 也出现增加。他们认为:在危重症过程中,不仅仅是下丘脑-垂体-甲状腺轴会发生明显的改变,组织特异性机制也在发挥作用,减少了具有生物活性的甲状腺激素的供给。

在手术或创伤后 2h 内,血清 T_3 水平降低,而 T_4 和促甲状腺激素(TSH)增加。很明显,T_3 的下降是由于外周 T_4 转化的降低所致。之后,血中的 T_4 和 TSH 会恢复正常,而 T_3一直较低。重要的是已经发现 T_3 下降的程度可以反映出疾病的严重性。许多细胞因子,如肿瘤坏死因子(TNF)、IL-1、IL-6 被认为是引起急性 T_3 水平降低的介质。从理论上讲,促甲状腺轴的急性改变反映了机体在应激情况下,减少能量消耗的努力,在饥饿时也会见到这种情况。

在监护病房(intensive care unit,ICU)居留时间较长的患者中,情况不太一样。这时可以见到正常低限的 TSH 和低 T_3、低 T_4,这似乎是由于甲状腺功能改变减少了对下丘脑的刺激,下丘脑反过来减少对甲状腺的刺激。皮质醇增多症和内源性多巴胺可能参与这种现象。当给予外源性多巴胺和糖皮质激素时,危重症患者的甲状腺功能减退会被诱发。

三、生长激素轴

危重症的急性期的特点之一是：生长激素水平很高并有波动，而胰岛素样生长因子-1(IGF-1)在此期的血清浓度是降低的。对这种现象的解释是：这是生长激素抵抗状态，主要原因是生长激素受体的表达下降。生长激素抵抗在此时似乎是有益的：结果是直接的脂解作用和抗胰岛素作用得到增强，可以释放代谢底物如脂肪酸和葡萄糖供给重要的生命器官，而有IGF-1介导的消耗性的代谢得以延缓。当危重症相关的应激持续存在时，生长激素的分泌模式表现为波动性分泌减少，而非波动性分泌增高。这与生长激素的外周效应物，如IGF-1，在循环中减少有关。然而，这时与危重症的急性期相反，此时IGF-1的下降并不是反映了生长激素的抵抗，而是提示下丘脑通过释放生长激素促进因子恢复了生长激素波动性分泌的特性。

生长激素的效应主要是由IGF-1介导的，IGF-1是由肝脏组织和其他组织产生的。在生理情况下，IGF-1在生长激素的变化引导下，刺激长骨的生长，这是生长激素的主要作用。生长激素与代谢相关的影响包括：促进钙潴留，促进脂肪水解，促进蛋白质的合成，增加氨基酸的摄入，影响碳水化合物的代谢(减少肝脏对葡萄糖的摄入，增加肝糖原的异生，强化胰岛素抵抗)，并有刺激免疫系统的作用。在危重症患者中，生长激素的作用与其合成代谢属性有关，特别是在患者处于高分解代谢的情况下，生长激素有节约蛋白质的作用。有人认为，在危重症患者中，蛋白质的高分解代谢与机体出现对生长激素的抵抗和IGF-1轴发生改变是有关的。在这种情况下，即使使用了适当的营养支持，由于蛋白质的合成和分解互相竞争，因而也不可能达到机体的正氮平衡。而持续的负氮平衡既不利于伤口的愈合，也会造成免疫系统的损害。Van den Berghe等人把机体对危重症的下丘脑-垂体反应分为两个时相，急性期和慢性期。在急性期，由于生长激素的冲动发放增加，所以生长激素处于高水平；而受到细胞因子的影响的IGF-1处于低水平。这时的生长激素能够发挥其作用，包括脂解作用、胰岛素抵抗作用和免疫刺激作用，而间接的促进生长作用却是不明显的。这样的好处是在早期的应激状态下，不必产生过多的IGF-1刺激合成代谢。处于持续的危重症状态的患者的生长激素的冲动发放减少，血中的IGF-1也处于较低水平。Van den Berghe认为这代表着生长激素的不足，而不是机体反应的失敏。生长激素分泌冲动明显地减少会引起相对的低生长激素血症，并因此引起蛋白质消耗综合征。在男性中这种情况更加显著。

四、催乳素轴

催乳素是人们发现的第一个在生理或心理应激时血清浓度增加的激素。催乳素的增加可能是由催产素、多巴胺通路和血管活性肠肽介导的。催乳素在神经内分泌和免疫系统之间起着重要的作用，主要是调节细胞介导的免疫。在人类的单核细胞和T细胞、B细胞中都发现了催乳素的受体。T细胞依赖的免疫反应主要靠催乳素和甲状腺释放激素的早期激活。实验研究已经表明：血清中催乳素的下降会损害淋巴细胞的功能，比如会减少试管内 T 细胞对刀豆蛋白 A 的增殖性反应,会抑制淋巴因子依赖性巨噬细胞的活性并出现非致死性细菌暴露发生死亡。在急性应激反应中,催乳素水平是增高的;在健康志愿者做最大运动后,血清中催乳素的水平显著增高;并且与 B 淋巴细胞上的催乳素受体的表达呈正相关。所有处于应激状态的手术前患者,催乳素的血清浓度都是高的。在手术后催乳素会降到一个较低的水平,其原因可能与应激减弱有关,催乳素的半衰期也是较短的。

在危重症的慢性期,血清中催乳素水平不再像急性期那么高。

五、促卵泡素 – 睾酮轴

睾酮是最重要的内源性合成代谢激素。因此,在危重症时,男性促黄体素 – 睾酮周期改变可能与分解代谢有关。危重症时,睾酮水平较低。睾酮下降的真正原因还不知道,但是可能与细胞因子有关。有假说认为:睾酮在急性应激时水平下降是重要的,因为其可以降低合成代谢的雄激素的分泌,使得机体存储的能量和代谢底物供给生命器官。

在慢性期,循环中的睾酮极低,几乎无法测到。这是由多巴胺雌激素和阿片类物质引起的。

【参考文献】

1. PEETERS R P,VAN DER GEYTEN S,WOUTERS P J,et al. Tissue thyroid hormone levels in critical illness[J]. J Clin Endocrinol Metab,2005,90(25):6498 – 6507.
2. BOONEN E,VERVENNE H,MEERSSEMAN P,et al. Reduced cortisol metabolism during critical illness[J]. N Engl J Med,2013,368(16):1477 – 1488.
3. HALL J B,SCHMIDT G A,WOOD L D H. Principles of critical care[M]. 3rd ed. New York:McGraw – Hill Professional,2005.
4. TAYLOR B E,BUCHMAN T G. Is there a role for growth hormone therapy in refractory critical illness[J]. Curr Opin Crit Care,2008,14(4):438 – 444.

第二节　危重症患者的神经系统改变

危重症应激是威胁患者生命的基本生理过程,同时也是患者病死率和并发症率增加的主要原因。典型的是,严重的脓毒血症会使危重症患者的病死率增加。在美国,每年有 75 万人发生脓毒血症,占年度病死人数的 9.3%。

在 1942 年,David 描述了患者出现应激时的代谢反应,他用"潮落""潮起"来表述创伤后的低代谢期和高代谢期。多种刺激都可以引发代谢反应,例如:动脉压和静脉压以及容量、渗透压、pH、动脉氧量、疼痛、焦虑、组织损伤和感染、毒性介质。这些刺激可以兴奋下丘脑,然后激发交感神经系统和肾上腺髓质。对损伤的代谢反应是生理性的,但是,如果损伤强度过大或者时间过长,代谢反应将成为病理性的。我们也可以把代谢反应看作是一个机体对不良刺激的一种"抵抗或避免"过程,如果持续时间过长,将会增加病死率和合并症的发生率。代谢反应的最终目标是:恢复机体的平衡。近期目标是:限制血流的进一步丧失,增加血流量,能够接受足量的营养供给,有效地排出废物,清除坏死组织,促进损伤组织的修复。

在上一节,已经介绍了内分泌系统对危重症的反应,实际上神经内分泌反应一直是危重症应激研究的中心内容。当机体受到强烈刺激时,神经内分泌系统的主要变化为蓝斑-交感-肾上腺髓质系统及下丘脑-垂体-肾上腺皮质轴的强烈兴奋,与此同时,副交感神经也被激活,并伴有其他多种内分泌激素的改变。

一、蓝斑-交感-肾上腺髓质系统的改变

肾上腺髓质系统的中枢整合部位主要位于脑桥蓝斑,蓝斑是中枢神经系统对应激最敏感的部位,其中去甲肾上腺素能神经元具有广泛的上、下行纤维联系。其上行纤维主要投射至杏仁复合体、海马、边缘皮质及新皮质,是应激时情绪变化、学习记忆及行为改变的结构基础。下行纤维主要到达脊髓侧角,调节交感神经张力及肾上腺髓质中儿茶酚胺的分泌。当机体受到强烈刺激时,蓝斑-交感-肾上腺髓质系统的中枢效应主要是引起兴奋、警觉及紧张、焦虑等情绪反应应激,这些情绪反应与上述脑区中去甲肾上腺素的释放有关。

蓝斑-交感-肾上腺髓质系统的外周效应主要表现为:血浆中儿茶酚胺浓度的升高幅度因应激原的性质、强度、作用时间的不同及个体的差异而有差异,其恢复至正常水平的时间亦不一致。应激时,儿茶酚胺释放增加,生物合成速度也明显增加。

应激时,儿茶酚胺血浆水平的迅速增加具有重要的意义。

1.对心血管系统的意义 交感兴奋及儿茶酚胺释放可使心率加快,心肌收缩力增强,心输出量增加。由于外周血管中β受体分布密度的差异,儿茶酚胺除使血压上升外,还可导致血液重新分配,使心、脑等重要器官的血液灌流得到保证。但是,与之相伴随的是可能会发生肠道缺血,胃肠黏膜糜烂、溃疡、出血。还会造成心率增快,心肌耗氧量增加,导致心肌缺血。

2.对呼吸系统的意义 儿茶酚胺引起支气管扩张,有利于增加肺泡通气量,以满足应激时机体对氧的需求。

3.对代谢的影响 儿茶酚胺通过兴奋受体而使胰岛素分泌减少,通过兴奋α受体而使胰高血糖素分泌增加,结果使糖原分解增加,血糖升高,并促进脂肪动员,使血浆中游离脂肪酸增加,从而满足应激时机体增加的能量需求。

4.对血液的影响 儿茶酚胺可使血小板数目增多及黏附聚集性增强,也可使白细胞数及纤维蛋白原浓度升高,从而增加黏滞度,促进血栓形成。

5.对其他激素分泌的影响 儿茶酚胺还可促进 ACTH、血管紧张素Ⅱ、生长激素、肾素、促红细胞生成素及甲状腺激素等的分泌,以便更广泛地动员机体各方面的生理机制来应付应激时的各种变化。脑桥蓝斑的去甲肾上腺素能神经元与下丘脑-垂体-肾上腺皮质轴之间具有密切联系。这些神经元与下丘脑室旁核分泌 CRH 的神经元之间有直接纤维联系,脑桥蓝斑的去甲肾上腺素能神经元释放去甲肾上腺素后,刺激室旁核神经

元上的 α–肾上腺素受体而使 CRH 释放增多,从而启动下丘脑–垂体–肾上腺皮质轴的活化。

6. 对血糖的影响 应激时交感–肾上腺髓质系统兴奋,儿茶酚胺作用于胰岛 A 细胞上的 β 受体而使胰高血糖素分泌增加,通过作用于胰岛 B 细胞上的 β 受体而抑制胰岛素的分泌。上述两方面的综合结果使得血糖水平明显升高,有利于满足机体在应激时增加的能量需求。同时,也使得危重症患者在应激期会发生不易控制的高血糖,并成为影响预后的一个重要的不利因素。

7. 对水钠代谢的影响 应激时交感–肾上腺髓质系统兴奋可使肾血管收缩而激活肾素–血管紧张素–醛固酮系统,使血浆醛固酮水平升高。上述变化均可导致肾小管对钠、水重吸收增多,尿量减少。这种现象有利于应激时血容量的维持,同时也会对危重症患者带来不利的影响。

二、副交感神经在应激中的作用

应激时,还存在副交感神经的激活,如应激时摄食的控制,应激时一方面通过激活交感神经引起心率和血压的增加,同时也通过激活副交感神经引起腹泻、排尿等肠道和膀胱的排空反应。应激时可因副交感神经兴奋而使机体处于静止退缩状态,出现心率减慢、血压下降、胃肠蠕动增加、大汗淋漓、晕厥等现象。

近年来的研究指出:副交感神经系统作为控制摄食生理过程的一部分,也会对免疫系统产生控制。副交感神经系统可以控制心率,控制激素的分泌,控制摄食时胃肠道的蠕动和消化,还可以调整免疫过程,以预防机体对共生菌落和膳食成分发生炎症反应。膳食中脂肪的摄入会刺激胆囊收缩素受体并激活由迷走神经介导的抗炎机制。这种机制的生理意义不限于摄食,副交感神经系统可以调整不同生理状态,包括感染、创伤和损伤引起的炎症反应。这种生理性的抗炎机制有重要的临床意义,因为可以利用这种机制来治疗感染以及严重损伤。的确,大量的研究指出:迷走神经介导不同的药物的抗炎症反应,比如非固醇类抗炎药物、塞马莫德、黑皮质素肽等。在迷走神经的介导下,胆囊收缩素、黑皮质素肽和一些非固醇类抗炎症药物会发挥其控制促炎症介质释放的作用。比如:在内毒素血症并且存在着双侧迷走神经切断的情况下,塞马莫德和 ACTH 会激活传出迷走神经而限制血清中的 TNF–α 的浓度,从而发挥其抗炎症作用。这种抗炎症效果在临床上是显著的,因为在实验性脓毒血症的情况下,它们可以减轻系统的炎症反应并减轻心血管功能受到损害的程度,降低多器官衰竭的概率。所以,副交感神经系统会介导药物的抗炎症作用。

副交感神经的外周递质乙酰胆碱能够控制巨噬细胞促炎症介质的释放。由于乙酰胆碱既可以激活毒蕈碱受体,也可以激活烟碱样受体,所以,选择性的乙酰胆碱受体激动剂或者拮抗剂可以用于鉴定控制巨噬细胞活性的受体。在超生理剂量时,毒蕈碱会轻微地抑制巨噬细胞的活性,而烟碱在抑制巨噬细胞促炎症细胞因子产生方面,要比乙酰胆碱更加有效。这种抑制作用是有特异性的,无论是乙酰胆碱或者是烟碱都不会抑制抗炎症因子,比如 IL–10 的产生。虽然一直认为乙酰胆碱是神经递质,但是乙酰胆碱也有免疫细胞因子的功能,并且代表着细胞生物学上常见的遗传性介质。乙酰胆碱可以由神经元合成,也可以由免疫细胞合成,并将免疫和神经功能连接起来。从药理学的角度看:巨噬细胞释放乙酰胆碱的抗炎症作用是由烟碱样受体介导的,烟碱对于控制促炎症因子的释放是选择性更强的激动剂。

三、应激时下丘脑-垂体-肾上腺皮质轴的改变

见本章第一节的内容。

【参考文献】

1. HALL J B,SCHMIDT G A,WOOD L D H. Principles of critical care[M]. 3rd ed. New York:McGraw-Hill Professional,2005.

2. MARINI J J,WHEELER A P. Critical care medicine:the essentials[M]. 4th ed. Philadelphia:Lippincott Williams & Wilkins,2009.

第三节　危重症患者的代谢改变

随着医学科学的进步,原本看起来简单的机体对应激的代谢反应(以 David 的理论为代表)现在已经变得错综复杂,牵涉到机体的方方面面。虽然我们不能消除机体对应激的代谢反应,但是,我们可以通过了解反应的强度,弄清不同反应的特点,从而减少代谢反应持续的风险,减少因为持续的代谢反应而发生的病死和并发症。危重状态持续时间越长,病死率越高,在 ICU 中超过 3 周的患者病死率高达 30%。危重症患者应激状态分为代谢抑制与亢进两个阶段。造成应激状态的刺激强度越大、持续时间越长,越有可能演变成病理反应。反应的强度和发生路径可能是影响患者预后的决定性因素。严重高代谢现象可能引发全身炎症反应综合征(systemic inflammatory response syndrome,SIRS),扩增成非特异的机体反应。应激状态下人体主要营养物质代谢也发生一系列改变。这些改变对患者有有利的一面,也有不利的一面。

应激状态的低潮期在损伤发生后立即出现,持续 12~24h。该期可能延长,与创伤的严重性和是否有效地恢复有关。可以把该期视作持续且未经治疗的休克,将其定性为低灌注和全身代谢活动降低。为了对此补偿,儿茶酚胺释放增加,在低潮期去甲肾上腺素成为主要的介质。去甲肾上腺素从外周神经释放,与心脏的 β_1 受体结合,与外周的内脏血管床的 α 和 β_2 受体结合。最重要的效应是心脏效应,因为去甲肾上腺素是一种强有力的心脏刺激剂,可引起心肌收缩力增加,心率加快,血管收缩,进而恢复血压,增加心功能,加大静脉回流。

应激状态的高潮期开始后,分解代谢和合成代谢同时存在,心搏量增加,氧转运恢复,代谢物质的运输恢复。高潮期的长短与损伤的严重性、是否存在感染以及是否有合并症有关。典型的情况是:高峰出现在第 3~5 天,第 7~9 天消退,在以后的几周,进入合

成代谢。在此高代谢期,胰岛素释放增加,但是增加的儿茶酚胺、糖原和皮质醇大大削弱了胰岛素的作用。

一、碳水化合物

无论是在应激状态的低潮期还是高潮期,糖代谢的基本特征是高血糖及机体对葡萄糖的不耐受。可以见到,尽管血糖升高,而肝脏糖异生仍然活跃。糖原贮存消耗完毕后,蛋白质成为糖异生的来源。在激素的调节下,肝脏可以不断获得糖原异生的前体物质——氨基酸。高血糖发生时,并不能像正常人那样抑制糖异生。应激状态发生后,骨骼肌释放丙氨酸、谷氨酰胺,缺氧组织释放乳酸盐,脂肪组织释放甘油,成为糖异生的底物,这是应激时血糖增加的原因之一——产糖增加。尽管肝脏产糖增加,危重症患者应激状态下糖氧化利用也出现了障碍。因为应激状态下葡萄糖氧化利用障碍除了继发于胰岛素抵抗,还与细胞内代谢紊乱使线粒体丙酮酸脱氢酶水平下降有关,这是应激时血糖增加的第二个原因——葡萄糖利用障碍。研究发现:应激状态下的葡萄糖利用能力下降是一个主动过程,是一种保护机制,通过优先利用脂肪供能而保留葡萄糖,其部分目的可能在于维持高血糖,供葡萄糖依赖组织如血细胞使用。高血糖不能得到有效的、及时的控制是危重症预后不良的标志。高血糖对危重症患者也有保护作用:高血糖可以使液体由细胞内转移至血液循环中,从而增加了循环血量;高血糖还可以刺激心肌摄取葡萄糖,增加无氧糖酵解,从而发挥正性肌力作用。所以,在危重症患者中将血糖控制到合适的水平,而非"正常"水平,是至关重要的。

二、脂肪

危重症患者在应激状态下存在着激素分泌的失衡。激素失衡的后果是:来自肌肉和脂肪组织的氨基酸和游离脂肪酸的代谢增加。随着机体脂解增加,机体优先使用脂肪供能。创伤、脓毒症患者脂肪分解代谢增强。此时可以见到患者的呼吸商(respiratory quotient, RQ)降低。RQ降低是脂肪供能增加的一个重要标志。在应激的恢复过程中,RQ也逐渐由脂肪的0.7向碳水化合物的1.0漂移。需要指出的是血细胞无线粒体,脂肪酸不能通过血脑屏障,所以脂肪酸不能成为血细胞、脑的能源物质。另外,脂解过程总是与糖异生相伴随的,而糖异生有赖于蛋白质分解提供碳架。糖生成后反过来可以抑制糖异生,促使甘油三酯向脂肪酸分解途径行进,使脂肪氧化更加彻底。使用脂肪为主要能源物质时,必然伴有肌肉蛋白分解及负氮平衡。营养支持时补充葡萄糖,一方面可以抑制糖异生而节约蛋白质,另一方面可以促进脂肪的彻底氧化,提高利用率。

三、蛋白质

应激发生后蛋白质代谢的基本特征是净蛋白分解率(net protein catabolism, NPC)升高。整体蛋白分解率(whole body protein catabolism, WBPC)明显增加,也有应激后WBPC无显著升高的报道。应激条件下整体蛋白合成(whole body protein synthesis, WBPS)也会有增加。比如一些代谢底物用于肝脏内蛋白的合成,在激素的介导下增加急性期反应物的产量,相关的蛋白质在修复受损组织的免疫系统中合成,等等。虽然在此期分解代谢和合成代谢同时存在,但是结果是明显的蛋白丢失,表现为负氮平衡和脂肪贮存减少。这导致机体状态的调整,特点是蛋白、脂肪和碳水化合物丧失。所以创伤后的总体结果是 NPC 升高。严重创伤后,骨骼肌群蛋白质分解代谢明显加强,肌动蛋白、肌球蛋白代谢产物 3-甲基组氨酸释放增加。细胞内必需氨基酸,特别是支链氨基酸水平升高,谷氨酰胺水平下降 50%,引起非必需氨基酸水平下降。研究还发现:应激、脓毒症条件下,骨骼肌释放的氨基酸 70% 为丙氨酸及谷氨酰胺。非支链氨基酸释放进入氨基酸池。支链氨基酸中的氮被转氨给丙酮酸盐,形成丙氨酸;支链氨基酸的碳架在骨骼肌中氧化,丙氨酸释放入血液循环。被肝脏廓清后,丙氨酸被脱氨,氮通过尿素循环处理,形成尿素,随尿排出体外。丙氨酸因而在对氮的运输中起着重要的作用。丙酮酸盐可以作为糖异生的前体,转变为葡萄糖并释放入血。未被转氨形成丙氨酸的丙酮酸盐转变成为乙酰 CoA,进入三羧酸循环(图 1-2)。三羧酸循环除产生腺苷三磷酸(adenosine triphosphate,ATP)外,还提供了另外一条氮转移途径,即产生谷氨酰胺,供肝外组织利用。氮与 α-酮戊二酸盐结合形成谷氨酸盐,后者再结合另一个氮,形成谷氨酰胺。谷氨酰胺从骨骼肌细胞中释放,是肠细胞、各种免疫细胞(特别是淋巴细胞)及肾脏的主要能源物质。这些机制是营养支持时使用谷氨酰胺的理论基础。

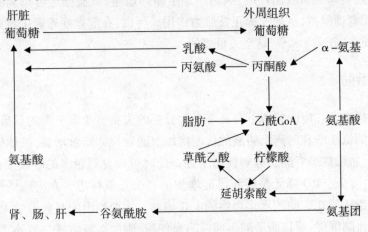

图 1-2　葡萄糖酵解和三羧酸循环

四、水和电解质

在应激状态的代谢抑制期,最先出现的是血容量减少的现象。然而,如果在 24h 内不做容量复苏,患者死亡必然发生。患者机体对低血容量的最初反应是保持对脑、心脏的灌注,减少对皮肤、脂肪组织和腹腔内器官的灌注。随着损伤而来的少尿是机体释放抗利尿激素(antidiuretic hormone,ADH)和醛固酮的结果。血容量减少和细胞外钠离子浓度增加所致的渗透压升高刺激下丘脑前部的视上核分泌 ADH。Francis Moore 使用损伤的“钠潴留期”和“钠利尿期”来描述高潮期盐和水的抗利尿作用。容量感受器在心房和肺动脉,而渗透压感受器位于下丘脑 ADH 神经元附近。ADH 主要作用于肾的集合小管和远端小管,促进水的再吸收。醛固酮主要作用于远端肾小管,促进钠和碳酸氢盐的再吸收,增加钾离子和氢离子的排出。醛固酮也可以调整儿茶酚胺类物质对细胞的作用,由此影响通过细胞膜的钠钾交换。细胞内钾离子大量进入细胞外液是蛋白质分解代谢的结果,并因此可以引起血钾的升高,特别是在肾功能损害时。钠和碳酸氢盐的潴留可以引起代谢性碱中毒,并因此损害组织的氧供给。损伤发生后,尿钠外排可以下降到 10~25mmol/24h,而尿钾外排可能增加到 100~200mmol/24h。细胞内液和外源性的液体优先留在细胞外第三间隙,这是由于血管通透性增加以及间质内胶体渗透压增加,这就是患者在损伤和复苏第一天总会有些水肿的原因。

应激状态下机体主要营养物质的代谢变化可以归纳为以下几点。

(1)危重症患者脂肪为主要供能物质,RQ 及非蛋白呼吸商(nonprotein respiratory quotient,NPRQ)更低,产生 CO_2 较少,葡萄糖氧化利用障碍。

(2)危重症患者血糖升高,乳酸升高,糖异生增加,外源性葡萄糖对糖异生的抑制作用下降,糖酵解加快,但氧化不完全。

(3)危重症患者游离脂肪酸、甘油浓度升高,脂肪氧化率升高,说明机体对脂肪分解与利用加强。

(4)整体蛋白合成与分解代谢均加速,丙氨酸水平升高,蛋白净丢失增加,提示蛋白分解代谢与合成代谢(炎症蛋白质)均加速,但是分解代谢超过合成代谢,表现为负氮平衡。

(5)在应激代谢的高潮期,表现为抗利尿激素和醛固酮分泌增加,有助于维持血容量。

【参考文献】

1. KINNEY J M,DUKE J H,LONG C L,et al. Tissue fuel and weight loss after injury[J]. J Clin Pathol, 1970,4(suppl):65 – 72.

2. WILMORE D W,AULICK L H,MASON A D,et al. Influence of the burn wound on local and systemic responses to injury[J]. Ann Surg,1977,186(4):444 – 458.

3. KIM P K,DEUTSCHMAN C S. Inflammatory responses and mediators[J]. Surg Clin North Am,2000,80 (3):885 – 894.

4. MOORE F D. The Metabolic care of the surgical patient[J]. JAMA,1960,240(1):127.

5. SHAW J H,WOLFE R R. An integrated analysis of glucose, fat, and protein metabolism in severely traumatized patients. Studies in the basal state and the response to total parenteral nutrition[J]. Ann Surg,1989, 209(1):63 – 72.

第四节 危重症患者重要器官的改变

危重症患者除了原发损伤外,还会波及许多重要的器官,引起器官的功能障碍或者衰竭。与危重症患者营养关系最密切的损伤类型是脓毒血症。本节将阐述由脓毒血症引起的危重症患者重要器官的改变。

一、心血管系统

严重的脓毒血症会引起明显的心血管系统的生理学改变。脓毒血症诱发低血压有多种发生机制。相关的因素有血流的再分布,代谢自动调节机制的损害,血管活性介质的释放,液体滞留于第三间隙,脱水,不显性失水,呕吐、腹泻等。在脓毒血症的早期阶段,全身血管阻力是增高的,而心搏出量可能是降低的。

40%的严重的脓毒血症患者,会发生可逆的、不同严重程度的心肌功能障碍。心肌功能损害常常发生于脓毒血症的早期,在头3天中会出现进展,在7~10天逐渐恢复。

二、呼吸系统

大约40%的急性肺损伤(acute lung injury,ALI)是由于脓毒血症引起的。一般认为:ALI是肺部大部分微血管表面受到伤害造成的。在肺外原因的脓毒血症患者中,ALI的起源是由间接机制介导的;随着疾病的进展、继发性肺炎、机械通气及其相关的并发症都可能通过直接或者间接的机制成为ALI的原因,最终引起急性呼吸窘迫综合征(acute respiratory distress syndrome,ARDS)。

肺泡和肺毛细血管床是由两层细胞分隔开来的:Ⅰ、Ⅱ型肺泡壁细胞和内皮细胞。严重的脓毒血症,ALI的发生源于循环中细菌产物和SIRS初始阶段释放入血的细胞因子共同作用,造成了内皮的损伤。内毒素是潜在的促炎症因子,可以引起多种多样的内皮细胞的炎症反应并造成内皮细胞的功能障碍或者凋亡。在IL-1、TNF-α和补体成分以及其他内源性介导因子的影响下,内皮细胞的表型发生了变化。激活的内皮细胞变得容易发生血栓,黏附分子也发生了上调,分泌不同的炎症因子,包括趋化因子。中性粒细胞被吸引到肺的微血管,黏附到肺微血管,并从毛细血管腔进入肺泡腔,在此过程中,伴有不同的氧化因子、蛋白酶、白三烯类以及炎症介质如血小板活化因子(PAF)的释放。对内皮细胞的损伤以及Ⅰ型肺泡上皮的损伤使得蛋白质性质的液体进入肺泡腔。对Ⅱ型肺泡上皮的损伤使得表面活性物质的产生和更新减少,而富含蛋白质的肺泡液体使得表面活性物质失活。所有这些因素造成了ALI患者呼吸困难、呼吸急促、肺部浸润和氧合指数下降。

脓毒血症的凝血病也会造成ALI的发生和发展。与正常人对照,ARDS患者的支气管肺泡灌洗液中组织因子(TF)和活化的凝血因子Ⅷ明显地增加。在存在着大量的富含纤维素元的肺泡内渗出物中,组织因子凝血路径的激活会导致血管外纤维素的沉积,透明膜的形成,炎症的出现和加剧,并因此出现肺功能障碍。随着时间的推移,渗出期会被增生和纤维化的改变所替代,其结果是肺的纤维化。肺泡内纤维素的沉积和持续存在是由肺纤维蛋白溶解活性的衰退引起的。纤维蛋白溶解活性的缺失很大程度上是由于纤维蛋白溶酶原激活因子抑制剂 1 在局部的增高,且尿激酶纤维蛋白溶酶原激活因子受到抑制,尿激酶纤维蛋白溶酶原激活因子的受体下调,因而引起。尿激酶纤维蛋白溶酶原激活因子与尿激酶纤维蛋白溶酶原激活因子受体在肺泡细胞和肺泡巨噬细胞上的链接失败,可能会影响到肺的重构,而肺的重构是患者从 ALI 和 ARDS 恢复的一个基本要素。尸检发现:ARDS 患者存在着可预期的全过程的血管病变,这些改变与肺实质性病变形成镜像。例如:ARDS 患者尸检血管造影证实存在着一系列的血管改变,包括血栓形成、纤维增生性改变和闭塞性改变。所以,严重的 ARDS 会出现肺动脉高压。

机械通气的患者在危重症中是常见的。机械通气是拯救通气障碍患者的不可替代的方法,但是机械通气本身也会带来一些危害,最大的问题是呼吸机相关性肺炎,气压伤也是一个很大的问题。气压伤不仅会直接造成肺损害,还会诱导细胞因子的释放,这些细胞因子可能会进入肺实质和全身,并因此诱发多器官功能衰竭。一般认为:急性肺损伤和机械通气都会引起其他器官的功能障碍,其机制是:对内脏血流的影响,神经介质系统的改变和促炎症介质的释放等。机械通气会对胃肠道带来不利的影响,或可造成胃肠道并发症。

三、胃肠道系统

对于严重的脓毒血症来讲,随着有效循环量的减少,肠道的低灌注会成为一个重要的病理生理问题。在脓毒血症的早期,肠道微循环血流的自动调节机制还是比较完整的。在进行适当的液体复苏后,这种调节机制使得原来集中于黏膜肌层的血流转向有代谢能力的黏膜层。肠道内血流的再分布可能会保护黏膜的屏障功能,预防细菌的易位。但是肠道血流的再分布并不总是能够满足肠道黏膜的氧需求。在这种情况下,肠道细胞内的 pH 值下降,肝门静脉血中的乳酸增高。现在认为肠系膜的淋巴组织(而不是肝门静脉)是衰竭肠道产生的细胞因子、内毒素和其他的细菌产物以及微生物向其他组织器官转移的途径。Magnotti 等人发现:在出血性休克后,来自肠道衍生的肠系膜淋巴液会增加内皮细胞的渗透性,并有促进肺损伤的作用,如果将肠系膜淋巴管进行结扎,对器官会有长期的保护作用。但是 Alverdy 等人注意到:不能因为肠道黏膜对标记葡聚糖的渗透性改变,就认为在黏膜渗漏与肠道相关性脓毒血症和多器官衰竭之间存在着因果关系。肠道相关性脓毒血症可能是由医院病原菌造成的,医院病原菌"在危重症患者肠道内毒性环境中,竞争肠道内的稀有资源,表现为强烈的毒性"。无论肠道相关性脓毒血症的产生机制是什么样的,实验证据显示:早期使用肠内营养会抵制细菌的迁移。早期肠道喂食对患者预后的影响仍然在研究中。

四、肝和胆管

在严重的脓毒血症中,肝脏起着多种重要的作用。肝脏和肺都是炎症介质的靶器官。严重的脓毒血症,其病理生理学的中心问题是器官血流问题和细胞组分问题。在脓毒血症发生后头1个小时的肝脏灌注降低,是引起肝功能障碍的最重要的事件。有3个最重要的细胞参与到肝脏对严重的脓毒血症的反应中,包括库普弗细胞、肝细胞和内皮细胞。

库普弗细胞是在肝脏内定居的巨噬细胞。占全身器官70%的巨噬细胞都在肝脏。这些细胞可以清除来自肝门静脉的细菌内毒素、细菌、毒性物质和活化的凝血因子。一旦接触抗原,库普弗细胞就会分泌不同的细胞因子,包括 TNF - α、IL - 1、IL - 6、白介素 - 8(IL - 8)、白介素 - 12(IL - 12)、白介素 - 18(IL - 18),粒细胞集落刺激因子以及粒 - 巨噬细胞集落刺激因子。库普弗细胞还以旁分泌的方式,通过合成和释放急性期蛋白及其他介质来调整邻近肝细胞对炎症信号的反应。

肝细胞在机体对严重脓毒血症的反应上发挥着必不可少的作用,其间肝细胞会生成内毒素受体、血管活性物质、各种炎症介质和许多细胞因子类。作为脓毒血症代谢改变的结果,肝细胞优先进行糖原异生、氨基酸摄入以及蛋白质的合成。蛋白质的合成对于危重症患者是不均匀的,白蛋白、蛋白 C 和抗凝血酶减少,而各种急性期蛋白质的浓度增高。急性期蛋白质包括 α_1 抗胰蛋白酶(α_1 - AT)、血浆铜蓝蛋白、α_1 巨球蛋白(α_1 - MG)、C 反应蛋白(CRP)、纤维蛋白原、C4b 结合蛋白(C4bp),凝血酶活化纤维蛋白溶解抑制剂。抗蛋白酶如 α_1 - AT、中性粒细胞弹力蛋白酶和其他由白细胞释放的蛋白酶。血浆铜蓝蛋白和 α_1 - MG 通过钝化超氧化物类和氢氧化类、游离基和细胞因子如 IL - 6,而起到清道夫的作用。上述许多蛋白质都与脓毒血症时的止血反应有关。脓毒血症进一步进展时,患者会出现继发性的肝功能障碍,这是由于肝细胞炎症的存在造成的,而肝细胞的炎症是由于肝血窦内激活的中性粒细胞局部释放炎症介质并损害肝细胞造成的。

五、血液和骨髓

虽然血液并不像其他系统一样集中在一起,但是血液系统的功能不亚于任何一个重要的器官。在严重的脓毒血症中,血液系统通过清除病原菌和将感染灶隔离的办法来恢复机体的平衡。对于局部感染的患者,该功能对机体是十分有利的。但是,对于严重的脓毒血症患者,血液系统的过度反应可能会带来有害的效应。血液系统可以分为细胞成分和体液部分。虽然细胞起源于骨髓,但是骨髓对脓毒血症的反应要通过外周血表现出来。血液系统的体液组分由不同的凝固蛋白组成。严重的脓毒血症患者血液系统的改变是由于受到细胞因子的影响和造血生长因子(如 GM - CSF)的影响。

对严重的脓毒血症,外周参与反应的细胞组分有红细胞、白细胞和血小板。在严重脓毒血症的最早阶段,血细胞比容(HCT)可以反映出第三间隙液体的改变和积极的液体复苏的效果。在此过程中,由于血液系统红细胞组分的改变,HCT 是降低的。虽然感染了溶血性的细菌,比如产气荚膜梭菌,可以使得 HCT 急剧下降,但是血液系统总的改变是由于网状内皮系统内堵塞着要供给原始红细胞的铁离子,红细胞发育不全,红细胞的生存寿命缩短。在严重的脓毒血症患者中,白细胞可以增高、正常或者降低。白细胞在脓毒血症的增高是因为边缘池中性粒细胞的聚集和骨髓释放更多的粒细胞。如果这个过程持续存在,就会出现白细胞的"核左移",即不太成熟的粒细胞进入血流,伴有形态学的改变,比如中毒颗粒、Döhle 体(苏木素小体)、毒性空泡形成。白细胞减少症可能源于大量的粒细胞进入感染灶,或者骨髓不能满足机体的需要。因为感染而引起的白细胞减少症是预后不良的信号。严重的脓毒血症会合并不同程度的血小板减少症。血小板减少症是血液系统功能障碍的一个信号,原因是血小板黏附及聚集于整个微血管系统。

严重脓毒血症患者处于高凝状态,这是血液凝固不断发生,而纤维蛋白溶解过程受到损害造成的。在对急性炎症的反应中,肝脏对天然性抗凝物蛋白 C(PC)和抗凝血酶(AT)的合成减少。同时,PC 系统的其他组分也减少。$\alpha_1 - AT$ 和 $\alpha_1 - MG$ 的合成和释放增加并对 PC 产生抑制作用,而增高的 C4bp 与蛋白 S 连接,使之不能成为 PC 活化的辅助因子。在微生物组分和细胞因子的共同作用下,肝脏对 CRP 的释放增加。纤维蛋白原和凝血酶激活性溶纤作用抑制物(TAFI)的产生和释放也增加,由此触发凝血病——纤维蛋白原提供了外来凝血物质,TAFI 通过抑制血块溶解诱发凝血病。脓毒血症并非进行性的凝血病,会表现为不同程度的血小板减少症,D - 二聚体水平增加,纤维蛋白裂解产物增加,凝血酶 - 抗凝血酶复合物(TAT)与纤溶酶 - 抗纤溶酶复合物(PAP)的比例增高。TAT/PAP 比值在严重的脓毒血症患者中明显高于有脓毒血症但是没有器官功能障碍的患者。TAT/PAP 比值增高可以先于器官功能障碍出现,提示增强的凝固与衰退的纤维蛋白溶解能力与多器官功能障碍综合征(multiple organ dysfunction syndrome,MODS)的发生有因果关系。

六、肾脏

脓毒血症时,许多因素会对肾脏造成潜在的威胁。这些威胁包括:低血压或者血流的重新分布,肾脏血管的收缩,内毒素及细胞因子对肾血管床的效应,脂多糖(LPS)和炎症介质对严重细胞的激活。在严重的脓毒血症患者中,全身血管的舒张减少了有效的动脉血流量。由于动脉血流量的减少,肾脏内血管的收缩有利于维持肾小球的血流。有些物质会在局部释放,以促进严重脓毒血症患者肾内血管的收缩并减少有效动脉血流量。这些物质包括内皮缩血管肽、血栓素 A_2 和白三烯。随着病变的进展,代偿机制失代偿,肾小球滤过率下降,肾前性氮血症出现并可能出现急性肾小管坏死。促炎症介质、嗜中性颗粒会造成内皮损伤,另外补体成分也会损害肾脏血流的自动调节机制,并有可能导致肾脏微血管的血栓。由于处于低灌注状态的肾脏对肾毒性物质的敏感性增强,而严重的脓毒血症常常会释放肾毒性物质,所以患者在这种情况下很容易发生急性肾衰竭。比如,用于退热的非固醇类抗炎症药物就可能抑制入球小动脉产生前列腺素类,从而损害肾脏调节肾血流的能力。在严重脓毒血症患者和血流量减少的患者,这足以引起急性的肾小管坏死。

七、神经系统

严重脓毒血症患者的中枢神经系统、自主神经系统和外周神经系统都存在着异常。

在脓毒血症患者中,中毒性脑病是比较常见的。有人对69例脓毒血症患者的前瞻性研究中发现:71%的患者出现了轻度到严重度的脑功能异常。在严重的脓毒血症患者中诊断中毒性脑病需要颅外感染的证据再加上脑功能损害的证据。在原先就有神经系统疾病的患者中,要定性中毒性脑病,必须有相应的神经病学发现,而且没有肝脏疾病、肾脏疾病和内分泌疾病引起的代谢性脑病中常见的扑翼样震颤、震颤和多灶性肌阵挛。中毒性脑病最常见的表现可能是谵妄。在多于80%机械通气的患者中都会出现这种形式的器官功能障碍,并且是预后不良的独立危险因素。现在可以使用ICU意识障碍估计方法(CAM-ICU),在1~2min内,准确、可靠地对是否存在谵妄做出判断。重度脓毒血症患者中枢神经系统功能障碍的病因是多因素的。包括血脑屏障的异常,脑部血流的改变和细胞生理学异常,以及网状激活系统中神经递质成分的改变。与出血性休克的患者比较,脓毒血症患者的血脑屏障发生了断裂。其原因是循环中的细胞因子作用于脑部的内皮细胞所致。积累起来的血管周围的水肿液可能会阻碍氧的弥散和代谢物质的弥散,结果是造成脑部氧耗的减少。不管是否增加脑血流量,脑部的氧耗都会减少,也许存在着线粒体的功能障碍。虽然许多重度脓毒血症的特点是血管舒张,血脑屏障损害的患者可能会允许有 α_1 肾上腺活性的血管加压素收缩脑部血管。重度脓毒血症患者还可能存在着神经胶质细胞和神经元细胞的缺陷。星状细胞的损害也会进一步地损害血脑屏障,干扰脑血流的自动调节,扰乱代谢物质向邻近神经元的转运,增加神经元对有毒的氧化游离基的敏感性。在重度脓毒血症患者的脑组织中,芳香氨基酸类代谢物的浓度增加还可能干扰中枢神经去甲肾上腺素的路径。

通过脓毒血症的实验模型可以发现:在对脓毒血症的机体反应中,副交感神经系统起着重要的作用。对迷走神经传入神经的刺激会引起CRH、ACTH和氢化可的松的释放。膈下迷走神经切断术可以阻止在此情况下氢化可的松的释放。在小鼠内毒素血症模型中,刺激迷走神经可以预防休克的发生。使用迷走神经切断术也可以降低IL-1引起的发热反应。

外周神经系统和神经肌肉单位的异常是脓毒血症患者出现主要并发症的原因。患者会出现肌电图的异常,表现为慢性部分失神经支配、神经肌肉病变。这些病变与细胞因子、血管神经血流损害、神经肌肉阻滞剂的过多使用、固定、压迫和废用有关。

【参考文献】

1. RUIZ BAILÉN M. Reversible myocardial dysfunction in critically ill,noncardiac patients:a review[J]. Crit Care Med, 2002,30(6):1280-1290.

2. LANDRY D W,OLIVER J A. The pathogenesis of vasodilatory shock[J]. N Engl J Med, 2001, 345 (8):588-595.

3. MARTIN G S,BERNARD G R. Airway and lung in sepsis[J]. Intensive Care Med,2001, 27(1 Suppl):S63.

4. BANNERMAN D D,GOLDBLUM S E. Mechanisms of bacterial lipopolysaccharide – induced endothelial ap-optosis[J]. Am J Physiol Lung Cell Mol Physiol,2003,284(6):899 – 914.

5. IDELL S. Endothelium and disordered fibrin turnover in the injured lung: newly recognized pathways[J]. Crit Care Med,2002,30(5 Suppl):S274 – S280.

6. MAGNOTTI L J,UPPERMAN J S,XU D Z,et al. Gut – derived mesenteric lymph but not portal blood increa-ses endothelial cell permeability and promotes lung injury after hemorrhagic shock[J]. Ann Surg,1998,228(4):518 – 527.

7. ALVERDY J C,LAUGHLIN R S,WU L. Influence of the critically ill state on host – pathogen interactions within the intestine: gut – derived sepsis redefined[J]. Crit Care Med,2003,31(2):598 – 607.

8. SZABO G,ROMICS L J R,FRENDL G. Liver in sepsis and systemic inflammatory response syndrome[J]. Clin Liver Dis,2002, 6(4):1045 – 1066.

9. ABERNETHY V E,LIEBERTHAL W. Acute renal failure in the critically ill patient[J]. Crit Care Clin,2002,18(2):203 – 222.

10. PAPADOPOULOS M C,DAVIES D C,MOSS R F,et al. Pathophysiology of septic encephalopathy: a review [J]. Crit Care Med,2000,28(8):3019 – 3024.

第五节　危重症患者细胞因子的改变

一、急性肺损伤和急性呼吸窘迫综合征

细胞因子是一些小的信号蛋白,它们可以与细胞表面的受体连接参与宿主的防御。许多类型的细胞可以对不同的刺激,产生相应的细胞因子。天然的细胞因子由抗原、丝裂原或其他刺激物所活化的细胞所分泌,通过旁分泌(paracrine)、自分泌(autocrine)或内分泌(endocrine)的方式发挥机体防御作用。但是在炎症过于强烈时,细胞因子就会参与到疾病的发展过程中,急性肺损伤和急性呼吸窘迫综合征的发生和发展,都存在着细胞因子的作用。主要的两个促炎症细胞因子是 TNF – α 和 IL – 1,在低氧血症的情况下,这两个细胞因子增加。它们的作用是使巨噬细胞趋化、分化、增殖并定植到肺实质,并可以刺激其他炎症细胞因子的产生,比如 IL – 6、IL – 8,并促进粒细胞黏附到内皮细胞上。在ARDS 患者的肺泡灌洗液中,TNF – α 和 IL – 1 明显增高。还有人认为:ARDS 患者肺泡灌洗液中的促炎症介质多是通过 IL – 1 介导的。炎症细胞因子和可溶性受体的失衡也是ALI、ARDS 发生发展的重要的病因学机制。

TNF – α 和 IL – 1 不仅在 ALI、ARDS 发生发展中起着重要的作用,而且,血浆和肺泡灌洗液(bronchoalveolar lavage fluid,BALF)中 TNF – α 和 IL – 1 浓度的增高也是增加ALI、ARDS 病死率的危险因素。除了 TNF – α 和 IL – 1 外,IL – 6 也是肺损伤的重要介导者。IL – 6 是由巨噬细胞在受到 TNF – α 和 IL – 1 的刺激后产生的细胞因子,有许多功能。就介导急性肺损伤而言,IL – 6 一直被认为是促进炎症的细胞因子。这个观点有大量的临床证据的支持。但是近来也发现在实验条件下,IL – 6 也有抗炎症效应。

IL – 6 的持续增高也与 ARDS 患者死亡风险增加有关。在 ARDSnet 实验中发现:采

用肺保护策略组患者病死率降低,同时,表现为在采用肺保护策略72h后,IL-6水平较对照组出现了明显的快速下降。在另一项研究中,也发现早期ARDS采用低潮气量支持通气组在36h后,血浆和肺泡灌洗液中炎症介质(TNF-α、IL-1、IL-6)的水平低于传统通气支持组。

IL-10是一个有效的抗炎症细胞因子,可以由单核细胞产生,也可以由T淋巴细胞和B淋巴细胞产生。IL-10对促炎症因子,包括TNF-α和IL-1,都是强有力的抑制剂。在血中和BAL中IL-10的下降与ARDS的发生有关。另外,循环中IL-10的下降也与ARDS病死率增高有关。

炎症趋化因子类是一些小分子多肽,是由某些细胞因为对不同的促炎症介质的反应而产生。炎症趋化因子类主要在局部活动,来调整白细胞的免疫反应。在ARDS中,研究最多的是IL-8,这是白细胞的趋化因子。在不同的肺损伤模式中,使用抗体阻断IL-8可以减轻炎症损伤。IL-8与ARDS患者中BAL中粒细胞大量增加有关,也与病死率有关。

二、脓毒血症

对于机体内源性和获得性抗微生物防御反应而言,细胞因子是关键的效应分子。具有信息传递功能的细胞因子有TNF、白介素、趋化因子、干扰素和集落刺激因子。细胞因子是小分子物质(典型的分子小于30kDa),炎症和感染都会刺激细胞因子表达,但是也可以是机体内固有的。这类介质两个典型的表现是:基因多效性(即某一细胞因子可以刺激不同类型的细胞)和共效性(即不同的细胞因子会刺激产生相似的效应)。另外,细胞因子常常互相刺激表达,由此产生广泛的分子间的关系网络建立。细胞因子可以由免疫细胞或者非免疫细胞产生并释放,并在脓毒血症的病因学中起着关键作用。细胞因子与靶细胞表面的特殊受体结合,从而表达其内分泌、自分泌和旁分泌的作用。促炎症细胞因子会聚集并激活免疫系统的细胞,由此诱导大量的介质产生。它们会上调主要组织相容性复合体(MHC)Ⅰ、Ⅱ类分子的表达,并参与B淋巴细胞、T淋巴细胞的增生和激活。而抗炎症的细胞因子通过抑制或者减弱炎症效应的方法减轻炎症反应。

1. TNF TNF会激活髓细胞并促发促炎症介质的合成,包括TNF本身、前列腺素类、花生四烯酸、一氧化氮、血小板活化因子、自由基。TNF可以通过诱导产生内皮细胞黏附因子和趋化因子将免疫细胞聚集到炎症和感染部位。TNF对肝细胞急性期蛋白质的合成也起着重要的作用。TNF是潜在的炎症细胞、成纤维细胞和肌细胞凋亡的诱导剂。TNF也是一个产热的细胞因子,会引起食欲减退,还可通过减少血管阻力,引起毛细血管渗漏和降低心脏功能诱发休克。一旦细胞受到TNF的激活,细胞膜上的p55-TNF受体和p75-TNF受体就会脱落进入血液循环,成为血流中可溶性分子。可溶性TNF受体与TNF连接,并作为诱骗受体防止细胞的激活。因此,TNF受体的脱落是一种保护性的生理性机制,借此细胞免于受到TNF过度的刺激。但是,TNF与其可溶性受体的连接可以延长其半衰期,在疾病的后期,TNF可以从受体上释放,比如p75-TNF受体就是如此。无论是脓毒血症的动物实验还是临床试验,使用抗TNF的疗效都有争议。

2. IL-1　IL-1家族有7个成员,其中对IL-1α、IL-1β和IL-1ra在脓毒血症中的作用有较为深刻的了解。IL-1α、IL-1β是激动剂,而IL-1ra是受体的拮抗剂。IL-1α在生物学上活化的膜连接细胞因子,而IL-1β是分泌性细胞因子。IL-1和TNF都会促成叠加的生物学活性。IL-1ra是一种天然存在的特殊的受体拮抗剂,许多微生物产物或者病原(病毒,细菌和真菌)以及IL-1、TNF都可以诱导IL-1α的产生。在脓毒血症休克患者的血中,可以检测出IL-1β和IL-1ra的增高。

3. IL-6　一般认为IL-6是原型的促炎症细胞因子。在受到内毒素的刺激后,TNF、IL-1、IL-6都会大量地产生。在急性感染患者中,IL-6的血浓度很高,但是不会上调促进炎症效应分子(一氧化氮、前列腺素、黏附分子)。大量的IL-6不会引起休克。在实验室或者活体试验中发现,IL-6会抑制TNF、IL-1、趋化因子的产生,所以有时也把它认为是具有抗炎症作用的细胞因子。IL-6也会诱导肝细胞内急性期蛋白质的合成,对于鉴定髓细胞起着关键作用。在对脓毒血症、严重的脓毒血症和脓毒血症休克的所有细胞因子研究中,IL-6是疾病严重性和临床预后最好的预测因子之一。高水平的IL-6与死亡风险增加有关。

4. IFN-γ、IL-12和IL-18　IFN-γ、IL-12和IL-18这三个细胞因子密切相关。

IFN-γ主要是由激活的T淋巴细胞和自然杀伤细胞产生的,是由内毒素的暴露诱导的。IFN-γ与其唯一的受体相结合。IFN-γ对巨噬细胞和单核细胞发挥着主要的作用,会增强巨噬细胞杀灭微生物的能力。

IL-12是由髓细胞和B淋巴细胞暴露于微生物或者细胞内寄生物时产生的。IL-12与IL-12受体结合,这个受体是细胞因子受体超家族的成员,在激发炎症反应中起着重要作用。其主要的作用之一就是上调自然杀伤(natural killer, NK)细胞和T细胞产生IFN-γ的产量。IL-12还会刺激激活的NK细胞和T细胞的增生,并有利于溶细胞性T淋巴细胞的产生。IFN-γ反过来也会促进巨噬细胞对IL-12的释放,并因此诱导对微生物病原嗜菌作用的正反馈,促进T细胞的分化。

IL-18是IFN-γ的诱导者,IL-18可以由许多细胞受到微生物的刺激后产生(包括巨噬细胞、T细胞和B细胞)。IL-18可以诱导NK细胞和T细胞产生IFN-γ。

5. 巨噬细胞移动抑制因子　近年来的研究表明:巨噬细胞移动抑制因子(macrophage migration inhibition factor, MIF)是一个重要的应对宿主抗微生物和应激反应的效应分子。MIF在早年被认为是T细胞产生的细胞因子,之后发现,在机体暴露于内毒素或者处于应激状态时,垂体和肾上腺会以激素分泌的方式释放MIF;在机体受到微生物产物或者促炎症介质的刺激后,骨髓细胞也会释放MIF。所以,MIF以自分泌、内分泌和旁分泌的方式来促进促炎症反应和免疫反应。MIF的生物学活性包括上调Toll样受体4(TLR4)的表达,以利于对菌血症的感知,以及对巨噬细胞促炎症功能的维持。这些功能是通过抑制p-53依赖性细胞凋亡来实现的。糖皮质激素会诱导免疫细胞释放MIF,用于糖皮质激素抗炎症反应和免疫抑制作用的反向调节者。MIF在严重脓毒血症、脓毒血症休克和ARDS中都起着病因学的作用。

在脓毒血症的病理过程中,TNF-α是起着中心作用的细胞因子。一旦TNF-α释放,就会以自分泌、旁分泌和内分泌的方式对刺激进行正反馈,产生更多的 TNF - α 和其他细胞因子。脓毒血症中还会释放出其他的细胞因子,比如 IL - 1、IL - 2、IL - 6、IL - 8、IL - 10 和血小板激活因子(PAF)和 INF - γ。这些细胞因子的级联反应会产生巨大的生物学效应,即全身炎症反应。当脓毒血症持续存在时,细胞因子的作用会发生一些变化,从炎症作用占优势转变为抗炎症作用占优势。滤泡树突状细胞、T 细胞、B 细胞由于凋亡数量减少,可以通过两个过程造成免疫抑制:其一是免疫细胞的减少,其二是凋亡细胞直接的免疫抑制作用。随着抗炎症反应的进展,脓毒血症患者就会对病原不产生反应。虽然我们可以想象这种免疫系统对脓毒血症损害过程的反应是可以鉴别开的,但是事实上不是这样的。与病原侵入局部或者炎症病灶不一样,机体的反应从一开始就是抗炎症的。这个过程的复杂特性可以部分地解释为什么各种生物学反应的调节剂,比如 TNF - α 的拮抗剂,不能改善患者的生存率,甚至在一些患者中出现有害的反应。

【参考文献】

1. BAUER T T, MONTÓN C, TORRES A, et al. Comparison of systemic cytokine levels in patients with acute respiratory distress syndrome,severe pneumonia, and controls[J]. Thorax,2000,55(1):46 - 52.

2. PARK W Y,GOODMAN R B,STEINBERG K P,et al. Cytokine balance in the lungs of patients with acute respiratory distress syndrome[J]. Am J Respir Crit Care Med,2001,164:1896 - 1903.

3. ABRAHAM E. Neutrophils and acute lung injury[J]. Crit Care Med,2003,31 (4 Suppl):S195.

4. TORRE D,ZEROLI C,GIOLA M,et al. Levels of interleukin - 8 in patients with adult respiratory distress syndrome[J]. J Infect Dis,1993,167(2):505 - 506.

5. HEHLGANS T,PFEFFER K. The intriguing biology of the tumour necrosis factor/tumour necrosis factor receptor superfamily:players,rules and the games[J]. Immunology,2005,115(1):1 - 20.

6. DINARELLO C A. Interleukin - 1,interleukin - 1 receptors and interleukin - 1 receptor antagonist[J]. Intern Rev Immunol,1998,16:457 - 499.

7. LAINEE P,EFRON P,TSCHOEKE S K,et al. Delayed neutralization of interferon - gamma prevents lethality in primate Gram - negative bacteremic shock[J]. Crit Care Med,2005,33(4):797 - 805.

第六节　危重症应激的发生与转归

　　危重症患者之所以存在着营养不良的风险,一是因为进食不足或者不能进食而处于饥饿状态;二是因为危重症患者处于应激状态时,营养的利用困难。饥饿状态和应激状态对营养的利用是不一样的,应激状态下机体对营养的利用和需求是更为复杂的。因此我们要了解危重症应激的发生和转归。

　　应激是在生理学和神经内分泌学中应用的术语,特指有些外部因素引起器官的失衡,威胁到机体的稳定。生理损害、机械性梗阻、化学改变以及精神因素都可以诱发应激。机体对这些因素的反应程度与应激强度、持续时间和机体的营养状态有关。当高温、寒冷、感染、中毒、创伤、大手术、缺氧达到一定强度时,除了引起与刺激因素直接相关的特异性变化外,都会引起一组与刺激因素性质无关的非特异性适应反应。生物机体对上述刺激因素的非特异性反应称为应激或应激反应。应激反应主要控制机体的觉醒、心室张力、呼吸以及干预代谢。进食和性功能此时受到抑制,而意识和情感功能得到增强。另外,胃肠功能和免疫或炎症反应发生改变。

与应激反应发生、发展、强度相关的因素有:①刺激的强度或严重性;②时间(持续时间越长越严重);③营养状态(营养越差越严重);④相关疾病(使得病死率和并发症增加);⑤糖尿病;⑥心脏病;⑦肺病;⑧免疫学因素;⑨其他因素。

在本章的前几节中,阐述了危重症患者发生应激反应后,机体的应对措施。包括内分泌改变、神经系统的改变、代谢的改变、重要器官的改变、细胞因子的改变。可以简要地表述为图 1－3 所示。

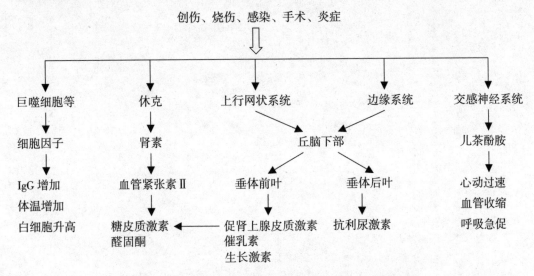

图 1－3　危重症患者发生应激反应后机体的应激措施

需要指出的是:这些变化并非是同步的,整个应激过程的低潮期和高潮期也是一个粗略的区分。

在应激过程中,过强的应激反应可以引起相应不利的临床表现:①分解代谢增加,合成代谢减少,代谢率明显增高。表现为血糖增高和不易控制,有时这种情况会持续数周。机体脂肪动员分解加快,机体对脂肪酸的利用加强,表现为体重下降。蛋白质的分解代谢增加,白蛋白下降,尿氮排出增加,易发生负氮平衡。这些变化的间接后果是:患者消瘦、贫血、抵抗力下降、伤口不易愈合,原发病比如糖尿病的恶化。②神经系统的改变,会使机体出现兴奋、焦虑、紧张、恐惧和愤怒等不良情绪。③心率加快,心肌收缩力增强,血压增高,总外周阻力增加,也可以引起冠状动脉痉挛、血小板聚集,发生心肌缺血或心肌梗死,还可能发生心律失常及猝死。④食欲减退,应激性溃疡和出血。在应激过强时,尤其要注意肠道缺血对营养治疗的不利影响。⑤机体免疫功能发生紊乱。⑥血液凝固性增高,表现为血小板数目增多,黏附与聚集性加强,纤维蛋白原、凝血因子Ⅴ、Ⅷ浓度升高,凝血时间缩短。应激时血液纤溶活性亦可增强,表现为血浆纤溶酶原、抗凝血酶Ⅲ升高、纤溶酶原激活物增多。同时,还可见多形核白细胞数目增多,核左移,骨髓检查可见髓系及巨核细胞系的增生。此外,应激导致血液黏滞性增加,红细胞沉降率加快等。上述改变具有抗感染及防止出血的作用,但也具有促进血栓形成,诱发 DIC 等不利影响。⑦肾功能障碍和电解质紊乱。

应激反应的目的是:为机体面临的任何损伤提供动态平衡的调整。因此,应激是一种生理现象,用于保护机体对付各种侵入。但是,如果应激反应太强烈或持续时间过长,会造成病死率增高和并发症增多。为避免过度过长的应激反应,最重要的是对应激的各种影响有清晰的认识,顺应其可能降低强度的各个环节,采用药理学和营养的干预降低应激代谢反应,降低病死率。然而,这种干预,特别是新的治疗方法应该小心翼翼,因为降低或消除应激代谢反应并非没有危险。应用新疗法时,必须十分清楚其可能的副作用。

第二章　危重症患者的宏量营养代谢

宏量营养是指人体需要量较大的物质,包括碳水化合物、脂肪和氨基酸。这些物质参与机体的能量供给、组织修复和功能保障。在生理状态下,预测人体所需要的宏量营养是可以办到的。但是在危重症状态下,宏量营养的摄入、吸收、转化和利用都发生了改变。因此,了解宏量营养物质对机体的影响和在危重症状态下这些影响有哪些特殊性,对于营养支持具有重要的意义。本章介绍的内容包括:

- 碳水化合物代谢和危重症状态下的变化
- 脂肪代谢和危重症状态下的变化
- 蛋白质和氨基酸代谢及危重症状态下的变化

第一节　碳水化合物代谢和危重症状态下的变化

碳水化合物的主要作用是为机体的代谢提供能量($4cal/g$,即 $17J/g$,$1cal$ 约相当于 $4.185J$)。食物中碳水化合物提供的能量占人体日常摄入能量的 $40\% \sim 70\%$。其中葡萄糖是细胞获得能量的最佳来源,是大脑和其他神经组织能量的最基本的来源。机体几乎所有的细胞都以葡萄糖作为主要的能源。碳水化合物对于 RNA 和 DNA 的合成、辅酶的合成、糖蛋白和糖脂的合成都是非常重要的。

一、机体葡萄糖的来源

1. **碳水化合物**　食物中碳水化合物是机体葡萄糖的主要来源。唾液中的淀粉酶开始分解碳水化合物为糊精、寡糖和麦芽糖,与碳水化合物中的蔗糖和乳糖一起进入肠道后,在小肠刷状缘受到特异性酶的分解,成为可以吸收的葡萄糖、半乳糖和果糖。肠道内葡萄糖浓度低时,其吸收是一个主动过程和耗能过程。此时葡萄糖通过钠依赖性共转运载体钠葡萄糖转运蛋白 1(SGLT1)逆浓度梯度转运,2 个分子的钠和 1 个分子的葡萄糖共同转运。然后葡萄糖通过葡萄糖转运载体的作用进入血流。保证葡萄糖转运的钠梯度是由钠钾 – ATP 酶维持的。当肠道内葡萄糖浓度增高时,SGLT1 饱和。但是 SGLT1 活性增加的信号可以活化细胞内信号级联反应,使得细胞内囊泡的易化葡萄糖转运载体 2(GLUT2)插入细胞膜表面,并借此使葡萄糖弥散入低浓度的细胞内。当肠道细胞内葡萄糖浓度升高以后,葡萄糖便顺着浓度差透过管膜上的 GLUT2,经载体易化扩散进入血液。

2. 糖原 为了储存能量,机体将摄入的大部分碳水化合物转变为甘油三酯储存起来,但是也有一小部分以糖原的形式存储。在机体需要葡萄糖时,糖原可以迅速动用分解为葡萄糖;而甘油三酯无法达到迅速提供葡萄糖的作用。糖原有肌糖原和肝糖原之分,肌糖原为肌肉收缩提供备用能源,而肝糖原是血糖的重要来源。

图 2-1 解释了糖原合成和分解的基本情况。糖原的合成是一个耗能过程,每增加 1 个糖基就要消耗 2 个高能磷酸键。而糖原分解主要是指肝糖原分解为葡萄糖。由肝糖原分解而来的葡萄糖 – 6 – 磷酸除了可以水解成葡萄糖释放之外,也可以循糖酵解途径或者是磷酸戊糖途径等进行代谢。在机体需要补充血糖时,后两条途径均被抑制,肝糖原绝大部分分解为葡萄糖释放入血。由葡萄糖 – 6 – 磷酸水解成葡萄糖的过程需要葡萄糖 –6 – 磷酸酶的存在,而葡萄糖 – 6 – 磷酸酶仅仅存在于肝脏和肾脏中,肌肉中没有葡萄糖 – 6 – 磷酸酶,所以只有肝脏和肾脏可以补充血糖,而肌糖原只能进行无氧酵解或者有氧氧化。糖原的合成和分解不是简单的可逆反应。当糖原合成途径活跃时,分解途径就会受到抑制,反之亦然。体内糖原的储备是有限的,如果没有补充,大约十几个小时肝糖原就会消耗完。这说明,肝糖原的分解并不是维持体内血糖的主要途径。

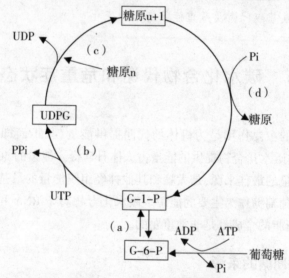

图 2 – 1　糖原的合成和分解

a. 磷酸葡萄糖变位酶　b. UDPG 焦磷酸化酶　c. 糖原合酶　d. 磷酸化酶

注:UDP—尿苷二磷酸;UDPG—尿苷二磷酸葡糖;PPi—焦磷酸;UTP—尿苷三磷酸;G – 1 – P—葡萄糖 –1 – 磷酸;G – 6 – P—葡萄糖 – 6 – 磷酸;ADP—腺苷二磷酸;ATP—腺苷三磷酸;Pi—磷酸。

3. 糖异生 从非糖化合物包括乳酸、甘油和生糖氨基酸等转变为葡萄糖或者糖原的过程称作糖异生。机体内进行糖异生补充葡萄糖的主要器官是肝脏,肾脏在正常情况下的糖异生能力只有肝脏的 1/10,长期饥饿时,肾脏糖异生的能力大大增强。糖异生的途径是从丙酮酸生成磷酸烯醇式丙酮酸开始的。糖异生途径与糖酵解途径的多数反应是可逆反应,但是糖酵解途径中有 3 个不可逆反应。在糖异生过程中,需要另外的反应来绕过这些不可逆的反应。包括丙酮酸经过丙酮酸羧化支路转变为磷酸烯醇式丙酮酸,

1,6-二磷酸果糖转变为6-磷酸果糖和6-磷酸葡萄糖水解为葡萄糖。在这个过程中,胰高血糖素通过环腺苷酸(cAMP)快速诱导磷酸烯醇式丙酮酸羧激酶基因的表达,并依赖cAMP的蛋白激酶,使6-磷酸果糖激酶-2磷酸化而失活,降低肝细胞内2,6-二磷酸果糖水平,促进糖异生,抑制葡萄糖分解。而胰岛素显著降低磷酸烯醇式丙酮酸羧激酶mRNA的水平,并且对cAMP有抑制作用。

二、葡萄糖的机体利用

葡萄糖在不同类型的细胞中代谢的途径有所不同,其分解代谢方式在很大程度上受到供氧状态的影响。在有足够氧供的情况下,葡萄糖有氧氧化彻底氧化成CO_2和H_2O。在缺氧时,进行糖酵解生成乳酸。葡萄糖还可以进入磷酸戊糖途径代谢,还可以合成糖原。

1. 葡萄糖的酵解 这是在机体缺氧情况下,葡萄糖经过一系列酶促反应生成丙酮酸进而还原成乳酸的过程。糖酵解过程见图2-2。

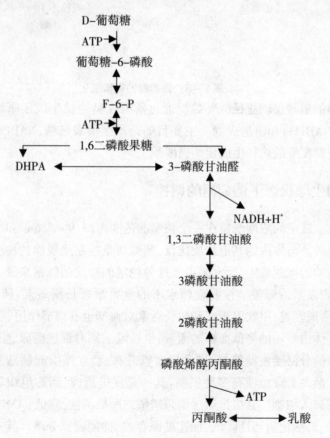

图2-2 葡萄糖的无氧酵解

注:F6P—果糖-6-磷酸;DHPA—二羟丙腺苷;NADH—还原型烟酰胺腺嘌呤二核苷酸。

在葡萄糖酵解的过程中,有3个不可逆的反应,即己糖激酶、6-磷酸果糖激酶-1和丙酮酸激酶催化的反应。这3个反应是糖酵解途径的调节点,分别受到变构效应剂和激素的调节。比如:胰高血糖素通过 cAMP 及依赖 cAMP 的蛋白激酶磷酸化 6 – 磷酸果糖激酶 – 2 的 32 位丝氨酸,使 6 – 磷酸果糖激酶活性减弱,使磷酸酶活性增高。胰高血糖素还可以通过 cAMP 抑制丙酮酸激酶的活性。而胰岛素可以诱导葡萄糖激酶的合成。

2. 葡萄糖的有氧氧化 是指葡萄糖在有氧的条件下彻底氧化成 CO_2 和 H_2O 的过程。葡萄糖的有氧氧化过程包括糖酵解途径、丙酮酸氧化脱羧、三羧酸循环和氧化磷酸化(见图 2 – 3)。

通过葡萄糖的有氧氧化可以获得 30 ~ 32 个 ATP。所以说,葡萄糖的有氧氧化是机体获得能量的主要方式。

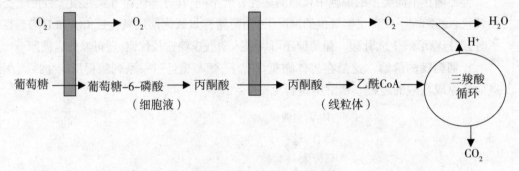

图 2 – 3　葡萄糖的有氧氧化

3. 葡萄糖的磷酸戊糖途径 葡萄糖通过磷酸戊糖途径生成还原型烟酰胺腺嘌呤二核苷酸磷酸(NADPH)和磷酸戊糖。主要目的是产生磷酸核糖、NADPH 和 CO_2。葡萄糖还可以通过葡萄糖醛酸途径生成葡萄糖醛酸。

三、不同生理状态下葡萄糖的调控

葡萄糖在血液中的浓度维持在一个狭窄的范围内(3.9 ~ 5.6mmol/L),这对于机体来讲是非常重要的。与体内的其他物质比较,葡萄糖是控制最规律的物质。这种严格的调控保障了葡萄糖的来源稳定,而大脑需要这种稳定的持续的能量来源。血糖既受到代谢的调控,又受到激素的调控。控制血糖水平的重要激素是胰岛素、胰高血糖素、肾上腺素,但是糖皮质激素类、甲状腺激素和生长激素对血糖也有调节作用。

胰岛素是体内唯一的降低血糖的激素,也是唯一同时促进糖原、脂肪、蛋白质合成的激素。胰岛素的分泌受血糖控制,进食后血糖升高,会立即引起胰岛素分泌;血糖降低,分泌即减少。胰岛素降血糖有多种机制:其一是促进肌肉、脂肪组织等细胞膜葡萄糖载体将葡萄糖转运入细胞。其二是通过增强磷酸二酯酶活性,降低 cAMP 水平,从而使糖原合酶活性增强、磷酸化酶活性降低,加速糖原合成、抑制糖原分解。其三是通过激活丙酮酸脱氢酶磷酸酶而使丙酮酸脱氢酶激活,加快糖的有氧氧化。其四是抑制肝内糖异生,这是通过抑制磷酸烯醇式丙酮酸羧激酶的合成以及促进氨基酸进入肌组织并合成蛋白质,减少肝糖异生的原料。其五是通过抑制脂肪组织内的激素敏感性脂肪酶,减缓脂肪动员的速率。当脂肪酸大量动员至肝、肌、心肌时,可抑制它们氧化葡萄糖。因此,胰岛素减少脂肪动员,就可促进上述组织利用葡萄糖。

胰高血糖素是体内主要升高血糖的激素。血糖降低或血内氨基酸升高刺激胰高血糖素的分泌。其升高血糖的机制包括：其一是经肝细胞膜受体激活依赖 cAMP 的蛋白激酶，从而抑制糖原合酶和激活磷酸化酶，迅速使肝糖原分解，血糖升高；其二是通过抑制 6－磷酸果糖激酶，激活果糖二磷酸酶－2，从而减少 2,6－二磷酸果糖的合成，后者是 6－磷酸果糖激酶－1 的最强的变构激活剂，又是果糖二磷酸酶－1 的抑制剂，于是糖酵解被抑制，糖异生则加速；其三是促进磷酸烯醇式丙酮酸羧激酶的合成，抑制肝 L 型丙酮酸激酶，加速肝摄取血中的氨基酸，从而增强糖异生；其四是通过激活脂肪组织内激素敏感性脂肪酶，加速脂肪动员。这与胰岛素作用相反，从而间接升高血糖水平。

胰岛素和胰高血糖素是调节血糖，实际上也是调节三大营养物代谢最主要的两种激素。机体内糖、脂肪、氨基酸代谢的变化主要取决于这两种激素的比例。而不同情况下这两种激素的分泌是相反的。引起胰岛素分泌的信号（如血糖升高）可抑制胰高血糖素分泌，反之，使胰岛素分泌减少的信号可促进胰高血糖素分泌。

糖皮质激素可引起血糖升高，其作用机制可能有两方面：其一是促进肌蛋白质分解，分解产生的氨基酸转移到肝进行糖异生；其二是抑制肝外组织摄取和利用葡萄糖，抑制点为丙酮酸的氧化脱羧。此外，在糖皮质激素存在时，其他促进脂肪动员的激素才能发挥最大的效果。这种协助促进脂肪动员的作用，可使得血中游离脂肪酸升高，也可间接抑制周围组织摄取葡萄糖。

肾上腺素是强有力的升高血糖的激素。肾上腺素的作用机制是通过肝和肌的细胞膜受体、cAMP、蛋白激酶级联激活磷酸化酶，加速糖原分解。在肝内糖原分解为葡萄糖；在肌肉则经糖酵解生成乳酸，并通过乳酸循环间接升高血糖水平。肾上腺素主要在应激状态下发挥调节作用。

四、危重症状态下葡萄糖的代谢

Wolfe 等人曾经描述了危重症患者在饥饿状态和进食时的机体生化改变。在禁食状态，血糖和血中胰岛素连续降低，葡萄糖转移到肌肉和脂肪，储存也下降。由于血糖/胰高血糖素比率发生改变，糖异生接踵而至，肝糖原的合成受到抑制。而在进食状态的患者中，肝脏内的糖原合成增加，利用丙酮酸的能力增加。

(一)饥饿或禁食时葡萄糖的代谢

在饥饿或禁食时，为了满足机体的能量需求，肝脏和骨骼肌糖原供能，但是，禁食时间大于 3 天时，糖原供给将耗竭。一旦糖原耗竭，氨基酸如丙氨酸或谷氨酰胺通过脱氨基进行糖异生，用于满足重要器官如大脑和中枢神经系统对葡萄糖的需求。虽然在此期，葡萄糖水平增加，糖原异生的速度并没有增加，因为在该期葡萄糖的总利用减少，释放入血的葡萄糖降低了 40%～50%。其后葡萄糖的来源要依赖非碳水化合物，如甘油、乳酸和丙酮酸。蛋白质在机体的结构和功能上有其重要意义，不能长期用于供能，蛋白质消耗超过 20% 将是致命的。但是，有些组织持续需要葡萄糖作供能物，糖原异生仍以低水平进行，以满足需要。

在饥饿时的脂肪动员可能与胰岛素水平下降，抑制脂肪酶以及细胞内甘油三酯的水解有关。由于肝脏只能部分氧化它接受的脂肪酸,血清中的乙酰乙酸、β-羟丁酸、丙酮(统称酮体)增加,肝脏释放的酮体可以在组织(如肾脏和肌肉)中氧化成二氧化碳和水。为了补偿可利用的葡萄糖下降的现实,大脑也转而利用酮酸作为能源。Hasselbalch及合作者通过研究禁食者脑部葡萄糖代谢的情况,证实了这种现象。他们在报道中说:在禁食3.5天后,脑代谢降低了25%,而酮体利用从16cal/d增加到了160cal/d。

为了预防酮体的形成,机体每天需要大约100g的碳水化合物。当机体逐渐转为利用酮体作为能量来源时,对葡萄糖的需求减少,肝糖原异生减少,对节约肌肉蛋白质有利。在大约2周内,机体完全适应了饥饿状态,蛋白质氧化最低。虽然在饥饿时大脑和中枢神经系统能够转而利用酮酸作为能量,但是这种脂肪酸不完全代谢的副产品终将成为毒性物质。总的来说,在饥饿或禁食时,能量需求减少,蛋白质储备保藏,其他的供能物质用于供能。

(二)应激反应时葡萄糖的利用

应激反应时机体的临床表现可以分为低潮期和高潮期(见表2-1)。在损伤发生后,低潮期很快出现,一般持续12~24h。在低潮期,氧耗量下降,体温较低,心搏出量减少,低灌注,出现乳酸血症。随着机体的复苏,低潮期逐渐让步于高潮期。高潮期的特征是高代谢;葡萄糖、蛋白质和脂肪代谢发生改变,以及高动力心血管反应。抗利尿激素(ADH)和醛固酮水平增高导致钠、水潴留,使得体重增加。一般而言,在损伤后,应激反应的高峰可以持续许多天,并随着机体的恢复而逐渐消退。过量的钠和水排出体外,体重下降。高潮期持续的间期,与损伤的严重程度、是否存在感染、是否出现并发症有关。典型的表现是高峰持续3~5天,第7~10天消退,过渡到合成代谢期。

表2-1 应激反应的临床表现

低潮期	高潮期
氧耗量下降	氧耗量增加
体温下降	体温升高
心排血量减少	心排血量增加
血糖增高	血糖正常或轻度增加
产糖正常	产糖增加
游离脂肪酸增加	游离脂肪酸释放增加
胰岛素水平降低	胰岛素水平增加
儿茶酚胺增加	儿茶酚胺明显增加
血糖增高	血糖明显增高
血乳酸增加	血乳酸正常

Williams等人曾经描述过损伤患者神经内分泌和代谢的关系。在损伤或感染后,激素的诸多改变是由许多细胞因子介导的。TNF、IL-1、IL-2、IL-6以及IFN-γ是研究最多的细胞因子。目前认为:TNF是损伤和感染发生后,诸多反应的始作俑者。在损伤

的各期,交感神经兴奋性增加,抗调节激素包括胰高血糖素、糖皮质激素、儿茶酚胺都是显著增加的,而胰岛素是减少的。胰高血糖素、肾上腺素、去甲肾上腺素是分解代谢激素,主要作用是刺激内源性葡萄糖的产生。在临床研究中,给予这些激素联合应用会模拟出危重症患者的代谢性改变。胰高血糖素是产生肝脏糖原异生和引发糖原分解的主要激素,而肾上腺素是刺激糖原分解的重要因素。糖皮质激素从骨骼肌中动员氨基酸释出,由此提供肝糖原异生的底物。儿茶酚胺刺激肝糖原异生和糖酵解,增加来自外周组织的乳酸产量,增加代谢率和脂肪分解作用。随着高潮期和高代谢期开始,这些激素的异常带来一连串的代谢异常。

应激反应导致代谢反应发生了很大的改变,机体从将葡萄糖储存为糖原的合成代谢状态转变为能量消耗增加的分解代谢状态。为了满足能量需求的增加,机体动员营养储存以提供能量底物满足能量需求的增加。机体的糖原储存在头 24h 内消耗殆尽。之后,脂肪和蛋白质储存成为能量的来源。虽然甘油三酯的动员和氧化也是能量的来源,但是,这并不能抑制蛋白质的分解代谢。与饥饿的后果一样,高分解代谢引起非脂肪体块的丧失。

碳水化合物代谢的改变常常出现以下高代谢反应:高血糖症,外周葡萄糖的摄取和利用增加,高乳酸血症,提供糖原异生增加葡萄糖的产量,抑制糖原生成,葡萄糖耐量降低,胰岛素抵抗。表现为在胰岛素增加的情况下,血中葡萄糖仍然持续增高。

在低潮期的初期,葡萄糖的产量是轻度增加的,胰岛素水平降低。在高潮期,虽然胰岛素的水平增加,但血糖持续增加到高血糖症的程度。提示在胰岛素敏感性和葡萄糖利用之间的关系发生了改变。源于创伤患者的研究发现:肝脏内葡萄糖来源于利用 3 个碳原子的前体物,包括丙三醇、丙酮酸、乳酸、氨基酸,主要的是谷氨酰胺和丙氨酸。乳酸是无氧代谢的产物,从骨骼肌和其他组织释放,经三羧酸循环再转变为葡萄糖;而葡萄糖也可以由丙氨酸经葡萄糖 - 丙氨酸循环得到补充。经三羧酸循环利用乳酸进行糖原异生在代谢中是很浪费的:1mmol 的葡萄糖通过酵解产生 2 个分子的 ATP,而经糖原异生要耗费 3 个分子的 ATP。这可能成为高潮期能量需求增加的因素。在损伤的患者中,中枢神经系统对葡萄糖的利用是正常的,但是,肾脏和损伤处成为主要的葡萄糖消耗部位。Wilmore 等人报道,一侧下肢严重烧伤,而另一侧下肢轻度烧伤的患者,严重烧伤肢体侧对葡萄糖的摄入是对侧摄入量的 4 倍。而且,由于葡萄糖的大量消耗,伤口处释放大量的乳酸。虽然,乳酸可以再转化为葡萄糖,但是造成该过程更大能量的消耗。

尽管存在这种保护性机制,但是在脓毒血症时,低血糖也时有出现。Wilmore 等人发现:那些发展为脓毒血症的烧伤患者,葡萄糖产量下降;而没有发展为脓毒血症的烧伤患者,葡萄糖的产量得以维持。显然,在脓毒血症时,存在着抑制血糖产生的因子,而在非脓毒血症时,没有受到这些因子的影响。

弄清楚危重症患者葡萄糖代谢的改变,对合理使用碳水化合物是一件重要的事情。在理想的情况下,机体需要的碳水化合物的量要足以免除靠蛋白质供能的量,同时避免发生高血糖症。在危重症患者中,碳水化合物的最低需要量是 $1mg/(kg \cdot min)$,最大可耐受量为 $4 \sim 7mg/(kg \cdot min)$,或者是总能量需求的 $50\% \sim 60\%$。葡萄糖的氧化速度加快时,脂肪开始合成,也会导致二氧化碳的过量产生。使用间接测热法测定呼吸商,也可用于判断碳水化合物利用是否适当。如果呼吸商大于1,说明有脂肪合成,以及给予太多的碳水化合物。

高血糖症是营养支持最常见的并发症,在肠外营养时尤其如此。引起高血糖症的原因有:在糖尿病时葡萄糖利用减少、应激、脓毒败血症、肝脏疾病、衰老,以及某些药物的使用。有报道称:在危重症患者中,高血糖症和胰岛素缺乏与严重的感染、多器官衰竭和病死密切相关。Van den Berghe 曾指出,不管是否是糖尿病患者,在外科 ICU 中,强化胰岛素治疗使血糖维持在 6.1mmol/L 的水平可以降低病死率。强化胰岛素治疗也可以预防其他合并症,如急性肾衰竭。

Rosmarin 等对 102 例使用全肠外营养的患者进行评估发现:在患者接受 4mg/(kg·min)葡萄糖时,没有一个患者出现高血糖症;在患者接受 4.1~5.0mg/(kg·min)葡萄糖时,5 个患者出现高血糖症;在患者授受 5.0mg/(kg·min)葡萄糖时,18~19 个患者发生了高血糖症。这是有统计学意义的。为了避免高血糖症,对危重症患者使用葡萄糖时,不要超过 4.0mg/(kg·min)。也可以使用如下公式:

$$葡萄糖负荷[mg/(kg·min)] = \frac{葡萄糖(mg)}{体重(kg) × 1\,440min}$$

这里,24h = 1 440min。

为了降低与肠外营养相关的高血糖症发生,有推荐认为在营养支持头 24h 内,给予碳水化合物总需求的一半就可以,也就是 150~200g。

五、再喂养综合征

Burger 等人报道了二战时期战俘和集中营的幸存者,部分人在重新快速摄食后,会发生突然的死亡。死亡原因有腹泻、水肿、心力衰竭和呼吸困难,也可因为神经系统并发症如昏迷而最终死亡。

再喂养综合征定义为:在营养不良患者重新进食、肠内营养、肠外营养时,出现的代谢和生理学异常。它与能量耗竭、能量再补充,能量和物质储存或交换、转移的场所的转换,磷、钾、镁的相互影响,葡萄糖代谢,维生素缺乏,液体复苏造成机体的动荡有关。现在再喂养综合征依然是一个常见的营养支持并发症,发生率在 19%~28%。再喂养综合征发生在营养不良的患者进行积极的专业化营养支持开始时,这是一种潜在的致命的情况。

发生再喂养综合征的高危因素有:非人为因素的体重丢失,包括在 1 个月内丢失大于5% 体重,3 个月内丢失大于 7.5% 体重,6 个月内丢失大于 10% 体重;营养素丢失增加和营养素吸收减少,见于慢性胰腺炎患者、慢性大剂量利尿剂使用者、胃肠道功能紊乱及明显呕吐和腹泻患者。发生再喂养综合征的高危人群见于:癌症患者、厌食症患者、长期禁食或者低能量供给患者、慢性感染患者、手术后患者、胃旁路手术后体重下降明显的肥胖患者、饥饿大于 7 天的患者以及糖尿病高渗状态的患者。

从病理生理的角度看,一般认为再喂养综合征是机体在饥饿后,能量再补充时,发生了机体从利用储存在体内的脂肪供能转换为碳水化合物供能的动荡。由于血糖增高,血中的胰岛素水平增高,使得体循环的电解质进入细胞内,体循环中的钾、磷、镁下降。胰岛素分泌的刺激也改变了肝脏中胰高血糖素的活性,脂肪酸动员受到抑制,糖原异生和糖原分解减弱。

再喂养综合征常常表现为乏力、水肿、肌力下降、高血糖症以及心律失常。维生素 B_1 缺乏可以导致心力衰竭和韦尼克脑病。发生时,也会出现钠潴留和细胞外腔隙的扩张,使得患者的体重增加,心血管负荷加重。液体的位置改变可以引起心衰、脱水,或液体过量、低血压、肾前性肾衰竭和猝死。此外,体循环中钾、磷、镁下降以及血管内容量的扩张,导致心肺失代偿的风险明显增加。

再喂养综合征发生低钾血症的原因常常是:输入胰岛素、糖皮质激素和利尿剂、两性霉素 B、低镁血症、持续时间过久的鼻胃管吸引、持续的呕吐和严重的腹泻。再喂养综合征发生低磷血症的原因常常是:糖尿病酮症酸中毒、慢性酒精中毒、呼吸性碱中毒、输入胰岛素、鼻胃管吸引、营养不良、严重腹泻。再喂养综合征发生低镁血症的原因常常是:营养不良、慢性酒精中毒、顺铂、持续时间过久的鼻胃管吸引、严重腹泻、胃肠瘘、胰腺炎、甲状旁腺功能减退。

1999 年世界卫生组织关于预防再喂养综合征的指南(见表 2-2)对临床是有指导意义的。

表 2-2　再喂养综合征风险患者干预的理想时间

早期治疗			康复期
第 1~3 天	第 3~6 天	第 7~10 天	10 天以后
复苏期	代谢紊乱的修复		组织修复、复原
1. 预防性治疗 　● 低血糖症 　● 低体温 　● 脱水			1. 如果需要,连续供给微量元素和矿物质 2. 增加喂食以满足充实组织的需要
2. 预估患者是否存在着对盐和水不耐受的情况,是否存在着矿物质和微量元素的缺乏			
3. 预防性供给(比如提供维生素 B_1)			
4. 在急性期,监测和处理可能会发展为液体、电解质、微量元素失衡的情况。治疗基础疾病(比如感染)。开始喂食所需要能量的 30%,并小心地增加。第 7~10 天开始,增加喂食以满足充实组织的需要			

【参考文献】

1. KANEKO J J, HARVEY J W, BRUSS M L. Clinical biochemistry of domestic animals[M]. 5th ed. San Diego:Academic Press,1997.

2. WOLFE R R,MARTINI W Z. Changes in intermediary metabolism in severe surgical illness[J]. World J Surg,2000,24(6):639-647.

3. HASSELBALCH S G, KNUDSEN G M, JAKOBSEN J, et al. Brain metabolism during short – term starvation in humans[J]. J Cereb Blood Flow Metab, 1994, 14(1):125 – 131.

4. WOHL M G, GOODHART R S, SHILS M E, et al. Modern nutrition in health and disease[M]. Baltimore: Lippincott Williams & Wilkins, 1999, 1555 – 1568.

5. STAGA Z, BRUNNER A, LEUENBERGER M, et al. Nutrition in clinic practice—the refeeding syndrome: illustrative case and guidelines for prevention and treatment[J]. Eur J Clin Nutr, 2008, 62:687 – 694.

第二节　脂肪代谢和危重症状态下的变化

一、一些基本的概念

(1)脂是含有几组脂肪酸的生物来源产物。脂肪酸由长链、直链羧酸通过单键或双键与偶数碳原子链接形成,以多种形式存在。脂肪类的存在形式包括:油类、脂肪、蜡、甾类和其他类。

(2)根据脂肪酸碳链的长度,将脂肪酸分为长链脂肪酸、中链脂肪酸和短链脂肪酸。长链脂肪酸的碳链上有 14～20 个碳原子,中链脂肪酸的碳链上有 6～12 个碳原子,短链脂肪酸的碳链上有 1～6 个碳原子。

(3)根据脂肪酸链双键的位置,将脂肪酸分为饱和脂肪酸(没有双键)、单不饱和脂肪酸(1 个双键)和多不饱和脂肪酸(1 个以上双键)。不饱和脂肪酸,根据甲基基团的第一个双键的位置(代表如 ω),或根据从功能组开始的双键位置(代表是 Δ)来确定。比如 $\omega - 6$ 十八碳二烯酸:链上有 18 个碳原子(是长链脂肪酸),有 2 个双键(多不饱和的),第一个双键位于第 6 位。

$$\text{双键数目} \atop C18:2\ \omega - 6 \rightarrow \text{第一个双键的位置} \atop \text{碳原子数目}$$

(4)脂肪酸类型及主要来源见表 2 – 3。了解不同的脂肪酸的来源,有助于我们理解不同来源的脂肪酸制剂对机体的影响是不一样的。

表 2 – 3　脂肪酸类型及主要来源

脂肪酸类型			主要来源
饱和脂肪酸	短链	乙酸	黄油
		丙酸	
		丁酸	纤维
	中链	癸酸	椰果
		羊脂酸	
		辛酸	棕榈
		月桂酸	

脂肪酸类型			主要来源
饱和脂肪酸	长链	肉豆蔻酸 棕榈酸 硬脂酸 花生酸	动物脂肪 可可
单不饱和脂肪酸	ω－9	油酸 棕榈油酸	橄榄油 菜籽油
多不饱和脂肪酸	ω－6	亚麻酸 18:2 γ－亚麻酸 18:3 二十二碳六烯酸 花生四烯酸	红花油 大豆油 玉米油 棉籽油 葵花籽油
	ω－3	α－亚麻酸 二十碳五烯酸	鱼油 花生油 菜籽油 大豆油

(5)机体不能在甲基末端第 9 位碳原子之前增加双键,因为机体没有特异的去饱和酶(－12 去饱和酶、－15 去饱和酶)。因此,长链的多不饱和脂肪酸(PUFA)即 ω－6 脂肪酸和 ω－3 脂肪酸无法在体内合成。这些只能从膳食中获取的脂肪酸称为必需脂肪酸。每日需要的 ω－6 脂肪酸和 ω－3 脂肪酸分别是总热量摄入的 3% 和 5%。

二、脂肪的消化、吸收和转运

(一)脂肪的消化

脂肪常常以甘油三酯(3 分子脂肪酸和 1 分子甘油)的形式被利用。甘油三酯分子复杂,且为疏水性,因此要在消化系统分解并吸收,需要不同酶的活性和机械运动。脂肪的消化在胃中就已经开始了。在十二指肠消化脂类有关的酶有胰脂肪酶、磷脂酶 A2 和胆固醇酯酶。

脂肪的消化主要在小肠上段进行,小肠内有脂肪和蛋白质时,胆囊收缩素分泌,胆囊收缩素刺激胆汁从肝脏分泌,从胆囊释放。胆汁(富含胆盐和磷脂)强化脂肪的乳化过程,因此增加脂肪消化酶的表面积,有利于酶活性发挥作用。甘油三酯及类脂的消化产物甘油一酯、脂酸和胆固醇、溶血磷脂等可与胆汁酸盐乳化成更小的混合微团。这种微团体积更小,极性更大,易于穿过小肠黏膜细胞表面的水屏障,为肠黏膜细胞吸收。

(二)脂肪的吸收

脂肪酸的吸收过程因其碳链的长度而异。长链脂肪酸在肠细胞的刷状缘吸收,移动到滑面内质网,并重新合成为甘油三酯。甘油三酯混合入载脂蛋白(apoB－48 和 apoA－1),

与磷脂、胆固醇形成乳糜微粒,通过淋巴系统进入循环。

与长链脂肪酸不同,中链脂肪酸是水溶性的,在通过肠细胞后,中链脂肪酸与白蛋白绑定。中链脂肪酸多经血流进入肝脏,不像长链脂肪酸那样经过淋巴转运。短链脂肪酸经细菌对纤维素(特别是可溶性纤维素)的酵解而产生,由大肠直接吸收并用作能源。这是使用可溶性纤维素治疗的基础。在肠内产生的短链脂肪酸是乙酸、丁酸和丙酸。在肠腔内吸收的短链脂肪酸不一定进入循环,它们常常在结肠细胞的代谢中被利用掉。脂溶性维生素 A、维生素 D、维生素 E、维生素 K,所有的脂肪和胆固醇的吸收都发生在回肠。

(三)脂肪的转运

脂肪酸以不同的形式转运:游离脂肪酸(与白蛋白结合)、乳糜微粒和脂蛋白(由胆固醇酯、磷脂和甘油三酯组成)。外源性转运是转运来自肠道中的膳食脂肪到肝脏,内源性转运是转运肝细胞合成的脂蛋白进入外周组织。

长链脂肪酸与中链和短链脂肪酸不一样,长链脂肪酸与白蛋白有很强的亲和力,而中链和短链脂肪酸在转运时不需要与蛋白质结合。

脂肪酸可以借助不同部位产生的不同密度的载脂蛋白,转运入血流。

肠道吸收的脂肪酸,以乳糜微粒(富含甘油三酯的脂蛋白,密度 $0.92 \sim 0.96 g/L$)的形式转运。肝脏产生的脂肪酸,以极低密度脂蛋白(VLDL)、低密度脂蛋白(LDL)、高密度脂蛋白(HDL)的形式转运。

VLDL 在肝脏形成,然后转运到脂细胞,在脂细胞水解,再酯化,然后储存为甘油三酯。在肝酯酶的作用下,VLDL 释放甘油三酯后变为 LDL。

LDL 是富含胆固醇的载脂蛋白代谢路径的一部分。LDL 在血管腔隙中存留较长时间,负责胆固醇输送到肝外组织。LDL 释放的胆固醇穿过细胞膜,以胆固醇酯的形式储存,或用于甾类激素的合成。在高胆固醇血症时,LDL 的水平增加易于产生氧化型 LDL(LDL - ox),后者极易引起动脉粥样硬化。

HDL 能够有效地逆转胆固醇的转运,方式是从外周组织将过多的胆固醇转运到肝脏,胆固醇在肝脏代谢为胆汁酸和胆盐。

乳糜微粒的主要功能是通过脂肪酸释放到外周组织而供能。乳糜微粒与毛细血管内壁接触刺激脂蛋白脂酶,后者释放甘油三酯并产生脂肪酸用作供能底物或储存。

近来,发现了一族叫作脂肪酸结合蛋白质(FABP)的蛋白质,它们除了可以使脂肪酸代谢外,还具有将脂肪酸转移通过细胞膜的重要功能。在处理通过细胞器的脂肪酸时,FABP 会调整脂肪酸的代谢,或者供能或者储存。另外,FABP 还有影响细胞分化和细胞功能,影响细胞增殖和基因转录调节的作用。

三、脂类供能

脂类可以通过在线粒体内的 β - 氧化反应提供能量。为了到达细胞内氧化,脂肪酸要通过细胞膜到细胞质。脂类在细胞间质有效地氧化之前,它们必须通过线粒体膜屏障。鉴于此,长链脂肪酸需要特殊酶激活肉毒碱,以取得协助(见图 2 - 4)。中、短链脂肪酸比长链脂肪酸更易于溶于水,不大依赖肉毒碱进入线粒体(10% ~20% 依赖)。但是,在肌肉组织中,中链脂肪酸完全依赖肉毒碱作为载体。一旦进入线粒体,脂肪酸就成为β－氧化的底物而参与能量的合成。

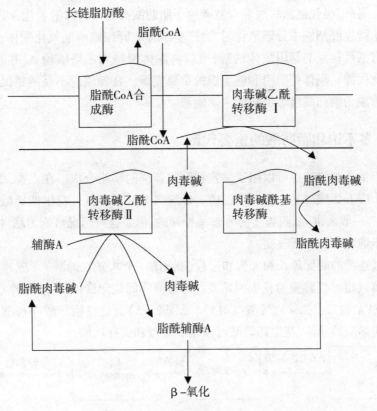

图2－4　长链脂肪酸进入线粒体

注:脂肪酸 CoA 在脂酰 CoA 合成酶的作用下激活之后,CoA 在肉毒碱乙酰转移酶Ⅰ(CATⅠ)的作用下与肉毒碱交换。然后脂肪酸肉毒碱进入线粒体,在线粒体内逆向反应由肉毒碱乙酰转移酶Ⅱ(CATⅡ)激活。肉毒碱基团通过肉毒碱酰基转移酶返回线粒体膜间隙。脂肪酸一旦进入线粒体就成为β－氧化的底物,并提供能量。

脂酰辅酶 A 进入线粒体基质后,在β－氧化酶复合体的作用下,进行脱氢、加水、再脱氢和硫解后会生成 1 分子的乙酰辅酶 A。脂肪酸经过β－氧化后会产生大量的乙酰辅酶 A,乙酰辅酶 A 一部分在线粒体内通过三羧酸循环彻底氧化,一部分在线粒体中缩合成酮体,通过血液运送到肝外组织氧化利用。

脂类是高密度热量的来源(9.3kcal/g),是体内能量的重要来源。比如,1 分子的软脂酸经过 7 次β－氧化后会产生 8 分子的乙酰辅酶 A、7 分子的还原型黄素腺嘌呤二核苷酸(FADH2)和 7 分子的还原型烟酰胺腺嘌呤二核苷酸(NADH + H$^+$)。其中,1 分子的 FADH2 通过呼吸链氧化产生 1.5 分子的 ATP,1 分子的 NADH + H$^+$ 氧化产生 2.5 分子的 ATP,1 分子乙酰辅酶 A 通过三羧酸循环氧化产生 10 分子的 ATP。所以,1 分子的软脂酸经过彻底β－氧化后,会产生 108 个 ATP,减去脂肪酸活化时消耗的 2 个高能磷酸键,净生成 106 分子的 ATP。1mol 的软脂酸经过彻底β－氧化净生成 775kcal 储存在高能磷酸键中,另外大约 1 220kcal 的能量以热能的形式释放。脂肪酸和葡萄糖产生能量的利用效率都是33%。

脂肪酸的氧化还有其他形式,比如占体内脂肪酸一半的不饱和脂肪酸有其特殊的氧化方式。另外,极长链脂肪酸和奇数碳原子脂肪酸都有其特殊的氧化方式。

脂肪酸在肝细胞中分解氧化时,会产生酮体。肝细胞不能氧化酮体。而肝外的许多组织具有活性很强的利用酮体的酶,可以将酮体裂解为乙酰辅酶A,并通过三羧酸循环彻底氧化供能。酮体是肌肉和脑组织的重要能源。在糖供应不足的情况下,酮体可以代替葡萄糖成为脑和肌肉等组织的主要能源。

四、多不饱和脂肪酸的重要代谢

多不饱和脂肪酸也可以用于细胞和细胞器膜的磷脂合成。在人类,细胞膜主要脂肪酸是二十碳五烯酸(EPA)和二十二碳五烯酸(DPA)($\omega-3$),花生四烯酸($\omega-6$)和油酸($\omega-9$)。一般来讲,细胞膜脂的分布是特异的,但是这种情况可能为膳食中的脂肪类,尤其是多不饱和脂肪酸所改变。

经过连续的酶促延长和去饱和过程,亚油酸(十八碳二烯酸)形成 $\gamma-$ 亚麻酸(十八碳三烯酸),也可以转变为花生四烯酸。通过同样的代谢途径,以竞争的方式,$\alpha-$ 亚麻酸转变为 EPA 和二十二碳六烯酸(DHA)(见图2-5)。这些脂肪酸参与细胞膜的组成,也是花生四烯酸的前体,花生四烯酸可以调节免疫和炎症功能。

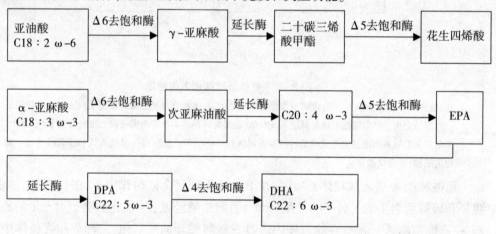

图2-5　新的长链 $\omega-6$ 和 $\omega-3$ 多不饱和脂肪酸形成 $\alpha-$ 亚油酸和 $\alpha-$ 亚麻酸

必需脂肪酸的摄入不足会引起机体功能障碍,比如 $\omega-6$ 脂肪酸摄入不足会引起皮损、贫血、增强血小板聚集、血小板减少症、脂肪肝、愈合延迟、容易感染、儿童生长迟缓、腹泻。而 $\omega-3$ 脂肪酸摄入不足会引起神经学症状,如视敏度降低、皮损、生长迟缓、学习能力下降、异常视网膜电流图。

必需脂肪酸可以引起磷脂膜规模和结构的改变(包括免疫细胞),调整其稳定性、渗透性、受体和酶的活性、膜的转运能力、调节能力和细胞代谢。另外,也能借生物活性分子的形成,激活细胞内信号路径,进而激活二次信使和类花生酸类炎症介质。有两条路径合成类花生酸类介质:环加氧酶和脂氧合酶,分别产生前列腺素类(血栓素和前列腺素)和白三烯、脂氧素(见图2-6)。

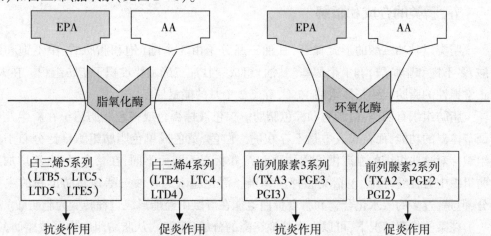

图2-6　多不饱和脂肪酸(EPA/AA)的代谢过程

注:EPA—二十五碳烯酸;AA—花生四烯酸;LT—白三烯;TX—血栓素;PG—前列腺素。

类花生酸参与许多细胞的生理学活动,调整诸如血小板聚集、平滑肌收缩、白细胞趋化、炎症细胞因子产生、免疫功能的过程。炎症时,由ω-6脂肪酸代谢产生的系列类花生酸的数量增加。高水平的这些类花生酸也在危重症患者的炎症或脓毒血症情况下见到。

类花生酸以不同的方式调整炎症反应。来源于多不饱和ω-6脂肪酸代谢的类花生酸是潜在的炎性介质,而那些源于多不饱和ω-3脂肪酸代谢的奇数系列类花生酸可以减轻炎症反应。提示:多不饱和ω-3脂肪酸可以抑制源于多不饱和ω-6脂肪酸代谢的类花生酸诱导或强化的炎症反应。类花生酸源于花生四烯酸和EPA的代谢,作用于噬菌细胞。

类花生酸调整许多与炎症相关的细胞因子的产生。源于多不饱和ω-6脂肪酸代谢的前列腺素E_2会产生许多促进炎症的效应,包括发热、血管渗透性增加、血管舒张;但也能抑制IL-1、IL-2、IL-6、TNF-α的产生。另外,白三烯4系列增加IL-1、IL-2、IL-6的产生,增强淋巴细胞的增殖。随着多不饱和ω-3脂肪酸较之多不饱和ω-6脂肪酸的增加,前列腺素和白三烯的均值下降,由此调整了细胞因子的产生,在人类尤其如此。

减少多不饱和ω-6脂肪酸衍生的类花生酸类的产生是多不饱和ω-3脂肪酸抗炎的关键作用,但是还有一些独立的机制调整类花生酸的产生。初步的细胞培养研究发现:多不饱和ω-3脂肪酸可以影响细胞因子的产生,通过免疫细胞直接抑制TNF-α、IL-1β、IL-6的产生。

ω-3脂肪酸抑制促炎过氧化物酶体增殖物激活受体(PPAR)及核受体,借此拮抗核转录因子NF-κB的信号通路。NF-κB负责与炎症反应有关的基因转录,包括细胞因子、黏附分子和其他促炎症信号介质。PPAR也控制炎症反应的时程和强度,PPAR诱导与脂类促炎症介质有关的编码蛋白基因表达。另外,PPAR及配体活化剂还通过调整基因编码蛋白的表达干预脂类代谢的多位基因。

五、脂类的合成和脂解

脂类以甘油三酯的形式储存,甘油三酯分子由 3 个酯(饱和脂肪酸、单不饱和脂肪酸、多不饱和脂肪酸)和 1 个醇基(甘油)组成。甘油三酯主要堆积于脂肪组织。在人类,正常男性的脂肪大约是体重的 15%,等于 2 个月的能量储备。

脂肪组织有两类:白脂肪和棕色脂肪。棕色或棕褐色或多色脂肪组织在新生儿中有调节体温的功能,而在成人中是不存在的。白色、黄色或单色脂肪组织广泛分布于皮下组织。对这些组织的血流供给因体重和营养状态不同而不同,在禁食时,血流增加。脂肪组织中有神经纤维,包括交感神经纤维。消化进入的甘油三酯是脂肪沉积的主要成分,但是,过多的碳水化合物和膳食蛋白也能在肝脏中经酯形成过程转变为脂肪酸。

在某些代谢情况下,可以发生甘油三酯的分解(脂解),从脂肪组织中释放脂肪酸,用于细胞能量合成。在能量需求增大时,脂解过程优先于酯合成过程。脂肪组织的脂解是由于脂蛋白脂肪酶活性增加或脂肪酶对激素的敏感性增加而产生的;刺激酯酶活性的激素有促肾上腺皮质激素、儿茶酚胺(肾上腺素和去甲肾上腺素)、生长激素、胰高血糖素、糖皮质激素和瘦素。

脂解激素与脂肪细胞膜上受体结合,通过环磷酸腺苷触发活性的瀑布样反应,脂解激素转运到激素敏感性酯酶,使之激活,水解脂肪酸。脂解激素的浓度直接与交感神经系统的活跃程度有关。胰岛素是抗脂解激素。脂解激素(肾上腺素、胰高血糖素、糖皮质激素)与特殊的受体结合,触发腺苷环化酶的活性,使环磷酸腺苷增加。环磷酸腺苷增加激活蛋白激酶 A,使之磷酸化,并激活激素敏感酯酶。后者将甘油三酯水解为甘油二酯、甘油一酯和脂肪酸。在甘油一酯酶的作用下,脂肪酸从甘油一酯释放。

六、危重症状态下脂类的代谢

(一)禁食状态下脂类的代谢

对禁食的机体反应是减少能量的消耗,利用其他能源,减少蛋白质的消耗。当血糖降低时(在 3.3 ~ 4.4mmol/L)就会触发信号到大脑,告知大脑目前是低血糖状态。作为应答,抗调节激素释放(如氢化可的松、胰高血糖素、生长激素和肾上腺素)。血浆中胰岛素浓度减少和抗调节激素的同时增加,激活了脂肪细胞和肌肉细胞胞浆中的激素敏感酯酶。在脂肪组织中,在酶的作用下,甘油三酯水解释放脂肪酸和甘油。糖原的储备大约可以使用 24h,因此必须利用蛋白质作底物合成葡萄糖。肌肉和其他来源的蛋白质发生分解,释放氨基酸(丙氨酸和谷氨酰胺)并转移到肝脏进行糖原异生。在禁食 24h 以后,脂肪酸的氧化逐渐成为组织能量的主要来源。然而,神经系统和红细胞继续使用葡萄糖作为能源。

脂肪酸的氧化会产生乙酰 CoA 的积累,乙酰 CoA 经生酮路径产生酮体。在禁食过程中产生的酮体受到血浆中高比例的胰高血糖素/胰岛素的调节,也通过减少肝细胞内丙二酰 CoA 的浓度进行调节[这个代谢产物具有抑制肉毒碱软脂酰转移酶(CPT)的功能,

CPT 是 β - 氧化的关键酶]。循环中的酮体和游离脂肪酸被外周组织主要是肌肉利用生产 ATP。

在禁食的第 1 周,肌肉的分解代谢增强,并供肝脏产葡萄糖。接着,会对持续的禁食出现适应性反应,如:在禁食大约第 4 周,体内蛋白质的消耗相对减少,主要利用酮体作为燃料,借此适应持续的禁食。在持续禁食中酮体的利用和对葡萄糖利用的抑制不仅出现在中枢神经系统,也出现在肌肉、肾皮质、乳腺和小肠,借此,一个正常的成年人可以在禁食情况下生存 2 个月。

(二)应激状态下脂类的代谢

应激状态与禁食状态不同。在禁食状态下,机体会利用补偿机制来保护因为营养缺乏而可能造成的危害。这些机制包括蛋白质和脂肪的分解以及能量利用减少。在应激状态下,这些机制并不发挥作用。在应激过程中,分解代谢占优势,分解代谢激素的释放导致脂肪分解活性的增加。与此平行的是各种组织优先氧化脂肪,如肌肉,而对胰岛素的抵抗逐渐增加。然而,神经系统和免疫细胞需要葡萄糖作为能源,由糖异生提供。

在对应激的代谢反应中,可以见到强烈的脂解反应,血浆脂肪酸浓度并不一定增加;这说明游离脂肪酸在血浆中的清除速度是增加的。但是当脂蛋白脂酶的活性受到促炎症细胞因子(如 INF - γ 和 IL - 1)的抑制时,会损害甘油三酯从循环中的清除,以致发生高甘油三酯血症。

应激代谢时脂解作用非常强烈,常常超过机体的能量需求。未能氧化的脂肪酸在肝脏再次酯化为甘油三酯并进入 VLDL。在应激时,肝脏甘油三酯的产生是增加的,促成脂肪肝的发生。VLDL 似乎有抵制内毒素的保护作用,它们可以结合内毒素并使内毒素在肝细胞内降解。

与应激时脂类代谢的改变有关,血浆胆固醇的水平显著降低。同样,由于分解代谢的强化,血浆中 LDL 和 HDL 的浓度减少。HDL 的减少似乎与其中内皮下摄取和滞留的增加有关。另外,在应激时,释放的细胞因子会调整 HDL、LDL 的组成,影响这些脂蛋白的功能属性。例如,HDL 的蛋白改变使其反向转运胆固醇的能力下降。

另外,危重症患者受到瘦素和促炎症细胞因子的影响,会发生厌食症。

(三)应激状态下脂类代谢的调整

在第一章已经介绍了应激状态下机体与机体内激素和细胞因子的反应。应激状态发生的神经 - 内分泌改变是有其特征的,表现为神经兴奋性增高,包括中枢神经系统和自主神经系统的兴奋性增高,由此使内分泌系统兴奋,释放胰高血糖素、氢化可的松、儿茶酚胺,这些激素在血浆中的浓度明显升高。因此,同化激素胰岛素与这些分解代谢激素的平衡被打破,分解代谢占优势。这些改变与疾病的代谢效应明显相关,包括脂解明显增加。有证据表明:脂肪细胞可能与神经终端有直接的联系,当受到刺激时,强化脂解。因此,很可能这些神经的刺激并非单独通过内分泌功能的调整来改变代谢,也通过对外周组织的直接效应。

胰岛素对脂肪的主要功能包括:①抗分解代谢(预防降解)作用,其效应是抑制脂解,预防过度的酮体和酮酸生成;②同化作用,效应是促进脂肪生成使丙酮酸减少,并利于游离脂肪酸合成;③转运作用,效应是激活脂蛋白脂酶,有利于将甘油三酯转运到脂肪细胞。

　　氢化可的松在脓毒血症和创伤患者的能量代谢中起着重要的作用,但是对脂肪代谢的效应还不清楚。血中高氢化可的松增加了动脉血非酯化脂肪酸(NEFA)的浓度及其更新速度。动-静脉研究发现:血中高氢化可的松减少了 NEFA 从一些脂肪组织的释放,这种抑制脂肪代谢的机制似乎与这些脂肪组织中激素敏感性脂酶的活化程度降低有关。动脉血中 NEFA 的浓度增高与高活性的脂蛋白脂酶有关,因为血浆中甘油三酯的浓度此时是下降的。另一些对代谢的效应可能是通过氢化可的松活性的特殊位点实现的。

　　儿茶酚胺包括肾上腺素和去甲肾上腺素。对应激状态下脂肪组织脂代谢的效应可以使脂肪组织的血流增加,继之脂肪组织的 NEFA 和甘油流出增加,表明激素敏感性脂酶的活性增强。脂肪组织的血流增加,使更多的甘油三酯脂蛋白成为脂蛋白脂肪酶的底物,在血管水解甘油三酯。但是,不同原因的应激的脂肪代谢存在着差异,比如:严重损伤时,脂肪组织的灌注可能受到损害,NEFA 的血浓度会下降,更新速度将减慢。而脓毒血症时,会诱导高甘油三酯血症,脓毒血症的这种效应部分由肝脏完成,肝脏选择性地将游离脂肪酸输送到甘油三酯,并增加甘油三酯的从头合成。另外,甘油三酯从外周的清除因为脂蛋白脂酶减少而降低。

　　前面的章节中我们已经讨论过,在脓毒血症和创伤时,血浆中细胞因子(包括 IL－1β、IL－6 和 TNF－α)的水平迅速增加。这些因为机体损伤诱导产生的细胞因子和神经内分泌系统一起干扰着正常的脂肪代谢。TNF－α 对脂代谢三个重要的生物化学调节位点影响着脂肪细胞和脂代谢。其一,TNF－α 抑制脂肪酸的摄入。脂肪细胞内的脂肪酸主要从循环中摄入或由细胞内脂肪分解产生,少部分来自葡萄糖的合成。脂蛋白脂酶(LPL)是体内调节脂肪合成的一种重要的酶,LPL 能促进脂肪细胞对脂肪酸的摄入,其活性随体内营养和内分泌状态不断变化。TNF－α 的表达与 LPL 活性呈明显负相关,TNF－α 水平降低与 LPL 活性升高成正比。其二,TNF－α 抑制脂肪的生成。除了抑制脂肪酸的摄入,TNF－α 还能降低脂生成关键酶,如乙酰 CoA 羧化酶、脂肪酸合成酶等的表达。其三,TNF－α 促进脂肪的分解。在培养的脂肪细胞中 TNF－α 能增加脂肪细胞甘油三酯的释放、总葡萄糖代谢水平和乳酸的产生。TNF－α 降低脂肪细胞内 GLUT4 蛋白及 mRNA 水平,降低脂蛋白脂酶 mRNA 水平,以甘油三酯的释放为指标,TNF－α 与脂解作用存在明显的剂量依赖关系。TNF－α 除能直接作用于脂肪细胞,刺激脂肪分解外,还可提高一些激素如儿茶酚胺、胰高血糖素、氢化可的松的水平,间接促进脂解。另外,TNF－α 在诱导厌食症和引起脂肪组织丧失方面可能有重要的作用。给实验动物 TNF－α 可以诱导出因厌食症而出现的恶液质以及脂肪组织丧失。IL－1 通过抑制脂蛋白脂酶的活性和增加细胞内的脂解产生与 TNF－α 相似的效应。

　　IL－6 是一种多功能的细胞因子,这种细胞因子是由不同类型的组织和细胞产生的,包括脂肪细胞。IL－6 的增加也是感染和肿瘤患者出现厌食和消耗的原因之一。IL－6会影响到脂肪组织的内分泌功能,比如瘦素的分泌增加。IL－6 是否增加机体的脂解作用仍然是有疑问的。支持 IL－6 增加机体脂解作用的研究只是来源于实验研究。IL－6

可以通过减少 LPL 的活性直接影响人类脂肪细胞的代谢,LPL 是调整机体将循环中的甘油三酯摄入到脂肪细胞的酶。IL - 6 还会干扰人类脂肪细胞的胰岛素信号传递。IL - 6 对脂肪代谢的净效应是:通过直接的效应或者通过瘦素对进食的负反馈调节,限制脂肪组织内的能量沉积。在肥胖或者感染的应激刺激下,IL - 6 的增加起到改变人体脂肪细胞功能的病理作用。

细胞因子对创伤和脓毒血症的反应根据机体受到伤害的性质而不同。这些细胞因子可能直接影响脂肪组织的代谢,它们甚至能通过改变血浆中抗调节激素而间接地影响脂类代谢。例如 IL - 6 和 TNF - α 可以通过刺激促肾上腺皮质激素、氢化可的松、去甲肾上腺素、肾上腺素和胰高血糖素的分泌,导致重要的神经内分泌改变。最近 10 年已经证实,像 TNF - α、瘦素、纤溶酶原激活物抑制剂 1 这些细胞因子是由脂肪组织产生的,很像内分泌或旁分泌,因此容许脂肪组织进行自身脂类含量的调节。

Andrassy 等指出,儿童肿瘤恶液质的原因包括肿瘤坏死因子(TNF - α)、白细胞介素(IL - 1、IL - 6)等的释放。脂质动员因子(LMF)是由肿瘤细胞产生的,通过兴奋腺苷环化酶,促发脂解作用。这个过程依赖于三磷酸鸟苷,与脂解激素的活动相一致。由 LMF 引起的脂解刺激似乎与蛋白 G 的选择性表达有关:蛋白 Gs(缺少会引起肥胖)增加,而蛋白 Gi(在甲状腺功能亢进时表达增加,与脂肪代谢的减少有关)减少。因此,除了直接地促进脂解外,LMF 也使脂肪组织对脂解刺激更加敏感。

应激状态下的脂类代谢改变是一个复杂的多种因素参与其中的结果,这些因素包括中枢神经系统、激素、自主神经的刺激、炎症介质和外周介质。现在已经清楚:在对应激的代谢反应中,脂肪组织的 β_2 受体似乎对强化脂解具有重要作用。脂肪组织的 β_2 受体受刺激后增加了 cAMP 的浓度,cAMP 转而刺激激素敏感性脂肪酶的活性。由于经常在应激时发现脂肪的消化减少,脂类代谢改变,因此有必要通过适当的营养方法供给营养物质。

【参考文献】

1. KANEKO J J, HARVEY J W, BRUSS M L. Clinical biochemistry of domestic animals[M]. 5th ed. San Diego:Academic Press,1997.

2. American Society of Parenteral and Enteral Nutrition. Consensus recommendations from the US summit on immune - enhancing enteral therapy[J]. JPEN,2001,25(2 Suppl):S61 - 63.

3. TASHIRO T,YAMAMORI H,TAKAGI K, et al. N - 3 versus n - 6 polyunsaturated fatty acids in critical illness[J]. Nutrition,1998,14(6),551 - 553.

4. CALDER P C. Lipids and the critically ill patient[J]. Nutrition and Critical Care,2008,8:75 - 98.

第三节 蛋白质和氨基酸代谢及危重症状态下的变化

蛋白质是生命存在的方式。蛋白质是细胞组分中含量最丰富、功能最多的高分子物质。

一、一些基本的概念

1. 蛋白质的分类　按照蛋白质是否附加了非氨基酸物质,分为仅由氨基酸组成的单纯蛋白质和附加了非氨基酸物质的结合蛋白质,脂蛋白、糖蛋白、血红蛋白和金属蛋白都是结合蛋白质。按照蛋白质在不同溶剂中的溶解性,可以分为白蛋白、球蛋白、谷蛋白、组蛋白和硬蛋白。从营养学的角度,按照蛋白质中必需氨基酸的含量,将蛋白质分为完全蛋白质和不完全蛋白质,完全蛋白质所含必需氨基酸种类齐全、数量充足,比如乳酪中的酪蛋白。

2. 蛋白质的作用　包括构建和修复作用、维持体液平衡作用、维持酸碱平衡作用、形成酶和激素、构成抗体和供给能量。

3. 氨基酸的分类　按照氨基酸侧链以及氨基与羧基的数量,可以将氨基酸分为以下几类。

(1)脂肪族氨基酸:包括甘氨酸、丙氨酸、缬氨酸、亮氨酸、异亮氨酸、丝氨酸、苏氨酸、半胱氨酸、胱氨酸和甲硫氨酸。

(2)芳香族及杂环氨基酸:包括苯丙氨酸、酪氨酸和色氨酸。

(3)碱性氨基酸:有2个碱基,包括组氨酸、赖氨酸和精氨酸。

(4)酸性氨基酸:有2个羧基,包括天冬氨酸、谷氨酸、脯氨酸和羟脯氨酸。

4. 必需氨基酸的含义　必需氨基酸是指在人体中不能合成或者合成速度不能满足机体的需要,必须由食物提供的氨基酸。必需氨基酸有9种,分别是苏氨酸、色氨酸、甲硫氨酸、苯丙氨酸、亮氨酸、异亮氨酸、缬氨酸、赖氨酸和组氨酸。酪氨酸和胱氨酸被称为条件必需氨基酸,因为酪氨酸是由苯丙氨酸转化而来的,胱氨酸是由甲硫氨酸转化来的,所以食物中补充酪氨酸和胱氨酸可以节约2种必需氨基酸。另外,在儿童和一些急、慢性病中,在食物中补充酪氨酸和胱氨酸是必需的。

5. 蛋白质的消化和吸收　蛋白质首先在胃液中,经过专一性较低的胃蛋白酶的消化,然后在小肠中经过选择性较高的胰蛋白酶消化和小肠黏膜蛋白水解酶的消化。胰蛋白酶主要作用于碱性氨基酸羧基端的肽键,乳糜蛋白酶主要作用于芳香族氨基酸的肽键,弹性蛋白酶主要作用于芳香族氨基酸的肽键。蛋白质消化的终产物由小肠黏膜细胞吸收。

需要指出的是:游离氨基酸的吸收是一个耗能的过程。不同的氨基酸由不同的载体转运。蛋白质水解后产生的二肽和一些寡肽也可以进入小肠黏膜细胞,由于小肠黏膜细胞的刷状缘和细胞液中存在着肽水解酶,这些二肽和一些寡肽可以水解成氨基酸。最终只有游离的氨基酸可以进入血流。小肠黏膜细胞还可以将谷氨酸、谷氨酰胺、天冬氨酸和天冬酰胺经转氨基作用生成丙氨酸,丙氨酸进入血流,借此避免谷氨酸、谷氨酰胺、天冬氨酸和天冬酰胺血浓度过高引起的危害。

6. 蛋白质的降解　细胞内的蛋白质降解可以通过3条途径实现:发生在溶酶体内的蛋白质降解是将细胞外的蛋白质通过内吞作用带入细胞内,形成小囊并与溶酶体融合;在细胞液中的蛋白质降解是依赖ATP和泛素的过程,主要分解异常的蛋白质和寿命较短的蛋白质,在肾衰竭、禁食、脓毒血症和糖尿病中都发现该途径发挥作用;另外钙蛋白酶依赖通路也在蛋白质降解中发挥作用。

7. 氨基酸的代谢　来源于食物的氨基酸和体内分解代谢的氨基酸储存于氨基酸池内。氨基酸池中的氨基酸可以合成新的蛋白质和其他含氮的生理活性物质,也可以经过脱氨基进行代谢。在此代谢过程中可以氧化生成能量,也可以合成葡萄糖和脂肪,最终脱去氨基。氨基酸代谢产生的氨,在肌肉中可以转移给丙酮酸生成丙氨酸,经血液输送到肝脏。丙氨酸在肝脏中通过联合脱氨基作用释放出氨,释放出的氨经过鸟氨酸循环合成为尿素,经肾脏排出体外。另外,脑和肌肉组织中的氨与谷氨酸可以经谷氨酰胺合成酶的催化作用生成谷氨酰胺,经血液输送到肝脏和肾脏,再水解成谷氨酸和氨,进一步进入鸟氨酸循环转换成尿素。

二、应激状态下蛋白质代谢的改变

创伤、损伤、感染时出现的机体的应激反应,控制在一定的程度内,对机体是有利的。但是,如果系统性炎症反应过于强烈或持续过久,就会出现蛋白质代谢的严重障碍。高代谢和分解代谢可能引起蛋白质营养不良、免疫功能损害,以及亚临床型的多器官功能障碍,包括急性肾衰竭。创伤和感染患者体内蛋白质均出现分解代谢增强的趋势。相比之下,蛋白质合成很少,结果出现负氧平衡。实验研究可证实,此类患者分解代谢超过合成代谢,同时发生糖原异生作用,部分氨基酸分解后变成糖;尿氮排出增加,血糖升高;血浆中组氨酸、精氨酸含量下降,而支链氨基酸增高。应激反应早期即使给予患者较多蛋白质,但仍然会出现负氮平衡,一般持续 2～3 天。在此蛋白质分解过程中,细胞内外的氨基酸浓度变化非常迅速,大多发生在创伤后。细胞内或血浆中的谷氨酰胺减少,减少的程度与创伤或感染程度一致。同时还可发现尿中 3-甲基组氨酸的排出量增加,与血浆谷氨酰胺水平的下降幅度相关。肾上腺素、糖皮质激素、生长激素参与了这个过程。儿茶酚胺具有广泛的合成代谢作用,这个作用过程是通过一种特殊的 β 受体完成的。儿茶酚胺的合成代谢作用了解得还不清楚,在关于这种效应的真正机制研究的文献中,说法各异,莫衷一是。所以目前仍没有对儿茶酚胺在调整蛋白质代谢和对肌肉作用的共识。

应激反应条件下蛋白质代谢的主流是分解过程增强,但是同时也有某些蛋白质合成增加的现象。这类蛋白质主要是急性期蛋白或应激蛋白,包括蛋白酶抑制物、凝血蛋白酶、转运蛋白和免疫应答的调剂物等,其作用主要是促进受损组织的修复,增强机体维护内稳态的作用。在应激蛋白中,近年研究较多的可分为三大类,即热休克蛋白、糖调蛋白和特异性应激蛋白。应激蛋白可以造成机体的损害。输入适量的氨基酸可以部分改善蛋白质的合成速度,但是蛋白质分解代谢强度对静脉营养不大敏感。代谢速度和氮排出速度与损伤的程度有关,代谢速度和氮排出速度是呈正相关的。联合给予糖皮质激素、肾上腺素和胰高血糖素可以模拟出应激时见到的高血糖症和氮丢失,而给予任何单一的激素,不会模拟出分解代谢的表现。但是,一些代谢反应的重要的炎症特征不会由输注激素而得到复制。

(一)脓毒血症患者的蛋白质代谢

在脓毒血症时,机体要消耗大量的能量用于蛋白质的代谢。在多器官衰竭并使用机械通气或透析或输血的患者中尤其如此。机体的总的能量消耗常常会高于基础能量消耗。如果我们使用一些标记技术(比如标记的亮氨酸和苯丙氨酸)来估测蛋白质的更新情况时,就会发现蛋白质的更新情况要高于健康人群。在基础状态下,人体可以通过减少能量消耗来适应营养不足或者饥饿,其中最主要的是减少蛋白质的代谢。但是对于脓毒血症患者来讲,并没有出现这种适应性应对。假如脓毒血症患者存在着营养不良,不会出现适应性代谢改变。因此,伴有营养不良的脓毒血症患者会发生迅速的能量消耗,并且脓毒血症并发症的严重程度和发生率都与能量缺乏的情况相关。

迄今为止,还没有直接的证据说明蛋白质代谢的衰竭与营养不良相关。可能主要由骨骼肌的内源性蛋白质的消耗来维持蛋白质的合成,只要有内源性蛋白质的储存,蛋白质的合成就可以继续。换句话讲,有证据表明过量营养对机体是有害的。所谓过量营养是指供给的热量超过了实际消耗的热量,以及供给大量的蛋白质或者氨基酸超过消耗量。使用肠内喂养可以减少过量喂养的风险,但是,肠内营养不会减少营养不良的风险。蛋白质的消耗是预测脓毒血症预后的一个有力的指标。因此,减少脓毒血症患者蛋白质的不足是治疗脓毒血症的基础。一般来讲,在脓毒血症期间,蛋白质的消耗是由于蛋白质的合成与分解过程的共同作用。在脓毒血症应激的低潮期情况不是这样的,但是在MODS的高潮期蛋白质消耗的机制就是如此。现在已经知道在组织和器官中蛋白质代谢改变并不是一致的,不同的组织和器官中不同蛋白质的再合成和再分解也并非遵循同一路径。基因组学和蛋白组学会提供关于蛋白质代谢遗传调节的一些信息,也可以检测出有些蛋白质的缺失。这些信息可以告诉我们蛋白质代谢过程在组织水平和在细胞水平是怎么调节的。

在脓毒血症患者中,肝脏蛋白质的合成是增强的。通常认为这些蛋白质合成增强是由于所谓的急性期反应,这些急性期蛋白质在炎症反应中发挥作用,而此时血清白蛋白浓度下降。但是这种白蛋白的下降并不是因为白蛋白合成减少,相反,白蛋白的合成是增加的。也有人认为:脓毒血症患者该期白蛋白的合成达到最高水平。血浆中白蛋白的下降与毛细血管的渗漏有关,也与白蛋白的分解有关。目前白蛋白的降解过程还不大清楚,不太容易定性。另外,在脓毒血症患者的免疫细胞中可以见到蛋白质合成速度增加。因为这些细胞在这种状态下是活跃的,会产生输出的蛋白质并进行细胞的分裂。

在脓毒血症患者中,肌肉组织会遭受到大量的消耗。这与身体不运动以及新陈代谢有关,使得肌肉成为游离氨基酸的提供者和净输出组织。丙氨酸和谷氨酰胺输出最为明显。此时的氨基酸来源于肌肉蛋白质的净分解。在脓毒血症时肌肉组织的迅速减少与肌肉氨基酸的输出有关,即使在卧床状态。这种情况与健康状态的机体是完全不一样的。在脓毒血症患者中,蛋白质的合成是没有改变的,而肌肉的分解是增加的。肌肉蛋白质的合成没有发生改变是始料未及的,并不像在创伤患者的择期手术后,肌肉的蛋白质合成速度下降(见图2-7)。但是随着创伤的严重程度增加,肌肉蛋白质的合成从减少变为合成速度不变,在有些个体中甚至出现明显的增加。与此对应的是蛋白质的降解增

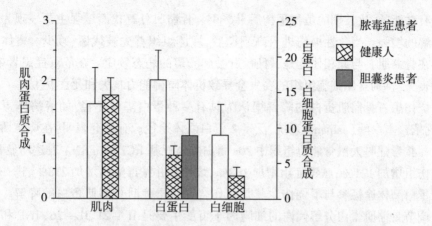

图 2-7 骨骼肌蛋白质、白蛋白和循环中白细胞蛋白质合成速度

注:在骨骼肌中,与健康人比较,脓毒血症患者蛋白质的合成速度是没有改变的。在白蛋白和白细胞的蛋白质合成中,与健康人比较,脓毒血症患者蛋白质的合成速度是明显增加的。与急性炎症状态比如胆囊炎患者比较,脓毒血症患者蛋白质合成的速度更快。

加。定性方法发现在脓毒血症患者中,蛋白酶的活性是增加的,蛋白酶亚单位的合成是增加的,泛素的重新合成和基因表达是增加的。

(二)烧伤和创伤患者的蛋白质代谢

与正常人比较,严重烧伤患者的负氮平衡高出 8 倍,而损伤患者的氮平衡高出 6 倍。手术后患者的氮平衡介于正常值与意外损伤之间,主要与手术的损伤程度有关(见图 2-8)。胆囊切除术较全髋置换术会发生更重的负氮平衡。

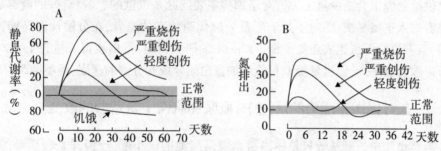

图 2-8 代谢率和氮排出是与损伤的严重程度相关的

高代谢或高分解代谢是严重创伤、烧伤、大手术等应激病理状态下物质与能量代谢改变的显著特点,这种高分解代谢在脓毒症时具有"自噬性"和"强制性"的特点。这种强烈的促体内蛋白分解、抑制糖和脂类利用的高代谢反应可使机体迅速陷入负氮平衡和营养不良,导致并发症的发生。严重烧伤和脓毒症早期,机体抗脂解激素的分泌导致脂类的利用受到限制。烧伤脓毒症时骨骼肌细胞内有氧糖酵解增强,蛋白降解率明显升高。由于骨骼肌占机体细胞干重的 50% 以上,是机体最大的含氮库,如果大量的结构蛋白被分解供能,不仅导致负氮平衡,还会引发并发症。骨骼肌的这种分解代谢反应在严重烧伤脓毒症早期对机体是有利的,如向重要器官提供了游离氨基酸,有利于机体保护性调节反应(如供肝脏合成急性期蛋白及糖异生),供给免疫系统细胞和肠上皮细胞大量谷氨酸以适应其需要量的明显增加等。但由于机体中没有供储备的蛋白质,所有蛋白均被认为是有功能的,故长期的负氮平衡后果严重。骨骼肌分解代谢增强主要表现为肌纤维蛋白分解的增强。当急性损伤进入高潮期后,瘦体组织首先被代谢、减少。瘦体组织主要储存在骨骼肌。与此相伴的是,肾脏、肝脏和肠道的病态效应。在危重症患者中,瘦体组织的丧失,特别是体细胞组织的丧失会导致机体防御能力丧失和死亡发生。

烧伤患者骨骼肌蛋白的降解据认为具有多种蛋白降解途径,如溶酶体蛋白降解途径、钙依赖蛋白酶(calpain)系统、泛素 2 蛋白酶体途径。有研究表明:在烧伤、脓毒症、烧伤合并脓毒症时大鼠骨骼肌组织中 20s 蛋白酶体亚基 RC2 的 mRNA 表达均显著增强,其中烧伤组增加 121%,脓毒症组增加 168%,烧伤合并脓毒症组增加 238%,进一步说明泛素 2 蛋白酶体途径参与了烧伤尤其是烧伤合并脓毒症时骨骼肌蛋白的降解。目前认为参与调节骨骼肌蛋白分解代谢的细胞因子可能主要是 IL – 21、IL – 26、TNF 和糖皮质激素。重症烧伤脓毒症患者体内糖皮质激素增加,从基因水平激活泛素 2 蛋白酶体途径,导致骨骼肌蛋白降解增强。在动物实验中也发现,烧伤后大鼠趾长伸肌总蛋白降解率明显增加,尤以肌纤维蛋白显著,泛素 2 蛋白酶体途径中的 20s 蛋白酶体亚基 RC2 mRNA 表达上调,且与肌纤维蛋白降解率呈显著正相关。TNF – α 能与骨骼肌细胞间接或直接发生作用,增强泛素蛋白降解途径的活性,参与骨骼肌蛋白降解过程。

在严重的创伤情况下,每天尿中排出的氮达到 35～45g,相当于 1kg 的瘦体组织。改善急性手术患者的营养是否有益,众说纷纭。一种意见认为,期望在高分解代谢期机体可以利用氮简直不可思议;也有人认为,多数手术后的氮丧失是饥饿引起的,而不是单一的神经内分泌反应。后来明确了在严重的分解代谢状态下,给予氮源可以改善氮平衡,但是供给氮源不会减少氮丢失。对于那些主要问题是饥饿的患者,良好的营养支持可以使患者进入正氮平衡;而对于处于严重分解代谢状态的患者,在分解代谢高峰没有过去之前,营养供给无法达成正氮平衡。Kinetic 的研究指出:蛋白质摄入量为 $1.5g/(kg \cdot d)$ 时可以改善氮平衡,而过量摄取只能增加蛋白质合成和分解的速度,而不会改善氮平衡。

三、在对损伤和感染的反应中,血浆和肌肉中氨基酸的改变

虽然血浆中的氨基酸只是体内游离氨基酸池的一小部分,但却是很重要的一部分,因为它们的作用是将氮源输送到机体器官,其浓度变化也反映了整体氨基酸的代谢情况。在 20 世纪 40 年代,MEN 等人记录了手术患者血浆中 α – 氨基酸的情况。他们发现手术后血浆中 α – 氨基酸下降,在恢复期慢慢恢复正常。有意思的是,营养不良患者手术前存在 α – 氨基酸处于较低浓度,手术后,患者仍持续存在低值。早期研究,几乎没有人注意到营养因素。近来,设计规范的研究已经证实:上述手术后血浆中游离氨基酸下降的观察是对的,虽然随着时间的推移有些必需氨基酸是增加的。在严重损伤的患者中,氨基酸浓度有报道增加、减少或正常的,不一而足。均在高潮期取样,定义统一的报道显现出更一致的结论。在接受良好营养支持的烧伤患者住院期间,患者血浆中的多数游离氨基酸是降低的,苯丙氨酸增高。

需要注意的是,支链氨基酸的浓度与对照值区别不大。有些研究者见到了类似的结果,但苯丙氨酸增高,谷氨酸、甲硫氨酸、天冬氨酸、羟脯氨酸偶尔有发现增加。在进行骨

髓移植的患者的照射期,可以见到严重的高氨基酸血症。烫伤患者血浆氨基酸的变化呈时间依赖性,开始的高氨基酸血症是因为伤口组织蛋白质水解增强,可用于糖原异生的氨基酸减少,提示是由于肝脏过度利用产糖氨基酸,以后逐渐恢复正常。高苯丙氨酸血症持续存在,反映的是蛋白质转化的增加以及含硫氨基酸的特别改变。在脓毒血症和严重创伤中,出现高水平的芳香族氨基酸(苯丙氨酸和酪氨酸)和含硫氨基酸肯定是由于肝功能受损。

显然,为了使血浆中的氨基酸保持稳定,要依赖从内源性蛋白质储存的氨基酸释放,偶尔也依赖周围组织的代谢底物。可以预期,不同组织蛋白质水解的程度受到分解代谢刺激的影响,因此血中氨基酸的特征性改变各异,它们在分解代谢中的更替也各异。

在一些研究中已经证实,在严重疾病患者中骨骼肌释放的氨基酸远远高于健康对照组。增加的氨基酸流入细胞外,伴有来源于血浆的氨基酸进入内脏组织。这意味着氨基酸从外周组织(骨骼肌)释放有利于内脏的摄取,证实氨基酸氮源从损害的组织进入内脏。因此,血浆池氨基酸的变化必须考虑到细胞内氧化强度、糖原异生速度和细胞内重复利用的程度。可以想见,细胞内池的研究将促进对分解代谢时氨基酸代谢的了解。在健康人,多数氨基酸在细胞内室中有更高的浓度,且高于血浆中氨基酸浓度。

在分解代谢时,肌肉中氨基酸浓度的变化模式有许多相似之处。在所有病例中,支链氨基酸增加,芳香族氨基酸和甲硫氨基酸增加,而谷氨酰胺和必需氨基酸(赖氨酸和精氨酸)减少。中性氨基酸有不一样的反应,卧床休息时变化较小,脓毒血症时变化最大。

机体对创伤和感染反应的特征之一是:负氮平衡以及游离的肌肉谷氨酰胺降低大约50%。在择期手术,严重的损伤、烧伤、感染、胰腺炎时,不论是否给予营养支持,都会存在细胞内谷氨酰胺的明显下降。因此,肌肉游离氨基酸池的减少是机体对损伤反应的一个标志,其减少程度和持续时间与疾病的严重性相一致。近来的研究已经发现:组织中谷氨酰胺的耗竭是由应激诱导的器官间谷氨酰胺流动改变引起的。肌肉也许还有肺组织中的谷氨酰胺输出加速,来满足肠道、免疫细胞和肾脏的代谢底物需求。上述观察至少能够部分解释肌肉游离谷氨酰胺浓度的急剧降低。

与对照人群比较,危重症患者多数游离的肝源性氨基酸是降低的,支链氨基酸降低了35%。与存活的患者比较,病死患者整体氨基酸的肝中浓度是较低的,支链氨基酸、糖原异生源氨基酸和必需氨基酸的浓度也是较低的。肝氨基酸变化模式反映的是血浆氨基酸的变化情况,而不是肌肉中氨基酸代谢的情况。肝脏内苯丙氨酸的浓度是最高的,与肌肉和血浆的资料相一致,反映出在危重症疾病时,肝脏无法代谢大量的来源于肌肉的苯丙氨酸。在实验研究中发现,创伤可以引起所有肠内氨基酸明显的、一致性的下降。谷氨酰胺是肌肉和肝脏的主要的氨基酸成分(分别为27%、22%),而在肠中含量相对较低(3.3%)。肠中谷氨酰胺的低水平可能与肠黏膜谷氨酸脱氢酶活性较强有关。在小鼠肝脏和肠内支链氨基酸分别是肌肉内支链氨基酸的2.6倍和6.4倍。创伤可以引发肌肉支链氨基酸的轻微减少(减少6%),而肝脏中支链氨基酸明显增加22%,肠内支链氨基酸明显减少27%。

人类活体脂肪组织是丙氨酸和谷氨酰胺的输出者,也是谷氨酸盐的消耗者。在一晚上的禁食后,脂肪组织可以提供给肌肉总需求 1/3 的丙氨酸和谷氨酰胺,以及一半以上的肌肉对谷氨酸盐的摄取量。现在没有研究关于损伤对脂肪组织氨基酸含量和释放的影响,也许在应激反应的过程中,脂肪组织氨基酸含量和释放对整体效应有重要的作用。

(一)谷氨酰胺的代谢

谷氨酰胺有特殊的作用。谷氨酰胺是一种非必需氨基酸,但是在危重症患者中,内源性谷氨酰胺是不足的。如果给予外源性的谷氨酰胺,对危重症患者的预后是有好处的。一般来讲,谷氨酰胺在氨基酸的代谢中起着关键的作用,在氨基酸与碳水化合物的代谢转化过程中也起着关键的作用。谷氨酰胺是骨骼肌和内脏主要器官碳骨架和氨基的传递者。谷氨酰胺的碳骨架 α - 酮戊二酸,也是三羧酸循环的主要成分,并因此与能量的产生有关。另外,谷氨酰胺是核苷酸合成的前体物,在细胞分裂时,谷氨酰胺的可利用性会成为一个关键因素。迅速分裂的细胞常常需要利用谷氨酰胺作为能量物质,特别是肠道黏膜细胞和免疫细胞。虽然产生 ATP 与葡萄糖相比较稍有瑕疵,但是谷氨酰胺可以在需要时很容易地进入核苷酸合成的途径。现在已经发现,在各种应激状态下,细胞都可以利用谷氨酰胺作为能量物质。在基础状态,每 24h 内源性谷氨酰胺的产量是 50 ~ 70g,主要是由骨骼肌产生。谷氨酰胺不断地从肌肉向内脏器官输送,还可提供氨基给其他的氨基酸,并在肝脏中合成为尿素。在脓毒血症时,谷氨酰胺的这种更新不发生改变。但是,虽然谷氨酰胺的需要增加,但是,谷氨酰胺的供给并没有增加。正是这种情形使得谷氨酰胺的利用成为一个限制性因素。

在脓毒血症的早期,谷氨酰胺的浓度是下降的,肌肉中游离谷氨酰胺的浓度也是下降的,从骨骼肌输出的谷氨酰胺增加。在 MODS 的后期,谷氨酰胺从肌肉中的输出变得相对稳定,而血浆中谷氨酰胺的浓度和肌肉中谷氨酰胺的浓度是下降的。内脏摄取谷氨酰胺的量与血浆谷氨酰胺浓度有关。入住 ICU 时的血浆谷氨酰胺浓度是一个预后因素:谷氨酰胺浓度降低意味着预后不良。这个因素与急性生理和慢性健康状况(APACHE)Ⅱ评分的预后因素无关,是独立于 APACHE Ⅱ评分的独立危险因素。在所有的患者中,静脉使用谷氨酰胺都会使得血浆中谷氨酰胺的浓度恢复正常。外源性谷氨酰胺的供给并不会增加内源性谷氨酰胺的产量。换句话说,静脉供给谷氨酰胺并不会抑制谷氨酰胺的产量,但是可以增加体内可以利用的谷氨酰胺。对肌肉组织来讲,短期补充外源性谷氨酰胺并不能恢复细胞内谷氨酰胺的耗竭,也与谷氨酰胺从肌肉中的丢失无关。因此,外源性谷氨酰胺的补充并不会节约肌肉蛋白质,但是可以使其他器官有更多的谷氨酰胺可以利用。从长远的观点看,供给谷氨酰胺也会有节约肌肉蛋白质的作用,但是对脓毒血症患者是否如此有待证实。对 MODS 患者静脉使用谷氨酰胺是有争议的,目前的循证医学证据不利于对 MODS 患者静脉使用谷氨酰胺。在脓毒血症的早期阶段使用肠内供给谷氨酰胺的效果较少提及,但是有许多报道指出使用谷氨酰胺可能会对减少并发症有利。还有一些动物的实验显示,在复苏过程中使用谷氨酰胺是有利的。此外,供给谷氨酰胺会使热休克蛋白的表达和产量增加,但是其临床意义尚未知晓。为了评估是否需要供给谷氨酰胺、供给多大剂量以及最佳途径,需要测定内源性谷氨酰胺的产量。

Novak 等做了一个很好的荟萃分析,他们研究了给予谷氨酰胺与手术患者和危重症患者的住院长度、病死率之间的关系。他们评价了 550 篇列题、摘要和论文。有 14 个随机的研究表明使用谷氨酰胺组危险度低,感染并发症率也低,住院时程缩短。就病死率而言,肠外给予高剂量的谷氨酰胺与肠内给予低剂量谷氨酰胺比较,前者显著获益;就住院长度而言,与危重症患者比较,手术患者显著获益。在一项对 144 个 ICU 患者的对照研究中,发现肠外长期应用谷氨酰胺影响患者的生存。如果给患者短期使用谷氨酰胺,两组的临床预后没有差异。如果使用谷氨酰胺组超过 9 天,6 个月的生存率更好:33 例患者中 22 例存活,而对照组 35 例患者 13 例存活。

Griffiths 等进行了临床和微生物学研究,他们报道了 ICU 获得性感染的情况;ICU 获得性感染与 ICU 中 MODS 患者的病死率有关。在长期住院后,使用谷氨酰胺治疗组几乎不出现念珠菌感染,也没有与感染有关的死亡发生;而使用标准全肠外营养(total parenteral nutrition, TPN)的对照组患者,许多人在住院不久发生了感染,死于 MODS。谷氨酰胺组因 ICU 获得性感染死亡的比例是 38%,而对照组因 ICU 获得性感染死亡的比例是 74%。这个新研究表明使用谷氨酰胺与预后的改善密切相关。预防医院获得性肺炎是非常有意义的,可以减少 ICU 时程,减少机械通气时间和抗生素压力,减少副作用,降低花费,减少耐药菌产生的风险。

近来有人质疑:谷氨酰胺拯救生命的意义有多大? 供给谷氨酰胺二肽对严重疾病的逆转的基础机制是:对黏膜的支持,对免疫系统的支持,有利于肝脏合成谷胱甘肽。根据另一个认识,谷氨酰胺通过调整内源性炎症反应起到全面调控的作用。这些机制可能是降低前炎症因子的作用,上调抗炎症因子的作用。谷氨酰胺对蛋白质的合成代谢是有利的,还可以通过维护酸碱动态平衡进一步强化宿主的防御机制,但是,还没有量化其对集体防御机制的作用。

(二)谷胱甘肽的代谢

谷胱甘肽是一种在所有的细胞中都能合成的三肽(谷氨酰 – 半胱氨酰 – 甘氨酸)。谷胱甘肽以氧化型和还原型的方式存在。氧化型的谷胱甘肽是一种二聚体,其残基与巯基键相连接。谷胱甘肽有许多功能,但是最重要的功能是作为抗氧化剂清除氧自由基。就这个能力而言,谷胱甘肽是人体最重要的抗氧化剂。在血浆中,谷胱甘肽的浓度是相当低的,但是在所有组织的细胞内,其浓度可以达到毫摩级。在大多数组织中,还原型的谷胱甘肽是占优势的,大约 80% 的谷胱甘肽都是还原型的。

脓毒血症时,红细胞和肌肉组织中都存在着谷胱甘肽的缺乏。除了浓度低以外,谷胱甘肽更多的是处于氧化状态。在 MODS 患者的红细胞中,随着时间的改变,谷胱甘肽的变化相对稳定。在急性实验性内毒素脓毒血症患者中,红细胞中的谷胱甘肽浓度和谷胱甘肽的氧化还原状态不会出现立即的改变。在急性实验性内毒素脓毒血症患者肌肉中,谷胱甘肽的浓度也不会受到影响;但是在收入 ICU 的脓毒血症患者中,表现为谷胱甘肽浓度降低,并且更多的处于氧化状态,下降的程度与近期病死率有关。那些从脓毒血症的急性期生存下来并发展为 MODS 的患者,在以后的几周内,肌肉中谷胱甘肽的浓度逐渐恢复正常。但是,在 ICU 居住的时间内,患者体内的谷胱甘肽一直是以氧化型为主。这个发现是描述性的,既不能用组成氨基酸的缺乏解释,也不能用半胱氨酸的缺乏来解释。更为可能的是,谷胱甘肽的缺乏在统计学上与谷氨酸盐的缺乏有关。在另一方面,虽然谷氨酸盐足够丰富,但是其浓度是低的。在择期手术的第 1 天和第 3 天,也可以见到谷胱甘肽的减少。这种减少仅仅见于还原型的谷胱甘肽的减少,而氧化型的谷胱甘肽并不受影响。另外,谷胱甘肽浓度的降低在统计学上与游离谷氨酸盐的减少有关。在创伤患者中,静脉供给谷氨酰胺会在一定程度上缓解谷胱甘肽的消耗。当 ICU 的 MODS 患者得到外源性的谷氨酰胺时,患者肌肉中的谷胱甘肽依然较低,对外源性供给并不产生反应。谷胱甘肽除了明显的抗氧化作用外,还有调整蛋白质代谢的作用。来自动物的研究表明谷胱甘肽与蛋白质的降解水平有关。但是目前还未完全确定这种作用的详细情况。

(三)半胱氨酸的代谢

在健康成人中,含巯基的氨基酸 – 半胱氨酸能通过肝脏内的特殊的转巯基通路,利用甲硫氨酸合成半胱氨酸。在胎儿或早产儿的肝组织中,转巯基通路中的关键酶胱硫醚酶的活性是低下的或无法检测到的。在肝脏疾病时,由于转巯基酶的能力下降,将无法满足机体对半胱氨酸的需求。因此,半胱氨酸在早产儿是一种必需氨基酸,在肝脏疾病患者是一种条件必需氨基酸。在这两种情况下应该给予外部供给,需要量大约是 20mg/kg。

半胱氨酸本身是抗氧化剂,是谷胱甘肽的前体。谷胱甘肽和半胱氨酸可以抑制激活的 T 细胞系的核转录因子的表达。这可能为治疗获得性免疫缺陷综合征(acquired immunodeficiency syndrome,AIDS)提供新的途径,因为转录因子增强 HIV mRNA 的表达。实验研究发现,含巯基的抗氧化剂可以抑制由 TNF 的刺激效应和游离自由基诱导的单核细胞内 HIV 的复制。这些基础研究指出:使用含巯基的抗氧化剂对于治疗炎症性疾病和 AIDS 是有益处的,有强有力的证据支持这种治疗。但是,现在还没有使用这种策略的临床研究。

给药途径可能通过改变半胱氨酸前体向肝脏的转输,从而影响肝脏半胱氨酸的合成速度,Stegink 和 Den Besten 证实:给健康的成人静脉输入含甲硫氨酸的液体,而不是半胱氨酸,可以引起循环中 3 种形式的半胱氨酸(游离半胱氨酸、游离胱氨酸、蛋白结合的半胱氨酸)浓度降低。这个结果提示:给予肠外液体不能只有甲硫氨酸,还要补充半胱氨酸。补充半胱氨酸也可以改善长期 TPN 过程中牛磺酸的浓度。但是在 TPN 中另加半胱氨酸是有问题的。在中性或弱碱性的环境中,加热消毒时,半胱氨酸将快速氧化。半胱氨酸储存时会产生胱氨酸二聚体,后者非常难溶,在液体中会发生沉淀。在酸性环境下,会出现巯基组减少,并形成硫化氢。

乙酰半胱氨酸可能成为 ICU 中半胱氨酸的替代品,特别是在治疗脓毒血症时。然而,结果不尽如人意。原因是人类除了在肾脏,其他器官亦缺乏组织酰基转移酶。长期输注,混合物将累积在体液中,并随尿排出。近来的研究证实:N – 乙酰半胱氨酸代谢过程会受到脓毒血症的干扰,造成心脏功能受损。

未来使用合成的含有半胱氨酸二肽的制剂是一个解决方案。高度可溶的半胱氨酸肽(L – 半胱氨酸 – L – 丙氨酸、L – 半胱氨酸 – 甘氨酸)在动物实验中,是可以得到良好的使用的。其合成的工业化标准和其后的人体研究尚待批准。

(四)精氨酸的代谢

精氨酸是多聚氨酸和核酸合成的前体,是胸腺生长的刺激物,有刺激生长激素、催乳素、胰岛素和胰高血糖素释放的作用。精氨酸在肠上皮细胞内通过精氨酸酶通路转变为鸟氨酸和尿素,通过精氨酸脱氨酶转变为瓜氨酸。精氨酸在肠上皮细胞的代谢可能对肠道结构和功能的保持提供支持,机制是提供一氧化氮合成的底物。在缺血或者再灌注造成的实验性肠损伤时以及急性坏死性小肠结肠炎时,一氧化氮合成的抑制会使肠道黏膜的渗透性增加。如果给予精氨酸会逆转一氧化氮合成受抑制的效应。这个结果提示:为了减少疾病发生时黏膜屏障的功能障碍,一氧化氮量是很重要的。

像手术、创伤等引起的分解代谢过程中,尿中以尿素为主的氮排出增加,表明瘦体组织分解代谢的终末产物增加,蛋白质合成减少。在这种应激情况下,精氨酸的需求大于内源性供给,因此成为一种条件性必需氨基酸。由于精氨酸具有潜在的免疫调整作用,因此对危重症患者有重要意义;另外,据报道,对于损伤、手术创伤、营养不良或脓毒血症的患者,大剂量使用精氨酸可以增强受到抑制的免疫反应。但是动物实验和体外实验的结果与此相反。在危重症患者和损伤患者中,肠内使用精氨酸与使用相同氮量的比较,前者显示出中等的正氮平衡和蛋白质合成。在因为恶性肿瘤而手术的老年患者中,供给精氨酸(25g/d)可以增强 T 淋巴细胞对植物血凝素和刀豆蛋白 - A 的反应,增加 CD4 细胞亚型的数量。有趣的是,胰岛素样生长因子 1 水平增加了 50%,意味着供给精氨酸增加了生长激素的分泌。大量摄入精氨酸(30g/d)可以改善伤口愈合,增强有丝分裂因子诱导致胚细胞样转变。但是总体来讲,患者的预后和住院时间没有改善。

有一些关于富含精氨酸、$\omega - 3$ 脂肪酸、谷氨酰胺的所谓免疫调节饮食的研究,很难讲有多大作用。给予精氨酸的一个潜在的副作用是:精氨酸与必需氨基酸 - 赖氨酸竞争肾小管的重吸收。因此,大量给予精氨酸可能造成赖氨酸的排出增加,使得体内赖氨酸缺乏。给予精氨酸的另一个不利是:在危重症患者中,由于一氧化氮的产生增加,全身炎症反应综合征(SIRS)发生风险增加,加之在 SIRS、脓毒血症和烧伤时,一氧化氮释放增加,对机体是否会雪上加霜。高浓度一氧化氮会增加上皮的通透性,内皮也会因为内皮细胞膜上的一氧化氮合酶产生过氧化氮,一氧化氮和超氧离子遭到损伤,引起内皮屏障功能的丧失,最终导致脓毒血症休克。近来也有报道认为:给予精氨酸会增加死亡风险。因此,目前不主张危重症患者使用免疫营养制剂,而仅在手术和创伤的患者中使用。

(五)线粒体的代谢

虽然线粒体内存在着活跃的蛋白质合成,但是在线粒体内的代谢主要目的是提供能量。线粒体中的大部分蛋白质是在细胞质中,由细胞基因组编码产生的,而不是由线粒体 DNA 编码产生的。这些蛋白质被主动地转移到线粒体,比如需要在线粒体中进行降解的蛋白质。在脓毒血症患者中,急性期和在发生 MODS 后,线粒体的功能下降。在脓毒血症的急性期,比较难以确定是因为组织氧供不足或者线粒体氧供不足,抑或是线粒体的功能性损害。在人体中,大部分关于这些通路的研究是用骨骼肌完成的。在脓毒血症的急性期,能量产生衰竭的主要原因是:呼吸链中的 I 和 IV 复合体的功能减弱。在实验中,这种功能的下降表现为 I 和 IV 复合体的功能相关性柠檬酸合成酶活性的下降,这是评估总体线粒体功能的一个指标。如果这种功能性衰退不能逆转,接着就是能量供给崩溃,患者病死率大大增加。发生 MODS 的脓毒血症患者以减少柠檬酸合成酶活性的方式,降低线粒体的功能,功能的下降随着时间的推移而发展。在 MODS 此期的这种情况下,与柠檬酸合成酶活性相关的线粒体 I 和 IV 复合体的功能与正常对照组患者是有明显区别的。在大腿肌肉和肋间肌,这种情况是明显的。有人认为:在 MODS 的病程中,线粒体代谢的减少和高能磷酸键的减少与肌肉疲劳是有关的。因此,以能量产生不足的形式表现为线粒体功能降低的基本机制在脓毒血症的急性期和发展为 MODS 的晚期是不一样的。

四、细胞水合

近来有假说认为:细胞水合状态对于健康人和患者的蛋白质分解代谢具有重要的决定作用。有人认为:细胞水合增加(膨胀)是细胞合成代谢增加的标志,而细胞皱缩是分解代谢和抵制增殖的信号。许多研究者提出的假说是:细胞内水合的改变可能是一个变量,连接起肌肉谷氨酰胺和蛋白质转换,因为大肌肉块的细胞水合与整体氮平衡有关。先前对于细胞内谷氨酰胺量和不同疾病患者分解代谢之间关系的研究资料表明:肌肉细胞含水量与整体氮平衡之间呈负相关。肌肉和肝脏对谷氨酰胺的密集摄入将增加细胞水合,并因此触发蛋白质合成代谢的信号。有研究表明丙氨酰谷氨酰胺的补充有利于积极地治疗,改善细胞水合状态,调整和反转分解代谢。

【参考文献】

1. BHAGAVAN N V. Medical biochemistry[M]. 4th ed. San Diego:Academic Press,2001.

2. ABRAHAM E,SINGER M. Mechanisms of sepsis - induced organ dysfunction and recovery[M]. Berlin - Heidelberg - New York:Springer,2007.

3. STEGINK L D,DEN BESTEN L. Synthesis of cysteine from methionine in normal adult subjects:effect of route of alimentation[J]. Science,1972,178(4060):514 - 516.

4. VESALI R F,KLAUDE M,ROOYACKERS O,et al. Amino acid metabolism in leg muscle after an endotoxin injection in healthy volunteers[J]. Am J Physiol Endocrinol Metab,2005,288(2):360 - 364.

第三章 危重症患者对宏量营养的需求

危重症患者的营养支持应该提供与患者的临床情况、营养状态相一致的营养,营养路径要合理;营养支持要能够预防和治疗宏量营养缺乏和微量营养缺乏;所提供的营养物的量应该满足目前代谢的需要;注意避免与营养供给途径相关的并发症;改善患者与病死率相关的预后(机体成分、组织修复、器官功能)。应该监测患者对营养支持的反应,以便能及时做出调整来避免并发症,并保证可以达到营养支持的目标。在第一章和第二章中我们介绍了危重症患者机体内的变化和宏量营养代谢的特征,概括起来讲就是:危重症患者代谢反应的特征是高代谢、高血糖、脂解增加、蛋白质分解代谢增强。骨骼肌蛋白分解为氨基酸,这些氨基酸用于糖原异生和蛋白质合成。急性期蛋白(如 C–反应蛋白)增加。这些代谢改变连同营养摄入不足和卧床,会导致瘦体组织的耗竭。本章节将介绍危重症患者对宏量营养的需求。这是为危重症患者提供有效营养支持的基础。本章介绍的内容包括:

- 碳水化合物供给的剂量、途径和风险
- 脂类供给的剂量、途径和风险
- 蛋白质和氨基酸供给的剂量、途径和风险

第一节 碳水化合物供给的剂量、途径和风险

碳水化合物是碳、氢、氧的化合物,在诸多燃料中是热量的主要来源,也是健康或有病机体能量的主要来源,产热(4kcal/g)。碳水化合物对于 DNA 和 RNA 的组成及辅酶类、糖蛋白、糖脂的组成起着关键的作用。葡萄糖是最重要的碳水化合物,为大脑、肾髓质、白细胞、红细胞提供有氧供能。

一、生理状态下机体对碳水化合物的需求

1. 机体可以利用的碳水化合物 机体在肠道内可以利用的碳水化合物包括:单糖(葡萄糖、果糖)、双糖(蔗糖和乳糖)、低聚糖(麦芽糖糊精)和多聚糖(如淀粉)。肠外使用的碳水化合物只有葡萄糖。

(1)单糖:葡萄糖是机体可以直接利用的能源,但是由于葡萄糖在肠内会增加营养液的渗透压,所以一般不用于肠内营养。而果糖由于可能引起二磷酸果糖酶缺乏的患者发

生肝衰竭,所以也不大用于肠内营养制剂的制备。

(2)双糖:蔗糖在肠内是可以利用的。而乳糖则因为顾及部分患者缺乏乳糖酶,故不作为肠内营养制剂的成分。

(3)低聚糖:肠内营养制剂的主要成分是低聚糖,低聚糖高比例的肠内营养制剂的渗透压比较合适,且易于水解,患者的耐受性良好。

(4)多聚糖:经常使用的是多聚糖改良后的淀粉,由于水解缓慢,可以用于糖尿病肠内营养制剂中。需要提及的是,一些膳食纤维可以在肠道内发酵,生产短链脂肪酸、乙酸和丙酸和丁酸盐,这些发酵产物可以在小肠末端和大肠被吸收。因此,这些可以发酵的膳食纤维在肠内营养制剂中的添加中有重要的临床价值。

2.机体对碳水化合物的需要剂量 机体每天需要的外源性葡萄糖的最小量是100g。理想的碳水化合物供给应该是最大程度节约蛋白质,尽量降低高血糖。能够安全地提供给危重症患者碳水化合物的量,需要看患者能够氧化利用这些碳水化合物的能力。

不同的人群对碳水化合物的需要量是不一样的。对于静坐或者卧床的患者,能够消耗碳水化合物的最大速度是 $4 \sim 5mg/(kg \cdot min)$,因此,对这些患者来说,碳水化合物的供给不要超过 $7g/(kg \cdot d)$。这是机体对碳水化合物能够耐受的最大剂量。因此,碳水化合物的输注速度不要超过 $5mg/(kg \cdot min)$,否则会带来一些风险。举例说明:对于一位70kg的静息患者,其碳水化合物的每天需要量最低不要小于100g,最大每天需要量不要超过490g($70 \times 7 = 490$)。如果使用静脉输注,葡萄糖的最大输注速度为:490/24 = 20.4g/h。

在营养支持时,碳水化合物提供的热量占宏量营养提供能量的50% ~60%在生理状态下是比较合适的。

二、碳水化合物不足或者过量的风险

如果患者进食不能满足能量或碳水化合物的需求,脂肪和肌肉组织则被动员成为供能来源,并进入糖原异生通路以满足机体对葡萄糖的需求。与脂肪组织不同,肌肉组织不是用来储存能量物质的,所以蛋白质的分解代谢不仅减少了骨骼肌群,也减少了内脏蛋白质,减少了机体的结构蛋白质和执行代谢活动的蛋白质。这会造成伤口迁延不愈、免疫功能损害、疲惫,最终导致全身衰竭。

碳水化合物的过量会引起高碳酸血症、高血糖症和肝脂肪浸润。过食碳水化合物引起的高血糖症可以进一步导致由于高胰岛素血症造成的电解质失衡(钾、磷),因为高胰岛素可以使这些电解质进入细胞内。已经有报道称:在接受TPN过量碳水化合物供给的患者中,出现了呼吸窘迫、脱机过程中高碳酸血症和呼吸衰竭。甚至有对营养不良的患者给予 $75kcal/(kg \cdot d)$ 碳水化合物致死的报道,虽然死亡患者不是危重症患者。处于过食碳水化合物高风险的患者包括老年人、异常身材或严重营养不良患者以及透析液中含有葡萄糖的患者。

三、应激状态下碳水化合物的供给

我们在前面的章节已经说明了应激反应的机体对碳水化合物的需求与应激反应时不同。应激反应导致代谢反应发生了很大的改变,机体从将葡萄糖储存为糖原的合成代谢状态转变为能量消耗增加的分解代谢状态。为了满足能量需求的增加,机体动员营养储存以提供能量底物满足能量需求的增加。机体的糖原储存在头 24h 内消耗殆尽。之后,脂肪和蛋白质储存成为能量的来源。虽然甘油三酯的动员和氧化也是能量的来源,但是,这并不能抑制蛋白质的分解代谢。与饥饿的后果一样,高分解代谢引起非脂肪体块的丧失。碳水化合物代谢的改变常常与创伤、败血症、烧伤及外科手术有关。虽然导致高代谢反应的机制尚未完全弄清,但是可以认为,在各种激素、细胞因子介导的背景下,发生了分解代谢过度。

(一)应激性高血糖时碳水化合物的供给

Miguel León – Sanz 等研究了进行头部外科手术的 2 型糖尿病患者,一组患者接受低碳水化合物 – 高单不饱和脂肪酸营养制剂(制剂中含脂肪 50%,其中富含单不饱和脂肪酸,33.3% 是碳水化合物),一组患者接受高碳水化合物营养制剂(制剂中含脂肪 31%,54% 是碳水化合物)。在治疗到第 7 天时,接受高碳水化合物营养制剂组患者的平均血糖显著增高,而低碳水化合物组患者的平均血糖没有变化。高碳水化合物营养制剂组患者每周平均甘油三酯水平也是增高的,但是未达到显著意义;低碳水化合物组患者每周平均甘油三酯水平没有变化。但是,两组对比,在血糖和甘油三酯水平方面没有显著差异,两组之间使用胰岛素的剂量也没有显著差异。所以,作者认为,低碳水化合物 – 高单不饱和脂肪酸营养制剂对血糖的控制意义有限。

Mesejo 等人对 50 例糖尿病及应激性高血糖患者做了观察,他们使用了两种高蛋白肠内制剂,研究组使用的制剂的蛋白质、脂肪、碳水化合物的比例是 20:40:40,对照组使用的制剂的蛋白质、脂肪、碳水化合物的比例是 22:49:29。他们发现对照组患者的血糖水平显著高于研究组,对照组患者每天胰岛素需要量显著高于研究组,对照组患者每天胰岛素需要量与接受的碳水化合物之比显著高于研究组。他们认为:在危重症患者中,使用特制的肠内制剂可以显著地降低患者的血糖,但是对患者的预后,包括在 ICU 住院时间、感染并发症、机械通气天数和病死率都没有影响,这是可以理解的,因为研究组的平均血糖依然处于很高的水平[(9.1 ± 2.5)mmol/L]。

目前应激性高血糖时碳水化合物的供给,特别是使用什么制剂的问题,依然缺乏权威的循证医学证据。

(二)脓毒血症时碳水化合物的供给

过去曾经认为,在脓毒血症时,由于消耗增加,蛋白质分解加速,为了保持正氮平衡,所以要使用高热量、高蛋白质的营养制剂。现代研究表明:脓毒血症患者的能量消耗实际上不是太高,每天的能量消耗大约不会超过 35kcal/kg。在这种情况下,如果使用过高的碳水化合物负荷,会导致高血糖、增加氧耗。当能量摄入超过需要时,会增加能耗的现象称为营养物质的热效应(thermal effect of nutrition,TEN)。营养制剂的构成不同,所产生的热效应差别很大。脂肪的 TEN 占其热能的 4% ~5%（长链脂肪乳剂的 TEN 为2% ~3%，而含中链甘油三酯的 TEN 高于长链脂肪乳剂），碳水化合物为 5% ~6%，而蛋白质最高，能达到 30% ~40%。产生这种差异的原因很多，现在比较公认的观点是，脂肪、碳水化合物主要为人体提供能量，而营养制剂蛋白质中的氨基酸的功能为合成人体所需的蛋白质，这一过程比脂肪、蛋白质单纯转化为热量消耗的能量更多。同时，高蛋白食物所产生的热效应时间也更长，最长可达到 12h 之久，这是因为合成蛋白质的过程更为复杂。TEN 除了与营养制剂的构成有关外，还与能量摄入的速率有关。当能量摄入较基础代谢率增加 2 倍时，TEN 可以增加 30%。TEN 过高的后果是：增加机体的能量消耗和呼吸负担，还有可能引起脂肪肝、肝功能损伤、黄疸和精神异常。因此，脓毒血症患者的能量摄入应控制在 35kcal/kg。

脓毒血症时，机体的葡萄糖耐量是下降的。机体发生的变化包括肝脏糖异生增加、葡萄糖酵解增加、激素的作用和肌肉、脂肪组织对胰岛素的抵抗，总的效应是患者血糖增高。早期的研究表明：使用足够的碳水化合物并严格地控制血糖有利于改善预后。但是近年的工作越来越不支持这个看法。主要的问题是将血糖控制到什么水平。一般而言，此时葡萄糖的摄入量应该控制到 3 ~4mg/（kg·min）。由于葡萄糖对机体而言是不可或缺的营养物质，所以仍应该在脓毒血症患者中使用葡萄糖。其理由包括：其一，脓毒血症时，机体对葡萄糖代谢产物的需求很高，而肝糖原的消耗很快，需要通过由氨基酸的糖异生过程产糖，如果不供给葡萄糖以减少氨基酸的消耗，机体就会持续处于负氮平衡状态。其二，糖酵解过程需要大量的葡萄糖，而红细胞和大脑细胞需要糖酵解供能，在脓毒血症时，我们可以见到低血糖的情况，这对机体是危险的，因此需要葡萄糖的供给。其三，脓毒血症时，葡萄糖的氧化不完全，而氧合充足的器官更多的是利用脂肪酸和酮体供能，在葡萄糖供给不足时，机体必然动员脂肪代谢供给能量，容易发生酮症酸中毒。其四，在细胞的增殖过程中，核酸合成所需要的碳骨架是由磷酸戊糖途径提供的，而磷酸戊糖途径的底物就是葡萄糖。另外，以葡萄糖为作用底物的磷酸戊糖途径还为机体提供维持谷胱甘肽功能和抵抗氧化应激所需要的还原型烟酰胺腺嘌呤二核苷酸磷酸（NADPH）。

（三）肺部疾病时碳水化合物的供给

对于低氧血症，比如长期居住在高海拔地区的人群，葡萄糖的基础产量是海平面人群的 2 倍，而血浆中葡萄糖的浓度要低于海平面人群，这说明低氧有利于组织对葡萄糖的摄取。对人体肌肉的体外研究也表明：在胰岛素抵抗的人体骨骼肌中，低氧血症会刺激葡萄糖转换。

Hjalmarsen 等人对正常体重指数（body mass index，BMI）的血氧正常的慢性阻塞性肺疾病（chronic obstructive pulmonary disease，COPD）患者和低氧血症的患者进行了研究。其中大约有 50% 的低氧血症患者进行着家庭氧疗。所有患者的空腹血浆葡萄糖浓度和胰岛素浓度都是正常的。血氧正常的 COPD 患者葡萄糖耐量是正常的，在口服葡萄糖后血浆的胰岛素正常增加。在长期家庭氧疗的患者中，在使用葡萄糖负荷后，尽管血浆中胰岛素也大量增加，但是血浆葡萄糖值依然会增高到 11mmol/L 左右。在其他的低氧血症患者中，葡萄糖和胰岛素的值介于对照组和长期家庭氧疗患者之间。在这个资料中，长期家庭氧疗患者的结果可能受到了糖皮质激素的影响。但是,使用糖皮质激素无法解释没有使用长期家庭氧疗的低氧血症 COPD 患者中发生的葡萄糖耐量受损。在各组之间,抗调节激素的浓度是正常的,没有显著的差异。这个资料提示:只要 COPD 患者的血氧浓度是正常的,葡萄糖的代谢是不受影响的。COPD 患者出现低氧血症后似乎与正常人发生低氧血症出现的效应是反向的。Jakobsson 等人对 COPD 患者的葡萄糖代谢进行了更为广泛的研究。他们的研究并不支持 Hjalmarsen 的结论。他们认为 COPD 低氧血症患者对胰岛素的敏感性是正常的。

呼吸衰竭的危重症患者特别容易受到营养不足或过食的影响。在需要插管进行机械通气的患者中这是常见的,特别是那些超过 5 天或更长时间进食不足的患者。美国肠外肠内营养学会(American society for parenteral and enteral nutrition,ASPEN)指南中把这个时段看作是营养情况不致恶化的最长时段。不论是急性呼吸衰竭还是慢性呼吸衰竭,营养供给不足会导致进一步的免疫抑制、呼吸肌萎缩、通气功能障碍,上述情况会引起长期的呼吸机依赖和死亡。过度的营养供给对呼吸衰竭的患者也是有害的,过度营养供给会导致 CO_2 增加,以及迫使已经不堪重负的呼吸系统进行高通气。

呼吸商(RQ)又称气体交换率,指生物体在同一时间内,释放二氧化碳与吸收氧气的体积之比或摩尔数之比,即指呼吸作用所释放的 CO_2 和吸收的 O_2 的分子比。

$$RQ = V_{CO_2}/V_{O_2}$$

式中,V_{CO_2}—二氧化碳产量;V_{O_2}—代谢氧耗。

当碳水化合物完全氧化分解时,释放 CO_2 与吸收 O_2 相等,故呼吸商为1。脂质完全氧化分解时,由于其分子中氢对氧的比例较糖分子中高,氧既需用于碳氧化,也要用于与氢氧化,需消耗较多的氧,故呼吸商 $<1(0.7 \sim 0.8)$。

过去曾经认为,在伴有 CO_2 潴留的呼吸衰竭的患者中,使用的营养制剂中应该提高脂肪的比例,可以改善 CO_2 的产生。理由是蛋白质、脂肪、碳水化合物提供 1kcal 的能量产生的 CO_2 分别是 0.190L、0.151L 和 0.199L。但是,最近的应用指南中明确提出:调节呼吸商和减少 CO_2 产生的营养配方(以高脂、低碳水化合物成分为主)不推荐常规用于 ICU 急性呼吸衰竭患者。其原因是:其一,使用脂类供能同时消耗的氧比碳水化合物增加,蛋白质、脂肪、碳水化合物提供 1kcal 的能量需要消耗的氧分别是 0.236L、0.214L 和 0.199L。其二,临床试验表明:为患者提供的非蛋白热量的 50% 由脂类提供,与 100% 由葡萄糖提供相比较,在过度喂食的情况下,患者的 CO_2 产生下降,呼吸商下降。因此当总热量以中等量提供时,限制对肺功能影响的宏量营养的调整是没有必要的。营养相关性高碳酸血症的预防是一个目标,如果有呼吸衰竭加重或者脱机困难的体征,应该调整营养制剂,使用较少的葡萄糖热量、较多的脂类热量。

四、对含碳水化合物制剂的评估手段

目前主要是根据血浆葡萄糖及其衍生指标来对含碳水化合物制剂进行评估。常用的指标包括血浆葡萄糖、血糖指数、血糖变异、糖化血红蛋白等。根据不同的临床需要要进行不同的检测。

1. 血糖 血糖毫无疑问是非常重要的危重症监测措施。低血糖的出现意味着患者会发生神经系统的问题，而高血糖意味着患者处于感染、预后不良、住院时间延长、不易脱机等状态。对于血糖的监测涉及监测的频度和调整。当患者刚进入 ICU 时，监测频度应该加强，在患者持续出现高血糖、低血糖，正在连续使用胰岛素，血糖波动较大以及肠内或者肠外营养开始实施的一段时间内和停用肠内或者肠外营养的情况下，监测频度也应该加强。

2. 血糖生成指数(glycemic index, GI) GI 是衡量食物引起餐后血糖反应的一项有效指标，它表示含 50g 有价值的糖类食物和相当量的葡萄糖或白面包在一定时间内(一般为 2h)体内血糖应答水平百分值，公式表示如下：

GI = 含有 50g 糖类食物的血糖应答/50g 葡萄糖类或者白面包的餐后血糖应答

餐后血糖应答值一般用血糖应答曲线下的面积来表示。低 GI 食物在胃肠中停留时间长，吸收率低，葡萄糖释放慢，葡萄糖进入血液后的峰值低，下降速度慢。食物中果糖含量高时，GI 值偏低；淀粉类食物中直链淀粉含量高时，GI 值偏低。不同类型的膳食纤维对食物 GI 值有不同的影响，如可溶性纤维(如果胶和瓜尔豆)能降低食物 GI 值。脂肪可延长胃排空和减少淀粉胶化等，因而也可降低 GI 值。

在一项荟萃分析中，Jennie 等对 14 项研究进行了分析，结果显示：在低 GI 组，糖化血红蛋白和糖化血白蛋白均较高 GI 组低。Pohl 等人使用 GI 为 22 的营养制剂与普通制剂对糖尿病患者的研究发现：使用低 GI 患者的糖化血红蛋白在 12 周后下降，全天胰岛素的用量减少，空腹血糖降低。因此，在选择营养制剂时，GI 也是应该关注的指标。

3. 血糖变异 血糖变异性是反应血糖波动的指标，表示个体在一定时间内血糖波动的程度，其不依赖于血糖水平而独立存在。现在有许多可以利用的指标。

(1)血糖易变性：是指患者在 24h 内血糖变化较大。血糖在 24h 内 < 4.5mmol/L 以及 ≥ 12.0mmol/L 时，认为血糖易变。也有学者认为：血糖 ≥ 8.3mmol/L 定义为高血糖，≤ 3.3mmol/L 定义为低血糖，将整个 ICU 期间既有高血糖又有低血糖作为有血糖变异。Bagshaw 等进行的 66 184 例的分析认为：血糖易变性与合并症、非计划性收入 ICU 以及疾病的严重性有关，与脓毒血症有关，而且血糖易变性增加了 ICU 和住院患者病死的风险。这也提示血糖易变性的监测对营养供给评估是很重要的。

(2)血糖水平的标准差：是指患者在整个 ICU 期间所有血糖值的标准差。多数研究认为血糖标准差与危重症患者的死亡率相关。Krinsley J. S. 对 3 252 例患者的研究表明：血糖水平的标准差是一个很强的能独立预测危重症患者死亡的预后因子。

(3)平均血糖波动幅度(MAGE)：该参数由 Service 等于 20 世纪 70 年代提出，由于技术原因，直到目前应用才较为广泛。其测定方法是，去除所有幅度未超过一定阈值(一般为 1 SDBG)的血糖波动后，根据第一个有效波动的方向计算血糖波动幅度而得到的平均值。或者定义为计算所有的相邻两血糖差值的绝对值，求其中 >1 个标准差的数值的平均值。

其他反应血糖波动的指标包括：

1)血糖变异系数：血糖标准差 ×100/血糖平均值。

2）血糖不稳定指数（GLI）：连续的血糖测量值之间的方差除以相对应的时间差的和。

GLI = $\sum[\{[Delta]glucose (mmol/L)\}^2/h]/w$

3）血糖变异指数：计算方法是 $\sum$（｜相邻两血糖的差值｜/相邻血糖间隔时间）/n。

【参考文献】

1. MESEJO A，ACOSTA J A，ORTEGA C，et al. Comparison of a high－protein disease－specific enteral formula with a high－protein enteral formula in hyperglycemic critically ill patients[J]. Clin Nutr,2003,22(3)：295－305.

2. EGI M，BELLOMO R，STACHOWSKI E，et al. Variability of blood glucose concentration and short－term mortality in critically ill patients[J]. Anesthesiology,2006,105(2)：244－252.

3. ALI NA，O' BRIEN JM JR，DUNGAN K，et al. Glucose variability and mortality in patients with sepsis[J]. Crit Care Med,2008,36(8)：2316－2321.

第二节　脂类供给的剂量、途径和风险

我们在第二章中已经介绍，脂类有许多重要的生理功能，包括为机体供能等。脂肪也是脂溶性维生素消化和吸收所必需的。脂类成员比较复杂，不同的脂类对机体的影响是不同的。在使用或者考虑处方脂类时，应该对使用各种脂类的总量、比例、输注速度会对机体产生哪些影响做到心中有数。

一、生理状态下机体脂类的需求

(一)机体可以利用的脂类

健康的成年人每天会从饮食中获得 50~80g 的脂肪，其中以甘油三酯为主，大概占90%，同时也会有一些磷脂、固醇。我国人均脂肪的摄入量是每天 58g，提供总热量的22%。我国居民膳食脂肪推荐摄入量见表 3－1。

表 3－1　中国居民膳食脂肪推荐摄入量（脂肪能量占总能量百分比）

年龄 （岁）	总脂肪 （%）	亚油酸 AI(%)	α－亚麻酸 AI(%)	饱和脂肪酸 （%）	ω－6多不饱和 脂肪酸(%)	ω－3多不饱和 脂肪酸(%)
0~	48(AI)	7.3	0.87	—	—	—
0.5~	40(AI)	6	0.66	—	—	—
1~	35(AI)	4	0.60	—	—	—
4~	20~30	4	0.60	<8	—	—
7~	20~30	4	0.60	<8	—	—
11~	20~30	4	0.60	<8	—	—
14~	20~30	4	0.60	<8	—	—
18~	20~30	4	0.60	<10	2.5~9	0.5~2.0

年龄 （岁）	总脂肪 （%）	亚油酸 AI（%）	α-亚麻酸 AI（%）	饱和脂肪酸 （%）	ω-6 多不饱和 脂肪酸（%）	ω-3 多不饱和 脂肪酸（%）
50 ~	20 ~ 30	4	0.60	<10	2.5 ~ 9	0.5 ~ 2.0
65 ~	20 ~ 30	4	0.60	<10	2.5 ~ 9	0.5 ~ 2.0
80 ~	20 ~ 30	4	0.60	<10	2.5 ~ 9	0.5 ~ 2.0

1. 饱和脂肪酸 长链饱和脂肪酸中的棕榈酸摄入 1 分子，经过彻底的氧化后，可以产生 106 分子的 ATP。但是摄入过多饱和脂肪酸也有一些问题。其一是饱和脂肪酸，特别是 C16:0 可显著刺激胰岛素分泌，长期的高基础胰岛素和餐后高胰岛素可导致胰岛 B 细胞毒性和胰岛 B 细胞功能衰竭，与糖尿病的发生可能有关。其二是据文献报道，饱和脂肪酸可损伤培养的心肌细胞、胰岛 B 细胞、肝细胞、血管平滑肌细胞和血管内皮细胞等，引起细胞凋亡。

肉豆蔻酸是体内主要的饱和脂肪酸，也是造成冠心病的主要因素。流行病学调查表明，肉豆蔻酸和月桂酸这两种饱和脂肪酸含量与血清中胆固醇含量呈显著正相关。尽管肉豆蔻酸与血清高胆固醇息息相关，但研究也发现肉豆蔻酸可以同时提高低密度脂蛋白胆固醇（LDL - C）和高密度脂蛋白胆固醇（HDL - C）的含量，而油酸只提高 LDL - C 的含量。现在对饱和脂肪酸又有一些新的认识，研究发现膳食中月桂酸和肉豆蔻酸可以增加血清中胆固醇含量，棕榈酸则能降低血清中胆固醇的含量。另外健康的男性每天摄取 19g 硬脂酸，4 周后和摄食棕榈酸相比，血栓和动脉硬化发病概率明显降低，血小板平均体积、凝集因子Ⅶ的活性以及血脂浓度在摄食硬脂酸后都有了一定程度的降低，而摄食棕榈酸后血小板的凝集显著增加。研究还发现硬脂酸和长链 ω - 3 多不饱和脂肪酸一样与心肌梗死的发病率成反比，这可能是硬脂酸和 ω - 3 多不饱和脂肪酸与心肌梗死的发病机制有关。饱和脂肪酸可以从调节脂质代谢、减少氧化应激、减少炎症及纤维化等多方面对酒精性肝病进行防治。

总的来讲，对饱和脂肪酸的研究比较少，饱和脂肪酸的作用有待进一步研究。

2. 中链脂肪乳剂（MCT） 中链脂肪酸（MCFA）包括辛酸（羊脂酸）、己酸（羊油酸）、癸酸（羊蜡酸）和月桂酸。前 3 种饱和脂肪酸在体内含量特别少，易引起冠心病及高胆固醇症的副作用可以忽略不计。但是，有些 MCT 制剂的主要成分是辛酸和癸酸。MCT 在代谢时进入线粒体不需要肉毒碱携带，氧化快而彻底，能以辅酶 A 和酮体的形式供能。MCT 不易于再酯化，发挥作用完全。纯的 MCT 不含有必需脂肪酸，应用后可引起血栓性静脉炎、面部潮红、恶心、脑电图改变、脑病、乳酸酸中毒，甚至动物死亡。减少剂量、减慢输液速度或与长链脂肪酸（LCFA）共同输入，可避免副作用发生。现临床上已不用纯的 MCT 乳剂。

MCT 已在临床营养上用于治疗乳糜泻、脂肪痢、慢性胰腺功能不全、胆管阻塞和其他相关疾病。近来，MCT 的应用有：①MCT 被认为是控制体脂肪积累和肥胖的生物活性脂质，不仅可以降低血清胆固醇，而且可以抑制或限制组织中胆固醇沉积；②MCT 快速提供人体高能量营养素，是新生儿必需的营养成分；③MCT 可以治疗幼儿的癫痫，其机制可能与 MCT 快速氧化生成酮体有关。但是如大剂量长期使用 MCT,可使 LCT 吸收下降,导致必需脂肪酸缺乏、脂肪泻、肠胃不适、生酮风险增加和酸中毒等。还有一些研究结果显示,MCT 使血甘油三酯或非高密度脂蛋白胆固醇升高,但这些研究中 MCT 产生的能量占总能量的产热比均超过了 50%。

3. 中长链脂肪乳剂(MCT/LCT fat emulsion) MCT/LCT 乳剂是将中链脂肪乳(MCT)和长链脂肪乳(LCT)以 1∶1 物理混合后的产品。MCT 主要来源于椰子油,是饱和脂肪酸,分子量小,水溶性强。MCT/LCT 克服了 LCT 氧化代谢速度慢,以及 MCT 不能提供必需脂肪酸的缺点,使两者取长补短。它具有以下优点:①分子量小,溶解度高,易于水解,氧化代谢快,易于在体内清除;②不干扰胆红素代谢过程,不会引起血胆红素水平升高;③很少再酯化;④不会在肝脏或组织中蓄积,较少发生肝脂肪浸润,对肝功能无不良影响;⑤对机体免疫功能的影响较小;⑥具有显著的节氮作用,以便更合理地利用蛋白质,可更快纠正机体氮失衡。因此,MCT/LCT 在临床应用中比 LCT 优越,是肝脏外科、黄疸、脂质代谢异常患者较为理想的脂肪来源。高分解代谢是严重创伤、感染等危重患者的代谢特征,主要表现为高血糖、糖氧化利用率下降、胰岛素抵抗、蛋白质分解增强、负氮平衡和机体细胞总体下降,保存机体蛋白质是创伤、感染等应激状态时营养治疗的主要目的之一。因此,MCT/LCT 也是应激状态下机体较为理想的脂肪来源。有研究表明,消化道疾病患者使用 MCT/LCT 有更好的节氮和血糖控制作用,这可能与 MCT 刺激胰岛 B 细胞释放胰岛素,从而改善机体对葡萄糖的利用有关。因此,MCT/LCT 比 LCT 更适用于糖尿病和胰腺疾病患者。MCT 为饱和脂肪酸,代谢产生较少的前列腺素;MCT 水溶性强,氧化代谢快,较少沉积于肺,故对呼吸功能影响较小。因为 MCT 能在肝细胞线粒体内被缩合成酮体进入血液,而酮体是肠黏膜的第一底物,所以 MCT/LCT 可更好地保持肠黏膜的完整性,防止有毒物质渗出和进入肝门静脉系统。

4. 单不饱和脂肪酸(MUFA) MUFA 是指含有 1 个双键的脂肪酸,具体包括肉豆蔻油酸、棕榈油酸、油酸、反式油酸、蓖麻油酸、芥酸以及鲸蜡烯酸。对地中海地区人群的一项流行病学调查显示,此部分人群的脂肪摄入量非常高(脂肪供热比达 33% ~40%),但动脉粥样硬化等心血管疾病发病率却很低,研究发现与其摄入大量富含 MUFA 的橄榄油(MUFA 的供热比达 16% ~29%)有很大关系,由此引起人们对单不饱和脂肪酸很大的兴趣。从对血脂的干预情况看,有研究表明:与基础膳食相比,在高 MUFA 膳食以及低脂 - 高碳水化合物膳食组中总胆固醇(TC)浓度降低了 10%,低密度脂蛋白(LDL)浓度降低了 14%。甘油三酯(TG)浓度在高 MUFA 膳食组中降低了 13%,在低脂 - 高碳水化合物膳食组中升高了 11%。高密度脂蛋白(HDL)的浓度在高 MUFA 膳食组中没有变化,而在低脂 - 高碳水化合物膳食组中却降低了 4%。

就动脉硬化问题我们知道,LDL 受到氧化转变成氧化型 LDL,氧化型 LDL 能够激活血管内皮细胞,诱导血管内皮细胞表达黏附分子,促进泡沫细胞的形成进而促进动脉粥样硬化的发生。Gumbiner 等给肥胖糖尿病患者高碳水化合物膳食和高 MUFA 膳食后发现,高 MUFA 膳食组 LDL 颗粒的氧化敏感性要明显低于高碳水化合物膳食组。有试验比较了 MUFA 与多不饱和脂肪酸(PUFA)对 LDL 氧化敏感性的影响,结果显示,高 MUFA

膳食组中 LDL 的氧化敏感性明显降低。因此目前认为膳食 MUFA 能够明显地降低 LDL 颗粒的敏感性,从而在一定程度上防止了 LDL 颗粒的氧化。膳食 MUFA 所引起的血浆 LDL 浓度水平以及 LDL 颗粒氧化敏感性的下降,将有效地预防氧化的 LDL 颗粒对内皮细胞的损伤。

另外,单不饱和脂肪酸对于机体内皮细胞功能的维护是有利的。在膳食干预试验中,给予 3 种膳食:基础 SFA 膳食、低脂 - 高碳水化合物膳食和高 MUFA 膳食。实验观察到,在富含 MUFA 的地中海膳食阶段,臂动脉血流介导的舒张功能(FMD,反映了内皮功能)显著性增强,血浆 P2 选择素浓度水平在低脂膳食和高 MUFA 膳食中降低,但在高 SFA 膳食中却没有变化。膳食 MUFA 改善了内皮细胞的功能,并且部分试验显示血浆 LDL 浓度水平与 FMD 呈负相关,其中可能是由于膳食 MUFA 降低了血浆中 LDL 浓度水平以及 LDL 的氧化敏感性,从而避免或延缓了 LDL 对内皮细胞的损伤,保护了血管内皮,改善了血管收缩功能,降低了血浆 P2 选择素浓度。从正常的内皮细胞功能、LDL 等脂质侵袭内皮细胞、内皮细胞功能受损到明显的动脉粥样硬化是一个连续的过程,可以通过高 MUFA 膳食来降低血浆中 LDL 浓度,增强 LDL 的抗氧化性来调节内皮细胞的功能,从而有效地防止动脉粥样硬化的发生。

MUFA 通过对血小板聚集以及血纤维蛋白溶解的整体调节作用,预防血液高凝状态的出现以及血栓的形成,从而有效地保护了血管,降低了动脉粥样硬化等心血管疾病的发生率。这是因为血液的高凝状态以及血栓的形成是动脉粥样硬化、冠心病等心血管疾病临床发生发展的危险因素。血小板聚集和纤维蛋白溶解机制共同影响血液的血凝状态以及血栓的形成。很多的血凝因子和血纤维蛋白溶解因子都是由内皮细胞分泌,MUFA 对血小板聚集以及血纤维蛋白溶解的正向调节作用,在一定程度上也反映了对内皮细胞的保护作用。另外高单不饱和脂肪酸型肠内营养制剂能够降低 2 型糖尿病患者的血糖水平,尤其是餐后血糖水平。

5. 多不饱和脂肪酸(PUFA)　PUFA 主要包括亚油酸(十八碳二烯酸)、亚麻酸(十八碳三烯酸)、花生四烯酸(二十四碳四烯酸)、二十碳五烯酸(EPA)、二十二碳五烯酸(DPA)、二十二碳六烯酸(DHA)等。PUFA 是人类的必需脂肪酸。PUFA 因其结构特点及在人体内代谢的相互转化方式不同,主要分为 ω - 3、ω - 6 两个系列。在 PUFA 分子中,距羧基最远端的双键在倒数第 3 个碳原子上的称为 ω - 3 PUFA;如在第 6 个碳原子上,则称为 ω - 6 PUFA。

我们在第二章中已经解释了 PUFA 的生理功能。对 ω - 3 PUFA 的研究更多一些。其作用机制是:第一,可以改变细胞膜的物理特性。第二,对细胞信号通路发挥作用,比如 ω - 3 PUFA 可以降低炎性细胞因子中 NF - κB 的活化,由此降低炎性因子的表达;另外 ω - 3 PUFA 还可以作为配体激活过氧化酶体增殖物活化受体 γ(PPAR - γ),PPAR - γ 发挥抗炎作用。第三,ω - 6 PUFA 中的花生四烯酸(AA)是合成甘烷类的作用底物。这些甘烷类包括前列腺素、凝血烷和白三烯,是炎症反应的典型介质,与许多病理生理过程有关。ω - 3 PUFA 可以取代细胞膜上部分的花生四烯酸,使得上述炎性介质生成减少。另外,ω - 3 PUFA 中的 EPA 也可以在环氧酶和脂肪氧化酶的作用下,产生不同类型的前列腺素、凝血烷和白三烯,这些炎症介质比由 AA 产生的类似介质的促炎作用弱。新的研究发现了一组由 EPA 和 DHA 生成的强有力的抗炎性物质和炎症消散物质。

ω–3 PUFA 作为特定的免疫营养素,能调节脂类介质的合成、细胞因子的释放、激活白细胞活性和内皮细胞活化,进而调控感染、创伤等情况下机体的过度炎性反应,起到营养和药理的联合作用。ω–3 PUFA 也可以对心血管疾病的一些危险因素发挥有利的调节作用,包括稳定血压,预防血栓形成,降低血清中的甘油三酯的浓度,改善血管功能,抑制心律失常和炎症反应,抑制血小板的聚集。另外,ω–3 PUFA 对脓毒血症和 ARDS、类风湿性关节炎、炎症肠病都有有益的作用。

ω–3 PUFA 也会带来一些不利影响。比如,有研究表明,使用 ω–3 PUFA 一段时间后,与基线值水平相比,会对人体免疫功能产生多种抑制作用。目前可观察到的最低剂量是,健康成年人连续服用鱼油(0.9g/d EPA 和 0.6g/d DHA)6~8 周后,可以阻止由注射伤寒杆菌疫苗引起的心悸、口腔温度升高以及代谢率增加等症状,经检测,血液中 IL–1 和 IL–6 的含量减少,因此推测产生免疫抑制的原因是由于减少了血液中细胞因子的产生。另外,已有确切证据表明:服用 ω–3 PUFA 可以预防心血管疾病的发生,例如冠心病,原因是 ω–3 PUFA 可以降低血小板聚集,延长出血时间,减少血栓形成的危险。但是另一方面,大量摄入 ω–3 PUFA 就存在造成出血倾向或是引起过量出血的危险。一些实验结果显示:服用 2~15g/d EPA 和(或)DHA 可以明显增加出血时间;血小板计数也会下降 35%,虽然并没有低于正常值的下限。对摄食 ω–3 PUFA 较多的格陵兰因纽特人的研究发现,人群中发生出血性中风的危险性增高。另外,孕妇过量补充 ω–3 PUFA 也存在潜在风险。因此许多国家提供了对摄食 ω–3 PUFA 和摄食 ω–6 PUFA 的推荐方案。

不同国家 ω–3 必需脂肪酸和 ω–6 必需脂肪酸以及主要长链多不饱和脂肪酸推荐量是有差别的。美国、欧洲和日本都对女性及孕妇 ω–3 必需脂肪酸和 ω–6 必需脂肪酸的摄入做出了规定。但是目前的研究对 ω–3 必需脂肪酸和 ω–6 必需脂肪酸什么样的比例才能对心脏有保护性作用没有一致性的意见。

6.结构型脂肪乳剂(STG) 为了避免长链脂肪酸和中链脂肪酸对代谢和免疫的不利影响,20 世纪 90 年代发展了 STG。STG 是将 MCT 和 LCT 在高温催化剂的作用下共同水解后再酯化,在同一甘油分子的 3 个碳链上随机结合不同的中链脂肪酸和长链脂肪酸。这种新型脂肪乳剂被认为比物理混合型 MCT/LCT 具有更小毒性,更有效地节氮,不影响机体网状内皮细胞功能,不增加感染率,且对肝功能影响更小。有研究表明,围手术期使用 STG 和 MCT/LCT 的静脉营养,均可以纠正创伤患者的负氮平衡,促进血清前清蛋白的合成。其中 STG 可以更明显地改善手术创伤患者的负氮平衡,增加血浆前清蛋白的水平。但是,目前关于结构型脂肪乳剂的研究多是一些小的、非长期的研究,临床应用的效果期待更多的研究。

(二)机体可以利用的脂类的来源和适当的摄入量

我们平时食用的脂类或者含脂的食物形形色色,临床使用的制备肠内营养制剂和肠外营养制剂的原料也是不同的。了解不同原料脂类的差异、各种脂之间的比例,对理解所使用制剂对机体的影响是十分重要的。当然适当的脂类摄入量对人体也是非常重要的。

常用营养制剂的脂类来源有大豆、椰子油、红花油、橄榄油、菜籽油和棉籽油。美国曾经使用棉籽油作为脂肪乳剂的原料,但是由于副作用太大,不再使用。上述油类的脂肪酸的含量和比例存在着较大的差异。

(1)大豆油中含棕榈酸7%~10%,硬脂酸2%~5%,花生酸1%~3%,油酸22%~30%,亚油酸50%~60%,亚麻油酸5%~9%。所以大豆油中含有较多的ω-6脂肪酸,大约占脂肪酸的2/3。单不饱和脂肪酸占20%以上。

(2)椰子油中含45%月桂酸,18%肉豆蔻酸,10%棕榈酸,8%辛酸,8%癸酸,8%油酸,2%硬脂酸,1%亚麻子油酸及少量己酸。椰子油的组成以饱和脂肪酸为主,中链脂肪酸较高。

(3)橄榄油中含棕榈酸7.5%~20%,棕榈油酸0.3%~3.5%,硬脂酸0.5%~5.0%,油酸55.0%~83.0%,亚油酸3.5%~21.0%。橄榄油中单不饱和脂肪酸是其主要的成分,可以占80%以上。

(4)红花油中含油酸8%~30%,亚油酸76%~86%,亚麻酸0.2%~0.8%,棕榈酸5%~8%,硬脂酸1.5%~3%。红花油的脂肪酸组成以ω-6脂肪酸为主。

(5)低芥酸菜籽油中含油酸51.0%~70.0%,亚油酸15.0%~30.0%,芥酸0.05%~3.0%,亚麻酸5.0%~14.0%。其中单不饱和脂肪酸较多,但是目前用于营养制剂的制备仍然存在着争议。

(6)棉籽油中含油酸14.7%~21.7%,亚油酸46.7%~58.2%,棕榈酸21.4%~26.4%,硬脂酸2.1%~3.3%。脂肪酸组成中以ω-6脂肪酸为主。机体需要的ω-3脂肪酸可以来源于鱼油,鱼油中的ω-3脂肪酸含量在50%左右。

瑞典Wretlind教授的工作大大推进了营养临床工作的进步。Wretlind教授和他的同事们发展了以大豆为脂肪来源、以卵磷脂作为乳化剂的脂肪乳剂。患者对这种脂肪乳剂的耐受性良好,并且由于使用了大豆油作为原料,所以可以为患者提供必需脂肪酸,而且可以提供可靠的能量。因此,这种脂肪乳剂很受欢迎,一些患者,甚至是"无肠人"都可以保证能量的供给,甚至可以生育。其后,人们还使用了以大豆油为基础的长链脂肪酸和中链脂肪酸混合脂肪乳剂,以及结构脂肪乳,这是因为考虑到脂肪乳剂的组成要兼顾到饱和脂肪酸、单不饱和脂肪酸、多不饱和脂肪酸以及ω-3脂肪酸和ω-6脂肪酸的比例。

脂肪酸提供的能量可以占非蛋白供能的20%~30%。使用脂肪乳剂时应该缓慢输入。对于处于应激状态的患者,输注速度尤其要慢。输注长链脂肪乳剂时,速度不要超过0.1g/(kg·h);输注混合脂肪乳剂时(含MCT<40%时),速度不得超过0.1g/(kg·h)。对于高甘油三酯血症(>5mmol/L)患者不推荐使用脂肪乳剂。对于甘油三酯2~3.5mmol/L的患者慎用。使用脂肪乳剂时要定期检查血浆甘油三酯的水平。

二、应激状态下脂类的使用

对处于应激状态的患者,我们要关注的是:脂类制剂应该满足能量来源、必需脂肪酸来源和成为免疫－炎症反应的调节剂三大功能。

1. 大豆油　就大豆油制剂而言,其中富含 ω－6 脂肪酸。ω－6 脂肪酸是许多炎性因子的底物。来源于多不饱和 ω－6 脂肪酸代谢的类花生酸是潜在的炎性介质;多不饱和 ω－6 脂肪酸代谢的前列腺素 E$_2$ 会产生许多促进炎症的效应,包括发热、血管渗透性增加、血管舒张;但也能抑制 IL－1、IL－2、IL－6、TNF－α 的产生。另外,白三烯 4 系列增加 IL－1、IL－2、IL－6 的产生,增强淋巴细胞的增殖。ω－6 多不饱和脂肪酸还可能损害免疫功能。鉴于此,近来单一大豆油制作的脂肪乳已经禁用于危重症患者。过量的 ω－6 多不饱和脂肪酸会恶化危重症患者的病情,加重临床过程,原因是促炎症的类花生酸类合成增加、脂质过氧化作用增加、血浆中的清除增加(因为它是长链脂肪酸)。在尝试减少对危重症患者供给 ω－6 多不饱和脂肪酸时,开始了一种新的营养治疗方法的改变,包括供给不同种类的脂肪酸。

2. 椰子油　椰子油以中链脂肪酸为主。在使用以长链脂肪酸为主的营养制剂后,又发现使用中、长链脂肪乳剂对机体也是有益的(中链脂肪酸来源于椰子油),并可以避免单纯使用长链脂肪乳剂的一些不良反应。现在的研究发现,中、长链脂肪乳剂对以下情况有好处:其一,有一些研究认为,中、长链脂肪乳剂对手术患者有节氮的好处。还有一些研究结果显示,中、长链脂肪乳剂较 LCT 可明显纠正危重患者的负氮平衡,这可能是中、长链脂肪乳剂输注时,可增加酮体及胰岛素水平的原因。但是,另有一些研究却发现,中、长链脂肪乳剂在改善患者氮平衡作用方面并不优于 LCT。当然也有人认为两种制剂之间的节氮效果没有差异。其二,长链脂肪乳剂对免疫系统的影响是因为其阻断了网状内皮系统,干扰了 T 淋巴细胞、B 淋巴细胞功能,损害了吞噬细胞功能。此外,长链脂肪乳剂对免疫系统的影响还与 LCT 中的花生四烯酸代谢有关。长链脂肪乳剂可改变生物膜上的多不饱和脂肪酸结构,从而影响细胞膜的流动性和膜上各种酶的生物活性及信息传递。而中、长链脂肪乳剂由于亚油酸和花生四烯酸水平较低,前列腺素 E$_2$ 生成减少,免疫抑制作用减轻;再者,由于 MCT 血中清除较快而且完全,减轻了网状内皮系统的负荷,因而被认为与 LCT 相比较少影响机体免疫功能。有些临床试验也证实了中、长链脂肪乳剂和 LCT 对淋巴细胞分裂、自主细胞毒性及 IL－22 介导的细胞毒性等功能的影响,发现药理剂量的 LCT 可抑制 IL－22 介导的免疫反应,而中、长链脂肪乳剂的抑制作用较轻,中、长链脂肪乳剂组自然杀伤细胞活性明显高于 LCT 组。其三,是对肝功能的影响。理论上讲,中、长链脂肪乳剂对肝硬化患者是有利的,对预防脂肪肝也是有利的。但是,目前的临床观察依然不清楚。其四,中、长链脂肪乳剂中多不饱和脂肪酸含量较少,减少了前列腺素、血栓素等的合成,较少引起肺功能和肺血流动力学变化,因而被认为更适合于肺功能不全患者。但是研究表明,在机械通气的危重患者中观察中、长链脂肪乳剂和 LCT 的代谢,结果发现中、长链脂肪乳剂组血浆胰岛素、游离脂肪酸及酮体水平高于 LCT 组,而在对肺功能影响方面两组之间无差异。由于中、长链脂肪乳剂氧化快,从而可增加机体氧耗量、CO$_2$ 产生量及能量消耗。在一组前瞻性随机对照研究中比较了中、长链脂肪乳剂和 LCT 对机械通气患者耗氧量、肺气体交换的影响,发现在短期输注时中、长链脂肪乳剂组耗氧量和 CO$_2$ 产生量明显增加。因此,该研究者认为呼吸功能不全的危重患者在应用中、长链脂肪乳剂时,应避免短期快速输注对肺功能造成的不利影响。其五,危重症患者肉毒碱合成减少或从尿中排泄增加,可能引起血浆和组织中的肉毒碱水平下降,从而影响 LCT 的氧化利用。中、长链脂肪乳剂具有水解、氧化快而彻底,不依赖肉毒碱转运,对免疫系统影响少和不易在肝内及外周组织中浸润等优点,故被认为是较理想的能源物质。但是,由于 MCT 氧化代谢快而完全,因而外科危重患者在应用中、长链脂肪乳剂时,应减慢输注速度,以避免 MCT 过快氧化而增加机体的代谢负担。

对健康志愿者的研究发现:结构性脂肪乳剂与中、长链脂肪乳剂相比较,血清中的甘油三酯处于低水平;中链脂肪酸处于低水平,水解速度较平稳;长链脂肪酸也处于低水平,水解速度较平稳。结论是:结构性脂肪乳剂比中、长链脂肪乳剂的脂肪酸代谢效果更好。临床研究中,在手术患者中使用结构性脂肪乳剂与使用长链脂肪乳比较,使用结构性脂肪乳剂的患者全身脂肪的氧化率明显加快,但是不会增加静息能量消耗。还有临床研究认为结构性脂肪乳剂比混合型 MCT/LCT 毒性更小,更有效地节氮,不影响机体网状内皮细胞功能,不增加感染率,且对肝功能影响更小,理论上更适用于肝硬化患者。还有研究认为,结构性脂肪乳剂在肝硬化患者中水解、氧化产热作用明显高于 LCT,故肝硬化患者应用中链甘油三酯时滴注速度应相对慢,以免增加患者负担。对结构性脂肪乳剂的研究还需要进一步强化。

3. 橄榄油 橄榄油中的单不饱和脂肪酸占 80%。其中油酸($\omega-9$ MUFA)是橄榄油中所含的主要脂肪酸。单不饱和脂肪酸只有一个双键,发生过氧化的风险较多不饱和脂肪酸小,避免或减少了产生氧化脂肪酸或反式脂肪酸的风险,而氧化脂肪酸或反式脂肪酸是心血管疾病、炎症和癌症的潜在诱因,损害组织和器官。MUFA 对机体的免疫性炎症影响小,而且含有天然活性的维生素 E 异构体,进一步提高了其抗氧化作用。临床研究也表明:对处于氧化应激状态的患者使用橄榄油脂肪乳剂,较其他脂肪乳剂可以减少氧化应激产物的生成。对外科危重症患者,使用 MUFA 为主的脂肪乳剂,可以减少体内的氧化应激产物,降低机体过度的炎症反应,有助于机体康复。目前使用的肠内营养制剂中,也有以单不饱和脂肪酸为主的制剂,据研究认为可以提高胰岛素的敏感性,有改善葡萄糖和脂代谢、保护心血管功能的作用。临床研究还需要进一步探索适应的人群和长期效果。

4. 鱼油 目前对鱼油的研究非常多,原因是鱼油中含有丰富的 $\omega-3$ 脂肪酸。而 $\omega-3$ 脂肪酸有许多重要的生理功能。现在肠内、肠外营养制剂都有许多含鱼油的制剂,或者富含 $\omega-3$ 脂肪酸的制剂。肠外制剂主要有 Omegavenoes、Lipoplus 和 SMOF lipid。已有的临床研究认为:含有鱼油的脂肪乳剂是安全的。在胃肠道手术后连续使用含有鱼油的脂肪乳剂使得在细胞内的二十碳四烯酸(EPA)增加;来源于花生四烯酸的白三烯 B4 减少,而来源于 EPA 的白三烯 B5 增加。血液中的炎性因子,包括 TNF-α 和 IL-6 的浓度降低,免疫功能得到改善。还有一些报道认为,使用鱼油制剂可以缩短住 ICU 的时间和住院时间。还有许多研究证实:使用含鱼油的肠内制剂对 ARDS 患者是有利的。2008年,Alessandro 等人对此进行了荟萃分析,入选的病例包括 ALI、ARDS 和脓毒血症及脓毒血症休克的患者。结果发现:使用 Oxepa(脂类成分:20% 鱼油、31.8% 芥花油和 25%

MCT)的患者病死风险显著降低(*OR* = 0.4),发生新的器官衰竭的风险显著降低(*OR* = 0.17)。在 2009 年 ASPEN 的指南中,也认可了含有鱼油的肠内营养制剂对 ARDS 和 ALI 有治疗作用。但是,在 2013 年的加拿大危重症营养指南中对这个问题重新进行了说明。其一,在 ARDS 和 ALI 中使用含有鱼油和琉璃苣油以及抗氧化剂的肠内营养制剂,有降低患者病死率的效果,因此推荐这些患者使用。其二,单独使用鱼油制剂对 ALI 患者不会降低病死率和感染率,但是可以减少住 ICU 的时间,不会减少住院时间。且使用鱼油制剂有减少机械通气时间的趋势。鉴于以上结论,指南对在危重症患者中单独使用鱼油不予推荐。

三、使用脂类营养制剂的风险

使用含脂类营养制剂的风险包括:过量使用脂类的风险,必需脂肪酸供给不足的问题,某些脂肪酸引起炎症和血凝的风险,代谢异常的风险,长期使用含脂类营养制剂对机体的影响,对某些特殊疾病使用时的风险,以及脂类来源带来的风险。

1. 过量使用脂类的风险　过量使用脂类是指脂类使用的绝对量增加和在不适当的时间段使用脂类。脂肪的最小需求量仅是总热量的 2% ~ 4%。唯一的必需脂肪酸是长链脂肪酸 α 亚麻酸(十八碳三烯酸)和亚油酸(十八碳二烯酸)。当使用脂肪供能时,一般总热量的 15% ~ 30% 可以由脂肪提供。脂肪供给的绝对最大量不要超过 2.5g/(kg·d),或者小于总热量的 60%。有些文献提出,在危重症患者中,脂肪供给应进一步限制到 1.0g/(kg·d)或更少。静脉注射用脂质乳剂(IVLE)的输注速度也是很重要的关注点,不要超过 0.11g/(kg·h),以免发生代谢并发症。使用 IVLE 的禁忌证包括蛋过敏高甘油三酯血症。只要甘油三酯浓度小于 10.4mmol/L,使用 IVLE 制剂都是安全的。过量的脂肪制剂会导致高甘油三酯血症和脂肪高负荷,脂肪高负荷的表现是呼吸窘迫、凝血病、肝功能试验异常、网状内皮系统损害。过量的 IVLE 也可以造成免疫抑制,这是因为产生促炎症反应的花生酸类的亚油酸(ω-6 多不饱和脂肪酸)分解。Battistella 等发现 IVLE 在损伤后的早期使用会导致机体对感染的敏感性增强,呼吸衰竭恢复缓慢,康复延迟。但是,接受无脂 TPN 制剂的患者使用葡萄糖替代提供热量并没有出现上述后果。因此,还不清楚这些结果是与不使用 IVLE 有关,还是与低热量制剂有关。当为患者提供浓缩能源时,要限定脂肪供能只能是总热量的 15% ~ 30%,这样会减少因过量脂肪供给产生的并发症。使用含脂的肠内营养制剂时,也会出现含脂高的制剂可引起腹泻等不良反应。

2. 必需脂肪酸供给不足的问题　必需脂肪酸缺乏的症状和体征有:弥漫性鳞状皮炎、脱发、血小板减少症、贫血、伤口愈合不良。如果二十碳三烯酸 ω-3 与二十碳四烯酸 ω-6 之比大于 0.4,且有临床表现可以诊断必需脂肪酸缺乏症(EFAD),为了预防 EFAD,每天所需总热量中的 2% ~ 4% 应该来源于脂肪(1% ~ 2% 来源于亚油酸,0.5% 来源于亚麻酸)。

3. 某些脂肪酸引起炎症和血凝的风险　富含 ω-6 脂肪酸的营养制剂,由于 ω-6 脂肪酸是许多炎症介质的来源,因此,有可能造成炎症发生或者加重的风险。大量摄入

ω-3脂肪酸存在造成出血倾向或是引起过量出血的危险。一些短期(4~11周)试验结果显示,服用2~15g/d EPA 和(或)DHA 可以明显增加出血时间。也有人认为可以使出血性中风的风险增加。

4. 代谢异常的风险 摄入 MCT 乳剂后肺泡丙酮浓度迅速升高。摄入后6h 达高峰,为禁食水平的6倍。而且肺泡丙酮浓度随 MCT 量的增加而成比例地升高。MCT 单独输入时有明显的生酮作用,快速输入时生酮作用加强。中、长链脂肪乳剂的禁忌证包括:严重凝血障碍、休克和虚脱、妊娠、急性血栓栓塞、伴有酸中毒和缺氧的严重脓毒血症、脂肪栓塞、急性心肌梗死和中风、酮症酸中毒昏迷和糖尿病性前期昏迷。输液过程中出现甘油三酯蓄积时,以下疾病也将禁忌:脂类代谢障碍、肝功能不全、肾功能不全、网状内皮系统障碍、急性出血坏死性胰腺炎。胃肠外营养的一般禁忌:各种原因引起的酸中毒、未治疗的水电解质代谢紊乱(低渗性脱水、低血钾、水潴留)、代谢不稳定、肝内胆汁淤积。

5. 长期使用含脂类营养制剂对机体的影响 2008 年世界卫生组织发布了《人类营养脂肪和脂肪酸专家共识》,就脂类与冠心病的关系问题指出:流行病学研究已经发现,进食食物中含有高饱和脂肪酸和胆固醇而单不饱和脂肪酸含量少,会增加总胆固醇的水平,并最终导致冠心病的发生。由于 ICU 中的患者多存在心血管疾病,因此,在长期使用含脂类营养制剂时,应有所警惕。另外,长期使用 TPN 会引起肝脏胆汁淤积症,可能与来源于大豆的脂肪乳的应用有关。

6. 对某些特殊疾病使用含脂类营养制剂时的风险 对于血流动力学不稳定的患者,无论使用肠内营养还是使用肠外营养都是有风险的。其理由是:休克时,循环血量减少,消化系统和肝脏血流明显减少,肠道对营养制剂的消化吸收功能障碍,肝脏无法有效地处理血流中的脂肪为机体供能。而且一些脂肪酸会产生一些炎症因子对休克产生不利的影响。也有认为在微循环障碍的情况下,脂肪乳的颗粒有可能加重微循环障碍。因此脂肪乳剂在休克患者中是禁止使用的。但是肠内营养,包括含脂类的肠内营养,在血流动力学基本稳定的情况下,使用血管活性药物不需增加剂量的情况下依然是可以使用的。

在一段很长的时间内,人们一直认为营养支持对胰腺炎是有害的,因为营养制剂对胰腺外分泌的刺激是恶化自身消化过程的危险因素,甚至在脂肪乳的说明书中也将急性出血坏死性胰腺炎列为禁忌证。临床上也发现:使用脂肪乳剂可以诱导胰腺炎。但是,近年来这些观念有一些改变。2012 年《胰腺炎营养治疗的国际专家共识》指出:如果预估患者在5~7天内不能经胃肠道进食,就要考虑营养支持。只要患者血中的甘油三酯水平低于4.4mmol/L,而且以前没有高脂血症的病史,使用脂肪乳剂就是安全的,患者也会较好地耐受。更详细的情况,我们将在后面的章节中详细介绍。

虽然脂肪乳的颗粒比较小,但是依然会有一些脂肪乳颗粒的直径大于5μm。这些较大的颗粒会引起脂肪栓塞,包括肺栓塞、脾栓塞、胎盘栓塞,还会引起脑栓塞。因此当患者存在上述疾病时,或者出于相应的状态时,禁忌使用脂肪乳剂。如果含有甘油三酯的脂肪乳以高于0.1g/(kg·h)的速度静脉输入时,高脂血症还会引起肺动脉高压和吞噬血细胞作用。

急性呼吸窘迫综合征时,使用脂肪乳剂也会带来风险。Marilena 等人的研究表明:在 ARDS 患者中,使用力保肪宁(Lipofundin,中/长链脂肪乳注射液,主要成分为大豆油和中链甘油三酯)的后果是:氧合发生恶化[氧合指数从(129 ±37)下降到(95 ±42)],呼吸系统顺应性下降[从(39.2 ±12)mL/cmH$_2$O 下降到(33.1 ±9.2)mL/cmH$_2$O](1cmH$_2$O ≈ 0.098kPa),肺血管阻力增高[从(258 ±47)dyne·s/cm^{5}增高到(321 ±58)dyne·s/cm^5]。与对照组比较,支气管肺泡灌洗液中的总蛋白和磷脂浓度、磷酸酯酶的活性、血小板活化因子和中性粒细胞都是增高的。因此他们认为:在 ARDS 患者中使用中长链脂肪乳会引起肺功能和血流动力学的改变;炎症细胞可以由脂类的输入而激活,释放磷脂酶 A$_2$ 和血小板活化因子,导致肺水肿加重,炎症加重,表面活性物质发生改变。但是必须强调的是,在 ARDS 和 ALI 中使用含有鱼油和琉璃苣油以及抗氧化剂的肠内营养制剂,有降低患者病死率的效果。

第三节　蛋白质和氨基酸供给的剂量、途径和风险

蛋白质是所有生活细胞的基本成分,几乎与每个机体功能都有关。蛋白质在组织、细胞和细胞器中发挥功能,如作为酶和激素;蛋白质也在分子水平发挥作用,如细胞与细胞的联系以及遗传物质作用。氨基酸中的碳也会氧化,产生 4kcal/g 的热量。

一、生理状态下机体对蛋白质和氨基酸的需求

2013 年,中国营养学会制定了中国居民膳食蛋白质推荐摄入量(recommended nutrient intake,RNI)(见表 3 –2)。

表 3 –2　中国居民膳食蛋白质推荐摄入量

年龄(岁)	EAR(g/d)		RNI(g/d)	
	男	女	男	女
0 ~	—	—	9(AI)	9(AI)
0.5 ~	15	15	20	20
1 ~	20	20	25	25
4 ~	25	25	30	30
7 ~	30	30	40	40
11 ~	50	45	60	55
14 ~	60	50	75	60
18 ~	60	50	65	55
50 ~	60	50	65	55
65 ~	60	50	65	55
80 ~	60	50	65	55

　　构成蛋白质的基本结构是氨基酸。人体蛋白质是由 20 种不同的氨基酸所组成的，人体所需的氨基酸分为必需氨基酸和非必需氨基酸。人体的必需氨基酸为 9 种，当食物中所含有的必需氨基酸的构成比例与人体的蛋白质必需氨基酸的构成比例接近时，则容易被人体所利用。世界粮农组织（food and agriculture organization，FAO）、世界卫生组织（world health organization，WHO）、联合国大学（united nations university，UNU）于 1985 年提出不同年龄段的必需氨基酸的推荐值（见表 3 - 3）。

表 3 - 3　FAO、WHO、UNU 1985 年对必需氨基酸的推荐[mg/（kg·d）]

氨基酸	婴儿（3~4 个月）	学龄前儿童（2 岁~）	学龄儿童（10~12 岁）	成年人
组氨酸	28			8~12
异亮氨酸	70	31	28	10
亮氨酸	161	73	44	14
赖氨酸	103	64	44	12
甲硫氨酸和半胱氨酸	58	27	22	13
苯丙氨酸和酪氨酸	125	69	22	14
苏氨酸	87	37	28	7
色氨酸	17	12.5	3.3	3.5
缬氨酸	93	38	25	10
合计	714	352	216	83.5
每克蛋白质含必需氨基酸的总量	434	320	222	111

　　在此之后，国际膳食能量顾问组（international dietary energy consultative group，IDECG）与 Millward 都是采用要因加算法重新评估必需氨基酸的生理需要量，但二者所得出的数值并不尽相同，并且这些数值与 FAO、WHO、UNU 1985 年提出的数值相比要明显低得多。美国麻省理工学院采用稳定同位素标记必需氨基酸的方法，或者称为碳平衡的方法，研究结果所得出的必需氨基酸的需要量的值明显高于 FAO、WHO、UNU 1985 年的推荐值。因此目前尚没有一种可以准确测定氨基酸生理需要量的方法，必需氨基酸生理需要量的问题仍需要进一步探讨。

(一)生理状态下机体怎样利用氨基酸和蛋白质

　　机体可以利用蛋白质、肽类和氨基酸作为机体所需要的氮源。

　　在生理状态下，蛋白质的合成和分解处于一个动态平衡。每天蛋白质的合成和分解速度大约为 300g（包括蛋白质的合成和分解）。每天来自膳食的蛋白质大约有 100g，这些蛋白质在机体正常的情况下，在肠道基本变化为可吸收的形式全部吸收；来自黏膜和消化液的蛋白质或氨基酸，每天大约有 70g 进入肠道；其中有 10g 随粪便排出，而其他的氨基酸与食物来源的氨基酸一起进入游离氨基酸池。这些氨基酸池中的氨基酸每天会有 90g 的氨基酸从尿中以尿素的形式排出。游离氨基酸池中的氨基酸还可以进入组织和蛋白质池合成蛋白质。每天从皮肤中还会丢失 2g 的氨基酸。

蛋白质本身并不能在肠道吸收。蛋白质进入胃后,有活性的胃蛋白酶将蛋白质和多肽裂解为短肽。在这个所谓的胃阶段,蛋白质和多肽仅能裂解为短肽进入十二指肠,能裂解为氨基酸的很少。蛋白质和多肽进入十二指肠后,胰蛋白酶开始发挥水解作用,将多肽和蛋白质中的 2/3 水解为短肽,1/3 水解为氨基酸。除了胰蛋白酶外,糜蛋白酶、弹性蛋白酶和羧肽酶都是主要的蛋白水解酶。在十二指肠内,有 1/3 的蛋白质水解发生。蛋白质、多肽和短肽进入空肠后,蛋白水解酶和肠道黏膜细胞的刷状缘的酶将多肽最终分解为短肽,包括二肽或三肽和氨基酸。在空肠的上段,这些氨基酸、二肽和三肽的混合物,可以通过各种不同的活性转运载体吸收。在空肠的末端和回肠的上部也可以进行蛋白质的消化和吸收。氨基酸先通过电化学梯度作用进入肠细胞,单个的氨基酸分子通过肠细胞的基底膜进入血液。二肽和三肽转运受到氢离子浓度梯度的驱动进入肠道细胞,肠上皮细胞浆内的水解酶将进入的二肽和三肽水解为氨基酸。

白蛋白是由 585 个氨基酸构成的小分子球蛋白,几乎没有色氨酸和甲硫氨酸残基,但是赖氨酸和天冬氨酸残基丰富,没有辅基和碳水化合物基团。人白蛋白(HSA)可以与许多内源性和外源性复合物发生交联,比如可以与脂肪酸、金属离子、药物和代谢产物结合,这种结合对于药物的转移和效果、解毒、抗氧化保护都有重要的意义。白蛋白 34 位的半胱氨酸可以与顺铂、D-青霉胺和 N-乙酰半胱氨酸结合。白蛋白的 N 末端部分可以高效地结合铜、镍和钴离子,白蛋白 34 位的半胱氨酸可以与金、银和汞离子结合,白蛋白还是血浆中主要的与锌离子结合的蛋白质。HAS 还具有清除氧游离基(ROS)和氮自由基(RNS)的作用。在近来的研究中发现:过氧化氢和过氧亚硝酸盐可以将 34 位的半胱氨酸氧化成次磺酸衍生物,接着转化为二硫化物并进入氧化-还原循环生成巯基白蛋白,借此恢复其抗氧化的功能。我们知道,ROS 和 RNS 的增加是危重症疾病发生和发展的重要原因,而白蛋白可以在此时有效地在细胞外提供清除氧化的保护作用。给急性肺损伤患者供给白蛋白,可以改善血浆中的巯基依赖性抗氧化保护作用,并可以减少氧化标志物的水平。持续的低白蛋白血症与进行慢性透析患者红细胞膜的氧化有关,说明 HSA 可以保护避免出现脂质的氧化。在实验条件下,也发现 HSA 可以为四氯化碳中毒和尿毒症提供抗氧化的保护作用。血红素铁离子的氧化还原特性具有促进氧化的属性,而 HSA 是一种有效的血红素连接蛋白,一旦血红素与白蛋白连接,血红素促进氧化的作用就会减弱。有证据表明:白蛋白易受到影响的巯基组可以为炎症细胞发出信号,调节这些细胞发生氧化还原状态的改变。25% 的白蛋白可以调整休克和复苏后中性粒细胞/内皮细胞的相互作用,并减轻肺损伤。另外,HSA 可以提高细胞内谷胱甘肽的水平并影响泛转录因子核因子 κB 的活化而发挥抗炎症作用。但是也有资料认为在急性肺损伤中有促进炎症的作用,并认为与铁的氧化还原循环有关。所以在此情况下,当细胞外铁显著增加或者过负荷时,不宜使用白蛋白。健康的成年人白蛋白的合成主要是由肝细胞完成的,每天合成 10~15g,大约占肝脏合成蛋白的 10%。健康年轻的男性白蛋白的半衰期是 12.7~18.2 天,40%~60% 的白蛋白是在肝脏、肌肉和肾脏降解的。血浆中 75% 的胶体渗透压是由白蛋白来承担的。另外,白蛋白还会间接地影响血管的渗透性,这是因为白蛋白可以与血管内皮下膜及间质连接,从而减少这些结构对大分子的渗透性。

摄入的氨基酸可以在体内合成蛋白质。还有一部分氨基酸发生分解并导致碳骨架以二氧化碳的形式丢失,不能再合成蛋白质。如果氨基酸摄入超过机体的需要,会直接降解为尿素或进入酮体生成及葡萄糖生成途径,还有一些氨基酸会合成一些新的含氮物质,比如嘌呤、肾上腺素等。谷氨酰胺还可以参与机体许多重要的功能实现。现在已经知道,谷氨酸的生理功能有氮传输、谷胱甘肽的前体、代谢的燃料、脑细胞的细胞成分,并有递质的作用。天冬氨酸可以提供嘧啶碱基而成为核苷酸的组成成分。甘氨酸不仅可以提供嘧啶碱基,还是血红蛋白和细胞色素所需卟啉的来源,是磷酸肌酸的前体,也有提供马尿酸解毒作用和提供结合胆汁酸进行脂肪消化的作用。组氨酸可以生成组胺。赖氨酸是机体必需氨基酸,对胶原的形成和脂肪酸的转运起着关键的作用。半胱氨酸可以成为谷胱甘肽的前体,具有抗氧化的作用。酪氨酸对肾上腺素、甲状腺激素、去甲肾上腺素和黑色素的生成是必需的。色氨酸产生的 5 - 羟色胺是主要的递质,色氨酸还可以产生烟酸,发挥重要的生理作用。精氨酸是 NO 的前体物,对机体的免疫功能也会起到作用。

静脉使用的氨基酸制剂是晶状氨基酸。目前可以利用的复方氨基酸制剂很多,其中氨基酸的比例和量是不一样的。静脉使用的复方氨基酸制剂包括:补充营养的平衡型、疾病适用型和小儿用氨基酸三类。需要指出的是:由于技术的问题,这些制剂中一些条件必需氨基酸不够,这是因为在制剂中使用某些氨基酸的原型是有困难的。比如半胱氨酸会被迅速地氧化生成二聚体;酪氨酸在水中溶解度低,因此使用静脉给予很难达到其需要量。常用的复方氨基酸制剂的氨基酸组成见表 3 - 4。

表 3 - 4　常用的复方氨基酸制剂的氨基酸组成(g/L)

氨基酸	18AA - Ⅰ	8.5%18AA - Ⅱ	18AA - Ⅲ	18AA - Ⅳ	18AA - Ⅴ	18AA - Ⅶ
谷氨酸	9.0	4.2	6.5	2.17	1.97	0.5
脯氨酸	8.1	5.0	3.3	1.1	1.0	5.0
丝氨酸	7.5	3.4	2.2	0.73	0.67	1.7
苯丙氨酸	5.5	5.9	9.35	3.11	2.83	7.0
亮氨酸	5.3	5.9	12.5	4.17	3.795	12.9
缬氨酸	4.3	5.5	4.5	1.5	1.36	14.0
门冬氨酸	4.1	2.5	3.8	1.27	1.15	1.0
异亮氨酸	3.9	4.2	5.6	1.87	1.7	9.1
赖氨酸	4.9	9.5	12.4	4.13	3.33	10.0
精氨酸	3.3	8.4	7.9	2.63	2.89	9.0
苏氨酸	3.0	4.2	6.5	2.17	1.97	7.5
丙氨酸	3.0	12.2	6.2	2.07	1.88	7.1
组氨酸	2.4	5.0	6.0	2.0	2.46	5.0
甘氨酸	2.1	5.9	10.7	3.57	3.24	7.0

氨基酸	18AA - Ⅰ	8.5%18AA - Ⅱ	18AA - Ⅲ	18AA - Ⅳ	18AA - Ⅴ	18AA - Ⅶ
甲硫氨酸	1.9		3.5	1.17		4.4
半胱氨酸	0.145		1.0	0.48	0.44	0.28
色氨酸	1.0	1.4	1.3	0.52	0.39	1.3
				(N - 乙酰 - L 色氨酸)		
酪氨酸	0.5	0.2	0.35	0.116	0.11	4.0
甲硫氨酸		4.2			1.06	
胱氨酸		0.2				
氨基酸总量	70	85	103	34.8	32.24	103.25
总氮量		14				15.2

根据肠内营养制剂的氮源可以将其分为三类:第一类是由氨基酸为氮源的要素膳,不经过消化过程可以直接吸收。第二类是由蛋白水解物(氨基酸、低聚肽、二肽和三肽)组成,不经过或者经过较少的消化过程就可以吸收。第三类是由整蛋白作为氮源的完全非要素膳,必须经过消化才能吸收。肽链上氨基酸残基小于 10 称为短肽。短肽的吸收机制与氨基酸的吸收机制是不一样的。短肽的转运系统有 3 种,包括依赖氢离子和钙离子浓度的主动转运过程,具有 pH 依赖性的 H^+/Na^+ 交换转运体系,以及谷胱甘肽转运系统。临床研究表明:在手术前和危重症患者中,使用短肽制剂是有利的。但是,2009 年 ASPEN 指南中指出:在患者使用肠内营养制剂出现持续的腹泻,并排除是由于使用泻药和艰难梭菌所致者,可以使用含有可溶性纤维素或者短肽制剂。另外在重症胰腺炎时,患者不能耐受全蛋白肠内营养制剂时,也可以换用短肽制剂。

(二)评估蛋白质代谢的方法

评估蛋白质代谢的方法包括氮平衡的测定、蛋白质合成和分解的测定、蛋白组学测定和代谢组学测定。

1. **氮平衡的测定**　氮平衡是指氮的摄入量与排出量之间的平衡状态。测定每日摄入氮的量和排除氮的量,并比较两者的比例关系,以及体内组织蛋白代谢状况的实验,称为氮平衡,包括氮的总平衡、氮的正平衡和氮的负平衡 3 种情况。氮平衡的测定实际就是摄入的氮与排出氮之间的差值。

氮平衡(NB) = 摄入氮(I) - [尿氮(U) + 粪氮(F) + 汗液氮(S)]

其中:摄入氮 = 摄入蛋白质(g)/6.25;排出氮 = 尿氮 + 粪氮 + 皮肤排出的氮。尿氮(24h) = 24h 尿液中的尿素氮(g) + 2;粪氮 = 0.012g/kg × 体重(kg);皮肤排出的氮 = 0.005g/kg × 体重(kg)。

氮平衡是临床上常用的一个评估机体总氮摄入与氮消耗之间关系的简单方法。其临床意义在于:摄入氮 = 排出氮,为氮平衡;摄入氮 < 排出氮,为负氮平衡,其原因多为蛋白质摄入量不足,主要见于饥饿以及患消耗性疾病时;摄入氮 > 排出氮,为正氮平衡,提示部分摄入的蛋白质用于体内合成蛋白质,供细胞增殖,多见于孕妇、儿童及患病初愈的患者。在使用该指标时,可能有误判的风险,原因在于:排出氮估计较低,其他途径丢失的氮,每天每千克体重可以达到 $10 \sim 20mg$。另外,非蛋白氮可以造成氮潴留量的错误估计。临床样本收集的不可靠性和困难性都是氮平衡在临床应用不是太准确的原因。我们还要对氮平衡有一个概念,即氮平衡只是代表机体对氮摄入水平的适应,不一定代表氮源供给是否足够。

2. **蛋白质合成和分解的测定** 蛋白质合成和分解代谢的速度可以通过以下方法进行测定。整体转换研究:团注或连续输入用同位素标记的氨基酸,定时从血、尿和呼吸气中测定氨基酸前体或代谢产物(CO_2、尿素及氨)。用与整体研究相同的方法,测定血液和肌肉标记蛋白的合成速度。测定 3 甲基组氨酸在尿中的排出,或者动静脉 3 甲基组氨酸的差异,计算肌肉蛋白分解的单向速度。3 甲基组氨酸排出已经用于烧伤损伤和脓毒血症的评估。对尿中 3 甲基组氨酸的解释应该慎重,因为在某些情况下,肠道对这个指标的影响不容忽视。要知道在比较不同的研究方法时,应该使用每千克瘦体重来表示,而不是每千克体重。如果不注意,对结果的判断就会出现错误。另外,氨基酸示踪剂的选择和计算方法都会对结果产生影响。近来,高通量分析日益受到重视。将来,使用这种对多聚分子(如蛋白质)示踪显示技术可能会取代现在的标识物测定。测定器官蛋白质的合成与分解需要侵入性的技术。可以进行检查的器官最常见的是肌肉,还可以监测肾、脑和心脏的蛋白质合成和分解情况。由于这些技术的复杂性,多用于研究。

3. **蛋白组学测定** 蛋白质组学(proteomics)一词,源于蛋白质(protein)与基因组学(genomics)两个词的组合,意指"一种基因组所表达的全套蛋白质",即包括一种细胞乃至一种生物所表达的全部蛋白质。蛋白质组学本质上指的是在大规模水平上研究蛋白质的特征,包括蛋白质的表达水平、翻译后的修饰、蛋白与蛋白相互作用等。营养蛋白质组学有助于我们正确理解代谢途径和最佳的营养和健康状况。营养素对基因表达的作用已成为当前营养支持研究领域中重要的研究内容,特别是氨基酸参与基因表达的研究内容更为深入,氨基酸作为蛋白质合成的前体物质,不仅影响蛋白质代谢,而且还参与整个机体的内稳态平衡。某些营养状况和应激状态能影响血液氨基酸浓度;相反,哺育细胞亦可通过调节不同基因的表达而改变氨基酸的获取,继而调节氨基酸众多生理功能。

4. **代谢组学测定** 代谢组学同时存在两个不同的词汇和概念,即 metabonomics 和 metabolomics。Metabonomics 是指定量描述生物内源性代谢物质的整体及其对内因和外因变化应答规律的科学,是对生物系统进行的整体和动态的认识。Metabolomics 由 Fiehn 等在 2000 年提出,用以强调把代谢组学这个技术平台用于研究细胞系统基因的功能,是对一个生物系统的细胞在给定时间和给定条件下所有小分子代谢物的定量分析。Noguchi 等回顾分析了代谢组学技术在评价氨基酸摄入的适量与安全范围中的应用,应用基于相关性的分析方法分析某种代谢产物与摄入过量的蛋白质、氨基酸相关,以此确定适量安全的氨基酸摄入量。Noguchi 等进一步研究发现,氨基酸代谢谱有助于揭示特定生理状态,揭示迄今最为全面的代谢关系。但是由于小分子代谢产物的数据库尚未完全建立、机体营养代谢受到多种因素的影响,所以,如何将相关技术引入临床依然需要努力。

二、应激状态下蛋白质和氨基酸的应用

应激情况下,蛋白质分解代谢加剧。蛋白质的分解超过蛋白质的合成,炎症蛋白质的合成增加。不同病因的应激状态,其蛋白质分解和合成的程度和氮平衡情况是不一致的。需要氨基酸的种类也是不一样的。

(一)危重症患者白蛋白的应用

目前认为白蛋白并不因为应激而增加分解,在应激时肝脏总的蛋白合成并未减少,反而有所加强,只是各种急性相蛋白的合成显著增加,而白蛋白的合成比例相应降低。另外,应激时白蛋白在血管内外的重新分布,也是应激时白蛋白下降的主要原因。1998年英国的创伤循证医学专家组对白蛋白的作用进行了研究。他们评价了30个随机对照组实验,其中有1 419例患者被纳入了评估。结果发现:以病种分类,使用白蛋白的患者病死率高于对照组。低血容量患者使用白蛋白的死亡风险增加,烧伤患者使用白蛋白的死亡风险增加,低白蛋白血症患者使用白蛋白的死亡风险增加。总体使用白蛋白的死亡风险增加。大约每17个使用白蛋白的患者中会有1个是增加的死亡。2004年《新英格兰医学杂志》发表了盐水与白蛋白液评估研究。这个研究纳入了6 997例入住ICU的患者,其中3 497例患者接受了白蛋白治疗,3 500例患者接受盐水治疗。白蛋白治疗组有726例患者死亡,盐水组有729例患者死亡,就病死率而言,两组没有显著差异;两组新发生单器官或者多器官衰竭的人数也没有显著差异;两组ICU时间和住院时间也没有显著差异;机械通气时间和肾脏替代治疗时间也没有显著差异。同年Vincent等人在《危重症医学杂志》发表了一项对71个相关实验的荟萃分析。患者包括外科创伤患者、危重症新生儿及烧伤、低白蛋白血症、腹水患者。结果发现,使用白蛋白的患者总的并发症风险下降。2006年Dubois等人对100例血浆白蛋白低于30g/L的患者进行了研究。患者随机分为使用白蛋白组和对照组。结论是:在低白蛋白血症的危重症患者中使用白蛋白可以改善器官功能,并且减少液体的潴留,使得患者对肠内营养有更好的耐受性。2007年《新英格兰医学杂志》发表了盐水与白蛋白液对创伤性颅脑损伤作用的评估研究。结论是:对创伤性颅脑损伤患者使用白蛋白进行复苏会导致病死率增加。因此,掌握好使用白蛋白的适应证是非常重要的。

(二)肝衰竭患者氨基酸的应用

正常情况下,芳香族氨基酸(AAA,包括苯丙氨酸、酪氨酸和色氨酸)第一次通过肝脏的清除率可达80%~100%。在肝功能障碍的情况下,食物中的酪氨酸和苯丙氨酸会经过肠菌脱羧酶的作用分别转变为酪胺和苯乙胺。酪胺和苯乙胺可以进入脑组织,在脑内经过β-羟化酶的作用生成β-羟酪胺和苯乙醇胺。β-羟酪胺和苯乙醇胺的化学结构与正常的神经递质去甲肾上腺素相似,但是不具备传递神经冲动的作用,是一种假神经递质。当假神经递质被脑细胞摄取并取代了突触中的正常的神经递质时,神经传导就会发生障碍。另外在正常情况下AAA中的色氨酸与白蛋白结合后不易透过血脑屏障。肝衰竭时,白蛋白减少,而色氨酸增高,游离的色氨酸可以经过血脑屏障,在大脑中代谢为5-羟色胺和5-羟吲哚乙酸,引起肝性脑病。另外,肝衰竭时,血氨的增高也会增加脑对

酪氨酸、苯丙氨酸和色氨酸的摄取。

支链氨基酸(BCAA,包括亮氨酸、异亮氨酸和缬氨酸)的代谢可在骨骼肌、肝、肾、脑中进行,是唯一一部分主要在肝脏外代谢的氨基酸,其代谢所需的酶在骨骼肌中的浓度是肝脏的 3～10 倍,因此骨骼肌是 BCAA 最活跃的代谢场所。亮氨酸的作用包括与异亮氨酸和缬氨酸一起合作修复肌肉,可提高胰岛素敏感度,控制血糖,并给身体组织提供能量。它还提高生长激素的产量,并帮助燃烧内脏脂肪,这些脂肪由于处于身体内部,仅通过节食和锻炼难以对它们产生有效作用。晚期肝硬化患者因肝功能损害,易形成高胰岛素血症,致使血中 BCAA 减少,BCAA 和 AAA 的比值由正常人的 3.0～3.5 降至 1.0～1.5,故常用缬氨酸等支链氨基酸的注射液治疗肝衰竭等疾病。此外,它也可作为加快创伤愈合的治疗剂。异亮氨酸是必需氨基酸之一,与结构类似的缬氨酸、亮氨酸在营养上有相关性。在肝衰竭的情况下这些氨基酸的含量由于摄入不足以及 AAA 的增加,造成比例失衡。BCAA 作为一种能源物质,可直接被骨骼肌、心肌、脑、肝等组织利用,正常状态下,BCAA 占能量需求的 6%～7%。肝衰竭患者机体对葡萄糖抵抗,同时肝脏脂肪酸产生酮体的机制发生障碍,形成酮体和利用脂肪酸能力下降。因而肝衰竭患者对 BCAA 需求增加,机体约 30% 的能量由 BCAA 供应。临床营养中采用 BCAA 作为氮源有以下优点:亮氨酸可促进蛋白质的合成,减少肌肉蛋白的分解,在能量充足时并可增强肝脏蛋白质的合成,从而使血浆 AAA 水平下降,血浆 BCAA 浓度增高,可以与 AAA 竞争通过血脑屏障的运转系统,从而使进入脑部的 AAA 减少,体内葡萄糖或酮体减少时,BCAA 可为机体提供主要能源。BCAA 能调节细胞膜释放其他氨基酸。对于一些因肝病对氨基酸耐受不良的患者来说,BCAA 是首选替代品。

因此在肝衰竭的患者中,准确地选择复方氨基酸制剂是非常重要的。虽然也有人不同意 BCAA 与 AAA 竞争进入脑部可以减少假性神经递质的形成,但是对于不能耐受蛋白质的营养不良患者而言,补充 BCAA 有助于改善氮平衡。常用的制剂见表 3 - 5。

表 3 - 5　肝衰竭时常用的复方氨基酸

氨基酸成分	复方氨基酸 3AA (g/L)	复方氨基酸 6AA (g/L)	复方氨基酸 15AA (g/L)	复方氨基酸 20AA (g/L)
左旋亮氨酸	16.5	16.6	13.78	13.6
左旋异亮氨酸	13.5	11	7.66	8.8
左旋缬氨酸	12.6	12.2	8.86	10.6
左旋精氨酸		22	5.8	8.8
左旋谷氨酸		18.6		5.7
左旋门冬氨酸		4		2.5
左旋脯氨酸			6.3	7.1
左旋丝氨酸			3.3	3.7
左旋丙氨酸			4	8.3
左旋组氨酸			1.6	4.7

氨基酸成分	复方氨基酸 3AA（g/L）	复方氨基酸 6AA（g/L）	复方氨基酸 15AA（g/L）	复方氨基酸 20AA（g/L）
左旋色氨酸			0.9	1.5
左旋苏氨酸			2	4.6
左旋甲硫氨酸			2.5	1.2
左旋苯丙氨酸			3.2	1.6
左旋赖氨酸			4.1	7.51
甘氨酸			3.3	6.3
左旋半胱氨酸			<0.2	0.59
左旋酪氨酸				0.67
左旋鸟氨酸				1.35
左旋天冬酰胺				0.48

（三）肾衰竭患者氨基酸和蛋白质的应用

在 20 世纪 70 年代,开始使用所谓的"肾功能衰竭液体"来治疗急性肾衰竭。"肾功能衰竭液体"是指静脉输注的左旋必需氨基酸和高葡萄糖液。有小样本的研究表明:无论是治愈率还是生存率都是使用"肾功能衰竭液体"的患者人群更好一些。在肌酐清除率为 32～88mL/min 的患者中,许多氨基酸的水平是高于正常值的,但是必需氨基酸和非必需氨基酸的比例没有失衡。在肌酐清除率为 0.03～16mL/min 的患者中,血浆大多数必需氨基酸明显减少(还包括酪氨酸和精氨酸),而非必需氨基酸比正常值显著增高。甲硫氨酸在肾衰竭时的血浆浓度没有变化。肾衰竭时血浆必需氨基酸加酪氨酸与总氨基酸之比小于肾功能正常者[肾功能正常者必需氨基酸/氨基酸总量(E/T)为 32,肾衰竭时 E/T 为 22]。所以,没有透析的进行性肾衰竭患者会出现氨基酸的失衡,而且血浆中必需氨基酸的失衡说明肾衰竭患者营养状态的恶化,氨基酸的失衡程度与肾脏损害的程度以及尿中必需氨基酸的丢失密切相关。

2009 年欧洲成年人肾衰竭肠外营养指南就氨基酸的使用有以下表述:在处于高分解代谢的急性肾衰竭的患者中,通过单一增加蛋白质和氨基酸的摄入来克服高分解状态是不可能实现的。增加热、氮比,并不会改善预后。每天摄入 1.5g/kg 的蛋白质,并将每天提供的热量增加到 40cal/kg 以上,不会改善氮平衡,相反还会出现更加严重的代谢并发症,比如高脂血症和高血糖症。进行肾脏替代治疗(renal replacement therapy, RRT)的急性肾衰竭患者应该每天接受 1.5g/kg 的蛋白质。在做 RRT 时,每天机体会丢失 0.2g/kg 的氨基酸,蛋白质的摄入要对此进行补偿,还要考虑到在 RRT 过程中静脉输入的氨基酸会有 10%～15% 的丢失。对于未进行透析的慢性肾病患者,每天的能量摄入需要达到 30～35cal/kg,才能达到较好的氮平衡。对这些患者蛋白质的摄入,欧洲肠外肠内营养学会(European society for parenteral and enteral nutrition,ESPEN)的推荐是:当肾小球滤过率(GFR)在 25～70mL/min 时,每天每千克体重供给的蛋白质应该是 0.55～0.6g,而且其中

2/3 应该是高生物价值的蛋白质。当 GFR 低于 25mL/min 时,每天每千克体重供给的蛋白质应该是 0.55~0.6g,而且其中 2/3 应该是高生物价值的蛋白质;或者每天每千克体重供给蛋白质 0.28g 加上必需氨基酸加上酮酸。对于进行连续透析和连续门诊腹膜透析的患者,ESPEN 对每天每千克体重蛋白质摄入的推荐分别是 1.2~1.4g(50% 应是优质蛋白)和 1.2~1.5g(50% 应是优质蛋白)。对于正在透析的慢性肾病患者,出现急性疾病时可以使用急性肾衰竭的肠外营养模式。对于连续透析的非急性肾衰竭患者,透析中胃肠外营养(intradialytic parenteral nutrition, IDPN)可以选用标准氨基酸溶液输入。对于连续门诊腹膜透析的患者,每天蛋白质的丢失大约为 10g,氨基酸的丢失为 3~4g,其中 30% 是必需氨基酸。2010 年 ASPEN 也发表了急、慢性肾衰竭患者的营养指南。指南认可的试验中,标准氨基酸制剂和必需氨基酸制剂在急性肾损伤的对比研究显示,两组患者的负氮平衡情况差不多。因此指南推荐在急性肾损伤时应该使用标准的氨基酸肠外营养制剂。

在慢性肾衰竭患者中,一直在使用低蛋白饮食和合并 α - 酮酸制剂。现在认为:在慢性肾衰竭患者中使用低蛋白饮食和合并 α - 酮酸制剂的好处是:使得氮平衡得以维持,减少"尿毒症毒素",延缓肾衰竭的进展,减轻蛋白尿和氨基酸尿,改善代谢性酸中毒,改善患者的营养状态,增加血浆中必需氨基酸的浓度,改善血浆中白蛋白的浓度,改善葡萄糖代谢和胰岛素的敏感性,改善脂质代谢,减轻高磷血症,改善高甲状旁腺素的情况,减少氧化应激,改善肾小管的功能。另外还有人认为低蛋白饮食和合并 α - 酮酸制剂可以降低血压和减轻 NO 的代谢产物。肾衰竭时常用的复方氨基酸制剂见表 3-6。

表 3-6　肾衰竭时常用的复方氨基酸制剂

氨基酸成分	复方氨基酸 9AA(g/L)	复方氨基酸 18AA - N(g/L)
左旋亮氨酸	8.8	10.0
左旋异亮氨酸	5.6	7.5
左旋缬氨酸	6.4	7.5
左旋精氨酸		3.0
左旋谷氨酸		0.3
左旋门冬氨酸		0.3
左旋脯氨酸		2.0
左旋丝氨酸		1.0
左旋丙氨酸		3.0
左旋组氨酸	2.5	2.5
左旋色氨酸	2.0	2.5
左旋苏氨酸	4.0	2.5
左旋甲硫氨酸	8.8	5.0
左旋苯丙氨酸	8.8	5.0

续表

氨基酸成分	复方氨基酸 9AA(g/L)	复方氨基酸 18AA－N(g/L)
左旋赖氨酸	9.0	7.0
甘氨酸		1.5
左旋半胱氨酸	0.1	0.25
左旋酪氨酸		0.5

(四)应激状态时氨基酸的应用

在应激状态下,机体炎性介质和应激激素分泌增加,导致机体发生明显的代谢改变,除了表现为脂肪动员分解增加、糖异生加强和糖利用能力下降以外,此时机体的蛋白质合成减少、分解代谢加速,从而出现明显的负氮平衡。应激发生后,组织的蛋白质合成、肝急性相蛋白质和炎性细胞因子的合成均需要氨基酸。骨骼肌是体内氮质贮存的主要组织,创伤应激时,骨骼肌蛋白质的分解是导致机体负氮平衡的主要原因,骨骼肌等组织蛋白质分解释放出的氨基酸成为此时其他组织所需氨基酸的主要来源。支链氨基酸(BCAA)包括亮氨酸、异亮氨酸和缬氨酸,是主要在肝外代谢的三种必需氨基酸。尤其是骨骼肌氧化供能的氨基酸,同时具有能量底物、糖异生底物和肌蛋白代谢调节等作用。创伤应激后,肌肉蛋白质的分解代谢为肝及创伤部位的蛋白质合成及糖异生提供了底物。创伤应激时,肌肉蛋白质消耗主要表现为丙氨酸、谷氨酰胺和支链氨基酸的释放。丙氨酸与谷氨酰胺占肌肉释放氨基酸总量的 2/3。丙氨酸和谷氨酰胺在创伤后下降明显,丙氨酸为正常的 60%,而谷氨酰胺为正常的 50%。BCAA 是丙氨酸和谷氨酰胺在肌肉合成的重要前体物质。创伤后补充 BCAA 的目的在于:①补充外源性 BCAA,可减少肌肉分解;②满足肝和其他器官蛋白质合成的需要;③在应激时机体对糖利用发生障碍的情况下,BCAA 能在周围组织中代谢供能,有节氮效应。因此,供给创伤应激时使用的氨基酸注射液,应该充分满足此时机体对 BCAA 的特殊需要。在一项针对肝移植患者的临床研究中发现:肝移植术后应用高支链氨基酸安全、有效,与平衡氨基酸相比节氮效果更明显。另一些针对胃肠道肿瘤手术的研究也表明:复方支链氨基酸注射液在胃肠道肿瘤术后患者的肠外营养支持中,更有益于纠正患者负氮平衡,抑制肌蛋白分解,改善各营养指标。BCAA 是肿瘤细胞必需的一类氨基酸,其中缬氨酸高摄取是肿瘤细胞氨基酸代谢特征之一。因此限制缬氨酸后可致肿瘤细胞蛋白质和能量代谢障碍,引起细胞膜通透性升高,使抗癌药物更易进入细胞,提高抗癌效果。随着肿瘤细胞内缬氨酸浓度降低,抑制肿瘤的效果逐步增强,缺乏缬氨酸时抑制效果最明显。亮氨酸和缬氨酸结构相似,在跨膜转运和细胞内代谢等多个方面可以竞争性抑制。增加亮氨酸,可使肿瘤细胞对缬氨酸的摄取和利用进一步减少。

关于 BCAA 最佳浓度目前尚无定论,一般认为在 25%～65% 是合适的。复方氨基酸 18AA－Ⅶ所含的支链氨基酸占总氨基酸的 35.9%。

(五)含短肽的肠内营养与含全蛋白质的肠内营养

2006 年 ESPEN 指南中对标准肠内营养的定义是:含有全蛋白、长链脂肪酸和纤维素,不含有临床意义的谷蛋白和乳糖。与蛋白质相关的营养制剂有高蛋白制剂(总能量中 20% 以上是蛋白质)、全蛋白制剂(含有完整蛋白质的制剂)、短肽制剂(2～25 个氨基酸钛链作为 EN 中主要氮源的制剂)、游离氨基酸制剂(含有单个氨基酸)。20 世纪 80、90 年代对含短肽的肠内营养制剂的作用曾经有过研究,结果比较矛盾。有的研究认为含短肽的肠内营养制剂可以减轻危重症患者的腹泻,也有的研究发现并非如此。因此,目前的看法只是在患者使用全蛋白质营养制剂发生腹泻时,可以考虑使用短肽制剂。在肠道疾病如克罗恩病时,使用全蛋白质营养制剂与使用短肽制剂及游离氨基酸制剂比较,似乎没有哪一个制剂有更多的好处。在对胰腺炎的治疗中,使用短肽制剂并且使用中链脂肪酸制剂可以改善患者的耐受性。

三、使用蛋白质和氨基酸的风险与注意事项

我们已经在前面的篇幅中讨论了使用白蛋白的风险。除了上述风险外,由于白蛋白进入体内有增加胶体渗透压的作用,所以对心力衰竭、严重贫血和肾功能不全的患者是不轻易使用的。在急性呼吸窘迫综合征(ARDS)患者中使用白蛋白,因为此时肺毛细血管渗透性增强,白蛋白可以外渗到肺泡中,加重肺水肿。所以白蛋白的补充限于血浆低蛋白血症患者。补充白蛋白 1h 左右后,应该使用利尿剂。

使用氨基酸制剂时,需要关注的是:不同疾病的患者使用氨基酸的剂量是不一样的,不同身高、年龄、体重的患者使用氨基酸的剂量是不同的;相同疾病的不同时期使用氨基酸的剂量是不同的,相同疾病的不同程度使用氨基酸的剂量也是不同的;不同疾病患者所需要氨基酸的种类和相互之间的比例是不同的,不同疾病患者所需要氨基酸量与热能的比例也是不同的。蛋白质和氨基酸供给不足,固然会影响到患者的营养状态和疾病的康复;补充过多的蛋白质和氨基酸,或者使用在特殊疾病状态下对机体有害的氨基酸,也会加重疾病。

比如在稳定期肝衰竭的患者中,蛋白质的推荐量是 $1.0 \sim 1.2g/(kg \cdot d)$,非蛋白热量的推荐量是 $25 \sim 30kcal/(kg \cdot d)$。对于该期伴有营养不良的患者蛋白质的推荐量是 $1.6g/(kg \cdot d)$,非蛋白热量的推荐量是 $35 \sim 40kcal/(kg \cdot d)$。如果食用的是普通膳食,应该额外补充 BCAA $0.25g/(kg \cdot d)$。其他疾病的氨基酸使用情况我们将在相关的章节中介绍。

总结使用氨基酸制剂的注意事项和策略路径是:

(1)明确患者的身高、年龄、体重。

(2)明确患者的原发病和程度。

(3)明确疾病的时期。

(4)明确有无影响使用氨基酸量和种类的合并症、并发症。

(5)在以上情况明确后,确定使用氨基酸的总量、氨基酸的种类和氨基酸之间的比例。

(6)确定已经熟悉选用氨基酸制剂的适应证和禁忌证。

(7)确定与氨基酸摄入相适应的非蛋白热量摄入量和葡萄糖/脂肪的比例。

(8)关于脂肪的使用原则参考相关章节。

第四章　危重症患者液体、电解质和酸碱平衡的需要

人体的水、电解质和酸碱平衡是维持机体内环境平衡的重要的组成部分。在正常情况下,机体的体液和酸碱平衡的波动在一个较小的范围内。危重症患者会表现出许多液体、电解质和酸碱的失衡。特殊的营养支持,包括肠内营养(enteral nutrition, EN)和肠外营养(parenteral nutrition, PN)都与这些问题有关,用不好可以成为引起这些障碍的原因,用好了可以成为纠正这些障碍的主要治疗方式。鉴于此,要用好营养支持,临床医生必须熟悉液体、电解质和酸碱平衡的基本概念和最新进展。本章主要介绍接受营养支持的危重症患者常见的液体、电解质和酸碱失衡的病因学、症状和治疗。本章介绍的内容包括:

- 正常情况下机体体液情况
- 危重症患者水、电解质、酸碱失衡及原因
- 危重症患者水、电解质失衡的判断和处理
- 危重症患者酸碱失衡的判断和处理
- 实施营养治疗对水、电解质、酸碱失衡的影响

第一节　正常机体的体液代谢

一、体液的分布

1. 液体和电解质平衡的维持　液体和电解质的平衡对正常细胞功能是非常重要的。正常人的总体液量占体重的百分比与年龄有关,新生儿总体液量占体重的百分比是75% ~80%,而成年人总体液量占体重的百分比为55% ~60%。总体液量分为细胞外液和细胞内液。细胞内液对维持细胞的生理功能具有重要的作用,而这种功能的实现,包括细胞内液量的维持和物质交换都有赖于细胞外液。细胞外液包括血管内液和组织间液。血管内液是血容量的主要组成部分。细胞外液的血管外成分还可以分为:①间质液,大约9L;②结缔组织和软骨中的水,大约3L;③骨组织的水,大约3L;④跨细胞的水(胃肠道和肾脏管腔中的液体),大约1L。成年人机体液体和电解质的分布见图4-1。

2. 水的动态平衡和实现　在正常情况下,成年人每天需要的水量为1 500 ~

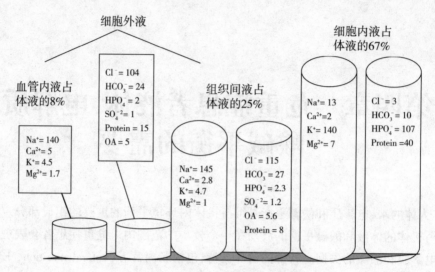

图 4 - 1　成年人体液的分布和组成

注:OA—有机酸。

2 000mL。水的来源包括饮水、食物中产生的内生水,以及体内代谢过程中产生的内生水(300mL/d 左右)。水分的排出途径包括肾脏排出、皮肤排出、肠道排出和呼吸道排出。

就消化道的液体平衡而言,进入胃肠道的液体途径包括:饮食、水 1.5 ~ 2L,唾液 1.5L,胃液 1.5L,胰液 2L,胆汁 1L。到达小肠上段后,由于吸收,已经减少到 8L,经过空肠和回肠的吸收后液体只有 3L,到达回、直肠可以再吸收 1.5L。每天从粪便中排出的水分大约是 150mL。肾脏也是处理水分的重要器官,肾小球每天滤过的原尿达到 180L,原尿中 99% 的水会被肾小管和集合管重吸收,最后形成大约 1.4L 的终尿。皮肤排出的水分大约是 500mL,呼吸道排出的水分大约是 350mL。当机体出现摄入水分减少时,会刺激下丘脑的渴感中枢,引起口渴,提醒需要饮水。当摄入量足够时,渴感消失。水的排泄依赖于抗利尿激素、醛固酮对肾脏的调节作用。

3. 电解质的动态平衡和实现　在正常情况下,成年人每天膳食中钠的摄入量是 80 ~ 200mmol,钾的摄入量是 50 ~ 150mmol,钙的摄入量是 20 ~ 60mmol,镁的摄入量是 10 ~ 20mmol,氯的摄入量是 120 ~ 300mmol,磷的摄入量是 20 ~ 50mmol。进入胃肠道的分泌物中,钠离子在胃液中的浓度是 70 ~ 120mmol/L,在小肠液中是 110 ~ 120mmol/L,在胆汁液和胰液中是 140mmol/L;钾离子在胃液中的浓度是 10mmol/L,在小肠液中是 5 ~ 10mmol/L,在胆汁液和胰液中是 5mmol/L;氯离子在胃液中的浓度是 100mmol/L,在小肠液中是 105mmol/L,在胆汁液中是 100mmol/L,在胰液中是 75mmol/L。

(1)钠:肾脏可以在很大的范围内调节钠的排泄,机制是血流量调节、肾素、血管紧张素 - 醛固酮、血管加压素和利钠肽共同的作用。

(2)钾:据图 4 - 1 我们知道钾离子是细胞内主要的阳离子,但是在细胞外液浓度较低。肾脏是排钾的主要器官,即使不摄入钾,每天依然会排钾 30 ~ 50mmol。粪和汗液排钾量占总量的 5% ~ 10%。肾脏排钾量约占总量的 85%。尿钾排出量受到钾的摄入量、远端肾小管钠浓度、血浆醛固酮和皮质醇的调节。细胞膜上的"钠泵"是维持钾代谢平衡的重要因素。

(3)镁:正常成人体内含镁总量约为 1.1mol,主要分布在骨(500～600mmol)和细胞内液。镁每天的摄入量为 10～20mmol,其中 30%～50% 可以经肠道(主要是小肠)吸收。镁的排出主要由肾脏完成,每日有 4mmol 的镁经尿排出。镁摄入量少,食物含钙量少,含蛋白质与 1,25 - 二羟维生素 D_3 等,可使肠道吸收镁增加。影响肾小管镁重吸收的因素很多,其中血镁浓度影响最大。低镁血症时,刺激甲状旁腺激素的分泌,促进肠道对镁的吸收和肾小管对镁的重吸收。高镁血症时,重吸收明显减少。

(4)钙:饮食中摄入的钙在 200～800mg,其中 20%～30% 的钙在肠道(十二指肠吸收最多)中吸收。每天仅肾脏滤过的钙达到 240mmol,其中 238mmol 重新吸收。从尿中排出的钙是 2～10mmol。钙的代谢平衡受到甲状旁腺素、降钙素和维生素 D 的调节。

(5)磷:饮食中每天摄入的磷大约为 850mg,主要在空肠吸收,吸收率约 70%。每天经粪便排出的磷为 300mg,尿中排出的磷为 550mg。每天大约有 150mmol 的磷经肾脏滤过,120mmol 被重新吸收。有许多因素影响着磷的代谢平衡,详细机制还在研究中。

二、正常情况下机体酸碱平衡的调节

无论是日常的膳食,还是 PN、EN 都有不同的酸碱度。在机体的代谢中,也会产生不同酸碱度的物质。为了保持机体内环境的稳定,必须有对外源性和内源性酸碱进行缓冲的机制,保持内环境的 pH 在一个正常的范围内。机体内有 4 种缓冲机制:体液缓冲系统调节、呼吸调节、肾脏调节和离子交换调节。

1.体液缓冲系统调节

(1)碳酸氢盐缓冲系统:是细胞外液的主要缓冲对。该缓冲系统表达为:

$$H^+ + HCO_3^- \Leftrightarrow H_2CO_3 \Leftrightarrow CO_2 + H_2O$$

该缓冲系统对固定酸进行缓冲时,会产生 H_2CO_3,然后 H_2CO_3 快速地解离为 CO_2 和 H_2O。肺脏会通过增加呼吸深度和呼吸频率将过多的 CO_2 排出体外,使增加的酸负荷得到缓解。肾脏可以通过重新吸收 HCO_3^- 的方式以及使用 CO_2 和 H_2O 对 HCO_3^- 进行补充的方式来保障缓冲对的运行。Henderson - Hasselbach 公式表明了人体内 HCO_3^-、H_2CO_3 和 pH 之间的关系。人体中 pH 或者酸与碱的比值是 1 份 H_2CO_3 与 20 份 HCO_3^- 之比。H_2CO_3 的改变一定要有 HCO_3^- 进行代偿,使其比值保持在 1:20。一旦该比值失衡,pH 将离开正常值范围。

(2)磷酸盐缓冲系统:磷酸氢二钠(Na_2HPO_4)缓冲对是红细胞内和肾小管细胞的重要的缓冲系统。如果 H^+ 从尿中排出,会对肾脏造成损害。但是由于磷酸盐缓冲系统的存在,可以将 H^+ 的损害降到最低。这个缓冲系统表达为:

$$Na_2HPO_4 + H^+ \Leftrightarrow NaH_2PO_4 + Na^+$$

(3)蛋白质缓冲对:存在于血浆中的蛋白质也是酸碱平衡的缓冲对,并且是细胞内最重要的缓冲对。这种缓冲对既可以像碳酸氢盐缓冲系统那样接受 H^+,也可以在碱性增加时释放 H^+。在红细胞中的血红蛋白在血液中起着最重要的缓冲作用。机体产生的二氧化碳会通过细胞膜弥散入红细胞内。多数的二氧化碳与水结合形成碳酸。碳酸将解离为 HCO_3^- 和 H^+，血红蛋白可以与 H^+ 结合。这个反应在血流通过肺时发生逆转，血红蛋白成为氧化型血红蛋白。氧化型血红蛋白释放出的 H^+ 和 HCO_3^- 生成 H_2CO_3，H_2CO_3 分解为 CO_2 和 H_2O，CO_2 由肺呼出。

2. 呼吸对酸碱平衡的控制 呼吸系统可以通过改变呼吸的深度和频率来调整二氧化碳的释放以控制酸碱平衡。这种调节非常敏感，可以自主进行。血液中的二氧化碳水平决定着脑脊液的 pH。脑部的呼吸中枢能够监测到二氧化碳和 pH 的改变，并因此对呼吸进行调节，使得 pH 恢复正常。

3. 肾脏对酸碱平衡的调节 肾脏对 H^+ 和 HCO_3^- 的控制是维持 pH 动态平衡的关键因素。虽然呼吸系统可以对酸碱平衡进行快速的调节，但是还不够。因为机体会产生大量的非挥发酸，这些非挥发酸不能作为气体呼出。健康的肾脏可以重新吸收大部分的 HCO_3^-，肾脏分泌的 H^+ 与 HCO_3^- 生成 H_2CO_3。H_2CO_3 分解为 CO_2 和 H_2O，继之形成 H^+ 与 HCO_3^-。由此不断地得到 HCO_3^-，可以对非挥发酸进行连续的缓冲。分泌 H^+ 是机体调整酸碱平衡的重要部分。机体尿 pH 的最低值是 4.5，低于这个值是有害的。

肾小管可以从谷氨酰胺生成碱性的 NH_3。游离的 H^+ 与 NH_3 形成 NH_4^+，NH_4^+ 不能通过细胞膜，由此 H^+ 被结合从尿中排出。

磷酸氢盐和硫酸氢盐缓冲系统也可以接受 H^+，从而对酸碱平衡进行缓冲。大约 1/3 的游离 H^+ 在肾脏中以磷酸或者硫酸的形式排出。

4. 离子交换对酸碱平衡的调节 H^+ 和 HCO_3^- 都是电解质，所以酸碱平衡的改变会影响到细胞内液和细胞外液其他电解质的浓度。比如，HCO_3^- 移动到血浆中需要与其他的负离子进行交换，以保持电中性。Cl^- 与 HCO_3^- 是运动方向相反的离子。K^+、Cl^- 和 Na^+ 的改变都会影响到酸碱平衡。

第二节 危重症患者水、电解质、酸碱失衡及原因

一、禁食和危重症状态对液体和电解质的影响

在持续的禁食状态中，存在着瘦体组织、水和矿物质的丧失。在单纯的禁食时，每天将丧失 150g 瘦体组织，导致 15~20mmol 钾和 110mL 水从细胞内液释放到细胞外液。应激和损伤增加瘦体组织的细胞溶解作用，导致每天丧失 1.2g 磷、60mmol 钾和 450mL 水，从而会引起患者急性的电解质异常、液体潴留和许多器官的功能障碍。如此，在已有严重营养不良的患者中进行营养支持会导致急性的电解质转移和液体潴留，即所谓的再进食综合征(refeeding syndrome，RFS)。对于 PN 患者来讲，如果再喂食存在严重体重丧失的患者，RFS 表现为严重的低磷血症并发症。RFS 对液体、电解质和器官功能的影响远远高于低磷血症。Solomon 和 Kirby 提出了关于 RFS 的定义和构成要件：RFS 是如下元素耗竭、补充和组成成分转移及在此过程中相互作用引起的代谢和生理性后果，这些元素

包括磷、钾、镁与葡萄糖的代谢和维生素的缺乏，以及液体的复苏。正因为如此，在确定液体和电解质是否需要时，在诊断和管理电解质紊乱时，必须考虑到患者的营养状态。常见静脉输注液体的电解质成分见表4-1。

表4-1 常见静脉输注液体的电解质成分和渗透压

输注液体	葡萄糖（g/L）	渗透压（mOsm/L）	钠（mmol/L）	氯（mmol/L）	钾（mmol/L）	乳酸（mmol/L）	钙（mmol/L）
5%葡萄糖	50	280	0	0	0	0	0
乳酸林格液	0	273	130	109	4	28	1.5
0.9%氯化钠	0	308	154	154	0	0	0
0.45%氯化钠	0	154	77	77	0	0	0

二、常见的水、电解质缺乏的病因学

在危重症患者中，液体、电解质的丧失都可以见到，原因是大量的外源性液体排出。外源性液体排出见于一些不正常的情况，比如造口、瘘管、鼻胃管引流，尿大量排出以及腹泻，而且排出的量已经超出不补充液体就无法代偿的程度（见表4-2）。

表4-2 常见电解质缺乏的病因学

电解质	缺乏的原因
钠	①皮肤丧失；②消化道丢失；③肺丢失；④肾脏：利尿剂，肾损害，肾上腺功能减退
钾	①饥饿；②皮肤丧失，胆汁丧失，低位GI或肠瘘；③肾脏：利尿、碱中毒、两性霉素
碳酸氢	①腹泻，胰腺炎，从小肠丧失；②盐皮质类固醇缺乏；③肾脏：肾小管性酸中毒
氯	①髓襻利尿剂；②从胃丢失；③从肠丢失
镁	①饥饿、由于吸收不良和腹泻从肠道丢失；②酒精中毒；③滥用缓泻剂；④利尿；⑤环孢素
磷	①饥饿；②碱中毒；③供给葡萄糖；④糖尿病酮症酸中毒；⑤含铝的抗酸剂

1. 低钠血症 低钠血症占危重症患者的14%。高血糖症是高渗性低钠血症最常见的原因，因为增高的血浆血糖会由于高血糖的分子渗透作用造成细胞内的水进入细胞外腔。在高血糖时，血糖每增加5.6mmol/L，血浆钠会降低1.6mmol/L。在住院的患者中，抗利尿激素分泌失调综合征（SIADH）是低钠血症的最常见原因。临床可以见到患者的容量正常，但是总体水是过负荷的，因为尿仍然被浓缩。尿钠值增加（>20mmol/L），与之相应的尿渗透压增加（>100mOsm/L），其结果是低渗性低钠血症。在中枢神经系统疾病、肿瘤和肺部疾病中，也可以见到SIADH；使用某些药物如利尿剂、抗抑郁药或镇痛药，也可出现SIADH。在危重症患者中，其他原因引起的低渗性低钠血症也会出现（见图4-2）。在患者处于容量不足时，必须考虑肾脏和肾外盐的丢失。这常常发生在脱水、使用利尿剂、呕吐、腹泻等情况下。低钠血症也见于水肿的患者，如伴有心衰、肝衰竭的患者，因为有细胞外液的水分增加。临床上也有将低钠血症分为：缺钠性低钠血症、稀释性低钠血症、转移性低钠血症、特发性低钠血症和脑性盐耗损综合征（由于下丘脑或者脑干损

伤,导致下丘脑与肾之间的神经联系中断,远曲小管出现渗透性利尿。血钠、氯、钾降低,尿中含量增高)。

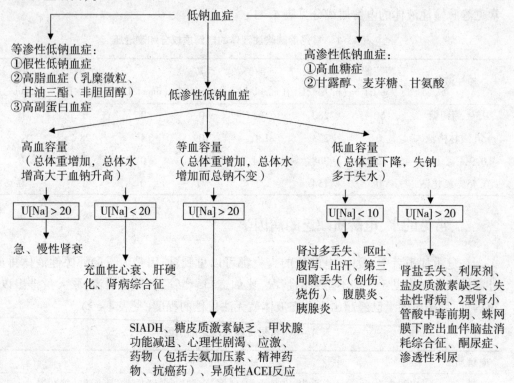

图4-2　低钠血症的病因

注:U—尿;ACEI—血管紧张素转化酶抑制剂。

需要注意的是,假低钠血症发生在高脂血症或高蛋白血症患者,反映为整个血浆中的钠量减少,而血浆中钠浓度保持正常情况下,血浆中水占93%,其余7%为固相,包括蛋白、盐和脂肪。任何原因造成血浆中固相成分增加(高血脂,高蛋白血症如多发骨髓瘤或大量使用丙种球蛋白),且测定前血液标本经过稀释,将造成等渗性低钠血症。

2. 高钠血症　高钠血症占 ICU 患者的6%。高钠血症意味着身体内的钠和水之间的平衡被打破。在住院情况下,通常是由于患者入水量缺乏或者低渗性液体丧失过多(即胃肠道和呼吸道丧失)。高钠血症见于不恰当的液体处方、输入碳酸氢钠、药物或使用高渗性 PN,或几种因素兼而有之。其中浓缩型高钠血症最常见,见于单纯性失水或者失水大于失钠。潴钠性高钠血症较少见,主要是因为肾脏排钠减少或者是钠摄入过多。比如在右心衰竭、肾病综合征、肝硬化腹水、原发性醛固酮综合征患者、颅脑外伤患者、急性和慢性肾衰竭患者、补碱过多的患者以及库欣综合征患者。特发性高钠血症更少见。患者对精氨酸升压素(AVP)分泌的能力依然存在,但是对 AVP 释放的渗透压阈值增高,只有体液达到明显的高渗状态时才能够释放 AVP。

3. 体液容量减少　体液容量减少的称法常常见于病理生理学著作中,临床常常称作脱水(dehydration 或者 water loss)。按脱水时的血钠浓度分为低血钠、高血钠和正常血钠性脱水。

（1）低血钠性脱水（细胞外液减少）：原因有：其一，丧失大量消化液而只补充水分。这是最常见的原因。多因呕吐、腹泻，部分是因胃肠吸引术丢失体液而只补充水分。其二，大汗后只补充水分；烧伤面积大，大量体液丢失而只补充水；水肿患者长期连续使用利尿剂、急性肾衰竭多尿期以及失盐性肾炎患者，艾迪生病时只补水未补盐，都是低血钠脱水的原因。

（2）高血钠性脱水（细胞外液减少）：原因有：其一，摄水不足。比如昏迷、创伤无法摄入水，脑外伤、脑卒中等致渴感中枢迟钝或者渗透压感受器不敏感。其二，失水过多。①肾性丢失水分。如尿崩症、糖尿病酮症酸中毒、高钙血症、非酮症高渗性昏迷等，另外，长期鼻饲高蛋白流质饮食会引起溶质性利尿（鼻饲综合征），使用高渗液体和脱水药物也会引起肾性水分丢失。②经肺失水。任何原因引起的过度通气都可使呼吸道黏膜的不感蒸发加强以致大量失水。③经皮肤失水。在发热或甲状腺功能亢进时，通过皮肤的不感蒸发每日可失水数升；汗为低渗液，大汗时每小时可丢失水分 800mL 左右；烧伤也可以丢失大量的水分。另外，惊厥使得细胞内小分子物质增多，渗透压增高，水转入细胞内，也会引起高血钠性脱水。

（3）正常血钠性脱水（细胞外液减少）：见于：①麻痹性肠梗阻时，大量体液潴留于肠腔内；②大量抽放胸、腹水，大面积烧伤，大量呕吐、腹泻或胃、肠吸引以后；③新生儿消化道先天畸形如幽门狭窄，胎粪肠梗阻或胃肠瘘管等所引起的消化液丧失。

4. 体液容量增多　可根据血钠变化和增多的体液分布特点分为低血钠性体液容量过多（水过多，如果过多的水进入细胞内造成细胞内水过多称作水中毒）、正常血钠性组织间液过多（水肿）和高血钠性细胞外液增多（高容量性高钠血症）。

（1）水中毒：病因有：其一，肾功能不全少尿期、严重心力衰竭或肝硬化时肾排水功能不足。其二，抗利尿激素（ADH）分泌失调综合征和各种原因引起的应激导致 ADH 分泌过多。其三，低渗性脱水晚期输入大量水分。ADH 分泌失调综合征常见于：①恶性肿瘤，如肺燕麦细胞癌、胰腺癌、霍奇金病以及淋巴肉瘤等；②中枢神经系统疾病，如脑脓肿、脑肿瘤、硬脑膜下出血、蛛网膜下腔出血、脑血管血栓形成、病毒性或细菌性脑炎、细菌性或结核性脑膜炎以及早老性痴呆等；③肺疾患，如肺结核、肺脓肿、病毒性及细菌性肺炎等。另外，药物如异丙肾上腺素、吗啡、丙磺酰胺、长春新碱以及多黏菌素都能够促进 ADH 释放和（或）使其作用增强；各种原因所致的应激也可以引起 ADH 分泌增多；休克和肾上腺皮质功能低下，也可以引起 ADH 分泌增多。

（2）正常血钠性组织间液过多（水肿）：病因有肾性水肿、肝性水肿、心性水肿、营养不良性水肿、淋巴性水肿、炎性水肿等。

（3）高容量性高钠血症：主要原因是盐摄入过多或盐中毒。原发性钠潴留常见于原发性醛固酮增多症和库欣综合征患者，由于醛固酮的持续超常分泌，引起体钠总量和血钠含量的增加。医源性盐摄入过多也是高容量性高钠血症的病因。

5. 低钾血症　由以下 4 种机制引起：①摄入减少；②丢失增加，比如鼻胃管引流、腹泻和利尿；③药物引起的跨细胞转移（胰岛素、β 肾上腺能药物）；④稀释性低钾血症（见图 4 - 3）。

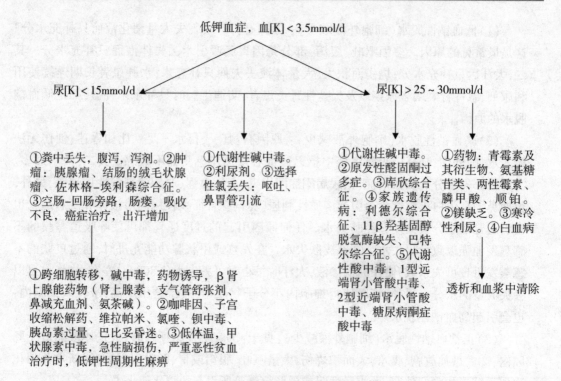

低钾血症，血[K] < 3.5mmol/d

尿[K] < 15mmol/d   尿[K] > 25 ~ 30mmol/d

①粪中丢失，腹泻，泻剂。②肿瘤：胰腺瘤、结肠的绒毛状腺瘤、佐林格－埃利森综合征。③空肠－回肠旁路，肠瘘，吸收不良，癌症治疗，出汗增加

①代谢性碱中毒。②利尿剂。③选择性氯丢失：呕吐、鼻胃管引流

①代谢性碱中毒。②原发性醛固酮过多症。③库欣综合征。④家族遗传病：利德尔综合征、11β羟基固醇脱氢酶缺失、巴特尔综合征。⑤代谢性酸中毒：1型远端肾小管酸中毒、2型近端肾小管酸中毒、糖尿病酮症酸中毒

①药物：青霉素及其衍生物、氨基糖苷类、两性霉素、膦甲酸、顺铂。②镁缺乏。③寒冷性利尿。④白血病

①跨细胞转移，碱中毒，药物诱导，β肾上腺能药物（肾上腺素、支气管舒张剂、鼻减充血剂、氨茶碱）。②咖啡因、子宫收缩松解药、维拉帕米、氯喹、钡中毒、胰岛素过量、巴比妥昏迷。③低体温，甲状腺素中毒，急性脑损伤，严重恶性贫血治疗时，低钾性周期性麻痹

透析和血浆中清除

图4-3 低钾血症的病因

6. 高钾血症 见于肾排出障碍、药物影响、钾进入细胞障碍，也可能是非自然的（如溶血、严重的白细胞增多症和血小板增多症、静脉穿刺时攥拳）。有临床表现的高钾血症80%见于肾功能不全。临床上，常常分为钾过多性高钾血症、转移性高钾血症、浓缩型高钾血症和假性高钾血症。

（1）钾过多性高钾血症：见于肾衰竭、氮质血症、肾小管酸中毒、使用潴钾利尿剂、血管紧张素转化酶抑制剂（ACEI）等引起的肾脏排钾减少，以及摄入过多的钾。

（2）转移性高钾血症：见于溶血、烧伤、横纹肌溶解、大剂量化疗引起的组织破坏，以及由于代谢性酸中毒、失水和休克时的缺氧、剧烈运动、癫痫、破伤风、高钾性周期性瘫痪、使用精氨酸等引起的细胞膜转运的改变。

（3）浓缩型高钾血症：见于有效循环血流减少。

（4）假性高钾血症：见于试管内溶血以及血小板增多、白细胞增多导致细胞内钾进入细胞外液。

7. 低镁血症 许多引起低钾血症的情况也可以引起血镁的减少。镁受到膳食摄入的影响、胃肠道吸收的影响以及肾脏丢失的影响。镁的消耗可能发生在容量扩张或利尿时，因为通过肾脏再吸收的镁依赖于尿量。肾小管损害和许多药物都会造成镁的丢失。引起低镁血症最常见的药物包括乙醇、利尿剂、氨基糖苷类、两性霉素以及膦甲酸。低镁血症与低钙血症、低钾血症以及代谢性碱中毒混合存在。低镁血症发生在60% ~ 65%的危重症患者。

8. 高镁血症 较罕见，通常是医源性的，源于PN摄入、含镁的制酸剂和泻剂。肾衰

竭患者和老年人是高危人群。

9.低钙血症　据报道低钙血症在 ICU 中的发病率超过以总钙计为 90%,以离子钙计为 50%。低钙血症的原因主要包括:①甲状旁腺激素(PTH)或 1,25(OH)$_2$ 维生素 D$_3$ 不足,以及骨骼钙动员能力下降;②低镁血症,因为 PTH 的释放和活性均需要适当的镁;③钙螯合作用增加;④甲状旁腺切除术;⑤胰腺炎。

在 ICU 中,低钙血症的一个常见原因是螯合;这是因为在 ICU 常常使用含枸橼酸的浓集人类红细胞。在 ICU 中,常常使用的肾替代治疗也用枸橼酸抗凝,枸橼酸会与钙发生螯合,并因此降低血清钙水平。其他在危重症中低钙血症的原因还不大清楚。Lind 等人对 ICU 的脓毒血症患者低钙血症情况进行了评估,他们发现:这些患者骨吸收并不减弱,尿钙排出也没有增加,因而认为脓毒血症患者发生低钙血症与炎症反应有关。

发生低钙血症时机体的代偿见图 4-4。

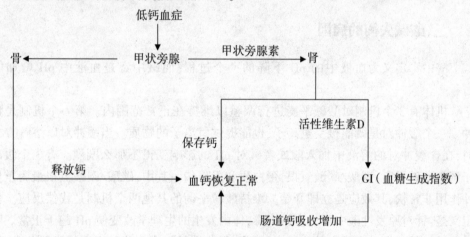

图 4-4　低钙血症的调整

10.高钙血症　在危重症患者中高钙血症少见于低钙血症。高钙血症的主要原因是恶性肿瘤、甲状旁腺功能亢进、钙摄入增加。

发生高钙血症时机体的代偿见图 4-5。

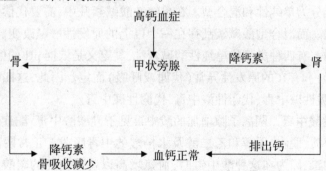

图 4-5　高钙血症的调整

11.低磷血症　磷是重要的电解质,特别是对于 ICU 患者来说。其一,磷是连接到 ATP 的高能的来源,ATP 为所有的生理功能提供能源。另外,ATP 也是红细胞内合成 2,3

二磷酸甘油酸所必需的,2,3 二磷酸甘油酸是将氧带入组织所必需的物质。其二,含磷的物质有利于电解质的运输、肌肉的收缩,以及蛋白质、葡萄糖和脂肪的代谢。其三,磷是机体细胞内最丰富的离子。血浆中几乎所有的磷都是以游离磷和蛋白结合磷的形式存在。85%的磷在骨中,大约14%的磷存在于机体的软组织,剩下1%的磷在细胞外液。

磷的平衡与钙的平衡相似,是通过激素与器官之间的相互作用而实现的。在细胞外液与其他形式磷之间的交换是相对较慢的。要注意再喂养综合征也会出现低磷血症。

低磷血症源于胃肠道吸收不足、大量向细胞内转移,或者经肾大量地丢失。真正的低磷血症要经过 4 ~ 8 周才会出现。显著处于低磷血症风险的患者包括慢性酗酒者和糖尿病酮症酸中毒患者。

12. 高磷血症　发生于 ICU 的高磷血症最常见于肾功能不全者。其他原因有红细胞溶解释放出磷,骨骼肌损伤释放出磷。

三、酸碱失衡的病因

酸中毒定义为血液中的 pH 下降的一个过程,而碱中毒是血液中 pH 增加的一个过程。

机体有 3 个机制对酸碱平衡进行调整以维持在正常范围内。第一个机制是化学缓冲。一个缓冲对是既能接受氢离子,也能提供氢离子的物质。当缓冲对以溶解方式存在时,在含缓冲对的溶液中加入酸或者碱对 pH 的影响变得不那么剧烈。有 3 个缓冲对用于调整酸碱平衡:碳酸/碳酸氢根,蛋白质和无机磷。其中,碳酸/碳酸氢根最为重要。缓冲作用非常快,其效应是立即开始。维持酸碱平衡的其他两个机制是代偿反应。代偿的定义是:针对原发性酸中毒或者碱中毒,体内发生的生理学改变使 pH 趋于正常。呼吸代偿是通过呼吸深度和频率的改变来控制二氧化碳的排出。这种类型的代偿非常迅速,在发生酸碱紊乱的几分钟内就开始代偿。与呼吸代偿比较,代谢代偿和肾代偿要慢一些,因为牵涉到肾脏排出酸的改变、碳酸氢根再吸收的改变和碳酸氢盐的产生。这些变化要经过 6 ~ 24h 才能有效应。

酸碱紊乱分为单纯性和混合型。在单纯性酸碱紊乱中,需要代偿的只有一个简单的酸碱变化过程。而混合型酸碱紊乱存在一个以上的原发性酸碱改变。pH 是由酸碱紊乱的程度决定的。有四种类型的单纯性酸碱紊乱,其定义是依据 pH 的偏离方向(确定为酸中毒或碱中毒)和存在的原发性异常(代谢或呼吸)而定。因此,这四种酸碱紊乱是呼吸性酸中毒、呼吸性碱中毒、代谢性酸中毒、代谢性碱中毒。

1. 代谢性酸中毒　阴离子隙增加的酸中毒见于乳酸酸中毒、酮症酸中毒、肾衰竭、给予过量的电解质、脱水、甲醇和乙二醇及水杨酸的中毒吸收。正常阴离子隙酸中毒也叫作高氯性酸中毒,因为在这种酸中毒时,血氯增高以替代消耗的碳酸氢根。这种类型的酸中毒见于腹泻、肾小管酸中毒伴肾丢失碳酸氢根及过量给予外源性氯。

2. 代谢性碱中毒　代谢性碱中毒可以由消化道丢失 H^+(鼻胃管引流、呕吐、分泌性腹泻)或肾脏丢失 H^+(使用利尿剂)引起。其他的原因包括呕吐丢失、使用大剂量青霉素、盐皮质激素过高活性和给予有机阴离子(乳酸林格液中的乳酸、PN 中的醋酸、输血使用的枸橼酸)。另外,使用碱性药物不适当地治疗呼吸性酸中毒也会导致代谢性碱中毒。

3. 呼吸性酸中毒　呼吸性酸中毒是由于 CO_2 潴留使得 pH 下降,病因是呼吸系统排出 CO_2 的能力衰竭。由于代谢代偿缓慢,在发生呼吸性酸碱紊乱后 12~24h 内不会出现代偿,因此将呼吸性酸中毒分为两类:急性呼吸性酸中毒和慢性呼吸性酸中毒。急性呼吸性酸中毒几分钟或几个小时出现,没有足够的时间进行代谢代偿。急性呼吸性酸中毒的病因有严重的肺疾病、控制通气的神经肌肉疾病及机械通气不恰当。另外,如果 PN 中 50% 以上的非蛋白热量是由葡萄糖提供的,CO_2 的产量将迅速增加并最终导致呼吸性酸中毒。慢性呼吸性酸中毒发生在非致命性 $PaCO_2$ 增加和低氧血症的情况下,机体有时间进行代谢性代偿。慢性呼吸性酸中毒见于 COPD、胸壁受限或其他肺部疾病。

4. 呼吸性碱中毒　呼吸性碱中毒原发改变是 $PaCO_2$ 减少,原因是肺部对 CO_2 的排出过多。见于各种对呼吸的中枢和外周刺激、机械通气、自主性过多通气。在应激情况下或者给予过量的碳水化合物(比如使用 PN),代谢产生的 CO_2 也可能增加。

5. 混合型酸碱紊乱　由多重病因,或代偿不足,或代偿过度,以及医源性原因的同时作用引起,如酮症酸中毒合并 2 型呼吸衰竭。

第三节　危重症患者水、电解质失衡的判断和处理

对于危重症患者应该详细地了解病史、体征和实验室检查,明确是否存在电解质和水失衡,明确原有失衡情况的改变。动态地监测水、电解质的平衡情况,了解电解质失衡的原因、程度和机制,是原发还是继发,是单纯性还是混合型,对于纠正水、电解质紊乱是十分必要的。在此基础上,监测和控制原发病急合并症也是十分重要的。

一、水失衡的判断和处理

(一)脱水的诊断和处理

1. 脱水的诊断　在本章第二节中已经介绍了脱水的原因和分类。

(1)高渗性脱水:是指失水多于失钠,血清钠 >150mmol/L,血浆渗透压 >310mOsm/L。主要表现为口渴、尿少。在轻度(失水量达到体重的2%~3%)时,主要表现为黏膜干燥、汗少、皮肤弹性低、口渴、尿量少,尿渗透压通常 >600mOsm/L,尿比重 >1.020,可出现酸中毒,但不发生休克。中度(失水量达到体重的4%~6%)时,主要表现为严重口渴、恶心、心动过速、体位性低血压、中心静脉压下降、表情淡漠、肾功能低下、少尿、血浆肌酐和尿素氮水平增高,尿渗透压通常 >800mOsm/L,尿比重 >1.025,出现酸中毒。重度(失水量达到体重的6%以上)时,主要表现为休克、少尿或无尿、血压下降、肾脏功能受损害、血浆肌酐和尿素氮上升、血清钾浓度增高,可以发生严重的代谢性酸中毒,易发生死亡。

(2)低渗性脱水:是指体液容量减少,失钠多于失水,血清钠 <130mmol/L,血浆渗透压 <280mOsm/L。在轻度(血钠 <135mmol/L)时,主要表现为疲乏、头晕,直立时可以发生晕厥,尿中氯化钠很少。中度者(血钠 <130mmol/L)时,主要表现为厌食、恶心、呕吐,

视力模糊,收缩压轻度降低,体位性晕厥,心率加快,脉搏细弱,皮肤弹性减退,面容消瘦等。重度者(血钠 <120mmol/L)时,主要表现为表情淡漠、木僵等神经症状,发生严重休克,直至昏迷、死亡。

(3)等渗性脱水:是指体液容量减少,失钠等于失水,血清钠和血浆渗透压正常。表现为少尿、口渴,重者血压下降。如果处理不当,可以演变为低渗性或者高渗性脱水。

脱水的诊断策略:

(1)有没有引起脱水的病因。

(2)有没有脱水(临床表现和体征)。

(3)什么程度的脱水(轻、中、重)。

(4)什么性质的脱水(高钠、低钠、等渗):测定血钠、渗透压、尿钠、尿渗透压。

2.脱水的处理 一般要考虑补液的总量、补液的种类、补液的方法及监测。在开始补液前要对患者的基础疾病情况、合并症情况、脱水的类型和严重性及程度有完整准确的了解。

(1)补液的总量:要考虑到已丢失量和继续丢失量,预估的总量不是一次使用,而是建立在不断评估的基础上,根据病情调整。

(2)补液的种类:对于不同性质的脱水,补液的种类是不同的。对于高渗性脱水,可以以补水为主。由于5%葡萄糖液中的葡萄糖可以迅速地分解为二氧化碳和水,因此可以将5%葡萄糖液输入看作是补水,含钠液体可以占1/3,可以在适当时机补钾及碱性液。对于等渗性脱水,以补充等渗液为主。对于低渗性脱水,需要补充高渗液,如3%的氯化钠液,补充高渗液一般以每小时血钠升高0.5mmol/L为宜。补钠量 =(125mmol/L – 实测血清钠)×0.6×体重(kg)。一般先补给计算量的1/3～1/2,观察情况再确定是否继续补充。

(3)补液的方法:包括补液途径和补液速度。就补液途径而言,尽量从胃肠道补充。胃肠道不能利用或者胃肠道补液不足,或者是中、重度脱水患者,需要静脉补充液体。补液速度宜先快后慢,具体的速度还要考虑患者的年龄以及心、肺、肾功能和病情的严重性而定。

(4)脱水治疗的监测:这是很重要的。需要对患者的尿量、尿比重、血清电解质情况、酸碱平衡情况进行监测。还要对在补液过程中心肺功能的情况进行监测。需要大量快速补液时,宜对中心静脉压进行监测。对于合并有低钾和酸碱失衡的患者应该及时发现,并适时予以纠正。

(二)水过多和水中毒的诊断和处理

1.水过多和水中毒的诊断 在急性水过多和水中毒的患者中,常常表现为精神神经症状,比如头痛、精神失常、定向力障碍、共济失调、癫痫发作、嗜睡和躁动交替、昏迷,也可以出现颅高压的临床表现。在轻度的慢性水过多和水中毒患者中仅有体重的增加。血浆渗透压 <260mOsm/L(血钠 >125mmol/L)时,患者出现疲倦、表情淡漠、食欲减退和皮下组织肿胀。血浆渗透压在240～250mOsm/L(血钠115～120mmol/L)时,患者出现头痛、谵妄、嗜睡、神志错乱等。血浆渗透压降到230mOsm/L以下(血钠 <110mmol/L)时,

患者出现抽搐和昏迷。短期内出现更低的血钠可引起永久性的神经损害或者死亡。水过多和水中毒时尿钠一般仍会大于20mmol/L,而缺钠性低钠血症的尿钠会明显减少。

水过多和水中毒的诊断策略:

(1)有没有引起水过多和水中毒的病因。

(2)有没有水过多和水中毒(临床表现和体征)。

(3)什么程度的水过多和水中毒(轻、中、重)。

(4)是急性还是慢性的水过多和水中毒。

2.水过多和水中毒的处理原则　积极治疗原发病,控制水的摄入量,排水和纠正低渗血症。对于轻度的患者,只需限制水量,必要时使用袢利尿剂。对于急重症的患者,一是要处理好高容量综合征,二是要处理好低渗血症。对于高血容量综合征,可以使用呋塞米或者依他尼酸利尿,或者使用血液超滤治疗。对有明确病因的患者,针对病因治疗。对有精神神经症状的低渗血症患者,除了使用限水、利尿的措施外,应使用3%~5%的氯化钠,5~10mL/kg,分次观察使用。注意纠正钾代谢失常和酸中毒。

二、电解质失衡的判断和处理

1.低钠血症　虽然有临床意义的低钠血症是<130mmol/L,但是定义低钠血症的标准是血钠<135mmol/L。在对低钠血症患者进行评估时,最重要的是评估其渗透压。低钠血症可以发生在低渗透压状态,也可以发生在等渗或高渗状态。假低钠血症发生在高脂血症或高蛋白血症的患者,反映为整个血浆中的钠量减少,而血浆中钠浓度保持正常正常情况下,血浆中水相占93%,其余7%为固相,包括蛋白、盐和脂肪。任何原因造成血浆中固相成分增加(高血脂,高蛋白血症如多发骨髓瘤或大量使用丙种球蛋白),且测定前血液标本经过稀释,将造成等渗性低钠血症。目前,国内绝大多数医院均使用间接离子特异性电极法测定血电解质水平,其特点是血液标本需要稀释后才能进行测定。高血糖症是高渗性低钠血症最常见的原因,因为增高的血浆血糖会由于高血糖的分子渗透作用造成细胞内的水进入细胞外腔。在高血糖时,血糖每增加5.6mmol/L,血浆钠会降低1.6mmol/L。

低钠血症的临床表现包括全身乏力、头痛、癫痫、昏迷,甚至死亡。钠降低的速度决定着患者症状和体征的严重度。也就是说,钠下降得越快,患者就会出现越多的症状。

低钠血症的处理应该针对其病因。低血容量低钠血症通常使用等渗盐水。在有症状的正常容量或高容量的低钠血症患者,可以试着使用高渗盐水和呋塞米联合治疗,但必须严密地监测血钠水平。血浆钠的纠正应该以1~2mmol/L的速度进行,每天的目标应该<8mmol/L,以避免出现潜在的并发症如渗透性脱髓鞘综合征。对于所有的低钠血症患者,都应该限制入水量。

2.高钠血症　高钠血症定义为血钠>145mmol/L。高钠血症意味着身体内的钠和水之间的平衡被打破。

高钠血症的临床表现包括倦怠、精神状态改变、易激惹、反射亢进和痉挛。如果血钠迅速增高,会造成大脑脱水和颅内出血。

高钠血症的处理要寻找基础病因,以及恢复水平衡。高钠血症患者需要给予低渗性液体,最好经肠道完成。如果肠道不能利用,也可以静脉输入低渗液体。纠正高钠血症的速度要考虑到高钠血症发生的速度。如果钠是迅速上升的,血钠可以快速地回复到正常水平,而不留后遗症。但是,如果血钠发生的速度是缓慢的或者是未知的,那么,纠正的速度不应大于 0.5mmol/(L·h),以免出现脑水肿。

3. 低钾血症 当血清钾低于 3.5mmol/L 时判断为低钾血症。

低钾血症的临床表现为:肌肉乏力,深腱反射减弱。严重低钾血症时,由于呼吸肌肉无力,会出现呼吸变弱。低钾血症还会引起心律失常,甚至是严重的心律失常。心电图在不同程度的低钾血症时会表现出相应改变,如 QT 间期延长、u 波、T 波倒置和 ST 段下移。严重低钾血症会出现心室扑动、心室颤动。低钾血症还会引起肠道运动减弱和肠麻痹。萎靡不振、定向力障碍、嗜睡和昏迷也可以在低钾血症患者中见到。长期的失钾会发生失钾性肾病。钾缺乏会导致代谢性碱中毒、细胞内酸中毒和反常性酸性尿。转移性低血钾表现为周期性瘫痪。肾性低钾血症尿钾多 >20mmol/L。

低钾血症的诊断策略:

(1)有无引起低钾血症的疾病或者诱因。

(2)有无肌无力等相应的临床表现。

(3)实验室检查(血钾、心电图、尿钾)是否证实及严重程度。

低钾血症的治疗原则是:治疗原发病和补钾。补钾量:血钾 3.0~3.5mmol/L,可以补充 8.0g 的氯化钾;血钾 2.5~3.0mmol/L,可以补充 24.0g 的氯化钾;血钾 2.0~2.5mmol/L,可以补充 40.0g 的氯化钾。但是每天的补钾量不要超过 15g。补钾的途径以胃肠道为主,在心律失常、严重的肌病、麻痹的情况下,静脉补钾是合适的。静脉补钾的速度以 20~40mmol/h 为宜,不能超过 60mmol/h。静脉补钾的浓度以 20~40mmol/L 或者氯化钾 1.5~3.0g/L 为宜。需要限制液体量或者严重低钾的患者,可以进深静脉置管使用精确的微量输液泵匀速输入较高浓度的含钾液体。应该认识到:镁缺乏常常伴有钾缺乏,在镁缺乏下,应该补镁以达到补钾的要求。

低钾血症的治疗监测:①监测尿量和肾功能,尿量 >30mL/h 才可以补钾;②低钾血症时使用生理盐水补钾,低钾血症纠正后使用葡萄糖液补钾,以纠正钾缺乏症;③心电图监测;④血钾监测;⑤监测是否存在碱中毒和低镁血症,对难治性低钾血症尤其应该注意;⑥补钾后低钙血症的监测。

4. 高钾血症 高钾血症被定义为血浆钾 >5mmol/L,比低钾血症少见。如果血钾 >6mmol/L,会出现致命的心律失常。高钾血症见于肾排出障碍、药物影响、钾进入细胞障碍,也可能是非自然的(如溶血、严重的白细胞增多症和血小板增多症、静脉穿刺时攥拳)。有临床表现的高钾血症 80% 见于肾功能不全。

高钾血症通常不出现临床症状,但是可以引起心脏的传导异常。最早的表现是心电图显示 T 波高尖,严重时 QRS 波增宽,也会发生缓慢的室性自主心律、心室纤颤和心脏停搏。

当血浆钾 >6mmol/L 或者出现心脏传导异常时,要进行降低血钾的治疗。静脉注射钙剂可以逆转这种异常,因此,这时可以静脉使用钙剂。葡萄糖和胰岛素可以促进血浆钾进入细胞内。这些都是临时性措施,要一直使用到体内的钾排出体外。聚苯乙烯钠(降钾树脂)能够在结肠与钾结合。血液透析也可以迅速排出钾,要排除诱因。主要的处理方法是减少膳食中钾的摄取。

5. 低镁血症　低镁血症发生在 60% ~ 65% 的危重症患者。

低镁血症的临床表现有虚弱、眩晕、颤抖、感觉异常以及癫痫和心律失常。由于常常合并低钾血症和低钙血症,因此临床症状可以重叠。

低镁血症的治疗措施包括对病因的治疗,需要时口服或肠外给予镁。在无症状的低镁血症患者,首选分次口服途径。口服镁会产生腹泻并因此限制了镁口服。对于有症状的患者,可以肠外给予 0.25mmol/kg 的镁(肠外给予的是镁盐),输注时间要超过 8 ~ 24h。

6. 高镁血症　高镁血症罕见,通常是医源性的,源于肠外摄入、含镁的制酸剂和泻剂。肾衰竭患者和老年人是高危人群。

高镁血症的表现是恶心、呕吐、精神状态改变、肌肉无力、麻痹、呼吸抑制和低血压。

高镁血症的治疗措施为:停止镁摄入。在致命情况出现时可以静脉补钙。也可以使用透析排出镁,通常用于合并有肾衰竭的患者。

7. 低钙血症　低钙血症时总钙 <1.8mmol/L 或离子钙 <0.7mmol/L 会出现典型的症状。迅速出现的低钙血症,表现为手足抽搐、感觉异常、口周麻木、心脏收缩力降低、心动过缓、低血压、精神异常、意识混乱等。机体为了维持钙的稳定,会使用极端的方法。机体宁愿牺牲骨骼和牙齿,也要维持血钙的正常。这说明钙质在人体的生理学中具有多么重要的作用。钙对于肌肉的收缩、神经的传导、骨骼的强度以及凝血链中固有的功能都是不可或缺的。

近乎一半的血清钙是与蛋白质结合的,而有活性的钙是未与蛋白质结合的钙。如果未结合或离子型钙部分在正常范围,即使血清总钙降低也不需要治疗。但是临床上多是只测定总钙。影响离子钙部分的因素包括可用于结合的白蛋白(血清每减少 1g/L 白蛋白,会导致总血清钙减少 0.2mmol/L)和血清 pH(碱中毒会通过增加钙与蛋白质的结合而减少离子钙,而酸中毒增加可利用的离子钙)。对危重症患者来讲,这些因素变化多端。虽然在考虑到所有影响结合的其他因素后,可以借助总钙预计血清离子钙,但是在危重症患者中还没有证据证实这种方法是可靠的,因此对危重症患者应该测定离子钙。

在确定存在低钙血症后,应该进行原因鉴别(见图 4 - 6),并加以纠正。例如,如果低钙血症合并低镁血症,必须先治疗低镁血症,否则,将无法成功地纠正低钙血症。如果低钙血症是高磷血症的后果,要先纠正高磷血症,然后再补钙,而且在血清磷低于 6mg/L 之前,不要补钙。对于危重症患者,补充钙的阈值是 0.8mmol/L。患者对轻度的低钙血症(离子钙 <0.8mmol/L)耐受性良好,不需要马上补钙。有症状的低钙血症患者和校正血清钙为 1.88mmol/L 或更低的患者应该得到静脉补钙治疗,直到症状消失。

8. 高钙血症　高钙血症在危重症患者中少见于低钙血症。高钙血症的原因主要是恶性肿瘤、甲状旁腺功能亢进、钙摄入增加。

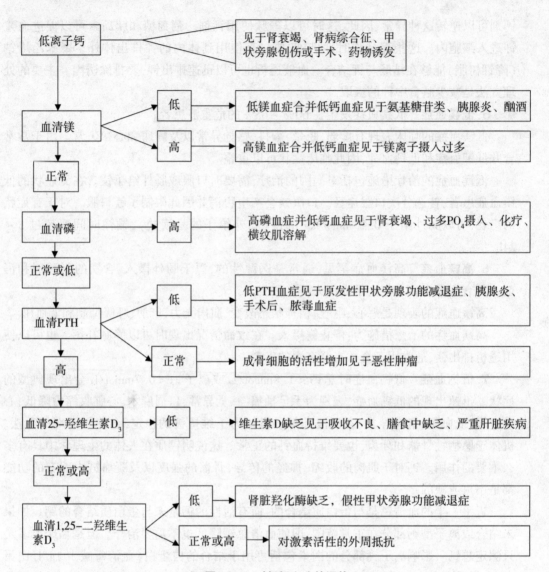

图 4 - 6　对低钙血症的评估

轻度的高钙血症是无症状的(不超过 3mmol/L)。最初的症状可能包括疲倦、虚弱、食欲减退、便秘和抑郁。如果 >3mmol/L,可以引起意识模糊、幻觉、嗜睡。高钙血症可以引起急性胰腺炎,如果 >4mmol/L 或更高,会导致木僵和昏迷。

高钙血症的治疗干预措施应该与临床表现的严重程度相匹配。治疗措施包括:积极水合,使用襻利尿剂(如呋塞米)以增加尿钙的排出,也可以使用直接针对骨吸收的药物,如降钙素和双磷酸盐类。

9. 低磷血症　成人血浆磷低于 0.75mmol/L 可以判断为低磷血症。

低磷血症临床表现为:急性低磷血症出现癫痫、胸部和肌肉疼痛、红细胞溶血及麻木和麻刺感;慢性消耗性低磷血症出现骨质僵硬、昏睡、记忆丧失、擦伤和出血。对于危重症患者,低磷血症会引起氧解离曲线发生偏移,引起明显的肺受累。

大多数磷储存在细胞内,因此,血清磷浓度可能不是反映机体总磷的可靠指标。低磷血症的治疗首先要判断血磷浓度降低是机体总磷的缺乏，还是磷向细胞内转移的结果（例如呼吸性碱中毒）。检测细胞内磷和 ATP 有助于鉴别这两种情况，但是临床上很难实现。中度低磷血症不会导致严重的临床后果，故不需积极静脉补磷。由于机械通气患者纠正低磷血症后呼吸指数有所改善，因此，机械通气患者必须监测血磷并补充至正常范围。当磷 <0.65mmol/L 或 <0.97mmol/L 时，补磷的方法是按照患者的体重来补充。推荐根据肾功能调整剂量后补磷到 >0.65mmol/L。重度低磷血症（<0.3mmol/L）患者需积极治疗以避免出现严重后果。推荐静脉补充磷酸钾或磷酸钠治疗各种原因的低磷血症。急性且病因较单一者初始剂量为 2.5mg/kg；慢性且病因较复杂者为 5mg/kg，但输注时间必须超过 6h。对磷制剂的推荐输注速度有争议。在按推荐的方法补磷后，要维持补磷。注意静脉补磷可导致血钙浓度急剧下降、低血压和急性肾功能不全。

10. 高磷血症　血清磷 >1.45mmol/L，可以判断为高磷血症。

高磷血症的主要症状和体征与低钙血症的存在有关，表现为神经传导和肌肉收缩方面的问题。并出现钙、磷、PTH、维生素 D_3 代谢异常；骨转化、矿化，骨骼生长或骨骼强度异常；血管或其他软组织异常钙化。

对于急性的、致命的高磷血症要考虑进行血液透析。葡萄糖和胰岛素也会将细胞外的磷转移到细胞内，是一种可以立即实施的措施。输入盐水也可以增加磷的排出。在不太急的情况下，也可以使用磷结合盐，比如碳酸钙、醋酸钙、司维拉姆和氢氧化铝都是有效的。镧制剂也可以用于高磷血症，主要包括氯化镧、氢氧化镧、碳酸镧、聚苯乙烯磺酸镧。磷摄入减少也是重要的措施。

第四节　危重症患者酸碱失衡的判断和处理

酸碱失衡在危重症患者中是一种非常常见的情况。但是要准确地判断出机体酸碱失衡的性质还是一个比较大的挑战。需要纳入考虑的因素包括：临床资料、血气分析的资料、电解质资料。还要明白酸碱失衡的代偿时间、代偿极限、代偿方法等病理生理学知识。

一、酸碱平衡的一些相关概念

1. pH　pH 是反映酸碱度的指标。$pH \propto HCO_3^-/PaCO_2$。pH 的正常值范围：7.35～7.45。$HCO_3^-$ 是对酸碱平衡调节的代谢性因素，$PaCO_2$ 是对酸碱平衡调节的呼吸性因素。原发失衡由代谢因素引起者，是代谢性酸碱失衡；原发失衡由呼吸因素引起者，是呼吸性酸碱失衡。HCO_3^- 或 $PaCO_2$ 任何一方发生改变后，机体为了维持酸碱平衡，另一方必然发生同向改变，以维持 $HCO_3^-/PaCO_2$ 比值不变。在经过代偿时限后，$HCO_3^-/PaCO_2$ 比值恢复正常，称为代偿性酸碱失衡；在经过代偿时限后，$HCO_3^-/PaCO_2$ 比值未恢复正常，称为失代偿性酸碱失衡。pH <7.35 称为酸血症，pH >7.45 称为碱血症。

2. 代偿时限和代偿极限　对于原发的酸碱失衡的代偿，机体存在着代偿时限和代偿极限问题。不同性质的酸碱失衡的代偿机制、代偿时限和代偿极限是不同的,急性酸碱失衡和慢性酸碱失衡的代偿时限和代偿极限也有差异。呼吸代偿总是快于代谢代偿。呼吸代偿是通过呼吸深度和频率的改变来控制二氧化碳的排出。这种类型的代偿非常迅速,在发生酸碱紊乱的几分钟内就开始代偿。与呼吸代偿比较,代谢代偿和肾代偿要慢一些,因为牵涉到肾脏排出酸的改变、HCO_3^- 再吸收的改变和碳酸氢盐的产生。这些变化要经过 6~24h 才能有效应。机体的代偿并不是无限的,有一定的代偿极限。超过代偿极限值的情况存在着混合型酸碱失衡。HCO_3^- 原发变化,$PaCO_2$ 继发代偿极限为 10~55mmHg(1.33~7.33kPa,1mmHg≈0.133kPa);$PaCO_2$ 原发变化,HCO_3^- 继发代偿极限为 12~45mmol/L。

3. $PaCO_2$　　$PaCO_2$ 反映了肺泡通气量的情况,原发的增高或者降低会造成呼吸性酸碱失衡。$PaCO_2$ 的正常值范围是 33~46mmHg。当肺功能正常,而原发性酸碱失衡是代谢性酸碱失衡时,$PaCO_2$ 可以同向性改变,迅速地代偿。

4. HCO_3^-　　HCO_3^- 是酸碱平衡的代谢因素。HCO_3^- 的正常值为 22~27mmol/L,平均值为 24mmol/L。原发性的增高或者降低会造成代谢性酸碱失衡。当肾脏功能正常,而原发性酸碱失衡是呼吸性酸碱失衡时,HCO_3^- 可以与 $PaCO_2$ 同向性改变,进行代谢代偿。临床医生见到的相关指标有标准碳酸氢盐(standard bicarbonate,SB,正常值 22~27mmol/L)、缓冲碱(buffer base,BB,正常值 45~52mmol/L)、碱剩余(base excess,BE,正常值 0~±3mmol/L)及实际碳酸氢盐(actual bicarbonate,AB,正常值 22~27mmol/L)。

SB 是指在标准条件下($PaCO_2$ = 40mmHg,血红蛋白氧饱和度 100% 和血液温度 38℃)测定的血浆中的 HCO_3^- 含量,仅仅反映酸碱平衡的代谢因素。

BB 是指在标准条件下测定的血液中一切具有缓冲作用的负离子碱的含量。包括血浆和红细胞中的 HCO_3^-、Hb^-、HbO_2^-、Pr^-、HPO_4^{2-}。

BE 是指在标准条件下,用酸或者碱将全血标本滴定到 pH 7.40 所需要的酸或者碱的量。代谢性酸中毒时,SB、BB 值变小,BE 值负值并 < -3。代谢性碱中毒时,SB、BB 值变大,BE 值正值并 > +3。

AB 是指在实际 $PaCO_2$、体温和血红蛋白氧饱和度的条件下,隔绝空气的标本下,测定到的 HCO_3^- 浓度。代谢性酸中毒时 AB 值减低,代谢性碱中毒时 AB 值增高。

5. 代谢性酸中毒　　可以分为阴离子隙酸中毒和非阴离子隙酸中毒。所谓阴离子隙(anion gap,AG)是指血清中未测定阳离子(镁、钙、钾)和未测定阴离子(蛋白质、硫、磷、有机阴离子)之差;用如下公式表示:

$$AG = [Na^+] - ([Cl^-] + [HCO_3^-])$$

血清中的白蛋白是未测定的阴离子之一。因此低白蛋白血症(在危重症患者常常见到)可能引起阴离子隙减少,即使没有酸碱紊乱存在。因为在血清中阴离子和阳离子的浓度必须是相等的,所以,阴离子隙的增加意味着未测定阴离子在血清中的增加。阴离子的正常值是 8~16mmol/L。确定是否存在阴离子隙增加有助于明确代谢性酸中毒的原因。阴离子隙增加的代谢性酸中毒见于碳酸氢丧失并由非氯阴离子替代(如磷酸氢、硫酸氢、有机阴离子)。阴离子隙增加的酸中毒见于乳酸酸中毒、酮症酸中毒、肾衰竭、给予过量的电解质、脱水、甲醇和乙二醇以及水杨酸的中毒吸收。正常阴离子隙酸中毒也叫作高氯性酸中毒,因为在这种酸中毒时,血氯增高以替代消耗的碳酸氢。这种类型的酸中毒见于腹泻、肾小管酸中毒伴肾丢失碳酸氢以及过量给予外源性氯。

6. **潜在 HCO_3^-** 高 AG 代谢性酸中毒(继发性 HCO_3^- 降低)掩盖 HCO_3^- 升高。潜在 HCO_3^- = 实测 HCO_3^- + ΔAG,即无高 AG 代谢性酸中毒时,体内应有的 HCO_3^- 值。其意义是排除并存高 AG 代谢性酸中毒对 HCO_3^- 掩盖作用,正确反映高 AG 代谢性酸中毒时等量的 HCO_3^- 下降。另外,可以利用潜在 HCO_3^- 揭示被高 AG 代谢性酸中毒掩盖的代谢性碱中毒和三重酸碱失衡中代谢性碱中毒的存在。

二、酸碱失衡的种类和病因

(一)酸碱失衡的种类

1. **单纯性酸碱失衡** 四种类型的单纯性酸碱紊乱,包括:

(1)呼吸性酸中毒。

(2)呼吸性碱中毒。

(3)代谢性酸中毒。

(4)代谢性碱中毒。

2. **混合型酸碱失衡** 包括:

(1)呼吸性酸中毒合并代谢性酸中毒。

(2)呼吸性酸中毒合并代谢性碱中毒。

(3)呼吸性碱中毒合并代谢性酸中毒。

(4)呼吸性碱中毒合并代谢性碱中毒。

3. **复杂的混合型酸碱失衡** 包括:

(1)代谢性碱中毒合并代谢性酸中毒(包括代谢性碱中毒并高 AG 代谢性酸中毒,代谢性碱中毒并高 Cl^- 性代谢性酸中毒)。

(2)混合性代谢性酸中毒(高 AG 代谢性酸中毒 + 高 Cl^- 性代谢性酸中毒)。

(3)三重酸碱失衡(triple acid base disorders,TABD):包括呼吸性酸中毒型三重酸碱失衡和呼吸性碱中毒型三重酸碱失衡。

(二)酸碱失衡的病因

1. **单纯性酸碱失衡** 病因见表 4 - 3。

表 4 - 3 单纯性酸碱失衡的病因

种 类	病 因
代谢性酸中毒	摄入甲醇或者乙二醇
	乳酸酸中毒
	糖尿病酮症酸中毒
	酒精性酮症酸中毒
	给予无碱液体

种 类	病 因
代谢性酸中毒	消化道碳酸氢钠丢失 肾衰竭 1 型肾小管酸中毒(远端) 2 型肾小管酸中毒(近端) 4 型肾小管酸中毒(高钾血症)
代谢性碱中毒	消化道丢失 绒毛状腺瘤 伴容量消耗的氯敏感性碱中毒 伴容量过负荷的氯敏感性碱中毒 醛固酮增多症和库欣综合征 氯抵抗性碱中毒 摄入过量的甘草
呼吸性酸中毒	上气道堵塞 肺泡气体交换受损 阻塞性气道疾病 使用呼吸中枢抑制剂 COPD
呼吸性碱中毒	焦虑/疼痛 机械通气过度 主动换气过度 水杨酸盐中毒

2. 呼吸性酸中毒合并代谢性酸中毒 严重通气障碍(CO_2潴留)伴固定酸产生增多,常见于:①心搏和呼吸骤停;②慢性阻塞性肺疾病合并心力衰竭或休克;③糖尿病酮症酸中毒并发肺部感染引起呼吸衰竭;④严重低血钾累及心肌及呼吸肌;⑤药物及一氧化碳中毒。

3. 代谢性碱中毒合并呼吸性碱中毒 常见于通气过度伴碱潴留。比如胰腺炎合并呕吐并合并发热。再如肝衰竭、败血症、严重创伤的患者分别因高血氨、高热、疼痛刺激呼吸中枢而发生通气过度,使CO_2排出过多,加之使用排钾利尿剂、剧烈呕吐、大量输入库存血等使体内碱增多。

4. 呼吸性酸中毒合并代谢性碱中毒 这也是临床常见的一种混合型酸碱平衡紊乱。常见于慢性阻塞性肺疾病伴呕吐或应用排钾利尿剂及激素,以及不适当地补充碱剂等。

5. 代谢性酸中毒合并呼吸性碱中毒 可见于:①糖尿病、肾衰竭或感染性休克及心肺疾病等危重患者伴有高热或机械通气过度;②慢性肝病高血氨并发肾衰竭;③水杨酸或乳酸盐中毒,有机酸(水杨酸、酮体、乳酸)生成增多,水杨酸盐刺激呼吸中枢可发生典型的代谢性酸中毒合并呼吸性碱中毒的混合型酸碱失衡。

6.代谢性酸中毒合并代谢性碱中毒　常见于剧烈呕吐合并腹泻并伴有低钾血症和脱水,尿毒症或糖尿病合并剧烈呕吐。

7.混合型代谢性酸中毒　见于高 AG 代谢性酸中毒合并高氯性代谢性酸中毒。

8.呼酸型三重酸碱失衡(呼吸性酸中毒合并 AG 增高型代谢性酸中毒和代谢性碱中毒)　见于Ⅱ型呼吸衰竭患者以及 COPD 患者合并肺源性心脏病使用利尿剂治疗等。

9.呼碱型三重酸碱失衡(呼吸性碱中毒合并 AG 增高型代谢性酸中毒和代谢性碱中毒)　见于糖尿病酮症酸中毒伴严重呕吐或使用碳酸氢钠过多,且伴有过度通气(如发热引起)。

三、酸碱失衡的判断程序和方法

判断酸碱失衡的信息来源包括:①对临床疾病准确、完整的判断;②对动脉血气分析的了解和正确的解读;③判断工具使用正确,判断程序正确。

1.判断疾病　酸碱失衡的判断起于对临床疾病的解读,终于判断结果与临床必须相符。在对动脉血气资料分析之前,必须确定原发病是什么,原发病会引起哪种酸碱失衡,疾病的严重性怎么样,有没有引起酸碱失衡的合并症和并发症。之所以要确定原发病和原发病会引起哪种酸碱失衡,原因是原发病决定着原发的酸碱失衡。比如:未经治疗的 COPD 患者不会出现呼吸性碱中毒,而会出现呼吸性酸中毒;严重腹泻患者会出现代谢性酸中毒。之所以要确定疾病的严重程度,是因为不严重的疾病发生混合型酸碱失衡的机会少,而严重的疾病发生混合型酸碱失衡的机会大。可能引起酸碱失衡的合并症和并发症的确定是诊断混合型酸碱失衡的基础。

2.动脉血气分析　这是判断酸碱失衡的第二个环节。在本节的前半部分已经解释了动脉血气分析的各个指标。再次需要强调的是:

Henderson – Hasselback 公式:$pH = pKa + [H_2CO_3]/[HCO_3^-]$

对单纯性酸碱失衡动脉血气的解释,见表 4 – 4。

表 4 – 4　对单纯性酸碱失衡动脉血气的解释

酸碱紊乱	pH	原发改变	代偿反应	代偿期望值
代谢性酸中毒	下降	HCO_3^- 下降	$PaCO_2$ 下降	HCO_3^- 每下降 1mmol/L,$PaCO_2$ 下降 10 ~ 13mmHg,极限 10mmHg
代谢性碱中毒	增加	HCO_3^- 增加	$PaCO_2$ 增加	HCO_3^- 每增加 1mmol/L,$PaCO_2$ 增加 6 ~ 7mmHg,极限 55mmHg
呼吸性酸中毒	下降	$PaCO_2$ 增加	HCO_3^- 增加	急性:$PaCO_2$ 每增加 10mmHg,HCO_3^- 增加 0.7mmol/L,极限 30mmol/L 慢性:$PaCO_2$ 每增加 10mmHg,HCO_3^- 增加 4mmol/L,极限 45mmol/L

酸碱紊乱	pH	原发改变	代偿反应	代偿期望值
呼吸性碱中毒	增加	$PaCO_2$下降	HCO_3^-下降	急性：$PaCO_2$每减少 10mmHg，HCO_3^-减少 2mmol/L，极限 18mmol/L 慢性：$PaCO_2$每减少 10mmHg，HCO_3^-增加 5mmol/L，极限 12~15mmol/L

如果临床疾病的酸碱失衡与血气分析的 pH 改变及原发改变（HCO_3^-的改变或者 $PaCO_2$的改变超过正常值）相一致，并且代偿反应呈同向反应，可以判断为存在着某种酸碱失衡。但是是否存在着代偿不足、混合型酸碱失衡还要借助一些判断工具。

3. 酸碱失衡判断工具和程序 使用酸碱失衡判断工具是判断酸碱失衡的第三个环节。酸碱失衡判断工具包括预计代偿公式、AG 值、潜在碳酸氢。酸碱失衡判断程序顺序包括：临床诊断，血气分析诊断及是否与临床一致，利用代偿极限来判断是否代偿及是否存在着混合型酸碱失衡，利用预计代偿公式 AG 值、潜在碳酸氢判断是否存在着混合型酸碱失衡，根据临床疾病的严重程度、复杂程度和并发症的情况以及用药和治疗的情况判断根据血气分析做出的酸碱失衡定性是否有基础，是否正确。预计代偿公式可以参考表 4-5。

表 4-5 酸碱失衡预计代偿公式

原发失衡	原发改变	代偿反应	预计代偿公式
呼吸性酸中毒	$PaCO_2\uparrow$	$HCO_3^-\uparrow$	急性 $\Delta HCO_3^- = 0.1\Delta PaCO_2 \pm 1.5$ （ΔHCO_3^- 不能 >3mmol/L） 慢性 $\Delta HCO_3^- = 0.35\Delta PaCO_2 \pm 5.58$
呼吸性碱中毒	$PaCO_2\downarrow$	$HCO_3^-\downarrow$	急性 $\Delta HCO_3^- = 0.2\Delta PaCO_2 \pm 2.5$ 慢性 $\Delta HCO_3^- = 0.49\Delta PaCO_2 \pm 1.72$
代谢性酸中毒	$HCO_3^-\downarrow$	$PaCO_2\downarrow$	$PaCO_2 = 1.5\,HCO_3^- + 8 \pm 2$
代谢性碱中毒	$HCO_3^-\uparrow$	$PaCO_2\uparrow$	$\Delta PaCO_2 = 0.9\,HCO_3^- \pm 5$

阴离子隙和潜在 HCO_3^- 已经介绍过。

四、酸碱失衡判断举例

1. 代谢性酸中毒 腹泻患者，pH 7.29、$PaCO_2$ 31mmHg、HCO_3^- 14mmol/L、K^+ 5.4mmol/L、Na^+ 140mmol/L、Cl^- 113mmol/L。分析如下：

腹泻患者从肠道中丢失 HCO_3^- 以及因为脱水补充氯化钠，容易发生代谢性酸中毒。代偿机制是 $PaCO_2$ 下降。HCO_3^- 14mmol/L，<24mmol/L，代谢性酸中毒，与临床判断一致；$PaCO_2$ 31mmHg，与原发性改变 HCO_3^- 下降呈同向性变化，提示存在着呼吸代偿。pH 7.29<7.40，提示呼吸代偿不完全、酸血症。若按代谢性酸中毒预计代偿公式计算，预计 $PaCO_2$ 在 27~31mmHg，实测的 $PaCO_2$ 31mmHg 在此代偿范围内。Cl^- 113mmol/L，高于正

常值,应该考虑存在着高氯酸中毒。是否存在着高 AG 代谢性酸中毒呢? $AG = [Na^+] - ([Cl^-] + [HCO_3^-]) = 140 - (113 + 14) = 13 < 16mmol/L$,可以排除高 AG 代谢性酸中毒(临床也无高 AG 代谢性酸中毒的可能)。在没有高 AG 代谢性酸中毒的情况下,不需要计算潜在 HCO_3^-。因此,对该患者可以判断为高氯酸中毒。该患者如果其他参数不变,而存在发热、$PaCO_2 < 27mmHg$,就要考虑存在呼吸性碱中毒;而 $PaCO_2 > 31mmHg$ 就要考虑存在着呼吸性酸中毒。由于呼吸代偿的迅速,不考虑代偿时限问题。

2. 代谢性碱中毒　严重呕吐患者,pH 7.48、$PaCO_2$ 42mmHg、HCO_3^- 30mmol/L、K^+ 3.6mmol/L、Na^+ 140mmol/L、Cl^- 98mmol/L。分析如下:

严重呕吐患者从胃中丢失大量的胃酸,容易出现代谢性碱中毒。原发改变是 HCO_3^- 增加,代偿机制是 $PaCO_2$ 增加。HCO_3^- 30mmol/L,>24mmol/L,代谢性碱中毒;与临床判断一致;$PaCO_2$ 42mmHg,与原发性改变 HCO_3^- 上升呈同向性变化,提示存在着呼吸代偿。pH 7.48 >7.40,提示呼吸代偿不完全、碱血症。若按代谢性碱中毒预计代偿公式计算,预计 $PaCO_2$ 在 40.4 ~ 50.4mmHg,实测的 $PaCO_2$ 42mmHg 在此代偿范围内。Cl^- 98mmol/L,在正常范围内;$AG = [Na^+] - ([Cl^-] + [HCO_3^-]) = 140 - (98 + 30) = 12 < 16mmol/L$,可以排除高 AG 代谢性酸中毒(临床也无高 AG 代谢性酸中毒的可能)。在没有高 AG 代谢性酸中毒的情况下,不需要计算潜在 HCO_3^-。因此,对该患者可以判断为单纯性代谢性碱中毒。

3. 慢性呼吸性酸中毒　COPD 患者,pH 7.39、$PaCO_2$ 70mmHg、HCO_3^- 41mmol/L、K^+ 4.0mmol/L、Na^+ 140mmol/L、Cl^- 90mmol/L。分析如下:

COPD 患者由于 CO_2 潴留,容易出现呼吸性碱中毒。原发改变是 $PaCO_2$ 增加,代偿机制是 HCO_3^- 增加。$PaCO_2$ 70mmHg >40mmHg,呼吸性酸中毒,与临床判断一致;HCO_3^- 41mmol/L,与原发性改变 $PaCO_2$ 上升呈同向性变化,提示存在着代谢代偿。pH 7.39,在正常范围,原因可能是代谢代偿或者是合并代谢性碱中毒。按慢性呼吸性酸中毒预计代偿公式计算,预计 HCO_3^- 在 28.92 ~ 40.08mmol/L,实测 HCO_3^- 41mmol/L >40.08mmol/L,提示代谢性碱中毒。$AG = [Na^+] - ([Cl^-] + [HCO_3^-]) = 140 - (90 + 41) = 9 < 16mmol/L$,可以排除高 AG 代谢性酸中毒(临床也无高 AG 代谢性酸中毒的可能)。如果患者存在着使用利尿剂的病史,诊断代谢性碱中毒就更有把握。结论:慢性呼吸性酸中毒并代谢性碱中毒。如果实测 HCO_3^- >预计 HCO_3^- 最大值,则考虑为合并代谢性碱中毒;如果实测 HCO_3^- <预计 HCO_3^- 最小值,则考虑为合并代谢性酸中毒。

如果还是 COPD 患者,使用利尿剂,进食差,pH 7.33、$PaCO_2$ 70mmHg、HCO_3^- 36mmol/L、K^+ 5.1mmol/L、Na^+ 140mmol/L、Cl^- 80mmol/L。分析如下:

COPD 患者由于 CO_2 潴留,容易出现呼吸性碱中毒。原发改变是 $PaCO_2$ 增加,代偿机制是 HCO_3^- 增加。$PaCO_2$ 70mmHg >40mmHg,呼吸性酸中毒,与临床判断一致;HCO_3^- 36mmol/L,与原发性改变 $PaCO_2$ 上升呈同向性变化,提示存在着代谢代偿。pH 7.33,判断为酸血症,原因可能是代谢代偿不足或者是合并代谢性酸中毒并代谢性碱中毒。按慢性呼吸性酸中毒预计代偿公式计算:预计 HCO_3^- 在 28.92 ~ 40.08mmol/L,实测 HCO_3^-

36mmol/L < 40.08mmol/L, > 28.92mmol/L, 提示在代偿范围内。$AG = [Na^+] - ([Cl^-] + [HCO_3^-]) = 140 - (80 + 36) = 24 > 16$ mmol/L(也有人认为应该 > 20mmol/L), 因此判断为高 AG 代谢性酸中毒。潜在 $HCO_3^- = $ 实测 $HCO_3^- + \Delta AG = 36 + (24 - 16) = 44$ mmol/L > 40.08mmol/L, 提示代谢性碱中毒。因此, 该患者的酸碱失衡可以判断为呼吸性酸中毒 + 高 AG 代谢性酸中毒 + 代谢性碱中毒。根据病史和用药史, 分析结论有临床基础。

酸碱失衡的判断流程可以参考图 4 - 7。

五、酸碱失衡的处理

不同的酸碱失衡, 处理方法是不同的; 相同的酸碱失衡, 病因不同处理方法也不同。但是治疗原发病, 纠正原发性失衡是一致的。

1. 呼吸性酸中毒 处理原则是通畅气道, 尽快解除 CO_2 潴留, 随着 $PaCO_2$ 下降, pH 值随之趋向正常。补充碱性药物的原则: 原则上不需要补充碱性药物, 但 pH 值 < 7.20 时, 可适当补充 $NaHCO_3$, 只要将 pH 值升至 7.20 以上即可。尽快纠正低氧血症。注意区分急、慢性呼吸性酸中毒和慢性呼吸性酸中毒急性加剧。严防 CO_2 排出后碱中毒, 特别是使用机械通气治疗时不宜通气量过大, CO_2 排出过多。注意高血钾对心脏的损害。

2. 呼吸性碱中毒 处理原则是治疗原发病, 注意纠正缺氧。识别和纠正基础疾病是治疗呼吸性碱中毒的第一步。清醒状态的患者可以使用纸袋重复吸入呼出气以增加 $PaCO_2$。当初在低氧血症时, 即刻氧疗。在最严重的情形下(pH > 7.60)可能出现癫痫和心律失常, 在此情况下可能需要镇静、使用神经肌肉阻滞剂并使用机械通气。对已经进行机械通气的患者, 要评估机械通气的参数设定是否是呼吸性碱中毒的原因, 是否需要对通气参数进行调整。

3. 代谢性酸中毒 治疗首先要针对病因进行校正。比如, 摄入甲醇或者乙二醇患者, 应该采用强力利尿补充碱性药物, 供给维生素 B_1 和维生素 B_6, 供给乙醇或甲吡唑, 血液透析等治疗。乳酸酸中毒应该纠正基础病因, 保障适当的组织氧合, 机械通气, 补液, 应用变力性药物, 避免使用血管收缩药。糖尿病酮症酸中毒患者应该使用胰岛素, 补充液体、钠、钾, 不主张使用碱性药物, 除非 pH < 7.10 或者低血压对补液无反应。其他患者适当适速补碱: pH < 7.20, 可补充少量 5% $NaHCO_3$, 尽快将 pH 达到 7.20, 并密切监测动脉血气监测, 酌情处理, 切勿补碱过量。有肾衰竭患者可以使用肾脏透析。

4. 代谢性碱中毒 氯化钠反应敏感性代谢性碱中毒的治疗应该首先纠正使代谢性碱中毒持续的因素, 随之纠正致病因素。静脉使用氯化钠和氯化钾溶液既能补充氯也能补充液体。容量负荷过重或者不能耐受容量负荷的患者可以使用乙酰唑胺。这种药物是碳酸酐酶抑制剂, 可以抑制肾脏对碳酸氢的再吸收。乙酰唑胺也会引起钾增加和磷排出, 因此使用此药必须监测电解质, 需要时要进行控制。在严重的或者顽固的代谢性碱中毒时, 可以考虑使用酸性药物, 包括盐酸、精氨酸和氯化铵。使用低碳酸氢的透析液透析也能迅速地纠正代谢性碱中毒。

氯化钠抵抗性碱中毒多不是致命的, 常常通过降低或消除盐皮质激素活性过高的原

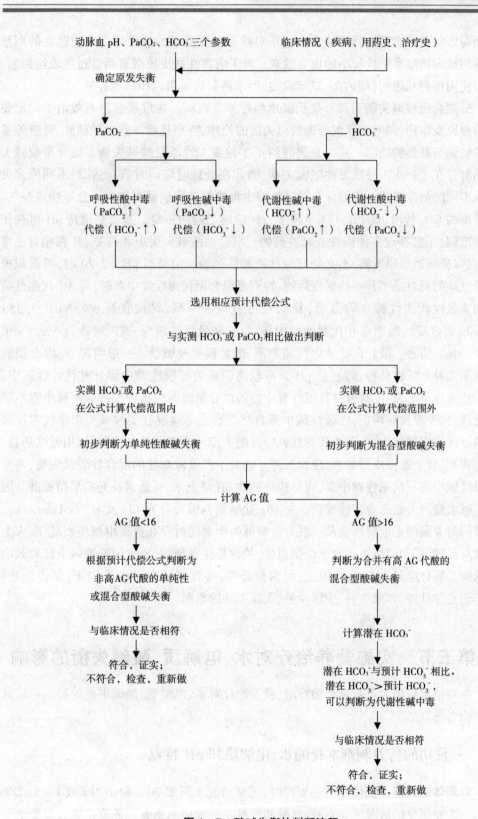

图 4-7　酸碱失衡的判断流程

因而得以纠正。实现此目标的方法包括对接受皮质激素的患者减少皮质激素的用量或者换用盐皮质激素活性较小的皮质激素。对于内源性盐皮质激素活性过度表达的患者，可以使用保钾利尿剂(螺内酯、氨苯蝶啶、阿米洛利)，也可以积极地补钾。

5. 混合型酸碱失衡 其一是积极地治疗原发疾病。在危重症患者救治中一定要积极治疗原发疾病，同时兼顾混合型酸碱失衡的处理，特别是要注意维护肺脏、肾脏等重要的酸碱调节脏器的功能。其二是同时纠正 2 种或 3 种原发酸碱失衡。混合型酸碱失衡是同时存在 2 种或 3 种原发性酸碱失衡，因此在处理时应同时兼顾，针对不同原发失衡采取不同的治疗措施。例如伴有呼吸性酸中毒的混合性酸碱失衡应注意尽快通畅气道，将潴留的 CO_2 排出，只要 $PaCO_2$ 下降了，pH 值随之趋向正常。其三是维持 pH 值在相对正常范围，不宜补过多的酸性或碱性药物。混合性酸碱失衡患者只要 pH 在相对正常范围，仅需积极治疗原发病，不必补充碱性或酸性药物。但是当 pH < 7.20 时，可在积极治疗原发病的同时适当补一些碱性药物，特别是混合型代谢性酸中毒时，高 AG 代谢性酸中毒和高氯性代谢性酸中毒复合，补碱量可适当多一些，每次宜补 5% $NaHCO_3$ 150 ~ 250mL；而呼吸性酸中毒并代谢性酸中毒时，补碱量可酌情少一些，每次补 5% $NaHCO_3$ 80 ~ 100mL 为宜。最好在动脉血气监测下，酌情调整补碱量。一般情况下，混合型酸碱失衡不必补充酸性药物，即使是 pH 升高较为明显的呼吸性碱中毒合并代谢性碱中毒。但应注意以下三点：①对合并呼吸性碱中毒的混合型酸碱失衡中的呼吸性碱中毒不须特殊处理，只要原发病纠正，呼吸性碱中毒自然好转。②对混合型酸碱失衡中代谢性碱中毒的处理应以预防为主，因为代谢性碱中毒绝大部分为医源性的，包括慎用碱性药物、排钾利尿剂、肾上腺糖皮质激素，注意补钾。③对于严重碱血症的混合性酸碱失衡，常见于呼吸性碱中毒并代谢性碱中毒，应尽快将碱性 pH 降下来，可适当补充盐酸精氨酸。因为严重碱血症可引起患者直接致死。每 10g 盐酸精氨酸可补充 Cl^- 及 H^+ 各 1mmol/L。另外要同时兼顾纠正电解质紊乱。混合性酸碱失衡常同时存在严重电解质紊乱，临床上要重视对低钾、低钠的纠正。对于低钠血症，关键是注意预防，要牢记低钾碱中毒和碱中毒并低钾。每日尿量在 500mL 以上，可常规补钾；每日尿量在 500mL 以下，要停止补钾。要牢记见尿补钾、多尿多补、少尿少补、无尿不补的原则。

第五节 实施营养治疗对水、电解质、酸碱失衡的影响

在对危重症患者进行营养治疗时，营养治疗对水、电解质、酸碱平衡的影响可以从几个方面考虑。

一、使用的营养制剂本身的水、电解质和 pH 特点

1. 液体的特点 在使用营养支持时，正常情况下需要 30 ~ 40mL/kg 或 1 ~ 5mL/kcal 的水。需要调整的情况见于心脏、肾脏和肝脏功能障碍的患者。危重症患者需要适量的液体以维持血压、尿量和致命器官的灌注。营养支持液仅仅是患者获得液体的来源之

一,其他的来源包括静脉输液、静脉用药、输入血制品以及肾替代治疗的液体。当液体需要限制时,这些液体都应考虑进去。在适当的情况下,液体限制可以通过限制药物输入的液体量和限制维持静脉通路的液体量来实现,要为营养支持留下输入空间。在有些情况下,PN 中的电解质可以是先前要输入的电解质,在这种情况下,就不必再输入液体。常用静脉液体的特点见表 4 - 6。

表 4 - 6　常见静脉输注液体的电解质成分和渗透压、pH

输注液体	葡萄糖 (g/L)	渗透压 (mOsm/L)	钠 (mmol/L)	氯 (mmol/L)	钾 (mmol/L)	乳酸 (mmol/L)	钙 (mmol/L)	pH
血浆	3.5~5.5	280~300	142	103	5		2.5	7.35~7.45
5% 葡萄糖	50	280	0	0	0	0	0	3.5~5.5
乳酸林格液	0	273	130	109	4	28	1.5	6.5
0.9% 氯化钠	0	308	154	154	0	0	0	6.5~7.5
0.45% 氯化钠	0	154	77	77	0	0	0	

2. 电解质的特点　Rudman 等证实:要保证每克氮与电解质的适当比例,才能促进瘦体组织增加。在这项研究中发现,要达到氮正平衡并增加瘦体组织,而不是仅仅增加脂肪和水,供给氮所需要的电解质是:磷、钠、钾、氯和钙。这些资料支持这样的概念:不管肾脏、肝脏、心脏功能怎么样,电解质对营养的目的都是需要的,并且是 PN 和 EN 所提供正常营养需要的基本物质。每天的电解质需求见表 4 - 7。

表 4 - 7　每天的电解质需求

电解质	肠内营养	肠外营养(mmol/L)
钠	500mg (11mmol/kg)	80~100
钾	2g (25.5mmol/kg)	60~150
氯	750mg (10.5mmol/kg)	需要时用醋酸盐维持酸碱平衡
镁	420mg (8.5mmol/kg)	8~12
钙	1 200mg (15mmol/kg)	5~10
磷	700mg (11.5mmol/kg)	10~30

3. 常用营养制剂的水、电解质和 pH 特点　常用的脂肪乳剂的渗透压和 pH 情况见表 4 - 8。常用的氨基酸制剂的电解质、渗透压和 pH 情况见表 4 - 9。常用的肠内营养制剂的电解质和渗透压情况见表 4 - 10。

表 4 – 8　常用的脂肪乳剂的渗透压和 pH 情况

项目	中长链脂肪乳		长链脂肪乳			结构脂肪乳
	10%	20%	10%	20%	30%	
渗透压（mOsm/L）	272	273	300	350	310	350
pH	6.5~8.8	6.5~8.7	8	8	8	8

二、使用的营养制剂是否会引起机体水、电解质和酸碱平衡的改变与关注

使用的营养制剂引起机体水、电解质和酸碱平衡不利改变的原因有：供给过量或者不足引起，异常的机体代谢与营养提供不适当共同作用引起。

1. **供给过量或者不足**　在使用任何肠内、肠外营养时，如果对机体的水、电解质和酸碱平衡情况及供给的营养制剂的组成没有清楚的了解，就会出现供给不足或者使用过量的问题。比如：在机体应激状态，供给过多的葡萄糖，就有可能诱发酮症酸中毒或者高渗性昏迷，导致脱水、失钠。再如实施 PN 过程中，未适当补充钾、磷、镁，可导致这些元素的不足。低血钾除可影响神经、肌肉活动外，还可使机体的糖耐量降低、血糖升高，这是低血钾降低了胰岛素的分泌所致。为防止出现电解质紊乱，应每天对患者做电解质测定，包括血清钾、钠、尿素、氮、血红蛋白，其他电解质可每周测定 1 次。

2. **异常的机体代谢与营养提供不适当共同作用**　比如在输注氨基酸后，若不能及时供应足够的热量，则氨基酸作为能源而分解产生氮质血症。现输入的氨基酸大都为氯化物或盐酸化合物，液体中也常加入氯化钾、氯化钠，所以容易输入过多的氯化物而产生高氯性代谢性酸中毒。再如在因营养不良而接受营养支持治疗的初期，严重电解质紊乱（即再喂养综合征，特别是低磷血症）的发生率可高达 48%，并可导致明显的住院时间延长和死亡率增加。当然过度喂养综合征在喂食不当时也会发生。高尿钙症在长期接受 TPN 的患者中较为常见。

三、纠正水、电解质和酸碱失衡的药物与营养制剂合用时的一些注意事项

在进行营养支持的患者常见电解质紊乱。此时，可以利用营养支持液体及途径进行电解质调整。电解质与营养制剂的共同输入带来了彼此之间是否相容和消毒的问题。

1. **消毒的问题**　就 EN 而言，多数医院使用密闭产品以免污染进而造成输注患者的临床感染。随着密闭式 EN 输注装置的使用，如果不打开储液装置就不可能加入电解质，如果打开储液装置就有可能发生污染。

2. **液体电解质的口服制剂与 EN 的兼容性**　氯化钾、镁和磷的液体制剂都与 EN 不相容。这些药物不要与 EN 一起使用。如果不知道电解质产品的相容性，一般来讲避免与 EN 混用，糖浆制剂可能造成 EN 的凝结，也应避免混用。经 EN 饲喂管给予电解质最好的方法是先停止管饲 EN，用 10~30mL 的液体冲洗管道后再给予电解质，然后再冲洗

表4-9　常用的氨基酸制剂的电解质、渗透压和 pH 情况

项目	18AA-Ⅰ	8.5%18AA-Ⅱ	18AA-Ⅲ	18AA-Ⅳ	18AA-Ⅴ	18AA-Ⅶ	3AA	6AA	15AA	20AA	9AA	18AA-N
氯化钙（g/L）	0.368											
氯化钾（g/L）	0.375											
硫酸镁（g/L）	0.37											
氢氧化钠（g/L）	2											
氢氧化钾（g/L）	0.84											
焦亚硫酸钠（g/L）	0.3	0.03		1							1	
冰醋酸		2.5mL/L										
焦亚硫酸氢钠（g/L）			0.5		0.5	0.3			0.5			0.25
钠离子（mmol/L）					38							
氯离子（mmol/L）					46						10	
木糖醇（g/L）					50							
葡萄糖（g）				75								
pH	5.5~7.0	5.6		3.5~5.5					6.5			
渗透压（mOsm/L）	619	810							620	875		

表4-10 常用的肠内营养制剂的电解质和渗透压情况

项目	TPF－T	TPF－D	TPF	TP	TP－HE	SP	Nutrison 1.0	Nutrison 1.5	Nutrison 0.75	Nutrison MCT	Diason
钠(g/L)	0.8	0.63	1	0.75	1.2	1	1	1.34	0.75	1	0.75
钾(g/L)	1.72	1.07	2.08	1.25	2.34	1.5	1.5	2.01	1.13	1.5	1.13
氯(g/L)	1.24	0.64	1.54	0.85	1.84	1.25	1.25	1.67	0.94	1.25	0.94
钙(g/L)	0.5	0.6	0.67	0.6	0.8	0.8	0.8	1.08	0.6	0.8	0.6
镁(g/L)	0.22	0.2	0.24	0.2	0.27	0.23	0.23	0.34	0.17	0.23	0.17
磷(g/L)	0.5	0.47	0.53	0.47	0.63	0.72	0.72	1.08	0.54	0.72	0.54
渗透压(mOsm/L)	320		250	250	300	440	250	300	188	265	225

注：TPF－T、TPF－D、TP－HE 为肠内营养乳剂；TPF、TP 为肠内营养混悬液；SP 为短肽型肠内营养剂。

管道后重新管饲 EN。补充电解质时还会出现患者胃肠道不耐受。氯化钾的渗透压非常高(3 000 ~ 3 500mOsm/kg),如果未稀释就供给患者,会出现腹部不适、腹泻。枸橼酸镁和氧化镁乳剂的渗透压分别是 1 000mOsm/kg 和 1 250mOsm/kg,磷酸钠的渗透压是2 250 mOsm/kg,推荐使用这些制剂前予以稀释。其他含山梨醇的药物也会出现消化道的不适。

　　PN 中电解质添加物的相容性一直受到关注。有些添加物是条件性相容的(相互作用和出现凝结与以下因素有关:电解质浓度、PN 最终 pH、加入 PN 的顺序、环境温度和配置、发放和储存时对光的要求)。钙盐很容易与磷酸、草酸和碳酸形成不溶性产物。由于二元磷酸钙是不溶性的,因此,PN 中钙和磷是不相容的。许多因素影响到钙和磷的溶解性,如:高浓度的钙和磷,氨基酸浓度的降低,环境温度的增加,PN 制剂中 pH 增高或者单袋连续使用超过 24h。1994 年,美国食品药品监督管理局(food and drug administration, FDA)曾经发出警示报道,有两例死亡患者和两例几乎致死性损伤患者的原因与输注不适当的磷酸钙有关。为了避免磷酸钙不相容的问题,推荐在 PN 中只能使用葡萄糖酸盐,严格执行 PN 中添加电解质的顺序,并且不要超过钙和磷最大相容剂量。另外,如果需要高出正常剂量的钙和磷时,应避免使用警示剂量,可以考虑分开输注。钙也有可能与 PN 中的碳酸氢根发生反应。如果用钙,碳酸氢盐禁忌使用,特别是因为本身与 PN 相容的钾和钠的醋酸盐是碳酸氢根的有效来源。如果相容性好,从 PN 中分别输注的电解质可以混合输注。

第五章 危重症患者维生素和微量元素的需要和供给

微量营养素包括维生素和微量元素。维生素一般不在体内合成,是许多酶的辅因子。微量元素是极少量的金属,是一些特别酶的辅因子或就是酶结构的一部分。微量金属(包括硒、锌、锰、铁和铜)和13种维生素(4种脂溶性维生素,9种水溶性维生素)对人类机体的稳定及催化保持内环境稳定的反应是必需的。世界粮农组织(FAO)、国际原子能机构(IAEA)、世界卫生组织(WHO)三个国际组织重新界定了微量元素的定义。按照其生物学的作用分为3类:①人体必需微量元素,包括硒、锌、锰、铁、铜、钼、铬、钴;②人体可能必需微量元素,包括锰、硅、硼、钒、镍;③具有潜在毒性,但是在低剂量时可能具有人体必需功能的元素,包括氟、铅、镉、汞、砷、铝、锡。本章将讨论危重症患者中人体必需微量元素的作用以及在危重症患者中利用它们进行抗氧化治疗的原则。另外,只讨论与危重症相关的最重要的微量元素缺乏问题。还要讨论目前和过去的一些观点,特别关注在危重症急性炎症期和氧化应激状态时,微量元素在抗氧化治疗中所起的作用。

危重症患者微量元素的缺乏可能在患者未住院之前因营养不良而已经存在了,严重的疾病或者医源性因素都会使微量元素缺乏,比如:医生不懂得营养消耗性疾病,再比如在对ICU患者治疗时忽略了微量元素的补充。这些微量元素的缺乏可以影响到许多生物化学过程和酶功能,导致器官功能障碍、伤口不易愈合、免疫状态改变,所有上述这些均对患者的预后不利。

中国营养学会已经制定了中国居民每日维生素和微量元素的摄入量,对健康人群是适当的。但是对危重症患者的健康维持或替代所需的微量元素营养配方的组成还没有共识。FDA已经确认:疾病时肠外供给维生素的需求是增加的,生产厂家也被要求据此调整他们的产品,但是对微量元素如何补充还未提及。美国肠外肠内营养协会(ASPEN)已经带头建立了在肠外营养中加入微量元素的指南。本章介绍的内容包括:

· 维生素及在健康人和危重症患者中的使用
· 微量元素在健康人和危重症患者中的使用

第一节　维生素及对人体的作用

一、健康成年人维生素的需要量

早年 Casimir Funk 在工作中发现了一种"对生命至关重要的胺",他将单词"对生命至关重要(vital)"和"胺(amine)"连起来组成了一个新词——"vitamine"。后来发现这些营养素在化学上是异质性的,并非都含有胺,所以现在维生素称为"vitamin"。维生素是什么呢?维生素是一种与脂肪、碳水化合物及蛋白质不同的有机化合物;是存在于食物中的少量的自然化合物;对于维护机体的正常功能、生长发育及机体产物的合成,虽然量少但是是必需的营养素;维生素的缺乏和不足会引起机体特殊的病症;机体不能够合成维生素来满足机体的需要。这些都是关于维生素概念的描述性定义。

在人类机体中,缺乏 L-古洛糖酸内酯氧化酶,所以不能合成抗坏血酸;而其他动物可以合成抗坏血酸。所以对于人类来说,抗坏血酸就是维生素,称作维生素 C。而维生素 D 在人体接受足够的阳光的情况下是可以合成机体所需要的维生素 D_3 的,但是对于不大接触阳光的人就需要补充。维生素 E 实际上是生育酚或者生育三烯酸的类似物,在这种情况下,这个家族中的一些成员,称作拟维生素或者同效维生素。另外,有些类胡萝卜素类需要在体内代谢后,才会生成有活性的维生素 A,这种活性维生素的前体物称为维生素原。维生素的家族组成见表 5-1。

表 5-1　维生素家族组成

维生素族		同效维生素	维生素原
脂溶性	维生素 A	视黄醇 视黄醛类维生素 A	β 胡萝卜素 隐黄质
	维生素 D	胆固化醇（维生素 D_3） 麦角钙化醇（维生素 D_2）	
	维生素 E	α-生育酚 γ-生育酚	
	维生素 K	叶绿醌（维生素 K_1） 甲基萘醌类（维生素 K_2） 甲萘醌（维生素 K_3）	
水溶性	维生素 C	抗坏血酸 去氢抗坏血酸	
	维生素 B_1	硫胺	
	维生素 B_2	核黄素	

续表

维生素族		同效维生素	维生素原
水溶性	烟酸	烟酸 烟酰胺	
	维生素 B_6	吡哆醇 吡哆醛 吡哆酸	
	叶酸	叶酸 多聚谷氨酰叶酸	
	生物素	生物素	
	泛酸	遍多酸	
	维生素 B_{12}	氰钴胺素	

中国营养学会已经制定了中国居民每日维生素的摄入量，见表5－2。美国食品与营养委员会推荐的维生素提供量见表5－3。

二、维生素的吸收、运输与排出

多数水溶性维生素很容易从小肠近端吸收。脂溶性维生素是在回肠的中端和远端吸收的，因为吸收需要胆汁和胰脂酶消化的脂肪。脂溶性维生素的吸收受脂肪吸收不良诸多因素（胰腺功能不良、胆汁丢失）的影响，维生素 B_{12} 在回肠末端吸收。维生素的缺乏可能因为从胃肠道的丢失，比如瘘管排出过多或者持续大量的腹泻。上消化道分泌物进入空肠的重建，无论经鼻肠管或空肠造瘘，使得脂溶性维生素的吸收变得更容易，因为脂溶性维生素的良好吸收依赖于胆汁和胰腺分泌。另外，可以避免因为丢弃抽出物而引起微量元素的丢失。经胃和经肠供给微量元素之间的差别还没有深入研究。在对维生素 B_{12} 的研究中，空肠内给予吸收良好，即使胃（内因子的来源）被旁置。这可能是因为在碱性环境中，维生素 B_{12} 与内因子的结合增加，在回肠中也可以见到这种情况。

1. 维生素 A 的吸收、运输与排出　食物中的维生素 A 多数是以视黄酯（retinyl ester）的形式存在的。视黄酯在小肠腔中水解产生视黄醇，这个过程是由产生于胰腺、定位于黏膜刷状缘的水解酶类催化的，黏膜刷状缘的水解酶类也可以催化。类胡萝卜素类和视黄酯都是疏水的，因此要分散到含水的肠腔中，就要进行微团的溶解。因此，维生素 A 在低脂膳食中是不易利用的。维生素 A 的微团溶解有利于可溶性的水解酶接触到其作用底物，并提供继之而来的维生素 A 进入黏膜表面的方法，即游离的维生素 A 和完整的 β 胡萝卜素被动地弥散进入黏膜的上皮细胞。维生素 A 及视黄酯的整个吸收效率是相当高的（75%），这个过程几乎不受膳食脂肪多寡和种类的影响。

视黄酯从肠道黏膜细胞分泌到乳糜微粒的疏水核中，这些可以吸收的维生素 A，通过淋巴循环进入肝脏，最终经由胸导管进入血浆中。类胡萝卜素类在肠道黏膜中并不发生代谢，而是借助乳糜微粒经淋巴循环进入肝脏，在肝脏中，类胡萝卜素类进入脂蛋白进

行运输。一般认为,无极性的维生素 A 类,如 β 胡萝卜素和番茄红素会融入乳糜微粒核,而有极性的颗粒至少部分存在于乳糜微粒的表面。不同的分布情况对组织摄取是不同的。类胡萝卜素烃主要经由低密度脂蛋白转运,极性更强的类胡萝卜素均匀地分布于低密度脂蛋白和高密度脂蛋白中。

维生素 A 以不同的方式经尿或者粪排出。在正常的生理状态下,肠道吸收维生素 A 的效率是很高的(80% ~95%),其中吸收的 30% ~60% 滞留于肝脏。维生素 A 通过分解代谢进入胆汁或者血浆中。在血浆中的维生素 A 代谢产物(短链型、氧化型、共轭)经过肾脏排出;胆汁中大约 30% 的代谢产物(如葡糖醛酸视黄醇)可以在肠道内重新吸收,经肠肝循环回到肝脏,其余从粪便中排出。

2. 维生素 D 的吸收、运输与排出　维生素 D 是在小肠吸收的,方式是非饱和被动弥散,为此需要在胆盐的帮助下,使得含维生素 D 的微团增加可溶性。维生素 D 在十二指肠和回肠的吸收最快,但是由于微团在小肠的远端转移时间较长,所以维生素 D 大部分在小肠远端吸收。维生素 D 大部分(90%)由乳糜微粒带入淋巴系统。维生素吸收率约 50%。几乎所有吸收的维生素 D 以非酯化形式存在,乳糜微粒上的维生素 D 转移到血浆的连接蛋白。维生素 D 在肝脏形成 25 - 羟维生素 D_3,25 - 羟维生素 D_3 在肾线粒体单氧酶作用下在肾脏转换为 1,25 - 二羟维生素 D_3,现在认为 1,25 - 二羟维生素 D_3 是一种激素,可以与靶组织受体形成复合物,与细胞核或染色体相结合,通过 DNA 转录作用合成信使 mRNA,并转译为蛋白质。维生素 D 分解代谢的主要场所在肝内,并将其代谢物排入胆汁中。25 - 羟维生素 D_3 及 1,25 - 二羟维生素 D_3 也可以葡糖苷酸的形式通过胆肝形成肝肠循环或从大便中排出。需要指出的是:皮肤中的 7 - 脱氢胆甾醇在紫外线(295 ~300nm)的作用下,也可以合成维生素 D_3。

3. 维生素 E 的吸收、运输与排出　维生素 E 在胆酸、胰液和脂肪内存在时,在脂酶的作用下,以混合微粒在小肠上部经非饱和的被动弥散方式被肠上皮细胞吸收。各种形式的维生素 E 被吸收后大多由乳糜微粒携带,经淋巴系统到达肝脏。肝脏中的维生素 E 通过乳糜微粒和极低密度脂蛋白的载体作用进入血浆。乳糜微粒在血液循环的分解过程中,将吸收的维生素 E 转移进入脂蛋白循环,其他的作为乳糜微粒的残骸。α - 生育酚的主要氧化产物是 α - 生育醌,在脱去含氢的醛基生成葡糖醛酸。葡糖醛酸可通过胆汁排泄,或进一步在肾脏中被降解产生 α - 生育酸,从尿酸中排泄。

4. 维生素 K 的吸收、运输与排出　膳食中维生素 K 都是脂溶性的,所以主要由小肠吸收入淋巴系统,或者经肝门静脉系统吸收,且其吸收取决于胰腺和胆囊的功能,在正常情况下其中有 40% ~70% 可被吸收。维生素 K_1 的吸收是依赖能量的主动吸收过程,其他的拟维生素 K 如维生素 K_2[甲萘氢醌(Menaquinone)和四烯甲萘醌(Menatetrenone)]的吸收是被动的弥散过程。人的肠道中有一种细菌会在远端的肠道为人体源源不断地制造维生素 K,并在此部位吸收。甲萘醌代谢迅速,可以以甲萘醌硫酸盐、磷酸盐和葡糖醛酸盐的形式从尿中排出;也可以在胆汁中以葡糖醛酸共轭物的形式排出。甲萘氢醌代谢不清楚。维生素 K_1(叶绿醌)小部分经尿排出,但是大部分以葡糖醛酸共轭物的形式从胆汁中排出。

5. 维生素 C 的吸收、运输与排出 人类对维生素 C 的吸收过程,当维生素 C 的量很大、处于饱和状态时,以被动弥散为主;当维生素 C 的量较少时,以主动转运为主。所以,在使用生理剂量(成年人≤180mg/d)时,维生素 C 的吸收率可以达到 80% ~ 90%。给予维生素 C 的剂量 >1g 时,吸收率会大大降低。维生素 C 大多数以抗坏血酸的形式在血浆中运输。还有一些以去氢抗坏血酸的形式在血浆中运输。维生素 C 以原型通过肾小球,在肾小管以可饱和的、载体调介过程进行重吸收。如果每天摄入 100mg,只有 1/4 的量从尿中排出;如果每天摄入超过 500mg,几乎所有超过血浆阈值的维生素 C 都从尿中排出。

6. 维生素 B_1 的吸收、运输与排出 食物中的维生素 B_1 有 3 种形式,即游离形式、硫胺素焦磷酸酯和蛋白磷酸复合物。结合形式的维生素 B_1 在消化道裂解后被吸收,吸收的主要部位是空肠和回肠。大量饮茶会降低肠道对维生素 B_1 的吸收;酒精中含有抗硫胺素物质;叶酸缺乏可导致维生素 B_1 吸收障碍。维生素 B_1 由尿排出,不能被肾小管重吸收。该品经口服给药,在胃肠道主要是由十二指肠吸收。大部分血浆中的维生素 B_1 都是与蛋白质,特别是白蛋白结合的。血液中 90% 的硫胺素都存在于红细胞中。维生素 B_1 在肝、肾和白细胞内转变成硫胺素焦磷酸酯,后者是体内丙酮酸分解所需的羧代酶的辅酶。但该品在体内不贮存,故短期缺乏即可造成患者丙酮酸在体内的蓄积,从而扰乱糖代谢。维生素 B_1 在尿中主要以游离硫胺素的形式排出,还有少量的维生素 B_1 以磷酸二酯或其他代谢产物(脱氢硫胺、二硫化噻胺等)的形式排出。

7. 维生素 B_2 的吸收、运输与排出 膳食中的大部分维生素 B_2 是以黄素单核苷酸(FMN)和黄素腺嘌呤二核苷酸(FAD)辅酶形式和蛋白质结合存在。肠腔中的蛋白水解酶可以将核黄素辅酶从其蛋白复合物中释放,接着肠上皮刷状缘磷酸酶类活化,将核黄素游离出来。游离的核黄素借助载体在近段小肠和结肠吸收入血。游离核黄素及 FMN 在血浆中的运输有一部分要靠与血浆蛋白的结合。当摄入量较大时,肝、肾中常有较高的浓度,但人体贮存维生素 B_2 的能力有限,超过肾阈即通过泌尿系统以游离形式排出体外,因此每日人体组织的需要必须由饮食供给。

8. 维生素 B_6 的吸收、运输与排出 各种形式的维生素 B_6 主要在空肠和回肠经被动弥散的方式吸收。肠道对磷酸吡哆醛和磷酸吡哆胺的吸收与细胞膜碱性磷酸酶的去磷酸化的催化有关。肠道内另外的一些形式的维生素 B_6 和未磷酸化的拟维生素,在空肠黏膜吡哆醛激酶的磷酰化激活下形成磷酸盐,经被动弥散吸收。吡多辛和吡哆胺在组织中氧化成磷酸吡哆醛。维生素 B_6 在血浆中的浓度很低并多与白蛋白相结合。多数血浆中的维生素 B_6 来源于肝脏黄素酶代谢的产物。磷酸吡哆醛主要在肝脏中脱去磷酸及氧化,借助 FAD 依赖性吡哆醛氧化酶和烟酰胺腺嘌呤二核苷酸(NAD)醛脱氢酶生成 4 - 吡哆酸。吡哆酸从尿中排出。每天摄入的维生素 B_6 有一半排出。口服大剂量(100mg)吡哆醛、吡哆胺、吡哆醇后,在 36h 内大部分原物从尿中排出。

9. 烟酸的吸收、运输与排出 在动物源性食物中,NAD 和酰胺腺嘌呤二核苷酸磷酸(NADP)是主要的烟酸来源。在消化道中,NAD 和 NADP 被消化,释放出烟酰胺(NAM),NAM 被吸收。这两种辅酶会被肠道黏膜 $NAD(P)^+$ 水解酶降解,分解为吡啶核苷酸,进而变成 NAM 和腺苷二磷酸(ADP)核糖。NAM 也可以转变为烟酰胺单核苷酸(NMN)和

5′-AMP,或者借助磷酸二酯酶生成烟酸核苷(NR)和 ADP。NMN 去磷酸化也会产生 NR,NR 经过水解或者磷酸化转变为 NAM。NAM 在肠道微生物的作用下生成游离的 NAM 并吸收。烟酸的吸收在胃和小肠,经易化弥散吸收。血浆中的 NAM 在血浆中以非结合的形式存在。在摄入标准水平烟酸的情况下,尿中主要的代谢产物是 1-甲基烟酰胺及其氧化产物 1-甲基-6-羟基吡啶-3-咪唑羧酰胺。

10. 生物素的吸收、运输与排出 在食物蛋白质的消化过程中,与蛋白质结合的生物素得到释放。首先,肠道蛋白酶通过水解含生物素的蛋白质产生 ε-N¹ 生物素赖氨酸结合物及生物胞素;然后,在肠道生物素酰胺类氨基水解酶和生物胞素酶的作用下,释放出游离的生物素,游离的生物素在近段肠道被吸收,机制有易化转运(低浓度时)和被动弥散(高浓度时)。在血浆中游离生物素不到总量的一半,还有双降生物素和亚砜生物素以及其他的生物素代谢产物,还有 7% 的生物素是与蛋白质结合存在于血浆中的。生物素可以迅速地从尿中排出,其中游离生物素占一半,其他还有双降生物素、甲基酮双降生物素、磺基生物素、四去甲生物素-L-亚砜等。

11. 维生素 B_{12} 的吸收、运输与排出 自然食物的维生素 B_{12} 是以辅酶的方式与蛋白质结合而存在的。维生素 B_{12} 要释放出来,就要依靠加热、胃酸环境和(或)蛋白酶(特别是胃蛋白酶)。维生素 B_{12} 在肠道中经过两个机制被吸收,一是主动的转运(摄入少时,效率高,需要内因子),二是简单的弥散(摄入大量时发挥作用)。维生素 B_{12} 在肠道吸收到血浆后,多数以腺苷酰钴胺素和甲基钴胺素的形式与运钴胺素蛋白 Ⅰ(TCⅠ)的 R 蛋白结合,剩下的大部分与在许多组织中合成的运钴胺素蛋白 Ⅱ(TCⅡ)结合。TCⅡ 可以在肠道黏膜、肝、精囊、成纤维细胞、骨髓以及巨噬细胞中合成。维生素 B_{12} 可以经过肾脏和胆道排出,主要经肠道排出(0.5~5μg/d),其中 65%~75% 在回肠中,在内因子的参与下被重新吸收。

12. 泛酸的吸收、运输与排出 泛酸在食物中以辅酶 A 和酰基载体蛋白质的形式存在。所以要利用泛酸依靠对蛋白质复合物的水解消化来释放游离的泛酸。在肠腔中,辅酶 A 和酰基载体蛋白质被分解释放出 4′-磷酸泛酰巯基乙胺,然后脱去磷酸生成泛酰巯基乙胺,泛酰巯基乙胺在肠道泛酰巯基乙胺酶的作用下生成泛酸。泛酸的吸收主要在空肠。吸收的泛酸进入血浆和红细胞,血浆中的泛酸是游离型的,红细胞对泛酸的吸收是一个被动弥散的过程,大部分的泛酸都是由红细胞携带的。泛酸主要以原型从尿中排出,尿中还会排出 4′-磷酸泛酰巯基乙胺,还有一部分被氧化变成二氧化碳经肺排出。

13. 叶酸的吸收、运输与排出 大部分食物中的叶酸是以还原型多聚谷氨酸的形式存在的。多聚谷氨酸必须分解为蝶酰单谷氨酸或蝶酰双谷氨酸才能被吸收,再靠近段小肠黏膜二氢叶酸还原酶的激活,生成四氢叶酸。含单谷氨酸的甲基四氢叶酸是存在于血浆中的叶酸主要存在方式。在体内的其他组织中,叶酸以多谷氨酸形式存在。完整的叶酸和水溶性的侧链代谢物 p-乙酰氨基苯甲酰谷氨酰胺和 p-乙酰氨基苯甲酸,从尿中和胆汁中排出。

14. 胆碱的吸收、运输与排出 胆碱是一种类维生素。在肠腔中,磷脂酰胆碱水解释放出胆碱,这个过程是由胰腺产生的磷脂酶 A2 裂解 β-酯键、肠道黏膜磷脂酶 A1 和 B

裂解 α-酯键完成的。可以吸收的胆碱主要以结合到乳糜微粒的磷脂酰胆碱的形式进入淋巴循环。胆碱主要以与血浆脂蛋白结合的磷脂形式进入组织。

三、维生素的生物化学作用和功能

维生素在进入人体后,会在生物化学反应中起到相应的作用,并因此对人体的功能起到作用。维生素的功能情况见表5-4。

表5-4 维生素的生物化学作用和功能

维生素族	参与生物化学作用	功 能
维生素 A	参与构成视紫质,自由基清除,诱导 DNA 转录	维持黏膜完整、伤口愈合。是脂溶性维生素,有抗氧化作用。维持视觉功能、生长发育及免疫功能
维生素 D	受体调节的转录	钙和骨代谢,巨噬细胞分化
维生素 E	自由基清除	抗氧化,硒的辅因子,细胞膜变形性和完整性的维持
维生素 D	肝脏产生的与凝血级联反应相关的丝氨酸蛋白酶所必需。参与谷氨酰羧化、血凝蛋白和维生素 K 依赖的骨蛋白形成	血液凝固,骨钙化
维生素 C	参与羟脯氨酸/羟赖氨酸合成,Fe^{3+}/Fe^{2+} 还原反应	胶原合成,铁吸收,非酶抗氧化剂,胶原合成和伤口愈合必需。合成肉毒碱是需要的
维生素 B_1	以硫胺素焦磷酸(TPP)方式参与脱羧反应,是丙酮酸、α-酮酸和支链氨基酸氧化的辅因子	参与碳水化合物和脂肪代谢
维生素 B_2	FAD 或 FMN 的辅酶	参与氧化代谢
烟酸	NAD 或 NADP 的辅酶	参与氧化代谢
维生素 B_6	转氨基反应	氨基酸、脂肪酸代谢,血红素和神经递质合成
叶酸	一碳单位载体,同型半胱氨酸代谢	参与嘌呤/嘧啶代谢
生物素	羧化酶反应	脂肪形成、葡萄糖异生
维生素 B_{12}	甲基叶酸转换为四氢叶酸,影响 DNA 合成,辅酶,参与缬氨酸代谢	影响 DNA 合成

四、维生素缺乏的原因、表现及检测

除了摄入不足外,维生素的缺乏还有其他原因。当维生素缺乏时,机体会有相应的临床表现,及早地识别这些表现,有利于及时补充维生素及纠正引起维生素缺乏的原因。在维生素缺乏还处于亚临床状态时,需要我们通过检测来发现是否有维生素缺乏。维生素缺乏的原因、表现及检测见表5-5。

表5-5 维生素缺乏的原因、表现及检测

维生素族	缺乏的原因	缺乏的临床表现	检测方法
维生素A	消化道丢失,使用类固醇	伤口不愈、腹泻、上皮再生能力差、细菌易位、中性粒细胞功能障碍,眼干燥症,夜盲症,患某些肿瘤的风险增加	血浆视黄醇,血浆视黄醇蛋白
维生素D	缺少日晒,肝、肾损害。应激时维生素D减少,但是意义不清楚	软骨症和骨质疏松症,免疫力下降	血清钙/磷以及碱性磷酸酶,血清25-羟维生素D_3和1,25-二羟维生素D_3
维生素E	应激时减少,见于脓毒血症休克伴有脂质过氧化,可能意味着自由基活性增加	溶血性贫血,动脉硬化,某些肿瘤	血浆生育酚
维生素K	体内没有储存,微生物菌群的改变可以减少细菌对维生素K的合成。缺乏可以迅速出现,特别是当TPN中没有维生素K	出血异常,骨异常	凝血酶原时间,血浆绿叶醌
维生素C	烧伤时需求增加,突然停止使用会导致反弹性坏血症	毛囊周围紫癜,伤口愈合不好,牙龈炎,坏血病,氧化损伤	血浆和白细胞维生素C
维生素B_1	酒精中毒,过量碳水化合物摄入,医源性再进食综合征的一个表现(TPN中无维生素B_1)	TPN中无维生素B_1导致代谢断裂,出现乳酸酸中毒。精神改变、虚构症、意识模糊、充血性心力衰竭,湿性脚气病	红细胞酮糖转移酶
维生素B_2		黏膜、皮肤损害	红细胞谷胱甘肽还原酶
烟酸	酗酒引起烟酸缺乏,异烟肼和6-巯基嘌呤也会造成烟酸缺乏	有糙皮病,皮肤干燥,腹泻,皮炎、痴呆	尿甲基烟酰胺

维生素族	缺乏的原因	缺乏的临床表现	检测方法
维生素 B_6	肾衰竭时减少	贫血,皮肤黏膜改变,精神改变(抑郁、意识模糊)	红细胞转氨基酶
叶酸	酗酒,暴露于笑气,透析,抗癫痫药物	巨幼细胞贫血,皮疹,血清中半胱氨酸水平增加	血清、红细胞叶酸
维生素 B_{12}	由于有足够的体内储存,一般不缺乏,笑气麻醉会导致维生素 B_{12} 缺乏	巨幼细胞贫血	血清维生素 B_{12}

五、维生素缺乏时的补充及维生素过量的风险

水溶性维生素中毒的可能性不大,即使超过 RNI 100 倍也是安全的。脂溶性维生素会发生中毒,一般推荐 RNI 10 倍内是安全的。危重症患者中并不常规检测维生素的血清水平。许多形式的维生素、维生素原、活性维生素、维生素代谢物都能检测。血清水平降低的意义不大清楚,另外补充并不能增加血清水平。个别维生素的副作用和毒性反应,与临床的关系以及推荐的剂量在下面的内容中会有叙述。

1. 维生素 A　维生素 A 每天要补充 1mg 或者 3 000IU。注意一般的肠内营养制剂含有 2 600 ~ 5 600IU/L 的维生素 A,强化的 EN 制剂含维生素 A 4 500 ~ 12 000IU/L。对于使用糖皮质激素的患者,为了消除激素对维生素 A 吸收的影响,维生素 A 的供给是 10 000 ~ 15 000IU/d,连用 7 天。使用维生素 A 过量时,会出现肝功能障碍,甚至肝衰竭。

2. B 族维生素　对于有维生素 B_1 缺乏风险的患者,每天另外要补充 100mg 的维生素 B_1,尤其是酗酒患者和先前存在营养不良的患者。维生素 B_1 过量风险还不清楚。

对于维生素 B_6 缺乏患者每天补充 1.5mg 就可以了。维生素 B_6 过高的剂量(超过 2g)可能会引起惊厥。对于维生素 B_{12} 缺乏的患者每日的量是 RDA 2.4μg,实际上,给予 1 剂 1mg 就可以保证在几个月内不会缺乏。维生素 B_{12} 过量风险还不清楚。

3. 维生素 C　维生素 C 每天需要 75 ~ 90mg,如果使用肠外营养,标准推荐量是 20mg/d。标准 EN 制剂中含有 125 ~ 250mg/L 维生素 C,强化制剂含 800 ~ 850mg/L 维生素 C。强化补充剂量可以给予 500 ~ 3 000mg/d。过量的维生素 C 供给会产生高草酸尿及引起肾脏钙化。维生素 C 还会增加肠道中的游离铁,这些游离铁可以促进细菌的增殖,并降低杀菌活性。

4. 维生素 D　维生素 D 缺乏的患者每日补充 RDA 5μg 或者 200IU。一般的 EN 制剂中就含有这么多维生素 D。注意在肾衰竭和肝衰竭时,需要使用活化形式的 1,25 - 二羟维生素 D_3;维生素 D 过量的风险是高钙血症。每天摄入达到 40 000 IU(1 000μg)时才会发生中毒,一般不会出现这种情况。

5. 维生素 E　维生素 E 缺乏的患者每日补充 RDA 15mg。肠外营养的多种维生素制

剂中,维生素 E 的含量是每剂 10mg。EN 制剂维生素 E 含量变化较大,在 25～50mg/L。危重症患者中推荐剂量为每天 50～60mg。过量会抵抗维生素 A 的作用。大量使用维生素 E 对伤口的愈合不利,并可能引起血小板功能障碍。维生素 E 过量会上调促炎症细胞因子。但是有资料认为每天使用 3g 维生素 E 不会有临床影响。

6.**维生素 K**　维生素 K 缺乏的患者每日补充 RDA 150μg。现在的多种维生素制剂内含有维生素 K 每天可以提供 150μg。注意维生素 K 快速静脉给予会出现低血压,过量的维生素 K 会减弱华法林的抗凝作用。

7.**叶酸**　叶酸的 RDA 是每日 400μg。使用 EN 及 PN 均需要补充 400μg。对于叶酸缺乏的患者,比如透析患者,每天需要补充 1mg。现在还不清楚叶酸过量的毒性。

8.**烟酸**　烟酸的 RDA 是每日 16mg。多数 EN 制剂都可以满足,使用 PN 的推荐量是 40mg/d。输入的丝氨酸也会转化为烟酸。对于有严重消化道疾病的患者,烟酸会出现严重的缺乏,及时补充烟酸可以使症状迅速缓解。现在还不清楚烟酸过量的毒性。

需要说明的是,多种维生素之间的相互作用非常复杂,并没有得到很好的了解。例如:维生素 E 和维生素 C 就有相互作用,维生素 C 使维生素 E 重复利用,因此,维生素 C 的缺乏会降低维生素 E 的功能,过量的维生素 E 拮抗维生素 A 的功能。维生素 B$_6$ 和维生素 B$_2$ 的缺乏将增加机体对烟酸的需求。因此,单一维生素的补充可能使其他维生素的作用变弱。

【参考文献】

1. 中国营养学会.中国居民膳食营养素参考摄入量[M].北京:科学出版社,2014.
2. RUSSELL C A,GREEN C J. European Union legislation and enteral nutrition[J]. Clin Nutr,2001,20(1 Suppl):47-59.
3. GERALD F C. The vitamins fundamental aspects in nutrition and health[M]. 3rd ed. San Diego:Academic Press,2008.

第二节　微量元素及对人体的作用

一、健康成年人微量元素的需要量

微量元素是指在人体中含量极少,但是在机体代谢中非常重要的一些元素。过去将铁、锌、硒、碘、铜、锰、铬、氟、钼、钴、镍、锡、硅、钒这 14 种元素称为微量元素。1990 年 FAO、IAEA、WHO 重新定义了必需微量元素,并将其分为 3 类。第一类:人体必需微量元素 8 种,包括铁、锌、硒、碘、铜、铬、钼、钴。第二类:人体可能必需的微量元素 5 种,包括锰、硅、钒、硼、镍。第三类:具有潜在毒性,但是在低剂量时人体可能必需的微量元素 7 种,包括氟、铅、镉、汞、砷、铝、锡。微量元素只在相应的剂量范围内发挥有利于人体的作用,不足或者过量都会对人体造成危害。因此,要规定微量元素的推荐摄入量(RNI)和适宜摄入量(AI),还要规定可耐受最高摄入量(UL)。中国营养学会 2013 年成年人微量元素每日推荐量见表 5-6。国外成年人微量元素推荐量见表 5-7。

表 5 -6　中国营养学会 2013 年成年人微量元素每日推荐量

微量元素	推荐摄入量（RNI）		适宜摄入量（AI）		可耐受最高摄入量（UL）	
	18 ~	50 ~	18 ~	50 ~	18 ~	50 ~
铁（mg）	男 12；女 20	12			42	42
碘（μg）	120	120			600	600
锌（mg）	男 12.5；女 7.5	男 12.5；女 12.5			40	40
硒（μg）	60	60			400	400
铜（mg）	0.8	0.8			8	8
氟（mg）			1.5	1.5	3.5	3.5
铬（μg）			30	30	4.5	4.5
锰（mg）			4.5	4.5	11	11
钼（mg）			100	100	900	900

表 5 -7　国外成年人微量元素推荐量

微量元素	美国 RNI/AI/d	澳大利亚 RNI/d	欧洲 RNI/d	UK RNI/d	2 000kcal EC 指导最大值和最小值区间	成年人 UL/d	成年人 NIMS/d
铁（mg）	>19 岁,8	>19 岁,7	>18 岁,9	>18 岁,8.7	10 ~ 40	各文献不定，20 ~ 110	24
碘（μg）	>14 岁,150	>12 岁,150	>15 岁,130	>15 岁,140	130 ~ 700	各文献不定，500 ~ 2 000	200
锌（mg）	>14 岁,11	>12 岁,12	>18 岁,9.5	>15 岁,9.5	10 ~ 30	各文献不定，30 ~ 50	18
硒（μg）	>14 岁,55	>12 岁,85	>18 岁,55	>19 岁,75	50 ~ 200	各文献不定，200 ~ 600	85.5
铜（mg）	>19 岁,900	n/s	>18 岁,1 100	>19 岁,1 200	1 200 ~ 10 000	各文献不定，500 ~ 10 000	2 700
氟（mg）	>19 岁,4	n/s	n/s	>6 岁,0.05mg/kg	0 ~ 4	10	1.5
铬（μg）	14 ~ 50 岁,35；>51 岁,30	n/s	n/s	>18 岁,>25	25 ~ 300	各文献不定，200 左右	100
锰（mg）	>19 岁,2.3	n/s	1 月 10 日	成年人 >1.4	1 ~ 10	各文献不定，1 ~ 20	4.95
钼（mg）	>19 岁,45	n/s	n/s	>18 岁,50 ~ 400	70 ~ 360	各文献不定，300 ~ 2 000	150

注：RDI—推荐的膳食供给量；EC—欧洲共同体；NIMS—纽迪希亚内部微量元素标准。

二、微量元素的吸收和功能

关于特殊的微量元素在胃肠道吸收的准确部位,资料很少,有些已经有结论。锌和硒的吸收是在十二指肠及回肠,回肠可能更重要些,特别是当食物需要消化为可以生物利用的锌时;铁也在十二指肠吸收。微量元素之间存在着许多相互作用,影响着经消化道的吸收。影响微量元素生物利用度的因素如下:

(1)膳食包括营养物的化学形式(如:有机铬比离子铬容易吸收)。

(2)拮抗配基(如:植物酸降低锌的吸收;纤维减少锌和铁的吸收;维生素 C 减少铜的吸收,但增加铁的吸收)。

(3)利于吸收的配基(如:甲基吡啶酸和柠檬酸有助于锌的吸收)。

(4)竞争关系(如:铁抑制铜和锌的吸收;锌抑制铜的吸收,反之亦然)。肠内营养制剂中加入硫酸亚铁会引起锌的缺乏。

1. 铁　由于铁的缺失和铁过量对机体都是有害的,所以机体有一套控制机制来维持铁平衡。消化了的铁在肠道中形成一个"池"。当机体的铁减少时,在这个池中的更多的铁进入肠道的细胞层。一种新发现的叫作铁调素的肽对肠道细胞铁的输出进行调节,也对存储在肝细胞或者巨噬细胞的铁进行调节。铁调素会下调膜铁转移蛋白,这种蛋白是将铁运输出细胞的。铁从细胞转运出后进入血液循环,进入骨髓参与红细胞的血红蛋白的合成。铁也可以与铁蛋白结合潴留在肠道细胞中。体内大约80%的铁存在于红细胞内。铁主要以含铁血黄素的形式存储在肝和脾中。人体内的铁与蛋白质结合。有一些铁与非酶蛋白质如血红蛋白结合,与肌红蛋白结合;有一些铁与酶结合。血红蛋白和肌红蛋白可以进行氧的转移,铁 - 硫酶参与能量代谢。含铁血红素酶与许多辅助因子的电子转移有关。

2. 锌　锌主要存在于蛋白类食物中,存在于蛋白类食物中的锌易于吸收。锌有助于体内300多种激素和酶功能的实现。锌是抗氧化剂 Cu/Zn 超氧化物歧化酶(SOD)的基本组成成分。体内 SOD 可以清除超氧化物游离基,这些超氧化物游离基如果水平过高,就会对细胞的脂类、蛋白质和 DNA 造成破坏,最终导致细胞的损害。锌和其他的抗氧化剂,如 β 胡萝卜素和维生素 C,可以通过保护视网膜细胞,延迟年龄相关性黄斑变形和视力损害。锌还有助于促进 T 淋巴细胞的激活。锌对于无论是婴儿、儿童还是成年人的成长和发育都是至关重要的。锌在这方面功能的实现与刺激胰岛素样生长因子 I(IGF - 1)以及多肽有关。

3. 碘　碘主要存在于海产品中,我国的食盐中也有添加碘的。所以一般情况下,碘并不会缺乏。碘对人体是不可或缺的,因为碘是甲状腺激素的主要组成成分。碘很容易在胃肠道内吸收。大多数的碘会进入甲状腺,并在甲状腺进行浓集,多余的碘被肾脏排出体外。在甲状腺细胞的表面,碘盐氧化并与甲状腺球蛋白结合,生成甲状腺激素的前体。这些甲状腺激素的前体以两种不同的形式结合,即三碘甲腺原氨酸(T_3)和四碘甲腺原氨酸(T_4),这些甲状腺激素发挥其生理作用。现在还了解到碘还会进入其他的组织,如眼睛、胃黏膜层、唾液腺、乳腺和子宫颈部。其具体作用还在研究中。

4. 硒　硒来源于土壤,我国土壤中的硒很少。硒是很容易在消化道吸收的。吸收的硒有一些以硒蛋白的形式储存起来,用于酶促反应。总的来讲,硒是一种抗氧化剂,可以降低患癌症的风险,降低患心血管疾病、自身免疫疾病和其他慢性疾病的风险。硒应用于临床治疗主要有 5 个作用,即抗突变作用、抗氧化作用、促进致癌物的体内灭活作用、抗细胞增殖作用、增强机体免疫力作用。硒蛋白作为酶发挥作用,可以直接地降低癌症的风险。有研究表明含硒的酶有助于排出受到伤害的 DNA。在中国低硒地区发生的克山病可能与硒缺乏有关。硒参与体内蛋白质、酶和辅酶的合成,硒半胱氨酸是遗传密码正常编码的第 21 个氨基酸。实验室研究发现,硒可以抑制 HIV 的复制。补充硒对治疗免疫性甲状腺炎和黏液水肿也是有帮助的。补充硒可降低血脂、血压,防止动脉粥样硬化,减少血栓形成,缩小心肌梗死面积。硒与其他微量元素、维生素具有协同作用,如硒与锌、铜及维生素 E、维生素 C、维生素 A、胡萝卜素等协同清除体内代谢废物——自由基。对硒的研究还要进一步深化。

5. 铜　铜存在于水中,植物食物和海产品、牛肝中都含有铜。有观察指出,美国女性铜的平均摄入量为每天 1 ~ 1.1mg,男性铜的平均摄入量为每天 1.2 ~ 2.6mg,这足以满足RDA 的要求。大量的锌和铁会影响铜的吸收,但是食物中的锌和铁不会达到这么高的水平。铜是许多金属酶的组成部分,会起到氧化酶的作用。在氧化酶的酶促反应中,分子氧接受一个电子,或者转换为 H_2O,或者转换为 H_2O_2,这些反应对生命至关重要。这些酶类有:胺氧化酶(单胺氧化酶、二胺氧化酶和赖胺酰氧化酶),亚铁氧化酶,细胞色素 C 氧化酶(对脑、心脏和肝脏的能量转移有特别重要的作用),多巴胺 β 酪氨酸酶(有助于多巴胺转换为去甲肾上腺素)。另外,还有两种不同的 SOD:一种含有铜和锌的 SOD 可以预防大多细胞免于氧自由基带来的损害,称之为铜/锌 SOD。由基因变异编码的 SOD 会引起Lou Gehrig 病(肌萎缩侧索硬化)。

6. 铬　铬存在于地壳和海洋中,许多食物中也含有铬。铬缺乏的唯一原因是使用未添加铬的 TPN 高营养支持。如果机体食用过量的含单糖的食物,超过 35% 的热量来源于糖,更多的铬将从尿中排出。在机体应激(比如感染、创伤)、体力劳动和妊娠时,铬也会增加丢失。吡啶甲酸铬可以更易为机体吸收。四价铬有致癌性和致过敏性,食品中的铬是三价铬。铬的作用机制似乎是可以激活胰岛素受体酪氨酸激酶。铬可激活胰岛素,从而降低血糖。补充铬后,糖尿病患者的蛋白质能量、营养不良儿童的葡萄糖耐受性就会得到改善。铬与铁会竞争转铁蛋白。血色素沉着病患者常伴发糖尿病可能与此有关。铬常会在 TPN 制剂中添加。糖尿病患者常需要添加铬。

7. 锰　锰是几种酶系统包括锰特异性的糖基转移酶和磷酸烯醇丙酮酸羧激酶的一个成分,并为正常骨结构所必需。其摄入量差别很大,主要取决于是否纳入含量丰富的食品。

三、微量元素缺乏的原因、表现及检测

微量元素缺乏的原因及临床表现见表 5 - 8。

表 5 - 8　微量元素缺乏的原因及临床表现

微量元素	缺乏的原因	缺乏的临床表现
硒	使用不含硒的 PN 或者 EN,酗酒史,手术切除十二指肠或者空肠近端,在 EN 制剂缺乏硒的情况下更易出现缺乏	充血性心力衰竭和心律失常;外周肌肉受累表现为肌炎、肌无力和痛性肌痉挛
铁	危重症患者中,血液丢失引起的缺铁性贫血	贫血,组织缺氧
铜	多见于营养不良的儿童及胃和小肠离断病例	中性粒细胞减少症,贫血,骨髓中骨髓细胞链分化受阻,巨幼红细胞改变,形成骨刺,骨质疏松症,长骨骨折
锰	膳食缺乏,如素食者	损害胰岛素产生,改变脂类分布,对氧化剂防御不足,生长因子代谢异常
锌	GI 过量丢失,短肠综合征,创伤、烧伤,酗酒,胰腺功能障碍,肾衰竭,大量使用类固醇,HIV,恶性肿瘤。EN 中如同时给予二价铁能使锌发生沉淀,出现锌缺乏	肘、膝部皮疹,也称肢皮炎;肠病性肢端皮炎,特征是鼻翼侧皮疹;葡萄糖不耐受,伤口愈合不良,出血异常,免疫功能障碍,脱发,味觉和嗅觉异常,腹泻
碘	摄入减少,低蛋白、高碳水化合物膳食,食物中的硫氰酸盐(如木薯、玉米),含硫葡萄糖苷的水解产物的蔬菜,钙剂,维生素 A、硒和铁的缺乏等	甲状腺功能减退,甲状腺肿,精神发育迟滞,甲状腺癌、乳腺癌、卵巢癌风险增加
铬	铬缺乏的唯一原因是使用未添加铬的 TPN 高营养支持	葡萄糖耐量受到损害

　　由于以下原因,对微量元素并不做常规检测:其一,微量元素血浆浓度与组织浓度不一致;其二,在应激状态下,比如全身炎症反应综合征(SIRS)期,血浆中的微量元素会出现变化(血浆中锌、铁、硒浓度降低,而铜浓度增高);其三,微量元素测定困难。所以在临床上只是对实施长期 TPN 的患者进行锌、铜、硒的评估。

四、微量元素过量的风险

　　1. 锌和硒　在推荐剂量的临床应用中,没有对锌和硒的毒性报告。连续口服 6 周高剂量的锌(150mg/d)可以抑制免疫反应。每天肠外营养中加入 100mg 的锌可以很好地耐受。在肠外营养制剂中每天使用 400μg 的硒是安全的。但是,也有人认为大量锌会造成免疫功能障碍。

　　2. 铬　有些含铬的化合物具有致癌性并可以损害 DNA,有些会引起人体过敏和消化道溃疡。铬还会减少铁的吸收。用于控制体重的甲基吡啶铬如果过量食用,可能引起肾衰竭和其他的毒性。还有报道过量铬会引起肝损害和肌溶解。目前对营养制剂中添加铬并不支持。

3. 铜　过量摄入铜迅速发生的副作用主要是胃肠道副作用,包括恶心、呕吐、胃痉挛和腹痛、腹泻。有一些研究认为:每天摄入的铜超过 7mg,会出现免疫抑制。铜过多的长期效应见于 3 种疾病:肝豆状核变性、印度儿童肝硬化和隐源性铜中毒。印度儿童肝硬化和隐源性铜中毒发生的必要条件是铜摄入过多和基因遗传因素。患这 3 种疾病的患者主要表现为肝脏损害,也有神经和肾脏损害。过量摄入铜还会表现为红细胞毒性,损害细胞膜,抑制红细胞酶,表现为溶血和胃肠道障碍。

4. 碘　一次摄入过多的碘会发生急性中毒,引起发热、腹痛、口腔和咽喉及胃的烧灼感、腹泻、呕吐、恶心,甚至出现心脏问题和昏迷。长期过量食用碘会引起甲状腺问题,包括甲状腺功能亢进、甲状腺炎、甲状腺肿和甲状腺癌。长期过量食用碘还会引起甲状腺功能减退。

5. 铁　危重症患者会释放游离铁。游离铁干扰网状内皮系统,减少巨噬细胞活性,促进细菌生长。过量摄入铁会引起恶心、呕吐、便秘、腹泻及腹部不适。过量摄入铁还会减少锌的吸收,甚至引起死亡,致死剂量是大于 180mg/kg。铁摄入超过 10mg/kg,会引起胃肠道症状。当铁蛋白水平超过 50mg/mL 时,会发生 Ferrotoxicity。这种中毒可见于癌症、心血管疾病和其他慢性疾病。血色素沉着病是一种常染色体隐性遗传病,也与铁的过度摄入有关。

6. 锰　锰吸收过量会引起中毒,重度的可以出现精神病的症状,如暴躁、幻觉,称作锰狂症。人体吸收 5~10g 锰可致死亡。主要见于职业病。职业性锰中毒是由于长期吸入含锰深度较高的锰烟及锰尘而致。

【参考文献】

1. 中国营养学会. 中国居民膳食营养素参考摄入量[M]. 北京:科学出版社,2014.

2. RUSSELL C A,GREEN C J. European Union legislation and enteral nutrition[J]. Clin Nutr,2001,20(1 Suppl):47-59.

第三节　维生素和微量元素在危重症患者中的使用

对于危重症患者而言,机体的环境发生了变化,因而维生素的作用就不是仅局限于日常的功能,而是会对危重症的病理生理过程产生某些影响。对危重症的发生、发展和预后,都会产生系列的影响。在炎症反应过程中,各种维生素的血清水平都会下降,目前还不清楚其临床意义。例如,手术后患者维生素 A、维生素 C、维生素 E 的水平都会降低,脓毒血症患者尿中会排出大量的维生素 A。维生素 B_2、维生素 B_{12}、维生素 B_1 和叶酸的血清水平不受炎症的影响,因此如果血清水平降低就意味着体内确实缺乏。然而,还没有结论性的证据表明当血清中某维生素水平降低时,额外的补充是需要的。

一、危重症患者的氧化应激过程

危重症常见的原因有脓毒血症、MODS 等。就研究较多的 MODS 而言，有许多病理生理环节影响着病情的进展与转归，包括氧化应激过程。

1. 组织缺氧　细胞没有足够的氧气可以利用可能是器官衰竭最明显的原因。细胞可以耐受氧浓度的下降，但是随着低氧血症的持续和加重，细胞就会启动某些机制来预防氧气耗尽，以维持细胞 ATP 的水平，避免细胞的死亡。这些措施包括增加糖酵解以提供 ATP，上调血管内皮生长因子(VEGF)以刺激血管的增殖，利于氧气的转运。以上的机制是由转录因子控制的。在低氧血症时，低氧诱导因子 – 1α(HIF – 1α)会在体内聚集，这是因为 HIF – 1α 此时降解受到抑制，而转录得以激活。低氧血症时 HIF – 1α 的激活导致胚胎糖酵解酶增加表达，细胞膜葡萄糖载体表达增加，VEGF 表达增加，血红蛋白表达增加，一些其他的与氧动态平衡和细胞生存相关的基因表达增加。HIF – 1 与细菌感染的免疫反应、TNF – α 和 NO 都可能有关。在低氧状态下，肺泡上皮的钠和液体运输会受到损害，凋亡增加，紧密连接受到干扰。

2. 细胞冬眠　在脓毒血症时可以发现组织的氧张力是增加的。这就说明了一个问题，不仅仅是氧气供应不足会引起器官损伤，组织细胞对氧的利用能力也是器官损伤的原因。与此相关的是细胞的冬眠问题。所谓细胞的冬眠，就是细胞在缺氧或者缺血时会降低氧消耗、能量需求和对 ATP 的需求。但是如果缺血缺氧持续存在，这种保护机制就会变成对机体不利。

3. 线粒体的作用　关于线粒体的作用问题已经研究了几十年了。90% 的氧耗用于线粒体的氧化磷酸化以产生 ATP，在脓毒血症时，呼吸链会受到大量产生的活性氧和活性氮的抑制。Brealey 等人的研究表明：在脓毒血症和 MODS 患者中，骨骼肌线粒体功能障碍与休克的严重程度相关，与患者的病死率也是相关的。

4. 细胞凋亡　在动物脓毒血症和内毒素休克模型中，肺、肝、肾、脾和心肌细胞的凋亡是增加的。脓毒血症休克患者的血清会激活人类心肌细胞的凋亡。对脓毒血症休克的患者进行的研究表明：增加凋亡的细胞主要是免疫系统的细胞，肠道细胞也会受累。与凋亡有关的细胞因子有：促炎症细胞因子 IL – 1、IL – 8、TNF 和 IFN – γ。

5. 氧自由基的作用　氧自由基具有细胞毒性。在正常的生理情况下，体内动态平衡的机制使得活性氧形成与内源性抗氧化趋于稳定。如果机体过度产生活性氧，如过氧化物、过氧化氢和羟自由基，而抗氧化的 SOD、过氧化氢酶、维生素 C、维生素 E 和谷胱甘肽供给不足时，平衡就会被打破，发生氧化应激。氧化应激引起 DNA 的损伤、细胞蛋白质的损害和脂类的损害。氧化应激还会影响到细胞内的钙代谢，细胞内游离钙发生不受控制的增高会导致细胞的损伤和死亡。自由基可以直接地损害 DNA 链，也可以间接地损害 DNA，比如损害修复 DNA 的蛋白质产物。自由基还会攻击细胞内膜的脂肪酸侧链和脂蛋白，引起脂质过氧化，脂质过氧化的产物可以进一步损害细胞膜蛋白，破坏细胞膜的完整性。对于健康的人，自由基的氧化还原和减少的平衡维持是由存在于细胞内外的内源性抗氧化系统完成的。抗氧化剂主要的作用是预防氧自由基的形成，方式是清除形成氧自由基的前体物,以及抑制催化剂,比如谷胱甘肽过氧化酶和过氧化氢酶就是这样的抗氧化剂。抗氧化剂的另一个作用是与已经形成的氧自由基发生反应,要么将其清除,要么抑制这些氧自由基,比如维生素 C 和维生素 E 就是这样的抗氧化剂。需要说明的是:氧自由基虽然有许多有害的作用,但是,它依然是线粒体呼吸的重要组成成分,是前列腺素产生和机体防御的重要因素。过度的抗氧化治疗也会有副作用。临床上有许多的关于抗氧化剂对脓毒血症作用的实验,争议一直没有平息。

6. 一氧化氮(NO)的作用　　NO 对于器官障碍和细胞死亡的作用非常复杂。在脓毒血症患者中,NO 有许多的分子靶点,这些靶点对于系统有的有利,有的有害。NO 的许多效应是由鸟苷酸环化酶激活所介导的,形成环磷酸鸟苷。NO 与氧或者过氧化物的反应导致活性氮和活性氧的形成,从而造成细胞的损害。虽然 NO 有通过清除氧自由基和抑制氧游离基产物来保护细胞免于发生氧化损伤的功能,但是,NO 与过氧化离子反应会产生过氧亚硝酸盐,从而损害细胞的 DNA。

二、危重症患者维生素和微量元素的营养供给

讨论危重症患者维生素和微量元素的供给问题,要考虑到以下几个方面:①危重症患者体内是否缺乏维生素和微量元素;②维生素和微量元素的缺乏会给机体带来哪些影响;③应该补充生理剂量还是药理剂量;④还要关注维生素和微量元素的不良反应。

抗氧化剂维生素 C 和维生素 E 的临床应用已经取得了令人鼓舞的结果。维生素 C 和维生素 E 常常一起添加到肠内营养制剂中。还有证据指出,肠外营养制剂中需要加入更大量的维生素 C 才具有治疗作用。Berger 等人认为:为了有效地控制发生在危重症患者中的严重的急性氧化应激反应,必须使用超过生理剂量的抗氧化剂,RDA 是远远不够的。实际上危重症患者抗氧化剂的体内浓度是显著降低的,因此需要对这些微量元素进行补充。

(一)维生素 C

心血管系统,特别是内皮细胞对氧化应激非常敏感。氧化应激是许多心血管疾病的主要致病因素。许多慢性病患者,如关节炎、糖尿病和重度吸烟患者,都因为氧化应激而存在着高血压的风险。在这种情况下,有很多证据表明:维生素 C 可以通过对心血管内皮的激活,来保护和修复心血管功能。同样,在严重的急性全身性炎症中,比如严重的组织创伤后、脓毒血症、ARDS 和急性胰腺炎时,会出现血浆中抗坏血酸水平的急剧下降,这与氧化应激程度显著相关,并与全身性内皮细胞功能障碍有关(血管舒张功能、抗血栓功能和抗动脉硬化功能受到损害,内皮屏障严重受到损害)。

维生素 C 是如何保护和存储内皮细胞功能的:对内皮依赖性血管舒张药理激活的反应降低是心血管风险的一个预后标志。在动脉硬化、高胆固醇血症和高血压的情况下,患者的冠状动脉和外周动脉都会表现为内皮的功能障碍。急性的内皮功能障碍出现在危重症情况下,比如局部组织的创伤或感染。创伤或感染会导致全身微循环内皮功能的调节作用发生崩溃,由此引起器官衰竭或者休克。内皮细胞的功能障碍在药理上表现为丧失对乙酰胆碱输注后的内皮细胞依赖性血管舒张,并伴有内皮细胞 NO 产生的减少。

血管舒张功能障碍是内皮功能丧失的一个标志。内皮功能丧失还表现为内皮抗血栓的功能障碍和内皮抗动脉硬化的功能障碍,这与 NO 的生物活性也是有关的。另外,在氧化应激的情况下,内皮细胞的屏障功能让位于内皮细胞产生的促炎症因子基因的表达。现在已经发现,要使 NO 的生物活性得到完全的恢复,就需要维生素 C 的浓度达到毫摩尔级,这只能依靠静脉给予维生素 C 才能完成,口服维生素 C 是无效的。超剂量的维生素 C 才能恢复内皮的功能,正常体内的维生素 C 水平($70 \sim 100 \mu mol$)不会起到相应的作用。因为只有大剂量的维生素 C 才能与超氧化物自由基进行竞争,与 NO 一起作用以消除超氧化物自由基的生物学活性。关于维生素 C 保护 NO 的机制有很多说法,包括:维生素 C 会诱导减少低密度脂蛋白(LDL)的氧化,诱导细胞内超氧化物的清除,从循环或者组织中的 S – 亚硝基硫醇释放 NO,增强内皮细胞 NO 合成酶的活性。

在维生素 C 没有达到治疗剂量时,内皮细胞的氧化代谢的特点是过氧亚硝酸盐氧化酶将四氢生物蝶呤(BH_4)转化为二氢生物蝶呤(BH_2)的能力受到抑制,而在 NO 合成酶的作用下发生氧化使得内皮 NO 合成酶脱耦联,四氢生物蝶呤与内皮 NO 合成酶脱耦联的结果是产生 O_2^{-} 而不是 $NO^{·}$,O_2^{-} 氧化酶将 $NO^{·}$ 转变为过氧亚硝酸盐。另外,精氨酸在 NO 合成酶的作用下生成 $NO^{·}$ 的能力也下降。同时过氧亚硝酸盐会增强 LDL 的氧化。结果是:NO 减少,导致内皮损伤的过氧亚硝酸盐增多,内皮损伤的氧化 LDL 增加。后果是内皮功能障碍。最终导致血管张力不能调节,内皮渗漏增加,血管内凝血风险增高。在维生素 C 达到治疗剂量($>1g$)后,会抑制 BH_4 的氧化,BH_4 在内皮 NO 合成酶的作用下生成 NO 而不是产生有害的过氧亚硝酸盐。维生素 C 还有利于 O_2^{-} 的清除。维生素 C 还可以通过生成尿酸盐的方式增强过氧亚硝酸盐的清除,并可以防止 LDL 的氧化。借助这些改变,使得 NO 增多,细胞损害减少,最终的结果是恢复正常的内皮功能。

许多年前研究发现,在脓毒血症和创伤的患者中,血中的维生素 C 水平急剧降低,机体的抗氧化能力也降低。在严重的脓毒血症患者中,如果不能恢复患者的抗氧化能力,常常高度提示预后不良。Nathens 等人对危重症外科手术患者进行的随机、前瞻性研究表明:每天给这些患者 3 000mg 的维生素 C(联合使用 2 000IU 的维生素 E)可以降低肺部并发症、MODS 的风险,并减少机械通气的时间和强化监护的时间。在人体试验和动物实验中都证实使用维生素 C 会改善内皮的功能和稳定血管反应性的能力。

对于严重烧伤患者而言,维生素 C 的作用表现在:严重的烧伤会激发全身性炎症反应,引起内皮细胞功能障碍,蛋白质从血管腔漏出到间质腔。在烧伤后,氧化应激接踵而至,血中维生素 C 水平降低,对维生素 C 的需要增加。Tanaka 等人进行了一个小样本的临床研究,对大于 30% 烧伤面积的患者使用维生素 C 治疗,剂量为 66mg/(kg·h),相当于一个 70kg 的患者 24h 使用 110g 维生素 C。他们观察的项目目的是:使用大剂量的维生素 C 会不会减弱烧伤后的脂质过氧化作用,会不会减少对复苏液体量的需要,会不会减轻水肿。结果发现:与对照组比较,24h 的维生素 C 组液体输注量减少,体重减轻,烧伤组织的水含量减少;多个时间点的氧合水平改善;机械通气时间显著缩短;多个时间点丙二醛浓度降低;液体复苏量减少;呼吸功能障碍的严重程度也有所降低。

(二)维生素 E

维生素 E 是常见的脂溶性抗氧化剂,其抗氧化作用表现在对许多脂溶性自由基有高度的反应性,是超氧自由基的中间受体,能抑制单氧活性,并通过细胞外非酶机制清除自由基,与不饱和脂肪酸竞争与自由基的结合,从而阻止脂质氧化过程中的连锁反应。维生素 E 间接调节细胞内 GSH2PX 的活性,使其水平升高;还可调节信号传导途径,影响细胞对氧化应激的反应。氧化应激通过核因子 κB(NF-κB)、激活蛋白 21 途径激活单核细胞的炎症基因启动子,随后相关 mRNA 激活转录产生炎症因子,炎症因子反过来通过白细胞膜上 NADPH 氧化酶复合物的氧化作用产生活性氧类(ROS)放大氧化应激的反应,进一步刺激炎症细胞活化。因此,氧化应激和炎症反应造成螺旋上升式的恶性循环。维生素 E 可以抑制蛋白激酶 C 和 NF-κB 的活化,降低血小板的黏附性,阻止血管平滑肌的增殖,抑制单核巨噬细胞释放炎症介质,对炎症进展和动脉粥样硬化的发生具有保护作用。维生素 E 在体内产生的清除脂质过氧化自由基等作用可能通过 3 种途径完成:①维生素 E 的断链反应,即维生素 E 打断脂质过氧化链式反应,清除高反应性脂质过氧化物和烷氧自由基;②抑制核酸内切酶的活化,此酶可被细胞内的氧化应激触发;③促进受损 DNA 的清除。目前更多的关于维生素 E 临床应用的资料见于慢性疾病,如冠心病、COPD 和肾病。

维生素 E 在急性病的临床应用资料较少。动物实验表明,在 ALI 的氧化应激过程中,多种炎症细胞如巨噬细胞被激活,巨噬细胞可通过分泌促炎因子如 TNF-α 进一步加重氧化损伤。TNF-α 诱导中性粒细胞,增加黏附分子的表达,最后导致呼吸爆发,致使氧自由基增加。有实验表明,维生素 E 预处理可减少脂多糖(LPS)诱导的 ALI 大鼠肺组织的 TNF-αmRNA 及蛋白的表达,提示维生素 E 可降低氧化应激,从而减少炎症因子的表达,有利于氧化损伤启动的切断。在危重症患者中,维生素 E 的含量是降低的。Betters 的研究表明,使用水溶性维生素 E 处理的进行机械通气的小鼠与对照组比较:水溶性维生素 E 可以减轻因为机械通气引起的膈肌功能障碍,减少膈肌蛋白水解酶的产生。他们认为,在长期机械通气的实验动物中,存在着机械通气相关性氧化应激造成的蛋白水解酶增加和膈肌收缩力下降。推测对长期机械通气的患者使用维生素 E 是有利的。

维生素 E 在危重症患者中常常是与其他的抗氧化剂一起使用的。维生素 C 和维生素 E 都是抗氧化剂,当两种维生素结合使用时能增强它们的抗氧化效果,起协同作用。作为一种有效的抗氧化剂,每个氧化型维生素 E 分子都必须被还原,目前认为维生素 C 能够还原维生素 E,生成的抗坏血酸盐自由基能被酶系统用 NADH 或 NADPH 通过歧化作用和还原作用清除掉。维生素 E 的存在也能防止维生素 C 的氧化,保证维生素 C 在体内的生理功能,如维生素 E 能直接接受自由基的氧化,从而预防和消除 Fe^{2+} 和 Cu^{2+} 所引起的维生素 C 的不良反应。维生素 C 和维生素 E 还可以协同防止 LDL 遭受到氧化作用。机制是:维生素 C 在细胞的水相中抵御自由基,而维生素 E 则在脂肪环境中发挥抵御自由基的作用。维生素 E > 1 000mg/d 时的最明显的毒性作用是对维生素 K 作用的拮抗,且增强了口服香豆素抗凝剂的作用。长期(6 个月以上)应用维生素 E 易引起血小板聚集和血栓形成。

(三)维生素 A

目前已知维生素 A 抑制脂质过氧化的作用不是清除引发脂质过氧化的自由基,而是作为阻断反应链的抗氧化剂,与有机过氧化自由基结合。视黄醇、视黄醛、视黄酰酯与视黄酸均能在生物体系中抑制脂质过氧化,但它们的抗氧化活性是有差别的,其中视黄醇≥视黄醛≥视黄酰酯≥视黄酸。维生素 A 中胡萝卜素的抗氧化作用是基于分子中多个共轭多烯双键的特殊结构。人体内的 ROS 均可损伤细胞生物大分子物质,引起 DNA 氧化损伤、脂质过氧化和蛋白质变性。类胡萝卜素主要经由以下途径灭活氧自由基、羟自由基,结合和稳定过氧化氢结构。其一是加合反应。主要形成一种新的带链的过氧化自由基,但该自由基极易与 O_2 反应形成新的过氧化物自由基。已证明该反应对氧分压有依赖性,在氧分压低时,可以十分有效地发挥抗氧化作用。其二是电子转移。该反应形成阳离子自由基或者阴离子自由基,或者其他自由基。而番茄素与 O_2^- 反应时则生成番茄素阴离子自由基。其三是脱氢反应。包括胡萝卜素在少量甲醇存在条件下与偶氮二异丁腈或脒基丙烷盐酸盐反应时,4 - 甲基以及 4,4′ - 乙基衍生物的形成。但是,一些研究也发现维生素 A 有促进氧化的作用。有动物研究发现:维生素 A 供给量为 $42.86\mu g$ RE/(kg·d),β 胡萝卜素为 $4.28mg/(kg·d)$ 时,可以有效地增加红细胞膜的流动性,减少自由基对 DNA 的损伤,减少 DNA 的烷化损伤。增大剂量会造成机体中毒,无抗氧化作用。

Goode 等在一项临床调查中发现,伴有器官功能障碍的脓毒症患者血浆维生素 A 及维生素 E 均低于正常。感染后由于机体的过氧化损伤导致谷胱甘肽(GSH)大量消耗,抗氧化能力降低,由于维生素 C、维生素 A、维生素 E 均为机体重要的抗氧化剂,参与抗氧化的维生素 A、维生素 E、维生素 C 消耗增加,而消耗的维生素并未得到及时有效的补充,于是引起维生素的缺乏。

维生素 A 在临床上应用于抗氧化应激常与维生素 E 和维生素 C 合用。这三种抗氧化剂混合后的总作用一般认为大于任何一种单独作用之和。一些动物实验证实,对于辐射诱发的大鼠过氧化损伤,维生素 A 和维生素 E 均有协同保护作用。但也有报道指出,两者联合应用于辐射动物时,可能有一定的相互消耗作用,并可能导致过氧化损伤。类胡萝卜素可以通过将电子转移给 α - 生育酚自由基,以保护 α - 生育酚;也有相反的观点。还有人认为类胡萝卜素在抗坏血酸对 α - 生育酚自由基的清除中起到了协同的中介作用。总的来讲,维生素 A 的抗氧化和促氧化作用复杂,影响因素甚多,尤其是在人体中的代谢途径以及机制还并不十分清楚,将其补充于人体时,要警惕其可能的促氧化作用。尽管抗氧化剂的相互作用复杂且机制仍不十分明确,但由于其协同抗氧化作用能有效抑制氧化过程,减少自由基生成,保护机体,因此对人体内抗氧化剂与联合抗自由基及脂质过氧化作用有必要继续研究。

(四)微量元素

微量元素硒、铜和锌对于保持机体的氧化平衡是必需的。对于危重症患者而言,氧化应激加剧,机体会发动一些机制来控制过度的氧化应激。其中许多酶类,如过氧化氢酶、超氧化物歧化酶、谷胱甘肽过氧化酶都是用来中和活性氧和活性氮氧合物的。硒、铜和锌是这些抗氧化酶必需的辅助因子。特别是硒越来越受到关注,因为它可以通过多种机制参与细胞内的抗氧化。在全身炎症反应综合征和多器官衰竭的危重症患者中,硒的含量是下降的,这个观察结果已经为许多研究所证实。并且,硒的下降与疾病的严重程度、器官衰竭的进展以及病死率增加密切相关。Stoppe 等人对进行心脏手术的患者观察发现:手术后患者血中硒、铜和锌的水平明显低于手术前;而且,手术后硒降低是发生多器官衰竭的高危因素。

在一项对 249 例重度 SIRS、脓毒血症和脓毒血症休克患者(APACHE Ⅲ 评分 > 70 分)的研究中,研究者在第一天使用 1 000μg 的亚硒酸钠静脉注射,其后 14 天,每天使用 1 000μg 的亚硒酸钠静脉滴注。ITT 分析(意向治疗分析)显示:安慰剂组 28 天的病死率是 50%,而使用亚硒酸钠组 28 天的病死率是 39.7%,使用亚硒酸钠的风险比是 0.66。在排除一些未按照实验设计的病例后发现:安慰剂组 28 天的病死率是 56.7%,而使用亚硒酸钠组 28 天的病死率是 42.4%,使用亚硒酸钠的风险比是 0.56($P = 0.049$)。亚组分析表明:亚硒酸钠组脓毒血症休克并 DIC 患者的病死率明显下降,APACHE Ⅲ 评分≥102 分的患者病死率显著下降,发生 3 个以上器官功能障碍患者的病死率显著下降。亚硒酸钠组血硒浓度和谷胱甘肽过氧化酶活性达到了正常上限,而安慰剂组血硒浓度和谷胱甘肽过氧化酶活性很低。

2013 年,Alhazzani 等人进行了关于在脓毒血症患者中供给硒对于病死率影响的荟萃分析。使用硒制剂组每天 100μg 以上,小于 100μg 或者不进行硒补充作为对照组。结果发现:如果使用相对危险度来测定硒的治疗效果,风险比(RR)为 0.84,95% 置信区间(CI)为 0.71 ~ 1.00,$P = 0.05$;如果采用风险差异来测定硒的治疗效果,风险差异(RD)为 −0.08,95% CI 为 −0.14 ~ −0.01,$P = 0.02$。均说明使用硒制剂有利于降低病死率。但是,使用硒制剂对于 ICU 居留时间和医院获得性费用的发生率没有积极的影响。使用硒制剂 > 500μg 的患者,与使用硒制剂 < 500μg 但是 > 100μg 的患者比较,就病死率而言,是没有差异的。

(五)微量元素和维生素的联合抗氧化作用

2009 年的 ASPEN 危重症患者营养指南中指出:抗氧化维生素(包括维生素 E、维生素 C)和微量元素(包括硒、锌、铜)可以改善患者的预后,特别是对于烧伤、创伤和需要机械通气的危重症患者。荟萃分析已经发现:联合使用抗氧化维生素和微量元素会减少病死率。Heyland 等人系统地评价了给危重症患者提供维生素和微量元素的临床效果。在研究中,作者进行了分组分析,以寻找最佳的组分、最佳的供给途径、最佳的抗氧化制剂的剂量,同时还将使用硒和使用不含硒的抗氧化剂的影响进行对比,作者还将每天硒供给剂量超过 500μg 和低于 500μg 的效果进行了比较。结果发现:总的评价是使用抗氧化剂组病死率显著下降($RR = 0.65$,$P = 0.03$)。对亚组的分析包括:单一抗氧化剂营养与联合抗氧化剂治疗的分析,肠外与肠内途径供给的效果分析,含硒与不含硒的营养制剂的效果分析。与标准营养治疗比较,使用单一的抗氧化剂与患者病死率显著降低有关($RR = 0.52$,$P = 0.04$)。使用联合抗氧化剂治疗,病死率没有下降,感染并发症也没有下降。对供给途径的分析表明:肠外给予抗氧化剂显著地降低了病死率($RR = 0.56$,$P =$

0.02),但是并不降低感染并发症。对含硒与不含硒的营养制剂的效果分析发现:单一供给硒或者联合其他抗氧化剂供给硒有降低病死率的趋势($RR = 0.59, P = 0.09$),而不含硒的抗氧化剂(维生素 A、维生素 C、维生素 E 和锌)对病死率没有影响($RR = 0.73, P = 0.3$);含硒与不含硒的营养制剂对感染并发症没有影响。使用大剂量硒(500 ~ 1 000 μg/d)的患者病死率有下降趋势($RR = 0.52, P = 0.10$);而使用小剂量硒的患者,病死率变化不大。

【参考文献】

1. BIESALSKI H K, MCGREGOR G P. Antioxidant therapy in critical care—Is the microcirculation the primary target[J]. Crit Care Med, 2007, 35 (9 Suppl):S577 – 583.

2. ALHAZZANI W, JACOBI J, SINDI A, et al. The effect of selenium therapy on mortality in patients with sepsis syndrome: a systematic review and meta – analysis of randomized controlled trials[J]. Crit Care Med, 2013, 41(6):1555 – 1564.

3. HEYLAND D K, DHALIWAL R, SUCHNER U, et al. Antioxidant nutrients: a systematic review of trace elements and vitamins in the critically ill patient[J]. Intensive Care Med, 2005, 31(3):327 – 337.

第六章　危重症患者所需要的其他营养

人体不仅需要宏量营养、维生素、微量元素以及水和电解质，还需要其他的营养，比如纤维素、益生菌和益生元。对于危重症患者，为了消除或者减轻机体的炎症反应，需要一些特殊营养物的补充；为了调整机体的免疫系统，也需要供给机体一些特殊的营养物；为了保证某些器官的功能正常，也需要供给专门的营养物；为了预防危重症患者在住院期间不发生院内感染，也要考虑可以借助使用一些非传统的营养物。本章介绍的内容包括：

- 危重症患者在住院期间发生应激反应的相关原因和营养相关性预防
- 膳食纤维的生理作用和在危重症患者中的应用
- 肠道——重要的免疫器官及其功能保护
- 免疫营养及特殊营养

第一节　危重症患者在住院期间发生应激反应的相关原因和营养相关性预防

在 ICU 患者中，存在着两个似乎是完全不一样的患者群，即患慢性疾病患者群和治疗后及在 ICU 发生新的疾病的人群。这些患者在许多方面实际上是有关的。两种情况都表明患者内在免疫系统功能障碍。在很大程度上，无论是急症或是明显的慢性病都会受到手术伴发疾病和 ICU 伴发病的显著影响。实际上，年龄超过 65 岁的患者有一半会受到脓毒血症的影响，许多患者会受到中性粒细胞减少症的影响。虽然两组疾病彼此间在急性期蛋白和细胞因子反应的变化方面有差异，但是两组疾病的特点都是异常增强的免疫反应。

由于微生物侵入、变态反应、外科手术、创伤、烧伤、组织缺血、组织梗死、剧烈运动、分娩或者精神创伤等原因都会引起机体相似的急性生理和心理应激的反应，机体对应激的反应叫作急性期反应（acute phase response, APR）。APR 常见的临床表现是发热、恶寒、嗜睡、厌食，合并血浆蛋白的急剧改变，特别是所谓的急性期蛋白。当然血浆中脂类、电解质、激素、细胞因子、凝血因子和血液中的细胞组分都会发生改变。类似的反应也可以在亚临床或症状显著的慢性疾病中见到：动脉硬化、阿尔茨海默病、癌症、冠心病、糖尿病、慢性肝病、慢性肾病、类风湿关节炎以及许多其他慢性病。急性期蛋白的增加、细胞因子的增加和其他信号分子的增加虽然不是非常明显，但是会在几周或几个月后规律性地表现出来,甚至在没有出现临床表现前就表现出来。

慢性期应答(chronic phase response,CPR)的主要临床表现与 APR 的表现不太一样,临床症状有厌食症、乏力、贫血、摄食减少、疲劳、肌肉消耗、情感低落、常常出现精神抑郁。APR 和 CPR 除了临床表现有差异外,血浆蛋白、脂类、电解质、激素、细胞因子和血液的细胞组分的改变也不大一样。在 APR 时,细胞因子和 APP 瞬间就会增加,在几个小时内达到非常高的水平,并在 10 ~ 14 天内增加到非常高的水平;在 CPR 时,细胞因子和 APP 不会处于太高的水平,但是经过数月或数年确实会增加。在 APR 时 APP 的量占全身蛋白质合成的 30% ,而在 CPR 时仅占 5% 。在 APR 中 C - 反应蛋白的增加最为显著,而在 CPR 时纤维蛋白原的增加占优势。但是 APR 和 CPR 的临床表现也有共同点,包括:全身性高代谢,基础能量消耗增加,增加肝糖异生,增加葡萄糖转换,减少肌肉葡萄糖摄入,高脂血症脂肪组织发生脂解增加,非酯化脂肪酸的产生增加,全身蛋白质的转换增加,肝脏蛋白的合成减少,肌肉氨基酸摄取胰岛素,抵抗细胞因子产生增加,血中内毒素产生增加儿茶酚胺、皮质醇和胰高血糖素水平增加。

一、ICU 患者异常增强的免疫反应的原因

1. 机体在应激状态下炎症的发生和传播　细菌或者细菌的衍生产物会激活免疫细胞,引起局部或者全身的炎症反应。在感染和促炎症介质释放不久,机体紧接着就会出现调整抗炎症反应,在机体的局部和全身形成促炎和抗炎的平衡。这种平衡表示信号调整的复杂网络在起着作用,并受到特殊细胞的调节。比如循环中的单核细胞与定居于组织内的巨噬细胞的功能是不一样的。在创伤或 ICU 患者中,常常会在血流中发现内毒素。比如:行心脏转流手术的 90% 患者血流中会检测出内毒素,ICU 57% 的患者会检测出内毒素,心肺复苏患者有 46% 会检测出内毒素。检测出内毒素的心肺复苏患者,循环中的 IL - 6、IL - 10 和 IL - 1 受体拮抗剂(IL - 1ra)水平增高。而在组织中,细胞会受到一个以上信号的刺激,从而增强炎症介质的产生。炎症介质(如 IFN - γ、粒 - 巨噬细胞集落刺激因子、TNF)的增多会增强 LPS 诱导的巨噬细胞的活性,增加 LPS 诱导的病死率。在组织中的巨噬细胞毫无疑问是炎症细胞因子和介质的重要产生者。在 ARDS 患者中,肺泡巨噬细胞 NF - κB 被激活。在子宫内膜异位症患者中,腹膜巨噬细胞会自发地或者在内毒素的诱导下,产生高水平的 TNF - α、IL - 6,IL - 8、IL - 10、IL - 12 和 NO。虽然巨噬细胞对内毒素刺激的主要反应是产生促炎症反应,但是也会产生一些抗炎症介质,比如 IL - 1ra、IL - 10、转化生长因子 - β、可溶性 TNF 受体及血红素氧化酶 - 1(HO - 1)。HO - 1 由于有抗炎症、抗凋亡、抗增殖的特性,被称为"保护性"分子。对人类血和腹膜中性粒细胞的研究发现:在严重的腹膜炎患者中,中性粒细胞表面的 TNF - α 转换酶得以上调。淋巴细胞、NK 细胞和肥大细胞对机体的免疫都会产生影响,在不同的器官,这些细胞发挥作用是有差异的。但是,总的说来,白细胞的趋化是局部炎症的关键因素。那么,炎症是如何从一个器官向其他器官播散的呢? 受到侵害的器官不仅成为炎症因子或者介质合成的部位,而且,局部的血管和内皮的渗漏性增高,有利于炎症介质发生转移。比如许多实验都显示:肢体、肝脏、肠道或者肾脏缺血 - 再灌注损伤后,会引起急性

肺损伤。据称这种现象是由巨噬细胞衍生的产物,比如 IL-1 和 TNF 介导的。IL-1 和 TNF 介导 ARDS 已经得到证实。传递严重的其他因子还有:C5a 过敏毒素(而使用抗 C5 抗体会减少肠道缺血-再灌注损伤后远处器官损伤),坏死细胞释放的高迁移率族蛋白 B1(HMGB1),促成内毒素诱导死亡以及盲肠结扎和穿刺后肺炎的 IFN-γ,巨噬细胞游走抑制因子,白三烯 B4,参与内毒素激活 Toll 样受体 4(TLR4)阳性上皮细胞的可溶性髓样分化蛋白 2(MD$_2$),细菌的 DNA 等。在过度的急性期反应中,可见的改变是中性粒细胞对内皮的黏附能力得到增强,细胞间黏附因子-1(ICAM-1)增加,引发多形核白细胞(PMN)氧化爆发;释放出促炎症介质血小板活化因子(PAF),延缓 PMN 的凋亡。与皮下脂肪细胞相比,内脏脂肪细胞会分泌更多的游离脂肪酸,每克内脏脂肪组织可以释放多于皮下脂肪 3 倍多的 IL-6 和纤溶酶原激活物抑制物-1(PAI-1),这个观察很好地解释了内脏肥胖患者发生疾病时更加危险的原因。这些负荷和肝脏产生的其他分子的数量差异可以达到几千倍或更多。

代谢综合征常常是先于慢性疾病存在或者对慢性疾病产生影响的一种情况。代谢综合征是机体对伴有过度的急性和慢性超级炎症的应激状态进行反应,表现为增强和延长促炎症细胞因子的释放,如 IL-6;增强和延长急性期蛋白的释放,如 C-反应蛋白;增强和延长 PAI-1 的释放。IL-6 和 PAI-1 通常被认为可以预测急性疾病,如手术或创伤、急性心肌梗死或胰腺炎的预后;也可以预测半慢性或慢性疾病,如关节炎、精神抑郁、阿尔茨海默病的预后。在患有诸如感染、烧伤或创伤患者中出现压倒性的 IL-6 反应(即循环中 IL-6 极度增加或持续增加),与疾病的严重恶化(如 ARDS 或 MODS)强烈相关。在对人肝移植的研究中,压倒性的急性期反应对预后的影响得到了很好的证实:在手术后发生脓毒血症的一段时间后,这些患者细胞因子 TNF-α 和 IL-6 增加了 6 倍以上。

2. APR 和 CPR 应激的神经-内分泌控制　除了血流在炎症传播中的作用外,大脑经过痛觉纤维、胆碱能神经元和交感神经元的交互作用也与炎症传播有关。在组织内神经纤维释放促炎症神经介质(如 P 物质、去甲肾上腺素),也释放抗炎症神经介质(如乙酰胆碱、肾上腺素),由此控制过度的炎症反应。但是,儿茶酚胺对炎症的影响是很复杂的。有观察发现:肾上腺素有利于 IL-8 生成并抑制 NO 产生,减少由 β$_2$ 受体产生的 TNF。动物实验发现:迷走神经的刺激会减弱内毒素诱发的低血压,减少血浆中和肝脏中 TNF-α 的水平。这些保护性作用是由乙酰胆碱和巨噬细胞表面的尼古丁受体的 α-7 亚单位介导的。相似的对乙酰胆碱反应的受体也在内皮细胞上发现,可以减少由 TNF 诱导的黏附分子的表达和趋化因子的产生。在体内的研究中,胆碱能神经的刺激可以阻止白细胞的趋化。而交感神经的作用另有蹊跷。交感神经切断后会降低革兰阴性菌的播散,其机制是增加了腹膜 TNF 的分泌,改善了腹膜细胞的吞噬反应,使得更多的单核细胞进入腹膜腔。

神经-内分泌控制对机体抗病是非常重要的。神经胶质细胞在胚胎学和功能上是与巨噬细胞有关的,因此有能力合成和分泌所有的细胞因子,如 IL-1、IL-2、IL-4、IL-6 和 TNF-α。在应激和其他危重情况下,这些细胞因子对下丘脑-垂体-肾上腺轴和受累器官的功能有显著的影响。细胞因子如 IL－1、IL－6 和 TNF－α 已知可以刺激下丘脑合成和分泌促肾上腺皮质素释放素、垂体加压素及其他具有显著调节功能的激素。在急性情况下,中枢神经系统细胞因子的活化会导致系列症状的出现,如厌食、嗜睡、情感低落、多睡、昏迷、发热。在慢性情况下如神经变性疾病时,中枢神经系统细胞因子的活化会导致神经元的破坏、细胞死亡和痴呆。

神经胶质细胞和巨噬细胞会对相同的刺激产生反应。神经胶质细胞、脂肪浸润以及其他对这些细胞的刺激,特别是发生在下丘脑区域,将会增强和延长免疫反应。HPA 轴的主要功能之一就是预防和控制过度的急性和慢性期反应以及免疫反应。这也可以解释为什么主要的免疫调节器官如淋巴集结、淋巴结、胸腺和脾脏拥有丰富的交感和副交感自主神经。淋巴集结的神经分泌的血管活性肠肽调整着免疫活性细胞通过小肠壁的过程,并控制肠道的免疫功能。

二、疾病抵抗力的医源性抑制

根据以上的介绍,我们知道,在危重症患者中,机体的免疫是异常增强的,但是,这并不意味着抗病力的增强。异常增强的免疫对机体是有害的,会导致机体的自我攻击和对其他非初始发病器官的攻击。与此同时,许多外在的和内源性的因素造成机体对疾病的抵抗力下降和免疫麻痹,特别在一些易感人群(如 ICU 患者)中。许多临床措施也会造成这种现象。在危重症患者的诊断和治疗中,我们沿用一些习惯性的方法,这些方法是否有利于患者是我们关注的一个重点,但是这些方法是否同时削弱了患者的抗病能力是需要我们进一步研究的领域。

1. **过度和长期使用抗生素治疗** 许多现代的药物制剂似乎都有一些对免疫功能和抗病能力的不利影响,其中一个例子就是 50 多年来应用抗生素治疗新的感染。化学发光法反应已经发现,使用抗生素会导致不同程度的巨噬细胞功能下降,趋化运动减弱,杀菌和抑菌能力下降。另外许多其他的药物也会引起相似的效应。虽然对这些问题的研究还不够深入,许多临床研究已经清楚地显示,定时、短期、单次用药预防与多次用药预防同样有效,而且对免疫反应没有像持续使用抗生素那样带来负面影响。限制长期治疗一再被推荐,但是临床习惯很难改变。抗生素仍然在 ICU 以及外科严重地过度使用。

β－内酰胺类抗菌药物对机体免疫系统有一定的调节作用,研究较多的是头孢地嗪。头孢地嗪对机体免疫功能起到正性调节的作用,其机制为:增强吞噬细胞的趋化、吞噬和杀菌功能;增强与吞噬细胞氧化依赖杀菌系统有关的氧化反应、呼吸爆发,同时与非氧依赖杀菌系统具协同作用,增强吞噬细胞的吞噬杀菌作用;提高免疫缺陷患者的 CD4$^+$ 细胞数,使 CD4$^+$/CD8$^+$ 比值升高或恢复正常;增强 NK 细胞的活性,使活化淋巴细胞 IL－2 受体表达增多。

但是有些抗生素对机体的抗病能力起到不好的作用。比如:阿米卡星(AMK)抑制巨噬细胞吞噬功能和抗体依赖性细胞介导的细胞毒作用,使 CD3$^+$ 和 CD4$^+$ 细胞数量降低。妥布霉素可抑制肺巨噬细胞膜 Fc 受体与附有 IgG 抗体的绵羊红细胞结合。米诺环素(MNC)能通过螯合 Ca^{2+} 来抑制 T 细胞的增殖及细胞因子 IL－2、IFN－γ、IFN－α、TNF－α

的产生,呈量效关系;万古霉素可引起中性粒细胞减少,从而间接影响机体的免疫功能,其发生率约为2%,可能的机制包括:药物作为半抗原与蛋白质结合成为全抗原刺激机体产生抗体,抗原抗体反应引起粒细胞破坏;药物直接影响粒细胞的 DNA 合成,使细胞分裂不正常。在 ICU 经常使用的两性霉素 B 能抑制小鼠淋巴细胞转化,细胞免疫和淋巴因子产生也受到抑制;两性霉素 B 低浓度抑制黏附作用,而高浓度增强黏附作用;两性霉素 B 和制霉菌素通过阻断趋化因子与受体的结合,抑制中性粒细胞的趋化功能。

另外,一些流行病学调查还发现,在 ICU 中常常见到的难辨梭状芽孢杆菌性腹泻(clostridium difficile – associated diarrhea, CDAD)与使用氟喹诺酮类药物高度相关,与三代头孢类、大环内酯类、克林霉素、β – 内酰胺/β – 内酰胺酶抑制剂的使用有关。

2. 消化道分泌抑制剂 胃低 pH 对胃 NO 的产生是不可或缺的,使用 H₂阻滞剂或质子泵抑制剂会完全消减这种功能。胃 NO 产量的维持对于保障消化道动力、保障黏膜和内脏的血流,以及减少胃部的病原菌是极其重要的。另外,正常的胃酸分泌对于许多维生素和抗氧化因子的吸收都是必需的,包括维生素 C 和谷胱甘肽。在缺失低 pH 的情况下,胃就变成了病原菌仓库,可以反流进入肺部,并且常常引起胸部感染。在全肠外营养支持的患者中使用 H₂受体阻滞剂和质子泵抑制剂对于预防溃疡的发生是有用的,但是对于现在积极而且早期的 EN 支持而言是完全没有必要的,常常事与愿违。在手术后和 ICU 肠内喂食患者中,常规使用 H₂受体阻滞剂和质子泵抑制剂(proton pump inhibitor, PPI)缺乏科学证据的基础。

PPI 制剂减少胃酸后将降低胃肠道的防御功能,利于革兰阴性杆菌的生长,不利于对肺部感染及肠道菌群的控制,长期应用还可引起萎缩性胃炎的发生。使用 PPI 制剂是 ICU 中患者发生获得性肺炎的独立危险因素,其医源性肺炎的病原菌培养与胃肠细菌具有84%的同源性。还有资料显示,ICU 患者预防应激性溃疡广泛处方 PPI 还增加 CDAD 的风险,而 H₂受体阻滞剂与 CDAD 无关。

3. 预防性鼻胃管引流减压 以前为了预防恶心、呕吐、腹胀,预防手术后的肠梗阻和伤口并发症,保护肠吻合口,引入了鼻胃管减压的方法。但是,这种方法50年来受到强烈质疑,却仍在频繁地使用。使用鼻胃管引流表面看只是延迟了小肠功能的恢复,实际上更严重的情况是与并发脓毒血症密切相关。许多对照研究已经清楚地表明:不使用常规鼻胃管引流减压并不会带来不良后果。即使存在轻微的胃胀,不采取积极的措施也可以自行缓解,没有发现严重的并发症。即便不引流措施可能增加胃胀的发病率,但并未出现其他的并发症,因此,插管引流常常是不必要的。Cheatham 基于37个研究(6 850 例患者)最终纳入了26个研究(3 964 例患者)进行腹部手术鼻胃管引流是否有益的荟萃分析,结果显示:常规鼻胃管引流患者的总的并发症显著增加,而不使用鼻胃管引流的患者发热、肺不张和肺炎的发生率显著降低,恢复口服摄食时间也缩短。他们认为常规鼻胃管引流缺乏科学证据的支持,如果患者不使用鼻胃管,发热、肺不张和肺炎显著减少,伤口感染和裂开并不增加。近期关于腹部手术后胃管减压的文献也指出,对于进行腹部手术的患者,不应该因为腹胀常规进行胃管减压,只有较少的患者需要胃管减压,常规使用胃管减压肺部并发症会更多。需要说明的是,胃胀一般不是连续管饲的禁忌证,出现胃潴留不一定要停止管饲。如果管饲继续,症状不久会消失,潴留量会减少。

4. 手术后的体腔引流 几乎没有证据支持常规使用手术后体腔引流。引流管会排出集聚的液体,但同时也是微生物进入的通道。只要液体没有被感染或者混入体液如尿液或胆汁,多数体腔,特别是腹腔有极好的吸收液体,尤其是吸收血液的能力。多数研究建议在胆囊手术或胃部手术后使用腹部引流。有些对照研究也介绍了在肝脏手术和胰腺手术后使用非引流策略的益处。许多随机的研究也表明,在结肠手术后使用非引流策略,有明显益处。阑尾炎术后使用引流会增加并发症的发病率,尤其是容易形成粘连。目前,几乎没有证据支持使用与患者外部连接的体腔引流。根据近来的评论意见,为了提供使用引流设置有益的坚实的、循证医学的证据,需要高品质的临床研究做出真实的结论。在内脏手术中尤其需要研究。

5. 手术前肠道准备 完整的肠道菌群对于在下消化道产生、释放和吸收重要的营养物质是必需的,而且也有预防感染、促进吻合口的愈合和预防过度的腹膜粘连的作用。所有这些重要的作用似乎受到抗生素治疗和洗胃/灌肠进行术前准备的负面影响。积极的肠道准备和术后供给无纤维素膳食对重要生物因子的作用有不利影响,转化生长因子β-1、Ⅰ型前胶原这两种生物因子对于肠道愈合都是很重要的。

近几十年来,肠道手术的长期效果以及手术后的病死率并没有改变,进行肠道准备的实践并不能改变这种情况。尽管有人认为仔细的肠道准备不会增加微生物的易位,但是仍然有许多其他重要的理由停止如此广泛应用的肠道准备。近年的经验性研究证明不用做肠道准备仍然是安全的。近来发表的一篇荟萃分析发现,肠道准备可以减少吻合口瘘或预防其他并发症是缺乏证据的。越来越多的实验和临床证据指出:我们采用的肠道准备可能是有害的,而且,如果改变肠道准备的实践,可能使患者病死率下降,医疗费用下降。其中一个利用生物学方法并获得成功的举措是:在手术前几天,使用共生治疗。这种措施可以降低吻合口开裂、感染和减少腹腔粘连。

6. 输入库存血 细胞碎片(或者经过同质加工处理的细胞)是凝血和血栓形成的强力诱导剂。我们观察过35年前因为静脉内或心房内溶血而发生 DIC 和纤维蛋白溶解的病例。相似的改变也见于受到低氧血症影响的器官(像肠道或肝脏)缺血或血中酒精水平最高时。输血肯定是损伤后 MODS 的主要危险因素。创伤常常发生在酒精中毒的患者,这些患者常常合并严重的休克和不良的器官灌注,他们常常是过量输血的对象。陈旧细胞的排出,受到缺血和酒精毒性损害的器官的组织修复,构成了网状内皮系统极大的负担,从而导致免疫麻痹或者增加对感染的易感性。在头 6h 输注的血量、库存血的时间与是否发生 MODS 有显著的关系。大量的证据显示:只要可能,创伤患者初始复苏时要使用新鲜血,在需要大量输血时也要新鲜血。

7. 过量营养支持(营养过度) 不久前,过量营养支持(也叫高营养)被认为是成功救治危重症患者的关键。现在不同了,现在认为过量的宏量营养支持比喂食不足更危险,至少在手术后、创伤第一周是如此,在危重症的初期也是如此。在过量营养支持后一系列的负面代谢后果会出现,在 ICU 患者中,葡萄糖和脂类代谢损伤的程度与疾病的严重程度和预后密切相关。血液中非酯化脂肪酸(NEFA)的增加与免疫的受损极显著相关,内皮细胞在其中似乎起到了关键性的作用,因为内皮细胞可以把营养如 NEFA 和葡萄糖转移到内皮下的细胞。内皮细胞的这个功能会受到炎症反应本身的破坏,许多毒物和微生物的破坏,也会受到高水平脂肪酸的损害。增高的血清 NEFA 也会抑制 T 淋巴细胞的信号传递,使用胰岛素清除 NEFA 可以明显改善中性粒细胞的功能,这个观察见于糖尿病心脏手术的患者。

35 年前就观察到高血清脂肪和肝脏脂肪变性是肝切除患者较弱的危险因素,最近有人在肝脏移植患者中发现了类似的情况。不管受损的脂肪代谢和脂肪变性是由生活方式引起的,以代谢综合征的形式表现出来,还是由过量热量摄入诱发,像使用 TPN 的患者那样,这个结果在其他类型的手术患者中也可能见到。

三、增强机体抗病能力、预防感染的措施

利用营养供给来调整炎症反应并增强免疫系统的功能、增强抗病能力已经成为一个被广泛接受的概念和有益的工具。已经证实 EN 可以改善危重症患者和手术患者的预后。适当的营养也是预防慢性疾病的一个重要的工具。已经发现许多营养素有维持或者增强细胞免疫的作用,而且可以调整炎症介质的产生。在所有的免疫调节营养被完全了解和进行实践之前,我们要做很多工作。当然,有些措施已经证实是有效的。

1. 积极进行手术期间的肠内营养　炎症反应是迅速的,因此控制炎症反应的措施也必须是迅速的。近来的研究已经证实:术后立即喂食是安全的,并且可以预防肠道黏膜渗透性的增加。早期的 EN 可以带来正氮平衡,降低脓毒血症的发生率和减少术后肠梗阻,加快肺功能的恢复、身体成分的恢复和生理功能的恢复。有一个重要的研究发现:与立即供给 EN 比较,延迟 24h 以上再供给 EN 会导致肠道渗透性的增加,MODS 的发生率显著增高。术前夜晚、术中和术后立即供给 EN 会支持免疫系统并增加对并发症的抵抗力。

2. 控制血糖　高血糖是医院内死亡的显著标志,因为高血糖易于合并感染。这个问题近年来发生了一些变化。2000 年以来,人们认为强力血糖控制可以在心脏手术中降低伤口的感染率。强力血糖控制在 ICU 和术后护理中广为接受,使用强力血糖控制(< 6.1mmol/L)证实血流感染减少 46%,急性肾衰竭和血液透析的需要减少 41%,多发性神经病减少 44%,红细胞输注减少 50%,病死率减少 34%。同样重要的发现是:小量的血糖增高(8 ~ 10mmol/L)都会损害肠道的运动和功能,并诱导持续的肠梗阻。这是在危重症患者中使用强力血糖控制的另一个理由。但是,在 NICE - SUGAR 发表后,人们对血糖的控制更愿意宽松一些,以免发生低血糖。但是,ICU 患者中,血糖的控制已经成为共识。

3. 供给抗氧化剂　在第五章中,我们已经介绍了抗氧化剂的作用。抗氧化剂在术后和 ICU 患者中有许多有益的作用,包括:直接抗氧化效果,抗炎症效果,抗菌效果,抗血栓效果,另外还有抗癌作用和舒张血管效果。在创伤患者中进行的研究发现:供给维生素 E 和维生素 C 的患者,肺部并发症率减少了 19%,MODS 的发生率减少了 57%。给手术患者和 ICU 患者提供抗氧化剂的好处也受到其他研究的支持。

谷胱甘肽是一种重要的抗氧化剂,由机体合成,也可以由食物供给,主要存在于水果

和蔬菜中。谷胱甘肽是机体内主要的抗氧化剂,能抵抗氧化剂对巯基的破坏作用,阻止过氧化氢氧化血红蛋白,保护重要酶巯基酶分子中 – SH 基不被氧化而灭活,有利于酶活性的发挥,并且能恢复已被破坏的酶分子中 – SH 基的活性功能,使酶重新恢复活性。还能保护体内重要酶蛋白巯基不被氧化而灭活,并可恢复已被破坏的酶分子中的巯基的活性。谷胱甘肽是体内的自由基清除剂,能够清除人体内的自由基。谷胱甘肽具有很强的亲和力,可与多种化合物及其代谢物结合,通过巯基与体内的多种自由基(如烷自由基、过氧自由基、半醌自由基等)结合,可直接使自由基还原为容易代谢的酸类物质,加速自由基的排泄。同时谷胱甘肽还是谷胱甘肽还原酶的底物,可与过氧化物酶共轭,清除体内的过氧化氢和过氧化脂质,抵御细胞脂质的过氧化损伤。谷胱甘肽还可以抵御自由基对线粒体膜脂的过氧化损伤,保护线粒体膜上的各种重要功能蛋白,使其呼吸链电子传递及氧化磷酸化等生理过程得以正常而有效地进行。一般而言,手术后或危重症患者血清中的谷胱甘肽是减少的,降低的谷胱甘肽水平与淋巴细胞和中性粒细胞的功能损害有关。谷胱甘肽是由谷氨酰胺、半胱氨酸和甘氨酸合成的。在实验性脓毒血症的急性期,肝脏和其他组织的谷胱甘肽合成能力是增加的。而谷氨酸半胱氨酸连接酶在脓毒血症激活的潜在机制与还原型谷胱甘肽和氧化型谷胱甘肽的比例下降有关,与氧自由基、NO、促炎症细胞因子和热休克蛋白的效应有关。而从脓毒血症的第 4 天起,谷胱甘肽在肝脏中的浓度显著下降。在 MODS 患者中,谷胱甘肽的血浓度是明显降低的。在危重症患者中,谷氨酸构成了燃料的重要来源,特别是小肠黏膜细胞。而且谷氨酸也是产生谷胱甘肽的必要底物,在实验研究中已经发现,供给谷氨酸可以减少细胞因子的释放、器官的伤害和降低病死率,也能补充在派尔集合淋巴结中谷胱甘肽和淋巴细胞的缺乏。在危重症患者中供给谷氨酸可以获得明显的临床好处,降低病死率、并发症率,缩短住院时间。这些好处也可以从富含谷氨酰胺的水果和蔬菜中获得,水果和蔬菜经由肠道菌群发酵生成谷氨酰胺或者供养低位肠道的益生菌。

4. 供给植物纤维 植物纤维素微生物在低位肠道发酵的底物,其本身也具有很强的生物活性。在手术或危重症患者供给植物纤维的记载极少见诸医学文献。10 年前有一篇论文的对照研究结果显示:供给葡聚糖(β – 1,3 葡聚糖)会显著改善手术后的并发症,医院内感染从 65% 减少到 14%,而病死率从 30% 减少到 5%。许多近来在急诊医学中的研究主要与联合供给益生菌和益生元(纤维素)有关。实验和临床研究支持益生菌有以下功能:为使用者提供营养和能量,为菌群提供营养和能量,抵抗侵入的病原体,维持水和电解质平衡,维持黏膜的生长,维持黏膜的功能。

最好的纤维素毫无疑问是那些可以生吃、未经烹调和加工的新鲜水果和蔬菜。但是对于危重症患者来讲,这几乎是不可能的,因为纤维素处理得越多,机体自身功能丧失得越多。商业营养液中的纤维素常常是经过水解的,这些制剂缺乏重要的抗氧化剂、各种植物素、谷胱甘肽以及不稳定分子如谷氨酰胺,因此,推荐另外供给纤维素。通过使用许多不同的混合纤维素达到每天供给 20～30g 纤维素的目标是可以实现的,即使是对于危重症患者。经常使用的益生元是寡糖类,如果糖寡聚体(FOS)、反式乳糖和乳果糖。寡糖类在以下食物中富有,如香蕉、朝鲜蓟、韭菜、大葱、洋葱、大蒜、芦笋和菊苣。大分子如燕麦纤维(β – 葡聚糖)、果胶类、抗酶解淀粉都是极有效的纤维素,也应该供给危重症患者。这些纤维素通常是用糊糊的方式供给,利用水或者酸性果汁(如菠萝汁)进行稀释,然后经饲喂管进行饲喂,也可以与其他的果浆混合物(如猕猴桃、苹果、梨或香蕉)一起使用。

5. 菌群的供给　共生菌在疾病的过程中很快会出现显著地减少,这是由疾病和应激本身引起的,也可以由药物治疗引起。在实验性胰腺炎发生后 6~8h,小肠和结肠的厌氧菌,特别是乳酸杆菌明显减少。在这些有益的菌群减少的同时,病原菌如大肠杆菌出现明显的增殖,黏膜上皮渗透性(肠腔到血流)和内皮渗透性(血流到组织)显著增加,并且合并有在肠系膜淋巴结和胰腺组织中病原微生物的易位和繁殖。由于伦理学的原因,在患者中缺乏系统的研究,但是我们还是支持这样的假说,即做大手术的患者、严重创伤的患者及使用抗生素治疗的患者体内有益菌群减少,而病原微生物显著地过度生长。早期供给有益的细菌,即所谓的益生菌,据报告可以克服以上不良后果。根据实验研究和临床研究,可以得出结论:益生菌有许多重要的生物活性,在危重症患者中供给益生菌有重要益处:减少或消除潜在的病原微生物,减少或消除来自肠道内容的许多毒性和诱变性,调整先天的和后天的免疫防御机制,促进细胞凋亡,释放许多营养、抗氧化物、生长因子、凝血物质和其他源于纤维素分解的其他因子。

【参考文献】

1. CHEATHAM M L,CHAPMAN W C,KEY S P,et al. A meta – analysis of selective versus routine nasogastric decompression after elective laparotomy[J]. Ann Surg,1995,221(5):469 – 476.

2. CAO Y,FENG F,HOOS A,et al. Glutamine enhances gut glutathione production[J]. J Parenter Enteral Nutr,1998,22(4):224 – 227.

3. FINFER S,CHITTOCK D,LI Y,et al. Intensive versus conventional glucose control in critically ill patients with traumatic brain injury:long – term follow – up of a subgroup of patients from the NICE – SUGAR study [J]. Intensive Care Med,2015,41(6):1037 – 1047.

第二节　膳食纤维的生理作用和在危重症患者中的应用

一、什么是膳食纤维

Trowell 对膳食纤维的定义是:膳食纤维是食物的一部分,是由植物的细胞壁衍生来的物质,人体几乎没有办法消化它。近来 Englyst 提出:膳食纤维仅应由植物细胞壁的非淀粉性多糖类组成。2000 年 M – A Ha 等人的定义是:任何到达健康人体结肠依然没有吸收的膳食成分都是膳食纤维。这个定义扩展了膳食纤维的概念,指出膳食纤维不仅仅是碳水化合物,也还有其他分类,比如木质素和角质素。可以根据膳食纤维是否能被微生物降解,是否来源于植物细胞壁和行为的化学鉴定进行分类。膳食纤维的推荐分类见图 6 – 1。

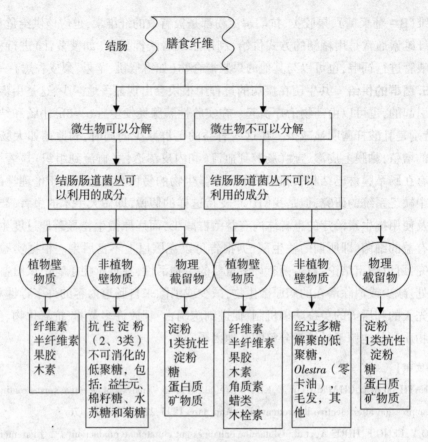

图6-1 推荐的膳食纤维分类

二、膳食纤维的理化特性

1.**持水性** 膳食纤维的化学结构中含有很多亲水基团,因此具有很强的吸水膨胀能力。膳食纤维膨胀可填充胃肠道,增加饱腹感。不同膳食纤维的持水性也不同,可溶性膳食纤维比不溶性膳食纤维持水性强。可溶性膳食纤维吸水后,重量能增加到原自身重量的30倍,并能形成溶胶和凝胶,增加胃肠中内容物的黏度,延缓胃中食糜的排空速度。可溶性膳食纤维可使胃排空时间明显延长,而不溶性膳食纤维则无此作用。

2.**结合和交换离子** 膳食纤维化学结构中包含一些羧基、醛基及羟基类侧链基团,呈现弱酸性阳离子交换树脂的作用,可与钙、镁、锌等阳离子结合,使钠离子与钾离子交换,特别是与有机离子进行可逆的交换。

3.**发酵特性** 膳食纤维能被肠内微生物不同程度地发酵分解。不同来源的膳食纤维被分解的程度也不同,这与其持水性、多糖结构等有关。

4.**膳食纤维吸附螯合有机化合物** 膳食纤维表面带有很多活性基团,可以吸附螯合胆汁酸、胆固醇、变异原等有机分子,其中对胆汁酸的吸附能力以木质素较强,纤维素弱些。同时,膳食纤维还能吸附肠道内的有毒物质,并促进它们排出体外。

三、膳食纤维的生理作用

1.增加饱腹感,降低对其他营养素的吸收　膳食纤维进入消化道内,在胃中吸水膨胀,增加胃的蠕动,延缓胃中内容物进入小肠的速度,也就降低了小肠对营养素的吸收速度。同时使人产生饱胀感,对糖尿病和肥胖症患者减少进食有利。

从胃进入小肠的膳食纤维,不能被消化酶分解,便继续向肠道下部移动。其间,膳食纤维对肠内容物的水合作用、脂质的乳化作用、消化酶的消化作用都产生一定的影响,对食物块的消化以至于营养素的吸收都有一定的阻碍,其中能形成高黏度溶胶和凝胶的水溶性膳食纤维的这种作用更强。

与阳离子有结合能力的膳食纤维能使无机盐在肠道的吸收受阻,而具有离子交换能力的藻酸(属可溶膳食纤维)等,能吸附钠盐,随粪便排出体外,从而具有降低血压的作用。

2.降低血胆固醇,预防胆结石、高脂血症和心血管疾病　膳食纤维能阻碍中性脂肪和胆固醇的吸收,对饮食性高脂血症有预防作用。膳食纤维可减少胆汁酸的再吸收量,改变食物消化速度和消化道分泌物的分泌量,起到预防胆结石的作用,防治高脂血症和心血管疾病。

3.预防糖尿病　可溶性膳食纤维的黏度能延缓葡萄糖的吸收,抑制血糖的上升,改善糖耐量。膳食纤维还能增加组织细胞对胰岛素的敏感性,降低对胰岛素的需要量,从而对糖尿病的预防具有一定效果。

4.改变肠道菌群　进入大肠的膳食纤维能部分地、选择性地被肠内细菌分解与发酵,从而改变肠内微生物菌群的构成与代谢,诱导有益菌群大量繁殖。这个过程是:位于结肠近端的碳水化合物纤维素,包括可溶性纤维素被肠道的细菌发酵,并产生大量的短链脂肪酸(包括丁酸、丙酸和醋酸)、乳酸和气体,这些短链脂肪酸及其他的可溶性纤维素代谢产物对于控制肠道细菌的组成和数量至关重要。结肠发酵产物的组成与肠道细菌的组成及特定底物的组成和多寡有关。短链脂肪酸是肠道黏膜主要的能量来源,并有促进黏膜细胞增殖、黏液生成的作用,还可以增加黏膜的血流量。短链脂肪酸还可以促进氯化钠和水的吸收,保持肠道黏膜的完整性,减少恶性细胞的增殖。

在短链脂肪酸中,最重要的是丁酸。丁酸可通过影响结肠防御屏障的组分,加强屏障的保护作用,防御肠道内抗原。丁酸是结肠上皮细胞增殖和分化的强有力的兴奋剂。丁酸对结肠防御屏障组分的影响主要有:促进上皮细胞迁移,诱导黏蛋白、三叶因子(TFF)、谷氨酰胺酶、抗菌肽和热休克蛋白(HSP)。结肠防御屏障的一个重要组分是覆盖上皮的黏膜层,它主要由黏蛋白和三叶因子组成。三叶因子有助于改善黏膜层的黏弹特性,减少炎症细胞的补充,并参与维护和修复肠道黏膜。转谷氨酰胺酶积极参与肠黏膜愈合,与溃疡性结肠炎炎症的严重程度相关。抗菌肽(如 LL－37 和防御素)可以保护胃肠黏膜,防御细菌的入侵和黏附,防止感染。热休克蛋白通过抑制炎症调制剂的产生,防御炎症,发挥保护作用。丁酸还具有抗炎活性。其抗炎活性主要是通过抑制干扰素IFN－γ/STAT1 信号对黏膜炎症发挥负调节作用。丁酸也会增加人体肠道微血管内皮细胞黏附分子的表达,抑制 LPS 刺激下的 IL-6 和环氧化酶-2(COX-2)的表达,由此导致炎症前列腺素的释放减少。丁酸还会减少促炎症因子的表达,比如能够减少 TNF 的生成量。

细菌对纤维素的发酵还有利于促进双歧杆菌、乳酸杆菌的生长,增加结肠中有益菌的数量。细菌对纤维素的发酵还有利于降低结肠的 pH 并产生抗菌物质。这些可以防止各种致病细菌的定植,拮抗外源性病原微生物,保持结肠内环境稳定。

5. 促进排便、预防肠癌和乳腺癌　由于微生物的发酵作用而生成的短链脂肪酸能降低肠道 pH 值,促进有益菌群的繁殖。这些物质还能够刺激肠道黏膜,从而促进粪便排泄。由于膳食纤维吸水,可增加粪便体积和重量,促进肠道蠕动,减小粪便硬度,增加排便频率,减轻直肠内压力,减少粪便在肠道中停留的时间,从而预防憩室病与便秘,以及长时间便秘引起的痔疮和下肢静脉曲张。同时也减轻了泌尿系统的压力,缓解膀胱炎、膀胱结石和肾结石等泌尿系统疾病的症状。由于膳食纤维的通便作用,可以使肠内细菌的代谢产物以及一些由胆汁酸转换成的致癌物,如脱氧胆汁酸、石胆酸和突变异原物质等随膳食纤维排出体外。

四、膳食纤维的临床应用

近年来对膳食纤维临床应用的研究越来越多,认为膳食纤维对控制血糖、改善血脂和代谢异常、控制炎症及心脑血管疾病等有重要的意义。美国对健康成年人每天膳食纤维的推荐量是 20~25g,对儿童和老年人尚无推荐。

1. 膳食纤维对心脑血管疾病的临床应用　Chen 等进行了膳食纤维与卒中关系的荟萃分析,纳入了 6 个前瞻性、多中心的研究,研究人数达到 314 864 人,卒中人数 8 920 人。结果发现:与摄食膳食纤维最低的人群比较,摄食膳食纤维最高的人群卒中发生的风险比是 0.87(95% CI 为 0.77~0.99)。每天每增加 10g 膳食纤维会降低卒中的风险 12%。他们使用的研究数据,大多数摄入膳食纤维最高值大于 20g/d,但是来自瑞典的研究摄入膳食纤维最高值是较低的(男性 11.4g/d,女性 12.9g/d)。

2013 年 Threapleton 等人进行了膳食纤维摄入与心血管疾病关系的荟萃分析,这个荟萃分析纳入了 22 个多中心的研究。结果发现:膳食纤维的摄入总量与心血管疾病的风险成反比(每天每增加 7g 的风险比是 0.91),与冠心病的风险也是成反比的(每天每增加 7g 的风险比是 0.91)。来源于谷物和蔬菜的可溶性纤维素及纤维素与心血管疾病的风险成反比,与冠心病的风险也是成反比;来源于水果的纤维素与心血管疾病的风险成反比。结论是:增加膳食纤维的摄入,会降低心血管疾病和冠心病的风险。欧洲一项 306 331 人的研究,平均随访 11.5 年,结果显示:膳食纤维的摄入量与缺血性心脏病的死亡率成负相关,相对于 10g/d 的膳食纤维,摄入 20g/d 的膳食纤维会降低 15% 的死亡风险(RR 为 0.85, 95% CI 为 0.73~0.99, P=0.031)。

2. 膳食纤维对血糖控制的临床应用　膳食纤维通过多种机制控制餐后血糖。包括延缓胃排空和小肠的转运,减少葡萄糖在未搅拌水层的扩散,减少 α-淀粉酶接触黏稠的大便内容。各类纤维还会通过增加胰高血糖素样肽 1(GLP-1,可抑制胃排空,减少肠蠕动)的水平,延迟碳水化合物的吸收。在一项利用阿拉伯木聚糖(一种米糠半纤维素 B)食用纤维的实验中,研究者观察了 5 周。实验组的糖尿病患者予以 14% 的阿拉伯木聚糖纤维。结果发现:每天为患者提供 15g 的阿拉伯木聚糖纤维,可以显著地改善这些患者的血糖。在一项对 3 931 例正常人的研究中也发现:膳食纤维的摄入量与 BMI 成负相关,而膳食的血糖指数和葡萄糖负荷与 BMI 呈正相关。在对 PolyGlycopleX (PGX,一种多糖植物纤维)对餐后血糖影响的研究中也发现:颗粒型的 PGX 对餐后血糖有重要的影响,并存在量效关系。给予 7.5g 的 PGX 就能使餐后 120min 的血糖增加的曲线下面积降低50% 。还有一些研究认为,摄入更多的谷类纤维会改善胰岛素的敏感性。许多研究表明,添加水溶性膳食纤维的食物可降低餐后血糖和血清胰岛素升高等一系列反应。关于血糖指数的研究也表明,大多数含高黏性纤维的天然食物,都有较低的血糖指数,其原因可能是纤维降低碳水化合物的吸收率所致。一些研究结果显示,添加膳食纤维的试餐降低了受试者血糖的峰值,延迟了达峰时间,并使餐后 1h 内血糖曲线下面积减小,但总的曲线下面积两组之间无明显差异。说明膳食纤维只是延迟糖的吸收,使餐后血糖峰值后移且更加平缓,但不影响糖的总吸收。这对于糖尿病患者血糖的控制是有积极意义的。

3. 膳食纤维对改善血脂和代谢异常的临床研究　可溶性黏性纤维可以使循环系统中的低密度脂蛋白降低 10% 左右,而高密度脂蛋白和甘油三酯浓度不改变。膳食纤维影响脂类消化吸收的机制包括:增加粪胆汁酸和胆固醇排出,阻断胆汁酸的肠肝循环,以及改变肝脏脂蛋白和胆固醇的代谢。有研究表明,高纤维膳食后,受试者血脂峰值下降,但达峰时间无明显改变。餐后 2～5h 曲线下面积比无纤维试餐组显著减小,同时总曲线面积减小,说明试验所用膳食纤维可减少受试者膳食中脂肪的吸收。

膳食纤维对不同成分的脂质影响不同,对血脂的影响突出表现在对血胆固醇水平的影响,膳食中加入一定数量和种类的膳食纤维,能显著降低血胆固醇,在食物中含有高脂肪、高胆固醇时效果更明显。许多研究表明,一些有显著降胆固醇效果的膳食纤维,如果胶、瓜尔豆胶、燕麦等能选择性降低血 LDL,而 HDL 不变甚至升高,使动脉粥样硬化的风险降低,果胶、燕麦和魔芋多糖等在降低血胆固醇的同时,还降低了肝脏、主动脉及其他组织胆固醇的含量,起到了抗脂肪肝、抗动脉粥样硬化的作用。不同种类的膳食纤维降血脂作用也不同,有研究者用燕麦、瓜尔豆胶、沙棘皮、麸皮及琼脂 5 种纤维喂饲高脂血症 SD大鼠,发现膳食纤维能有效地降低血、肝胆固醇水平,其成分不同,降血脂作用不同。

膳食纤维降低血脂的机制可能是:增加粪中脂肪和中性固醇排泄量;减少胆固醇吸收;某些膳食纤维可通过降低胃肠激素抑制胰岛素样反应(胰岛素能增加肝脏胆固醇的合成和分泌),降低体内胆固醇水平;增加血浆胆固醇清除的可能机制是黏性纤维可延缓脂肪的消化与吸收,延长肠源性富含甘油三酯的脂蛋白在血浆中的存在时间,将胆固醇更多地转运至富含甘油三酯的脂蛋白;可改变脂代谢过程中一些酶的活性,如肝脏中胆固醇 7α - 羟化酶活力升高,卵磷脂胆固醇酰基转移酶(LCAT)活力显著升高,抑制肝脏胆固醇合成的关键酶羟基甲戊二酸单酰辅酶 A(HMG - CoA)还原酶的活力升高等,从而影响血脂的变化。这些酶综合作用的结果,抑制胆汁酸及胆固醇合成,加速胆固醇代谢,最终导致血浆和肝脏的胆固醇水平的下降。膳食纤维的理化性质会对降血脂作用产生影响。比如 Chen 等对 110 个高胆固醇血症患者的研究表明：使用燕麦来源的水溶性纤维素并不会减少 TC 和 LDL。

4. 膳食纤维摄入对肿瘤的影响　一般认为，膳食纤维可以结合胆汁酸，并稀释其他致癌物质的浓度，缓冲这些致癌物质对肠道黏膜的作用。同时膳食纤维还可促进肠蠕动，促使有害物质排出，减少有害物质对肠道的作用时间。膳食纤维还可以通过其他方式影响肿瘤。实验研究表明：膳食纤维产生的丁酸可以通过抑制细胞内 Bcl - 2 基因的表达，正相调节细胞的凋亡。Bcl - 2 基因的表达与丁酸诱导的凋亡呈负相关，Bcl - 2 基因的过度表达可以显著抑制丁酸诱导的细胞凋亡。另外，丁酸可以通过正相调节 Bax 基因的表达，达到调节细胞凋亡的效果。丁酸通过对细胞内 Bcl - 2 基因的抑制和 Bax 基因的促进表达，发挥预防肿瘤发生的作用。膳食纤维的代谢产物短链脂肪酸可以影响多种原癌基因的表达，包括：抑制 c - myc 基因（与细胞的增殖、分化、凋亡关系密切）；抑制 H - ras 基因（该基因蛋白产物可使 G1 期细胞向 S 期转化，促进细胞分裂）；促进 c - fos 基因（与 c - jun 基因编码的蛋白共同组成 AP - 1 转录因子，参与细胞的生长和分化）。丁酸可能通过抑制 H - ras 基因在肿瘤细胞内的表达而发挥其抑制肿瘤的作用。膳食纤维还具有促肠陷窝基底细胞生长和抑肿瘤细胞生长的双重作用。

临床上关于膳食纤维与肿瘤的关系仍在研究。欧洲癌症与营养前瞻性研究（EPIC）纳入了 519 978 例研究对象，认为膳食纤维可以显著降低结直肠肿瘤的发生风险。但是，也有不支持的观点。如美国护士健康研究（纳入 88 764 名女性）和医疗卫生人员随访研究（纳入 47 325 名男性）的研究结果，认为膳食纤维的摄入与结直肠肿瘤发生并无关联。有研究表明：膳食纤维可以有效降低或预防与化疗有关的并发症发生，并且不影响化疗药物的作用效果。

5. 膳食纤维在危重症患者中的应用　ICU 患者常常存在着便秘的问题，需要使用泻剂。膳食纤维具有水化作用，可充分吸水膨胀，增加粪便体积，改善大便干结的症状，刺激直肠黏膜产生便意。另外，膳食纤维酵解产生气体和短链脂肪酸，前者可直接增加粪便体积，后者可促进肠道菌群生长，从而间接增加了粪便的体积。临床观察也发现，使用膳食纤维的患者使用泻剂的需要减少。在膳食纤维中，大豆多糖改善便秘的作用最为显著。但应注意不宜在液体制剂中加入纤维素，因为这样会导致大便干结。有些膳食纤维如瓜尔豆胶、大豆寡糖和燕麦纤维对大便性状不会产生影响。

ICU 患者发生腹泻的原因之一是膳食纤维的不足。补充膳食纤维可以促进结肠对水和钠的吸收，减少粪便的含水量，降低粪便的湿度。有研究表明：给脓毒血症患者使用瓜尔豆胶后，腹泻的天数和腹泻评分都有改善。也有临床研究不支持膳食纤维减少腹泻发生，可能与摄入膳食纤维的种类不一样有关。

在危重症患者中，纯粹使用肠外营养制剂。已经发现，长时间使用肠外制剂会使肠道菌群过度生长，肠道黏膜萎缩，肠道屏障功能减弱，肠道细菌向系膜淋巴结转移。在应用膳食纤维后，肠道菌群可能不发生明显变化，但细菌移位显著减少。膳食纤维减少细菌移位的机制可能通过胃肠道激素的分泌、调节免疫、改变肠道停留时间或结合毒素等发挥作用。现在发表的一些文献证实，膳食纤维可以有保护肠道屏障，减少危重症患者感染的机会。

对急性胰腺炎的研究比较复杂。在一项小样本的研究中,重症胰腺炎患者随机分为2组,一组在头7天每日接受鼻–空肠管饲,喂食含有冷冻干燥乳酸菌活菌的制剂299,剂量为10^9,同时使用燕麦纤维作底物;另一组使用同一制剂但进行了灭活。重复进行统计学分析,若有利于某一组的显著差异出现时,且研究的45个患者均进入研究后,停止研究。此时,22个患者使用了活菌进行治疗,而23个患者使用的是加入灭活的乳酸菌299。在活菌组,感染性胰腺坏死和脓肿的发生率是1/22(4.5%),而对照组为7/23(30.4%),两组差异显著($P=0.023$)。治疗组唯一一位出现感染的患者在第15天时出现了泌尿系感染(即停用乳酸杆菌8天后发生)。治疗组住院时间也相对缩短(13.7天与21.4天)。而在Besselink M的研究中,使用益生菌和益生元的急性胰腺炎患者的病死率显著增加。

另外,膳食纤维还可以改善危重症患者的血糖控制,改善腹腔手术后患者的预后,减轻肿瘤患者的放疗、化疗反应。这些临床应用都需要进一步认识。

五、使用膳食纤维的风险和风险控制

膳食纤维在一些临床情况下的使用是有风险的。肠内营养禁忌证的患者是不能使用膳食纤维的。另外,果胶和瓜尔豆胶等可溶性纤维易形成凝胶,加入液体肠内营养制剂后可能使黏度增加,在使用细喂养管或造瘘管时造成滴速缓慢、流注不畅,甚至发生堵管。故一般可使用直径稍粗的管道,增加输注压力(使用输液泵),并经常冲洗管道,以保证输注顺利进行。还要注意到,膳食纤维在酵解后产生的气体会引起腹胀。膳食纤维应用不当时可形成粪石、大便干燥,长期大量应用膳食纤维可造成铜、铁负平衡等。

【参考文献】

1. HA M A,JARVIS M C,MANN J I. A definition for dietary fibre[J]. Eur J Clin Nutr,2000,54(12):861 – 864.

2. CHEN J,HE J,WILDMAN R P,et al. A randomized controlled trial of dietary fiber intake on serum lipids [J]. European journal of clinical nutrition,2006,60(1):62 – 68.

3. THREAPLETON D E,GREENWOOD D C,EVANS C E,et al. Dietary fibre intake and risk of cardiovascular disease:systematic review and meta – analysis[J]. BMJ,2013:347.

4. PARK Y,HUNTER D J,SPIEGELMAN D,et al. Dietary fiber intake and risk of colorectal cancer a pooled analysis of prospective cohort studies[J]. JAMA,2005,294(22):2849 – 2857.

5. OLáH A,BELáEYI T,ISSEKUTZ Á,et al. Early enteral nutrition with specific lactobacillus and fibre reduces sepsis in severe acute pancreatitis[J]. Br J Surg,2002,89:1103 – 1107.

6. BESSELINK M G,VAN SANTVOORT H C,BUSKENS E,et al. Probiotic prophylaxis in predicted severe acute pancreatitis: a randomised,double – blind,placebo – controlled trial[J]. Lancet,2008,371(9613): 651 – 659.

第三节　肠道的免疫功能

对于肠道的消化、吸收功能我们已经了解的非常多。实际上,肠道还具有其他的功

能,比如胃肠道的特殊神经结构,有人称之为人的"第二脑";胃肠道的特殊内分泌系统;胃肠道对代谢的影响;胃肠道与 MODS 的关系。肠道对全身免疫影响的研究越来越多,这些研究对于我们认识肠道的完整功能和准确地使用营养治疗是至关重要的。

一、生理情况下的肠道免疫功能

人体肠道存在着庞大的正常菌群,其种类构成相当复杂,光细菌的种类就在 4 000 种以上。肠腔内常驻细菌近 500 种,总数可达 1×10^{14}。这些肠道细菌及其代谢产物包含了大量的免疫刺激物质如抗原、毒素等,肠道免疫屏障能对来自黏膜表面的各种抗原做出正确反应,即对无害抗原如食物及正常菌群的抗原表现为免疫耐受,以保证食物的吸收和微生态的稳定,不会因对无害抗原起反应而耗竭免疫资源;同时对病原体则产生免疫清除与免疫排斥。这种准确识别并产生两种完全不同的免疫反应,提示肠道免疫存在精确的调控机制。肠道的免疫功能不仅有利于肠道不受到病原体的侵害和维持自身的稳定,而且还是维持全身免疫稳定,阻断肠道有害生物和有害物侵袭机体的重要机制。这种机制是在细菌与机体免疫系统的长期相互作用、相互适应、长期进化过程中形成的。那么,这些功能是如何实现的呢?

1.**肠道正常菌群** 人出生时肠道是无菌的,肠道菌群定植开始于出生后。母亲的肠菌群是新生儿肠道定植细菌的重要来源。定植也取决于环境因素。最初,任何厌氧菌都可以在肠道占优势,此后,由于喂养方式的不同,菌群发生了变化。母乳喂养者以双歧杆菌生长为主,人工喂养者除双歧杆菌外更为复杂的微生物菌种类成分,如脆弱类杆菌、梭状菌和链球菌。断乳以后,肠道微生物的种类近似于成人肠道菌群。肠菌群在整个肠道中均有分布,主要集中于大肠,特别是在结肠中。在肠道 500 多种的菌群中,主要有五大种类脆弱类杆菌、真杆菌、双歧杆菌、消化链球菌和梭形杆菌。这些菌可以分为原籍菌群(主要为厌氧菌)和暂住菌群(主要为兼性厌氧菌和需氧菌)。一般认为,肠道免疫作用的产生依赖于原籍菌群,菌群的发展和肠黏膜屏障的建立是一个渐进而互动的过程。

健康成人的肠道栖息着 1×10^{14} 个细菌,其重量约 1kg,每 1g 大便的细菌数量达到 1×10^{12} 个。大量肠道细菌主要位居结肠和远端小肠,胃、十二指肠、空肠及回肠上端细菌较少。肠道微生物群落可分为三大部分:其一是与宿主共生的生理性细菌,为专性厌氧菌,是肠道的优势菌群,占 99% ~ 99.9%,如双歧杆菌、类杆菌、优杆菌和消化球菌等是肠菌群的主要构成者;其二是与宿主共栖的条件致病菌,以兼性需氧菌为主,为肠道非优势菌群,如肠球菌、肠杆菌,在肠道微生态平衡时是无害的,在特定的条件下具有侵袭性,对人体有害;其三是病原菌,大多为过路菌,长期定植的机会少,生态平衡时这些菌数量少,不会致病,如果数量超出正常水平,则可引起人体发病,如变形杆菌、假单胞菌和韦氏梭菌等。肠道众多的益生菌和共生菌在肠道黏膜形成具有重要作用的菌膜,正常情况下,肠道黏膜菌群的表层主要是大肠埃希菌和肠球菌,它们附着在肠黏膜的表面,称腔菌群,可以游动,属于兼性厌氧或需氧菌;中层是类杆菌为主的兼性厌氧菌;深层即紧贴黏膜上皮者为双歧杆菌和乳酸杆菌。以双歧杆菌、乳酸杆菌为主的专性厌氧菌与肠黏膜上皮表面特异性受体相结合,形成组分相当固定的菌膜结构和生物屏障,构成肠道定植抗力,可有效地抵御过路菌对机体的侵袭。双歧杆菌等益生菌对人体的生长发育、营养物质代谢、免疫赋活、预防疾病、维持肠壁吸收分泌功能、合成机体必需的一些维生素和微量元素、抵御致病菌侵入、分解代谢肠道中的有害物质、参与胆红素的肠肝循环、维护肝脏功能及保护机体健康等方面起到不可取代的作用。

2. 肠道微生态 肠道微生态系统是指肠道的原籍菌、外籍菌及其肠道上皮细胞等生物成分,与食源性非生物成分(未被消化的食物)以及来自胃、肠道、胰和肝的分泌物(如激素、酶、黏液和胆盐等)共同构成的系统。

肠道正常细菌的作用包括:其一,营养作用。肠道内的一些正常微生物,如双歧杆菌、乳杆菌、真杆菌和大肠杆菌等,能合成多种蛋白质和维生素,供宿主利用。肠道微生物可结合氨基酸分解的 NH_3,合成蛋白质或其他氨基酸,同时它们具有利用非蛋白氮合成氨基酸、蛋白质的生物固氮能力。此外,肠道微生物能促进亚油酸的吸收,促进胆固醇向类固醇的转变,促进胆汁酸脱饱和、脱羟基等正常代谢,并参与一些药物、毒物的体内代谢。其二,提高防御能力。随人个体生长发育到不同阶段,不同种类和数量的正常微生物群定植在胃肠道黏膜及胃肠道内容物中,形成胃肠道的动态微生态平衡,该平衡能有效阻止致病细菌和病毒等外籍微生物的入侵和繁殖。在胃肠道中,厌氧菌占绝对优势(占90%以上),这些菌在代谢过程中产生挥发性脂肪酸和乳酸,降低小生境内的 pH 和 Eh,从而抑制外籍菌的生长繁殖。同时,厌氧菌与胃肠道黏膜上皮细胞紧密结合,形成一层叫膜菌群的生物膜,这层膜对宿主起到了占位性保护作用。由于厌氧菌数量巨大,在营养竞争上处于优势,加之在厌氧条件下繁殖很快,因而限制了兼性菌的生长。此外,厌氧菌产生的 H_2O_2 对不能产生过氧化氢酶的细菌有抑制作用。或者说,肠道正常菌群通过产生有机酸、占位性保护作用、营养抢夺作用和抗菌作用发挥定植抗力作用。其三,免疫调节作用。

3. 肠道免疫机制 肠道免疫系统由肠上皮细胞(iEC)、肠上皮内淋巴细胞(iIEL)、固有层淋巴细胞(LPL)、派尔集合淋巴结(PP)、肠系膜相关淋巴结等肠道淋巴组织组成。iEC 和 PP 有诱导肠道免疫的功能。iEC 除具有消化、吸收功能外,还具有摄取和释放分泌型免疫球蛋白 A(SIgA)、提呈抗原、分泌细胞因子等免疫功能。位于肠黏膜下的 PP 是诱导肠特异性免疫的主要场所。iIEL 和 LPL 承担肠道免疫的效应功能。iIEL 是人体内最大的淋巴细胞群,在肠道免疫系统中起着主要的作用,这些淋巴细胞90%以上是 CD3$^+$细胞,还有一些是分泌 IgA 的 B 细胞和 NK 细胞。可通过 Fas 受体及穿孔素杀灭入侵的病原体和变性的上皮细胞,也能分泌 IL-22、IL-24、IL-25、TNF-2α、转化生长因子-β(TGF-β)来调节其他淋巴细胞与上皮细胞的功能。弥散分布于肠道黏膜固有层的淋巴细胞主要是 CD4$^+$细胞和分泌 IgA 的 B 细胞。T 细胞主要表现为免疫调节作用,能分泌 IL-10、TGF-β 等下调免疫反应的细胞因子,也可影响 B 细胞分泌 SIgA。B 细胞主要通过分泌 SIgA 发挥免疫效应。肠道还会通过模式识别受体(pattern recognition receptors,PRRs)机制抵御病原体的侵入。在人体的肠道上皮细胞上存在着 Toll 样受体(ILR)就是属于 PRRs 系统,可以识别病原相关的分子模式(脂多糖、肽聚糖、胞壁酸、鞭毛蛋白、细菌、DNA、病毒的双链 RNA),启动一系列应答激活特异性的免疫系统。

一般情况下,肠道的免疫机制并不会对肠道的正常菌群产生剧烈的反应。这是因为,肠相关淋巴样组织(GALT)对共生菌的低反应性主要是由共生菌自身的特点、小肠上皮细胞表面的特性及肠道黏膜固有层内免疫细胞的特点三个方面的因素所决定。其一,从共生菌自身的特点来看,它们与致病菌不同,不能表达黏蛋白酶及黏附、定居和侵入因子,因此不能分解肠道内保护性的黏液层。小肠蠕动形成的黏液层流可以将共生菌冲离肠道表面,使其不能黏附肠上皮细胞,破坏上皮屏障。另外,可能由于共生菌具有五聚化的类脂 A,比致病菌的六聚化类脂 A 要短,所以它们只表现低的内毒素毒性,不会引发强的炎症反应。其二,从黏膜上皮细胞的角度来看,首先,肠上皮细胞表面缺少识别共生菌病原相关分子模式(PAMP)的 Toll 样受体;其次,这些固有免疫的传感分子被阻隔和"隐藏"起来,如 TLR5 在基底侧表达,使其不能与肠上皮细胞顶侧的共生菌接触,因此不能有效地识别共生菌的 PAMP;最后,GALT 在共生菌群存在的压力下,诱导永久活化的抗炎症反应系统,使得炎症反应减轻。其三,从肠道黏膜固有层(LP)的特点来看,LP 内含特殊的耐受性树突状细胞(DC)、巨噬细胞和调节性 T 细胞,这些免疫细胞可以产生许多抗炎症的细胞因子,从而下调针对共生菌的固有炎症反应,维持了肠道内环境的稳定。

而当病原菌进入后,就会被 GALT 识别,并引起保护性的免疫反应。当共生菌过量时,也会被 GALT 识别,并引起保护性的免疫反应。这两种机制是不同的。派尔集合淋巴结、肠系膜淋巴结和小肠黏膜中的孤立淋巴滤泡对病原菌识别。派尔集合淋巴结区域的滤泡相关上皮中的 M 细胞可以摄取病原菌,并呈递到抗原呈递细胞(antigent presenting cell,APC),APC 继而将抗原呈递到黏膜内的淋巴细胞,活化的淋巴细胞在归巢受体的介导下到达效应组织。在效应位点处,抗原激活的分泌 IgA B 细胞分化成为 IgA 浆细胞,并向肠腔内分泌大量的具有抗原特异性的二聚化或多聚化的 IgA,以捕获和清除腔内的抗原。另外,效应组织中还含有多种 T 细胞亚型,表现出辅助、调节和细胞毒性 T 淋巴细胞(CTL)等活性,以完成和调节黏膜表面保护性的免疫反应。同时,黏膜组织摄取的抗原还可以进入淋巴循环,诱导全身性免疫反应的发生。而共生菌过量时,肠道的免疫机制有所不同。正常情况下,小肠的隐窝处于相对无菌环境,一旦上皮层表面共生的微生物体生长过量,那么隐窝处的菌体密度就会升高,这种危险信号可以被隐窝内上皮细胞表面的 TLR 和 NOD2/CARD15 分子识别,继而引发固有免疫反应,诱导潘氏细胞分泌抗菌多肽,清除过量存在的微生物体。

二、肠道屏障与肠道微生态

肠黏膜屏障主要由物理屏障、生物屏障、化学屏障及免疫屏障四个部分组成。肠道屏障包括肠道正常菌群、黏液层、肠上皮细胞层、肠道免疫系统、肠-肝轴、防御素等,其功能主要是防止肠道内细菌及内毒素移位。肠道微生态与肠道屏障的构建及肠道屏障受损后细菌、内毒素移位密切相关。

1.肠道正常菌群 肠道正常菌群是肠道的第一道屏障。正常菌群通过产生有机酸、占位性保护作用、营养抢夺作用和抗菌作用发挥定植抗力作用。比如:双歧杆菌可通过磷壁酸黏附作用占据肠上皮细胞表面,形成一层菌膜屏障,抑制肠道内肠杆菌科细菌以及外源性潜在致病菌对肠上皮细胞的黏附、定植。双歧杆菌、乳酸杆菌还通过争夺营养，产生酸性代谢产物乙酸、乳酸，降低肠道局部 pH；还会产生具有广谱抗菌作用的物质如亲脂分子、小菌素、过氧化氢等，对肠内外源性潜在致病菌(PPMOs)起抑菌或杀菌作用。

2. 肠道黏液层 肠道黏液层主要由肠道杯状细胞及肠上皮细胞分泌的黏蛋白组成。肠道黏液层通过物理阻隔、分泌性 IgA 以及黏液蛋白中的结合位点，可与肠上皮细胞上的结合位点竞争，以阻止细菌与肠上皮结合，使细菌处于黏液层，以利于肠蠕动时被清除。另外，黏液层为专性厌氧菌提供了良好的生态环境，可促进其生长。双歧杆菌、乳酸杆菌不会降解黏蛋白，相反可促进肠道黏蛋白分泌，并抑制有害菌对黏液、肠上皮细胞的黏附，起到对肠道屏障作用。

3. 肠上皮细胞层 肠上皮细胞层主要由肠上皮细胞及细胞间隙紧密连接组成，可阻止肠道细菌及毒素等大分子物质的通过。除此之外，肠上皮细胞具有吞噬细胞样的功能，可吞噬并杀灭细菌。双歧杆菌、乳酸杆菌及其代谢产物可促进肠上皮细胞的合成，有促进肠上皮细胞增殖的作用。肠道专性厌氧菌可产生丁酸，为肠上皮细胞生长提供营养。肠道有益菌可通过增强肠上皮细胞紧密联结，加强肠上皮细胞层的屏障功能。此外，双歧杆菌通过其代谢产物，可抑制肠上皮细胞产生肿瘤坏死因子。

4. 肠道免疫系统 已经在前面做过介绍。

5. 肠－肝轴 其主要功能是防止肠道内毒素移位，因为胆盐可与内毒素结合形成去污剂样难以吸收的复合物，抑制内毒素移位，这在肝胆系统疾病如阻塞性黄疸、肝衰竭中有重要的意义。

6. 防御素 防御素是一类由肠细胞分泌的肽类抗菌物质，包括主要由潘氏细胞产生的 α－防御素和肠上皮细胞产生的 β－防御素及 Cathelicidins。防御素具有独特的抗性机制：带正电荷的防御素分子与带负电荷的靶细胞膜接触后，通过靶细胞膜产生的电动势能，将已形成疏水面的防御素二聚体或单倍体注入细胞膜，于是多个二聚体或单倍体在靶细胞膜形成了跨膜的离子通道，使膜通透化，从而扰乱了原有的靶细胞膜通透性及细胞的能量状态，导致细胞膜去极化、呼吸作用受到抑制，以及细胞内物质的外泄和外界物质的渗入，最终引起菌体的死亡。防御素具有有效杀灭革兰阴性菌、革兰阳性菌、真菌、螺旋菌以及病毒和一些寄生虫等功能。防御素不仅作为抵御微生物入侵的第一道屏障发挥重要作用，而且也是一种先天免疫系统的重要组成部分，在宿主肠道黏膜屏障的防御中起着重要作用。

三、危重症患者肠道免疫屏障功能的损害

任何导致肠腔内细菌过度生长、机体免疫防御机制损害以及对肠黏膜物理屏障的损伤，均可造成肠屏障功能障碍，引起细菌和内毒素移位。包括：①肠道感染，腹腔感染和肠道外感染；②肠道外营养；③营养不良；④肠道细菌过度生长；⑤内毒素；⑥外科应激，烧伤，再灌注损伤，创伤，手术，出血性休克；⑦药物；⑧引起肠壁通透性增加的疾病；⑨放射性损伤。

（一）危重症患者肠道免疫屏障功能损害的机制

肠黏膜支持系统（肠道细菌生态平衡、合适的营养摄入和健全的免疫系统）失常和肠黏膜组织结构破坏（炎症、感染、损伤、休克、缺血、缺氧等）均可导致肠屏障损害。

1. 应激与肠黏膜屏障损伤 应激状态下，各种神经、免疫和内分泌机制作用于肠上皮，导致肠黏膜屏障功能的改变，进而导致肠黏膜屏障的损伤。已经明确的机制有：应激状态下，肥大细胞通过脱颗粒释放多种炎症介质和细胞因子影响屏障功能；应激状态下，乙酰胆碱及神经降压素通过直接或间接作用影响肠黏膜上皮细胞，从而在肠黏膜屏障的损伤机制中发挥重要作用。另外，促肾上腺皮质激素通过血脑屏障从中枢进入外周，引起肠道的应激反应，可以导致正常结肠的上皮缺陷。

2. 肠道细菌和内毒素易位与肠黏膜屏障损伤 肠道常驻菌在一定条件下（病理和治疗干预）可引起肠道菌群紊乱，促进细菌移居，导致病菌过度生长。过度生长的肠道细菌可通过细菌蛋白酶等对肠上皮细胞微绒毛膜蛋白直接产生破坏作用，或改变肠道上皮细胞的生化反应，使微绒毛受损甚至消失。此外，过度生长的细菌还可通过产生各种毒素或其他代谢产物抑制肠上皮细胞的蛋白质合成，从而损伤肠细胞屏障。这些细菌可以穿过相对完整的黏膜上皮进入组织，到达肠系膜淋巴结、脏器和血流，并引起肠源性感染，即细菌易位。内毒素分子比细菌小，更容易穿过黏膜屏障，因此应激后产生有毒素血症，肠腔内大量内毒素向肠外组织迁移的过程称为内毒素易位。内毒素可致黏膜下水肿、肠绒毛顶部细胞坏死、肠通透性增加，从而破坏肠屏障功能。即使细菌易位能被控制，但内毒素仍可通过通透性增加的肠黏膜，引起炎症的激活及细胞介质的释放。

3. 细胞因子与肠黏膜屏障损伤 TNF、INF－γ、白细胞介素等均有细胞毒性作用，可直接引起组织水肿和破坏，通过破坏细胞间紧密连接引起肠黏膜损伤。凋亡以及非凋亡区紧密连接降解，是肠上皮渗透性增加的主要原因之一。

4. 缺血再灌注与肠黏膜屏障损伤 肠缺血再灌注对代谢功能的重建有重要作用，但也加重了组织损伤。再灌注后，次黄嘌呤在黄嘌呤氧化酶作用下生成黄嘌呤，释放活性氧自由基，氧自由基与其他炎症介质可进一步损伤肠管，影响黏膜修复。缺血再灌注损伤会削弱局部屏障和全身防御功能，诱发感染，尤其是肠源性感染。激活的中性粒细胞诱导的氧自由基也参与了肠屏障损害。激活的中性粒细胞可引起诱导性一氧化氮合酶（iNOS）的过度表达，从而产生过多的一氧化氮，在线粒体膜上产生过氧亚硝酸（和硝酸）蛋白盐，损伤线粒体膜电位（即通透性）或导致 ATP 产生降低，即破坏了细胞的呼吸功能，加速细胞凋亡，使肠黏膜上皮连续性中断。氧化剂抑制线粒体功能而引起 DNA 分裂及细胞程序性死亡，细胞程序性死亡使肠上皮出现短时的裸区而引起肠屏障功能减退，并易于发生细菌移位。

在危重症患者中，出血性休克和心源性休克引起肠系膜显著缺血，并造成肠黏膜缺氧，再加上脓毒血症或其他危重病引起的机体高代谢状态，将使组织耗氧量进一步增加。所有这些因素，使得上皮细胞内氧分压降低，以至于不能满足正常线粒体的呼吸。这种氧供依赖性对线粒体呼吸有两个重要影响：其一，为了使 ADP 的底物水平磷酸化获得足够浓度的细胞内 ATP，糖酵解代谢率增加。与氧化磷酸化相比，底物水平磷酸化与质子的产生有关,即糖酵解率的增加将引起细胞内酸中毒。其二,倘若线粒体呼吸被充分抑制,则细胞内 ATP 浓度将耗竭。总的结果是肠上皮损伤。

(二)疾病与肠屏障损害的相互作用

1.肺部感染 在动物实验中,给小鼠气管内注入肺炎链球菌菌株,制成革兰阳性脓毒症小鼠模型,结果显示:尽管在血循环中未发现细菌,但伴随着肺炎出现了肠黏膜通透性增加、血肌酐增加、心搏出量减少,显示气管内的肺炎链球菌不仅能诱导肺炎,同时能诱导肠衰竭。还有研究证实了继发于细菌性肺炎的血压正常的脓毒症,存在肠黏膜及肠微血管损伤,肠屏障功能障碍。在临床研究中也有证据表明:重症肺炎,由于有效循环血容量下降、肠道缺血缺氧、大量炎症递质的释放、休克纠正过程中的缺血/再灌注损伤等,均可致肠黏膜屏障破坏,使肠道细菌及内毒素移位,激活肠道及其相关的免疫炎症细胞,导致大量炎症递质的释放,促进 MODS 的发生。

2.营养不良 有研究指出,严重营养不良患儿空肠活检显示马辣根过氧化酶经细胞吸收增加,并发现 β 乳蛋白抗体和纯麦胶抗体。这些抗体与营养不良的程度有关,与癌症或胃肠道疾病无关,提示是营养不良引起的肠屏障损害。随着营养不良的加重,各种抗原会加重肠屏障的损害,并进一步加重营养不良。胃肠道在机体防御系统中处于中心地位,一旦屏障遭到破坏,就会发生肠内细菌和毒素的移位,广泛激活促炎症细胞释放细胞因子介导代谢、神经内分泌连锁反应,触发和加重脓毒血症及多器官功能衰竭。

3.急性呼吸窘迫综合征 有研究表明:在急性呼吸窘迫综合征(ARDS)模型中,二胺氧化酶、血浆 D-乳酸和内毒素水平增高,小肠绒毛间质内充血、水肿,中性粒细胞、嗜酸粒细胞和淋巴细胞浸润,并出现小肠绒毛顶部上皮细胞脱落、坏死、变性、糜烂,黏膜内大量中性粒细胞及淋巴细胞浸润。现在认为 ARDS 时胃肠道可能由于活跃地参与应激反应而发生缺血/再灌注损伤,黏膜内酸中毒,大量细胞因子和中性粒细胞聚集在胃肠道,处于活化状态的中性粒细胞氧化产生大量自由基。由于缺氧可促进胃肠道上皮细胞内大量黄嘌呤氧化酶生成,也可产生大量自由基。自由基参与了对机体各脏器的损伤,尤其降低了胃肠道屏障功能。肠黏膜对缺血、缺氧非常敏感,由此引起肠免疫屏障的改变、自由基损伤、细胞因子和炎症介质释放,生物屏障破坏。肠道中具有潜在致病性的细菌可以通过损伤的肠黏膜屏障易位至机体其他部位,引起全身白细胞系统,尤其是单核吞噬细胞系统持续激活,释放大量细胞因子和炎症介质,导致全身炎症反应失控,最终可发展为 MODS,并形成恶性循环。进入循环的内毒素可能成为启动 MODS 的重要因素。

4.重症急性胰腺炎 大量研究表明,重症急性胰腺炎(severe acute panereatitis,SAP)时患者肠黏膜屏障早期即出现不同程度的功能障碍。SAP 时肠黏膜屏障的破坏可导致细菌移位及内毒素血症的发生,最终导致 MODS。可能的机制有:肠道微循环障碍 SAP 时,机体发生全身性的炎性反应,使大量体液渗出至第三间隙,有效血容量减少,肠道出现微循环淤滞和缺血再灌注损伤;微循环淤滞可导致缺血、缺氧。另外 SAP 早期由于肠黏膜表面大量白细胞的激活,可产生诸多炎症介质及细胞因子如 IL-1、IL-6、IL-8、TNF-α、PAF、NO 等,这些炎性因子介导了肠黏膜的炎性反应。也有人认为 SAP 发生时,由于炎性反应的损害和肠黏膜的微循环障碍,使肠道内的大量细胞凋亡,也包括淋巴细胞的凋亡,从而使 SIgA 的合成减少,肠道清除细菌的能力降低。同时,由于肠黏膜屏障受到损伤,细菌产生的有毒物质及细菌本身容易移位到其他器官,对机体造成损伤。再者,胃肠道动力减弱是导致和加重 SAP 时肠黏膜屏障损伤的一个重要原因。由于胰腺炎症坏死及胰周侵犯、腹腔积液、肠自主神经受刺激、腹膜炎等诸多因素,SAP 时导致肠运动的减弱,甚至部分可发展为麻痹性肠梗阻。

5. 严重烧伤 严重烧伤导致消化道血供急剧减少,肠毛细血管微循环障碍,缺血缺氧引起酸中毒,自由基、炎性介质和应激后激素等升高。以上因素除了触发了肠屏障损害外,还使得凋亡发展过程相关的基因表达增强,启动了内源性和外源性及其他细胞凋亡激活途径,参与或诱导了内皮细胞、淋巴细胞和肠黏膜上皮细胞凋亡,使凋亡对机体的损伤作用联级放大,肠黏膜上皮细胞稳态被打破,产生一系列级联反应,诱发脓毒症及MODS。

6. 肝衰竭 急性肝衰竭出现肠屏障功能障碍的可能机制:其一,由于肝细胞广泛坏死、库普弗细胞功能受损,释放 INF – α、IL – 1β 等多种炎症介质,血清补体缺陷,白细胞黏附功能明显降低,导致肝脏清除内毒素的功能下降。其二,急性肝衰竭患者存在明显的胃肠激素紊乱(胃动素、瘦素、胆囊收缩素等),可能导致胃肠动力减弱、胃肠排空功能受损、小肠清除功能减退、消化吸收能力下降,进而出现严重的消化道症状,导致肠道微生态失衡、肠黏膜屏障功能损害。其三,反应性氧化物的产生增加,可以氧化细胞及细胞器的生物膜,形成脂质过氧化物,是肝损伤进展及致敏的重要机制。其四,急性肝衰竭常伴有营养不良。另外,由于胆汁分泌不足、低蛋白血症和肠壁水肿等原因,亦促进肠屏障功能障碍的发生。

慢性肝衰竭出现肠屏障功能障碍的可能机制:其一,肝门静脉高压时,肠壁黏膜层及黏膜下层血液回流受阻,血管扩张被动性淤血,黏膜层及黏膜下层血供相对不足,一方面导致细胞间隙增宽,黏膜肌层增厚、水肿,绒毛隐窝比下降,引起肠道通透性增加。另一方面,肠黏膜充血可损伤肠黏膜静脉内吞噬细胞的滚动黏附与移行,局部免疫功能受损是引起肠道菌群、内毒素易位的另一个重要因素。其二,肠道低动力状态及胆汁分泌减少,导致肠道细菌过度生长。其三,肝硬化时肝脏合成能力下降,补体生成不足,补体介导的免疫调理作用减弱。由于门 – 体分流及肝库普弗细胞吞噬活性受损,网状内皮系统活性下降,或经腹腔淋巴系统由胸导管进入体循环,其结果是不能有效清除肝门静脉和体循环中的细菌及其代谢产物如内毒素等,从而导致肝硬化患者肠道微生态肝失衡,肠道定植抗力下降,肠道屏障功能障碍,导致肠道菌群易位,诱发肠源性内毒素血症。

肝衰竭诱导肠屏障功能障碍后,内毒素进入血流。内毒素可致肝细胞缺血、缺氧,直接损害肝细胞,诱导肝细胞凋亡;可损伤肠黏膜上皮细胞线粒体和溶酶体,导致上皮细胞自溶;也可引起肠微血管收缩,使肠黏膜血流量减少,肠组织缺血、缺氧。脂多糖进入宿主血液后,经过一定的途径促使多种炎性因子表达,如 TNF、IL – 1、IL – 6、NO、白三烯等,导致炎性反应的发生,以利于机体清除内毒素。而过度的免疫炎性反应在清除内毒素的同时,引起肝细胞凋亡和坏死。再者,脂多糖激活肝库普弗细胞,产生过氧化氢等大量脂质过氧化物,提高细胞内氧化应激水平。内毒素激活凝血纤溶系统、收缩肾血管等,引起肝脏微循环障碍,加速肝衰竭的进展,导致肝衰竭各种并发症,如肝肾综合征、DIC、上消化道出血、肝昏迷等,最终导致脓毒症和 MODS。

7.癌症放疗、化疗 癌症化疗引起肠屏障功能障碍的机制有:直接损伤肠黏膜;引起肠上皮细胞凋亡;影响细胞增殖周期,阻碍肠黏膜修复;破坏免疫屏障;破坏肠道菌群平衡。癌症放疗也会引起肠屏障功能障碍,机制有:其一,肠上皮细胞对放射线极为敏感,电离辐射可导致小肠隐窝细胞发生增殖抑制、凋亡上调及部分细胞变性坏死,使绒毛上皮的更新缺乏来源,进而破坏上皮结构的完整性,导致肠机械屏障功能受损。其二,各种原因,包括放疗引起的肠损伤,可使肠道炎症介质增多,损害肠道的化学屏障。其三,放射性肠炎患者存在肠道菌群失调,表现为双歧杆菌、乳酸杆菌、肠球菌等优势菌群数量减少,而大肠杆菌等潜在致病菌增加,损害肠道的生物学屏障。其四,射线对肠道淋巴细胞产生直接的抑制作用,全小肠派尔集合淋巴结和上皮内淋巴细胞数量减少,肠道淋巴细胞数量减少,合成分泌 IgA 的浆细胞数量明显减少,肠黏液中 SIgA 含量减低,肠黏膜免疫屏障明显受损,导致肠源性感染。

(三)肠屏障损害的诊断

1.临床表现 肠屏障损害,首先出现的是引起肠屏障损害的原发疾病的各种症状与体征,或者引起肠屏障损害的病因。早期或者轻症时出现食欲减退、恶心呕吐、腹痛腹胀、腹泻便秘、肠鸣音减弱、肛门排便排气减少、粪便带血或脓血便、食物不能耐受等肠功能障碍的临床表现。严重者出现腹部高度膨胀、肠鸣音消失、肛门排便排气停止等肠功能衰竭的临床表现。

2.辅助检查

(1)肠黏膜通透性的检查

1)糖分子探针法:如尿乳果糖(lactulose)与甘露醇(mannitoli)比值(L/M)。有研究认为:L/M > 0.178 时,结合临床症状可考虑患者出现肠屏障功能障碍,而当 L/M 在 0.178 ~ 0.082 时,需怀疑出现肠屏障功能障碍。

2)血浆内毒素测定:血中内毒素水平升高的程度,可反映出肠黏膜屏障损伤的程度。

3)核素探针法和聚乙二醇类探针法:临床意义不大。

4)外周血细菌 DNA 片段的检测:不容易实现。

5)酚红排泄法:尿中排泄量增加说明肠黏膜通透性升高。

(2)肠黏膜损伤检查

1)血浆二胺氧化酶(DAO)活性测定:肠黏膜上皮细胞受损坏死后,肠腔中 DAO 升高,而肠黏膜 DAO 活性降低。外周血 DAO 即可反映肠黏膜上皮细胞的损伤,还可反映肠黏膜上皮细胞损伤后的修复状况。

2)血浆 D-乳酸水平测定:血中 D-乳酸的量反映出肠黏膜屏障损伤的程度和通透性的改变。

(3)肠缺血指标检查:肠型脂肪酸结合蛋白(IFABP)水平测定不但能反映肠缺血的早期指标,也可反映出肠黏膜屏障损伤的情况。

(4)血、腹水培养与常规检查。

（5）腹部 X 线以及粪便细菌检查

1）X 线检查：早期可见肠蠕动减弱、肠胀气，晚期可见肠蠕动消失、肠管高度膨胀、中毒性肠麻痹、腹水形成。

2）粪便细菌检查：<500 个为全菌群减少的菌群失调症，>5 000 个为菌群增加性菌群失调症。正常成人肠道细菌杆/球菌的比值为 75/25～80/20，肠道感染或菌群失调时，杆/球菌的比值变小或倒置。

（6）病理学检查。

（7）其他检查。如肠转运时间，肠道菌群监测，粪便中 SIgA 测定，荧光显微镜观察微生物种群、细菌数量以及细菌生存状态，电子显微镜或免疫电镜检查。

四、危重症患者肠道免疫屏障功能的保护

保护危重症患者肠道免疫屏障功能的措施，首先在于预防和监测。对于可以引起肠屏障损害的疾病、药物和其他诱因保持高度的警惕，及时地发现肠道免疫屏障损害。

1. 控制引起肠屏障损害的疾病，消除引起肠屏障损害的诱因 肠黏膜具有高代谢与绒毛微血管结构的特点，因此对血液灌流不足特别敏感。及时纠正已经存在的低血流量和防治低血容量，是维持肠组织灌流的基础，也是防治肠屏障功能障碍的主要措施。除补充血容量外，还可选择应用改善肠血液循环的药物。

2. 肠内营养 给危重症患者提供肠内营养，营养物质通过对肠黏膜上皮细胞局部营养、刺激作用，可促进肠上皮细胞的生长、修复，有助于维持肠黏膜上皮细胞结构和功能的完整性。另外肠内营养摄入后可刺激胃肠液和胃肠激素分泌，增加肠蠕动和内脏血流，有助于胃肠道黏膜分泌 SIgA，并刺激胃酸及胃蛋白酶分泌，保持肠道化学、免疫屏障。同时也使肠道固有菌正常生长，保持肠道生物屏障功能。

3. 使用谷氨酰胺 在外伤、感染等严重应激状态下，肠黏膜上皮细胞内谷氨酰胺很快耗竭。许多临床研究证明，肠外途径提供谷氨酰胺可有效地防止肠黏膜萎缩，保持正常肠黏膜重量、结构及蛋白质含量，阻止肠黏膜 IgA 浆细胞和淋巴细胞的减少，增强 GALT 功能，改善肠道免疫功能，减少肠道细菌及内毒素的移位，降低危重症患者肠源性感染的发生率。补充谷氨酰胺也有利于还原型谷胱甘肽（GSH）储存，增强抗氧化能力和宿主防御能力，稳定细胞膜和蛋白质结构，保护细胞、组织和器官免受自由基造成的损伤。

4. 选择性肠道去污染 目前尚有争议。

5. 应用生长激素 生长激素可保护肠屏障，减少肠道细菌及内毒素移位。生长激素对肠黏膜的保护机制一般认为可能是：肠上皮细胞表面有丰富的生长激素受体和胰岛素样生长因子受体表达，生长激素本身或通过胰岛素样生长因子促进黏膜上皮细胞的增生，提高肠黏膜细胞谷氨酰胺的活性，增加其对谷氨酰胺的摄取和利用，从而起到对肠黏膜损伤修复的促进作用。危重症患者如无禁忌（如严重感染、难以控制的高血糖），并在严密的监测下（注意高血糖和水、钠潴留），短期应用生长激素（10U/d）有利于维护肠黏膜屏障。

6. 补充益生菌和益生元　益生菌如乳酸杆菌、双歧杆菌等,在正常情况下它们的生长、定植不但能抑制致病菌的黏附、定植、生长,同时还能分解肠道中的益生元(如乳果糖、低聚果糖、麦麸、出芽大麦等),为肠黏膜上皮细胞提供营养,激活肠道免疫系统等。许多研究证明,补充益生菌和益生素既有一定的营养价值,又可抑制病变、增加机体的免疫能力、保护肠黏膜屏障,并对损伤的肠黏膜屏障有促进其恢复作用。但是,也有相反的意见。

7. 胰岛素样生长因子-1(IGF-1)和表皮生长因子(EGF)　这两种因子都有保护肠屏障的作用。需要更多的临床资料的印证。

8. 其他的保护因子　在第五章第二节中,已经说明硒能有效地保护化疗后对肠屏障功能的过氧化损害,保护肠屏障。维生素C对氧自由基有明显的清除作用,抑制肠道内细菌移位,降低肠黏膜通透性。添加膳食纤维的肠内营养制剂,对肠黏膜亦有营养和保护作用。

对肠屏障保护的同时,也必须注重维护其他屏障作用,不要人为地抑制、减少胃液的产生与量,不要滥用抗生素扰乱肠内细菌的生态平衡。

【参考文献】

1. SEIDNER D L,MATARESE L E,STEIGER E. Intestinal failure and rehabilitation a clinical guide[M]. Boca Raton:CRC Press LLC,2004.

2. POTOKA D A,NADLER E P,UPPERMAN J S,et al. Role of nitric oxide and peroxynitrite in gut barrier failure[J]. World J Surg,2002,26(7):806-811.

3. QIAO S F,LU T J,SUN J B,et al. Alterations of intestinal immune function and regulatory effects of L-arginine in experimental severe acute pancreatitis rats[J]. World J Gastroenterol,2005,11:6216-6218.

4. DEITCH E A. Bacterial translocation or lymphatic drainage of toxic products from the gut:what is important in human beings[J]. Surgery,2002,131(3):241-244.

5. 黎介寿. 肠衰竭——概念:营养支持与肠黏膜屏障维护[J]. 肠外与肠内营养,2004,11(2):65-67.

第四节　免疫营养及特殊营养

免疫营养是一个宽泛的分类,牵涉到对不同靶器官的多种营养靶标的干预。最常见的免疫调整营养制剂是谷氨酰胺、精氨酸和ω-3脂肪酸。目前,对免疫营养制剂的研究到了一个比较"尴尬"的时期。从理论上讲,参与免疫机制变化的细胞因子、介质等都是以宏量营养素(氨基酸、脂肪等)为基质。因此,在研究营养支持治疗时,必将涉及免疫功能。在研究营养参与机体的病理生理、改变机体的器官功能时,也必将涉及营养基质的量与质。研究营养支持治疗时,一定会考虑对免疫反应的影响;研究免疫反应时,也会考虑到营养基质的问题。免疫增强意味着什么呢?对损伤和感染的正常的免疫反应会引起发热和增加局部的血流,吸引免疫细胞到损伤部位,并激活这些细胞。虽然适当的免疫反应对产生一定量级的炎症反应是必需的,但是过度的以及慢性的炎症反应会导致全身炎症反应综合征(SIRS)、急性呼吸窘迫综合征(ARDS),以及慢性疾病如类风湿关节炎,也可能与艾滋病和癌症的耗竭有关系。

一、免疫营养的发展

Alexander 首先在对烧伤患者的研究中开创了免疫营养的工作。Shriners 发展了 Alexander 的工作,提出所谓的烧伤处方——给烧伤患者使用含有免疫营养的肠内营养制剂(制剂中含有精氨酸、ω-3 脂肪酸、维生素 A、维生素 C 和锌)。经过临床观察,这些治疗有利于减少烧伤患者的伤口感染,有利于患者尽早出院。到了 20 世纪 90 年代,临床医生开始扩展这种治疗的适应证,改变免疫营养制剂的组成。比如,Daly 等对进行上消化道恶性肿瘤手术的择期手术患者,供给含有 ω-3 脂肪酸、核苷酸类和精氨酸的营养制剂,观察对手术后临床预后的影响。结果发现:与给予普通肠内营养的手术患者比较,使用免疫营养的患者伤口感染并发症减少,淋巴细胞的有丝分裂恢复得更快。接着,免疫营养的使用进入了一个高潮。大量的临床试验,对不同情况的危重症患者使用不同的免疫营养制剂进行临床观察。这些观察发现使用免疫营养制剂的好处在于:减少感染并发症的发生,缩短使用呼吸机的时间,降低病死率。但是,并非所有的研究都对免疫营养持正面评价。许多研究都提到了免疫营养制剂对患者的危害,使用免疫营养制剂的风险问题,特别是对脓毒血症患者的风险是明显增加的。Bertolini 在 2003 年观察了危重症患者使用免疫肠内营养制剂(精氨酸、ω-3 脂肪酸、维生素 E、β 胡萝卜素、锌、硒)的临床预后,结果发现:使用肠内营养制剂的重度脓毒血症患者的病死率显著高于对照组(研究组 44.4%,对照组 14.3%;$P = 0.039$)。因此,他们不得不停止了实验。另外,许多研究也提到,在危重症患者中,实现免疫营养制剂的足量供给是有困难的,不容易达到。这样,就使得医生开始研究"营养药物"的用法,也就是将免疫营养成分与营养制剂分开使用。目前,欧洲、美国、加拿大和我国重症医学营养指南中均不建议重症患者特别是脓毒症时使用含精氨酸的免疫营养制剂。但是,临床医生对免疫营养的探索并没有停止。

二、免疫营养制剂的组分功能

我们常常讨论的免疫营养制剂是在标准营养配方中添加具有一些特殊营养素,如谷氨酰胺、精氨酸、ω-3 多不饱和脂肪酸、核苷酸、维生素和膳食纤维等。

1. **精氨酸** Alexander 等人研究了精氨酸的免疫刺激作用,他们发现,在使用烟雾吸入引起烧伤的豚鼠中供给精氨酸会改善生存,但是却存在一个相反的量效曲线:在过低或过高的精氨酸供给时,生存率恶化(在无精氨酸供给时,病死率 56%;1% 精氨酸供给时,病死率 29%;2% 精氨酸供给时,病死率 22%;4% 精氨酸供给时,病死率 56%)。精氨酸可能是引起 SIRS 的根源。人体内精氨酸转化和利用的酶主要有 4 种,即精氨酸酶、精氨酸脱羧酶、精氨酸甘氨酸脒基转移酶和一氧化氮合酶(NOS),其中与循环调节、免疫调控和创伤修复关系较密切的为精氨酸酶和 NOS。无论哪型 NOS 产生的 NO 都具有类似作用,NO 发挥生理作用或产生病理损害与 NOS 类型无关,而与其剂量相关。低剂量的 NO 具有改善组织血供、降低血小板黏附、抑制炎性反应、促进蛋白质合成和加速创面修复等有益作用。而高剂量的 NO 在激活免疫细胞的同时,可诱导产生大量炎性介质和自由基,促进炎性反应,加重组织损伤。在一项对 220 例危重症患者的研究中,Caparros 研究了富含精氨酸、纤维素和抗氧化剂的膳食,添加这些要素到标准的 EN 中。供给组有较低的导管感染率,而在其他严重的脓毒血症并发症诸如尿路感染或菌血症、肺炎等对比中没有差异。虽然在病死率对比中无差异,但是亚组分析发现:使用实验组膳食超过 2 天的内科患者 6 个月生存率得到改善(76% 与 67%)。但是,这么短的疗程可能产生这么好的效果吗?脓毒症和 MODS 时机体内环境不稳定,代谢和器官功能紊乱,希望通过抑制某些炎性介质的释放以改善患者预后是不现实的。

2. 核苷酸　饮食核酸是维持机体正常免疫功能的必需营养成分。许多实验证明,给动物或人(尤其是大型外科手术、败血症、烧伤和正处于生长发育阶段等特定生理条件下)补充外源性核苷酸,除了可以增强机体的免疫功能,有助于维持细胞和体液免疫应答,还能部分解除免疫抑制。核苷酸可以恢复由蛋白缺乏或其他原因所引起的免疫功能丧失,而单纯增加热量或蛋白质却无此效果。Van Buren 等人研究表明,核苷酸缺乏时,小鼠脾淋巴细胞 Lyt－1 阳性细胞明显减少,IL－2 的表达、自然杀伤细胞毒性和巨噬细胞活性均有所下降。而巨噬细胞、自然杀伤细胞及淋巴细胞都与细胞免疫有关,其活力的增加或数量的增多都能提高机体抵抗病毒与细菌感染的能力。核苷酸在危重症患者中的使用常常是与其他的免疫组分并用。对危重症患者的临床效果存疑。

3. ω－3 多不饱和脂肪酸　在前面的章节中,我们已经用了较多的篇幅介绍 ω－3 多不饱和脂肪酸。只要提供了十八碳前体,人体就可以合成 ω－6、ω－3 家族的长链脂肪酸(见图 6－2)。亚油酸是 ω－6 脂肪酸,是花生四烯酸(AA)的前体;而 α－亚油酸是一种 ω－3 脂肪酸,是二十碳五烯酸(EPA)的前体。亚油酸和 α－亚油酸竞争使用,可以把它们转化为长链多不饱和脂肪酸的去饱和酶和延长酶。虽然 α－亚油酸可以转化为多不饱和脂肪酸,但是大多数的 α－亚油酸经过完全的 β－氧化变成二氧化碳和水,或者进行中间体氧化成二十二碳六烯酸(DHA)的前体。

供给完整的 EPA 和 DHA 可以不受这些代谢的控制,在为危重症患者营养配方中添加 ω－3 脂肪酸时应注意此点。为危重症患者提供 EPA 和 DHA 的营养物来源于鱼油,鱼油中含 30% ~37% 的 ω－3 脂肪酸(包括所有的碳链长度,并不仅仅是 EPA 和 DHA)。而植物油都不含长链的 ω－3 脂肪酸 EPA 和 DHA。在危重症患者中 ω－3 脂肪酸与 ω－6 脂肪酸的理想比例是多少还缺乏研究,只是有建议称 ω－3 脂肪酸与 ω－6 脂肪酸之比应是 1:3。商品免疫增强剂的 ω－3 脂肪酸与 ω－6 脂肪酸比例见表 6－1。

表 6－1　商品免疫增强制剂的 ω－3 脂肪酸与 ω－6 脂肪酸比例

制剂	ω－3:ω－6
Immune－Aid	1.0:2.18
Impact(茚沛)	1.0:1.47
Option One	1.0:0.86
Oxepa	1.0:2.0

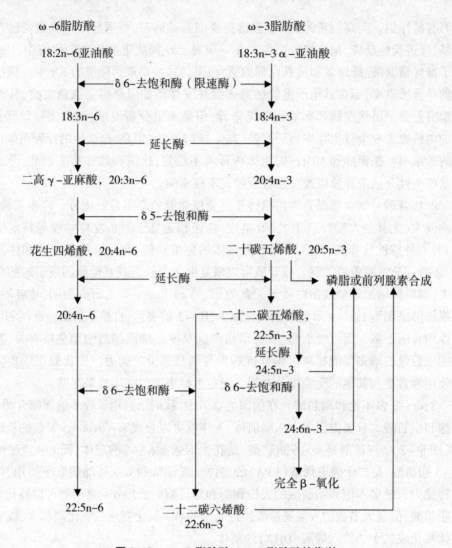

图6-2 ω-3脂肪酸、ω-6脂肪酸的代谢

　　膳食中脂肪酸的构成决定了细胞质膜的脂肪酸构成,并因此影响细胞膜的变形能力,细胞膜受体及其功能,以及细胞内信号路径的激活。源于 ω-6 脂肪酸的代谢产物与源于 ω-3 脂肪酸的代谢产物比较,在炎症过程中具有更多的生物活性。长链 ω-3 脂肪酸可以减少许多细胞因子(IL-1、IL-2、IL-4、IL-6、TNF-α、INF-γ),减少单核细胞和淋巴细胞的黏附、中性粒细胞的趋化性,并减少 C-反应蛋白。脂肪酸也可以作为第二信使激活蛋白激酶 C。不同的长链脂肪酸可以影响不同亚型的蛋白激酶 C,不同的脂肪酸有不同的生物活性,包括改变影响细胞内氧化-还原状态的基因表达。从理论上讲,炎症过程上调的患者(自身免疫性疾病、脓毒血症、SIRS、ARDS 患者)应该少用 ω-6 脂肪酸,而使用更多的 ω-3 脂肪酸,这样会使炎症的细胞因子产生减少。

　　临床研究表明:对于一些慢性疾病,ω-3 脂肪酸的供给是有好处的。ω-3 脂肪酸可以降低 IgA 肾病的进展;在肾移植患者中降低移植物排斥率、增加存活率;减少类风湿关节炎患者的主观不适和药物的使用;在溃疡性结肠炎患者中降低疾病的活动,并可以减少或者终止使用类固醇药物。在一项针对危重症患者的研究中,主要变量是 ω-3 脂肪酸的剂量。受试的 ARDS 患者,给他们肠内营养 4.55g EPA/L 和 0.49g DHA/L,ω-3 脂肪酸与 ω-6 脂肪酸的比例是 1:1.75,这个研究的 EN 配方在 α-亚油酸、维生素 E、维生素 C、牛磺酸和肉毒碱的含量上均不同于对照组的 EN 配方。在治疗期间,研究组极少有患者出现附加的器官衰竭。研究组患者中 ICU 的时间较短(意向性治疗分析,减少 3~4 天),但是两组的病死率没有差异。

目前的资料不足以确定 ω-3 脂肪酸的理想剂量。有些在健康志愿者中进行的研究表明:要使用非常高的鱼油摄入才会引起免疫抑制,特别是在低抗氧化剂状态时。一项研究指出,要给予 1g EPA 加 DHA 才能最大限度地减少 TNF-α,而要减少细胞因子需要 2g ω-3 脂肪酸。还要注意,每天摄入 3~4g 的 EPA 和 DHA 会引起出血时间的轻度增加。

4.谷氨酰胺 谷氨酰胺作为免疫营养使用时,是要采用大剂量肠外供给的。这是因为与等量氮源、标准肠外营养比较,利用 PN 以 0.285g/kg 的剂量供给谷氨酰胺会减慢肌肉中谷氨酰胺的下降。EN 以 25~40g/d 的剂量供给谷氨酰胺,几乎没有血中谷氨酰胺的增加。而常用的 EN 中的谷氨酰胺供给量是 0.5g/(kg·d)。谷氨酰胺以许多途径参与免疫功能。谷氨酰胺可以保护肠道黏膜屏障和肠道功能,是能量来源,是与细胞分裂有关的代谢途径的作用底物,参与细胞因子的产生,参与吞噬作用和抗氧化作用。在体外实验中,如果培养基中缺乏谷氨酰胺,那么吞噬作用是无效的。近来研究表明:谷氨酰胺对于免疫细胞的作用等于或者大于葡萄糖为免疫细胞提供能量的作用,二者在静息细胞和受刺激细胞中的利用率都很高。免疫细胞利用的多数谷氨酰胺并没有完全氧化,而是穿梭于嘌呤和嘧啶的合成中,这对于 DNA 和 RNA 的合成、支持细胞的分裂和组织再生是必需的。在美国谷氨酰胺不是标准肠外氨基酸液的组分,主要是因为谷氨酰胺很难溶解,而且在加温时液体不稳定。不过,可以使用含谷氨酰胺的二肽。肠外使用的甘氨酰谷氨酰胺和丙氨酰谷氨酰胺都可以得到机体的利用,利用方式与单独输注氨基酸机体利用的方式相似。在欧洲,肠外使用谷氨酰胺二肽有商品,这种二肽也添加入肠内配方中。Griffiths 等人研究不能耐受 EN 营养的 ICU 患者的预后,并对这些患者追踪了 6 个月。患者随机接受标准肠外营养或等氮源的 PN 加谷氨酰胺,每天通过静脉接受 20g 的谷氨酰胺。这些患者是老年人,一半以上的患者在因急症进入 ICU 之前患有慢性疾病。整体上创伤患者较少,但是在谷氨酰胺组创伤患者较多;几乎一半的对照组患者出现了肾衰竭。接受谷氨酰胺的死亡组患者从进入 ICU 到死亡的时间较短;接受谷氨酰胺的生存患者住院时间更长;虽然头 3 周两组间没有差异,但是在第 6 个月时,接受谷氨酰胺的患者病死率较低。接受 PN 供给谷氨酰胺的患者血浆中谷氨酰胺水平增加得更迅速,但是到第 7 天时,是否供给谷氨酰胺与血浆谷氨酰胺水平关系不大。Novak 等人在危重症患者中使用谷氨酰胺临床效果的荟萃分析发现:对于择期手术的患者使用谷氨酰胺会减少感染并发症,没有与病死率相关的不良作用。在危重症患者中,使用谷氨酰胺会减少并发症和病死率。要达到理想的效果,就要使用静脉大剂量[>0.20g/(kg·d)]谷氨酰胺。

5.维生素和硒 在之前的章节中已经描述过。

6. 益生菌和益生元 根据实验研究和临床研究,可以得出结论:益生菌有许多重要的生物活性,在危重症患者中供给益生菌有重要益处,如减少或消除潜在的病原微生物,减少或消除来自肠道内容的许多毒性和诱变性,调整先天和后天的免疫防御机制,促进细胞凋亡,释放许多营养、抗氧化物、生长因子、凝血物质和其他源于纤维素分解的其他因子。在较早的研究中,重症胰腺炎患者随机分为两组,一组在头7天每日接受鼻-空肠管饲,喂食含有冷冻干燥乳酸菌活菌299制剂,剂量为 1×10^9,同时使用燕麦纤维作底物;另一组使用同一制剂但进行了灭活。22个患者使用了活菌进行治疗,而23个患者使用的是加入灭活的乳酸菌299。在活菌组,感染性胰腺坏死和脓肿的发生率是1/22(4.5%),而对照组为7/23(30.4%),两组差异显著($P = 0.023$)。治疗组唯一一位出现感染的患者是在第15天时出现了泌尿系感染(即停用乳酸杆菌8天后发生)。治疗组住院时间也相对缩短(13.7天与21.4天),但是样本量太小,未达到统计学意义的差异。但是,Besselink M的研究表明,在重症胰腺炎患者中,使用益生菌的病死率是16%,而对照组的病死率是6%。因此不主张在重症胰腺炎患者中使用益生菌。在对腹部手术患者的研究中,却发现使用益生菌组脓毒血症的发生率显著降低。在对肝移植的患者中,使用益生菌的院内感染比例明显下降。

使用益生菌需要解决的问题比较多,比如:什么样的乳酸菌种对人体是最好的;如何克服胃酸和胆汁酸对菌种的破坏;在使用益生菌时,应尽可能避免使用 H_2 受体阻滞剂、质子泵抑制剂和其他的抗分泌药物,特别是对EN患者;怎样选择具有强力生物活性的益生菌和益生元;如何保证手术前后益生菌和益生元的供给。避免过于广泛地机械清肠;避免给所有患者都做引流;如果需要大量输血,尽可能使用新鲜血;严格控制血糖;尽可能食用大量的植物性纤维素,尽量食用新鲜的水果和蔬菜,提供多种多样的植物纤维素以优化患者对供给纤维素的耐受性和底物酵解的可能性,提供重要的营养、抗氧化物、凝血物质和其他因子,争取每天供给多种纤维素20~30g。

三、免疫营养制剂的临床应用

免疫营养制剂的使用,常常是几种有免疫调控功能的组分参与。我们将列出一些临床应用的研究来分析目前免疫营养制剂的临床应用特点。

(一)脓毒血症患者早期使用免疫营养制剂的临床研究

Bertolini等对成年人ICU患者进行了早期使用免疫营养制剂的研究,其中39例是严重的脓毒血症患者。患者随机分为TPN组(59%碳水化合物、23%脂肪、18%蛋白质,1.2kcal/mL)和EN组(55%碳水化合物、25%脂肪、21%蛋白质,1.3kcal/mL)。在EN组另外使用L-精氨酸6.8g/L、$\omega-3$ 脂肪酸1.5g/L、维生素E 29mg/L、β胡萝卜素7.5mg/L、锌22mg/L、硒70μg/L(Perative肠内营养制剂)。主要实验终点是28天病死率。结果发现:EN组病死率是44.4%,而TPN组是14.3%,两组差异显著。他们的结论是:在严重的脓毒血症患者中使用添加免疫制剂的EN会比使用TPN增加病死率。

在接下来的研究中,他们分析了非严重脓毒血症患者使用TPN和使用免疫营养制剂EN的临床情况。结果发现:两组28天病死率没有显著差异(免疫营养制剂组15.6%,

TPN 组 15.1%），但是免疫营养制剂组发生重度脓毒血症和脓毒血症休克事件降低（免疫营养制剂组 4.9%，TPN 组 13.1%）。他们认为：非严重脓毒血症的危重症患者使用免疫营养制剂 EN，对降低严重脓毒血症和脓毒血症休克的发生是有益的。

在另一项对脓毒血症进行免疫营养治疗的工作中，研究者在研究组使用了 Impact（茚沛）（与对照组有差别的组分：L - 精氨酸 12.5g/L、ω - 3 脂肪酸 2.1g/L、核酸 1.2g/L、维生素 E 42IU/L、β 胡萝卜素 7.5mg/L、锌 15mg/L、硒 100μg/L）。研究组的病死率是 19.1%（17/89），而对照组的病死率是 32.2%（28/87），两组差异显著。院内感染的发生也是研究组发生率显著降低[5.6%（5/89）与 19.5%（17/87），$P = 0.01$]。对于轻症脓毒血症患者（APACHE Ⅱ 评分 10 ~ 15 分），使用免疫营养治疗病死率降低更加明显[3.8%（1/26）与 27.6%（8/29），$P = 0.02$]。研究者认为：免疫增强营养制剂可以显著降低入住 ICU 的脓毒血症患者的病死率和院内感染率。

Pontes - Arruda 等对可以肠内喂食的机械通气的脓毒血症和脓毒血症休克患者使用免疫营养治疗。研究者在治疗组使用了 Oxepa（与对照组有差别的组分：ω - 6：ω - 3 = 1.85：1，ω - 3 脂肪酸 10g/L、EPA 4.5g/L、DHA 2.0g/L、γ - 亚麻酸 4.3g/L、维生素 E 320mg/L、维生素 C 840mg/L、硒 100μg/L）。治疗组 28 天绝对病死率下降了 19.4%（$P = 0.03$），氧合状态得到了明显的改善，使用呼吸机的时间明显缩短，在 ICU 的时间缩短，新发生器官功能障碍的情况减少。所以使用这一组免疫营养制剂对可以肠内喂食的机械通气的脓毒血症和脓毒血症休克患者是有利的。

这些结果的差异是疾病的严重度不一样引起的，还是使用不同组成的免疫营养制剂造成的呢？与 ω - 3 脂肪酸的供给剂量有关系吗？期待有进一步的研究。

（二）外科手术患者使用免疫营养制剂的研究

Klek 等人对营养不良的胰腺手术和胃癌切除术患者进行免疫营养治疗的研究。治疗组的患者使用免疫营养制剂 Reconvan（与对照组有差别的组分：ω - 3：ω - 6 = 1：2，EPA + DHA 2.5g/L、谷氨酰胺 10.0g/L、精氨酸 6.7g/L）。结果发现：手术后出院时间治疗组为 13.1 天，而对照组为 17.1 天，差别显著。治疗组的院内感染的发生率是 28.3%，而对照组是 39.2%，差别显著。治疗组并发症率和病死率都有显著的降低。因此，作者认为：手术后使用免疫营养制剂对营养不良的癌症手术患者是一个不错的选择。

Jianmin Xu 等人对胃肠道癌症患者手术前使用免疫营养制剂，并观察临床预后。研究纳入了 60 个患者。治疗组使用茚沛（与对照组有差别的组分：L - 精氨酸 12.5g/L、ω - 3 脂肪酸 2.1g/L、核酸 1.2g/L、维生素 E 42IU/L、β 胡萝卜素 7.5mg/L、锌 15mg/L、硒 100μg/L）。结果发现：使用免疫营养制剂组患者的并发症发生率是 6.7%，而对照组是 26%，两组差异显著。另外，治疗组患者手术后的免疫功能明显优于对照组。手术后感染和瘘的比例也低于对照组。

显然，无论是 ESPEN，还是 SCCM/ASPEN，都认为在手术患者中使用含精氨酸的免疫营养制剂是有益的。

（三）ARDS 患者使用免疫营养制剂的研究

Singer 进行的一项针对 ARDS 患者的一项研究中，募集了 100 位急性肺损伤患者，患者随机分组。治疗组使用 Oxepa(与对照组有差别的组分:$\omega - 6: \omega - 3 = 1.85:1$、$\omega - 3$ 脂肪酸 10g/L、EPA 4.5g/L、DHA 2.0g/L、$\gamma -$ 亚麻酸 4.3g/L、维生素 E 320IU/L、维生素 C 840mg/L、硒 100μg/L),一直观察了 14 天。在第 4、第 7 天时,治疗组氧合较对照组改善明显[动脉血氧分压/吸入氧浓度(PaO_2/FIO_2):317.3 ± 99.5 与 214.3 ± 56.4,296.5 ± 165.3 与 236.3 ± 79.8;P 均 < 0.05]。在第 7 天时,治疗组的顺应性显著高于对照组[(55.1 ± 46.5)mL/mbar 与(35.2 ± 20.0)mL/mbar,$P < 0.05$]。治疗组使用呼吸机的时间明显缩短。

1999 年,James E 等对免疫营养制剂治疗 ARDS 的临床疗效进行了研究,这是一个多中心、前瞻性、双盲、随机的研究,纳入了 146 个 ARDS 患者。治疗组使用 Oxepa,其中的 $\gamma -$ 亚油酸来源于琉璃苣油。结果发现:在治疗第 4、第 7 天时,治疗组的氧合较对照组明显改善,呼吸机支持需要较对照组明显降低(包括 FiO_2、PEEP 和每分钟通气量)。治疗组的呼吸机使用时间显著减少(治疗组 11 天,对照组 16.3 天;$P = 0.011$)。治疗组在 ICU 的时间明显缩短(治疗组 12.8 天,对照组 17.5 天;$P = 0.016$)。治疗组有 5 位患者(8%)发生了新的器官衰竭,对照组有 13 位患者(28%)发生了新的器官衰竭($P = 0.015$)。这个结果一直为人们推崇。

(四)放疗患者使用免疫营养制剂的研究

2013 年,Vasson 等对进行放疗头颈部癌症和食管癌的患者进行了使用免疫营养治疗的研究。治疗组在放疗前 5 天使用茚沛,一直使用到放疗结束。结果发现:使用免疫营养治疗的患者的体重增加[+(2.1 ± 3.1)kg];治疗组存在营养不良的患者白蛋白改善,营养风险指数改善,抗氧化能力也有改善,反映患者功能状态的 Karnofsky 指数等指标也得以保持,而对照组出现下降。

(五)危重症患者使用免疫营养制剂效果的综合评价

Conejero 等人对 84 个 ICU 患者进行了观察。观察使用谷氨酰胺对临床预后的影响。研究组每天使用富含谷氨酰胺(30.5g)的肠内营养。结果发现:治疗组发生感染的患者数(11 个)显著低于对照组(17 个)($P < 0.05$),相对风险 0.5。特别是肺炎的发生在治疗组更低一些。但是,使用乳果糖/甘露醇实验,两组对肠道渗透性的影响无显著差别。

2005 年 Hans Kieft 进行了一项随机、双盲、对照、前瞻性、两中心的研究,研究纳入了 597 例入住 ICU 的异质性疾病患者。对治疗组的患者使用 Stresson Multi Fibre(与对照组有差别的组分:精氨酸 9g/L、谷氨酰胺 13g/L、半胱氨酸 0.7g/L、$\omega - 6: \omega - 3 = 3.45:1$、EPA 0.8g/L、DHA 0.3g/L、维生素 E 49IU/L、维生素 C 133mg/L、纤维素 9g/L)。结果发现:两组的预后并没有不同,居住 ICU 时间的中位数和住院时间中位数没有差别,ICU 内病死率两组没有差别,住院期间病死率没有差别,感染并发症率也没有差别。作者认为在 ICU 患者中使用免疫营养制剂不会带来额外的好处。

Silveira 在 2013 年纳入 39 篇相关文献进行了关于免疫营养对危重症患者预后影响的荟萃分析。其中,有 6 篇研究对象是创伤患者,有 1 篇是脓毒血症患者,有 5 篇是烧伤患者,有 22 篇是外科手术患者,有 5 篇是未分类的危重症患者。纳入患者总数 3 796 人。使用的免疫营养制剂包括 Immunaid、Stresson Multi Fiber、茚沛、Lowfatn 3、AlitraQ、Modular

+ EPA、Fosl - HN 等。研究发现:使用免疫营养制剂并不会改善危重症患者和手术患者的病死率,但是可以降低危重症患者感染并发症的发生,特别是在外科患者中。

(六)益生菌的临床研究

给患者使用剂量为 1×10^9 的乳酸菌299,加上15g的菊糖和燕麦纤维,用于不同种类的腹部手术的研究。患者主要做肝脏手术、胰腺手术和胃切除术,三组的分布是均匀的。三组比较:活菌和纤维素,加热无活性的乳酸菌和纤维素,标准的肠内营养。

每一组由30例患者组成。与使用标准肠内营养组30天脓毒血症发生率(30%,9/30)比较,活乳酸菌组和灭活乳酸菌组30天脓毒血症发生率是10%(3/30),差异显著($P = 0.01$)。最大的差异出现在肺炎发生率方面。

共生治疗最有益的效果出现在胃和胰腺切除术患者中,脓毒血症发生率是:活菌组7.8%,加热灭活乳酸菌组17%,标准肠内营养组50%。同样的情况见于非感染并发症:活菌组13%(4/30),加热灭活乳酸菌组17%(5/30),标准肠内营养组30%(9/30)。

活菌组患者使用抗生素比例显著减少($P = 0.04$)。抗生素治疗的时间显著缩短:活菌组(4 ± 3.7)天,加热灭活乳酸菌组(7 ± 5.2)天,标准肠内营养组(8 ± 6.5)天。住院时间没有差异。在血红蛋白、白细胞、CRP、BUN、胆红素、白蛋白、总淋巴细胞计数、CD45RA、CD45RO、CD4、CD8、NK细胞或 CD4/CD8 比较没有显著差异。

2012年Petrof对益生菌在危重症患者中的应用进行了系统的评估。在其纳入的23个研究中,有11个研究发现益生菌可以减少患者的感染并发症(RR 0.82,$P = 0.03$)。在7篇呼吸机相关性肺炎的研究中发现:使用益生菌可以显著减少呼吸机相关性肺炎的发生(RR 0.75,$P = 0.03$)。使用益生菌有降低ICU病死率的趋势(风险比0.8,$P = 0.16$),但是对医院内病死率没有影响。益生菌对住院时间没有影响。

常用的免疫营养制剂和益生菌制剂见表6-2、表6-3。

专业机构对免疫营养制剂的推荐见表6-4。

表6-2 常用的免疫营养制剂

	Crucial	Peptamen AF	Impact	Optimental	Oxepa	Peritive	Pivot 1.5
脂肪来源	MCT 鱼油、大豆	MCT 鱼油、大豆	MCT 鱼油	结构脂肪(鱼油,MCT),芸薹,大豆	MCT 芸薹,鱼油,琉璃苣	MCT 芸薹,谷物	结构脂肪(鱼油,MCT),芸薹,大豆
蛋白质(g/L)	94 肽	75.6 肽	56	51.3 肽	62.5	66.7 肽	94 肽
碳水化合物(g/L)	94	107	130	138.5	105.5	180.3	172

	Crucial	Peptamen AF	Impact	Optimental	Oxepa	Peritive	Pivot 1.5
脂肪（g/L）	68	54.8	28	28.4	93.7	37.3	50.8
热量（cal/mL）	1.5	1.2	1	1	1.5	1.3	1.5
精氨酸（g/L）	15	蛋白中固有量	12.5	3.6	蛋白中固有量	8	13
能量占比（%）	4		5	1.40		2.50	3.50
EPA/DHA（g/L）	2.8	2.4	1.7	3.3	6.6	0	3.9
ω-6脂肪酸(g/L)	7.7	16.7	2.5	6.4	18.8	6	5.8
ω-6:ω-3	2:01	1.8:1	1.4:1	0.9:1	1.75:1	4.8:1	1.5:1
渗透压（mOsm/kg）	490	390	375	586	493	304	595
维生素A（IU/L）	15 000	8 000	6 700	8 223	11 910	8 675	10 000
维生素C（mg/L）	1 000	384	80	210	850	260	300
维生素E（IU/L）	100	120	60	210	120	39	250
Selenium（μg/L）	100	160	100	50	76	63	70
注意	高精氨酸、高密度热量	高热量、益生菌	高精氨酸、核苷酸	精氨酸、益生菌	高密度热量、γ-亚油酸	高精氨酸、高密度热量	高精氨酸、高密度热量、益生菌

表6-3 常用的益生菌商品

益生菌名称	益生菌种类	剂量
Live-Bac	嗜酸乳杆菌	
Advanced 40+ Acidophilus Vegicap	嗜酸菌制剂,保加利亚乳杆菌,副干酪乳杆菌,乳双歧杆菌,嗜热乳链球菌	300×10^6
Advanced Acidophilus plus vegicaps	嗜酸乳杆菌,乳双歧杆菌	250×10^6
Multiacido-philus	嗜酸乳杆菌,乳双歧杆菌,嗜热乳链球菌,保加利亚乳杆菌	分别为 2.1×10^9、2.1×10^9、550×10^6、250×10^6
Advanced Multi-Billion Dophilus	嗜酸乳杆菌,两歧双歧杆菌,保加利亚乳杆菌	333×10^9
Ultra-probiotics vegeterian		40×10^9
VSL	短型、长型和婴儿型比菲德氏菌,嗜酸乳杆菌,植物乳杆菌,副干酪乳杆菌,保加利亚乳杆菌,嗜热乳链球菌	450×10^9
Energie probiotiques	4种益生菌	3×10^9
Probiotics	两歧双歧杆菌,长双歧杆菌,嗜酸乳杆菌	?
Acidophilus plus	嗜酸乳杆菌,干酪乳酸杆菌,鼠李糖乳杆菌	2×10^9
Zenbis	植物乳杆菌	10×10^9
Ultra-levur	布拉酵母菌	1×10^9
Bio colon	酿酒酵母菌,嗜酸乳杆菌	?
Bion-3	格氏乳酸杆菌,两歧双歧杆菌,长双歧杆菌	
Beneflora	嗜酸乳杆菌,双歧杆菌,嗜热乳链球菌,干酪乳酸杆菌,保加利亚乳杆菌,长双歧杆菌	6种益生菌和1种自然纤维素
Synbiotic 2000	益生菌:戊糖片球菌,肠膜明串珠菌,副干酪乳杆菌,植物乳杆菌 益生元:菊糖,燕麦麸,果胶,抗性淀粉	4种益生元和4种益生菌,每种益生菌 1×10^{11}

表 6 - 4 专业机构对免疫营养制剂的推荐

组分	机构	择期手术	普通	脓毒血症	创伤	烧伤	ALI/ARDS
	CCPG	无记录	无好处	有害	无益	无益	无益
	ESPEN	有益（B）	无记录	轻症有益，重症有害	有益（B）	无记录	无记录
精氨酸	SCCM/ASPEN	有益（A）	可能有益（A）	轻症和中度可能有益（B），重症可能有害	有益（A）	有益（A）	无记录
	CCPG	无记录	无记录	无记录	可能有益	可能有益	无记录
谷氨酰胺	ESPEN	无记录	无记录	无记录	有益（A）	有益（A）	无记录
	SCCM/ASPEN	无记录	可能有益（B）	无记录	可能有益（B）	可能有益（B）	无记录
	CCPG	无记录	无记录	无记录	无记录	无记录	有益
ω - 3 脂肪酸	ESPEN	无记录	无记录	无记录	无记录	无记录	有益（B）
	SCCM/ASPEN	无记录	无记录	无记录	无记录	无记录	有益（A）
	CCPG	无记录	可能有益	无记录	无记录	无记录	无记录
抗氧化剂	ESPEN	无记录	无记录	无记录	无记录	有益（A）	无记录
	SCCM/ASPEN	无记录	有益（B）	有益（B）	有益（B）	有益（B）	有益（B）

【参考文献】

1. BERTOLINI G,IAPICHINO G,RADRIZZANI D,et al. Early enteral immunonutrition in patients with severe sepsis：results of an interim analysis of a randomized multicentre clinical trial［J］. Intensive Care Med, 2003,29（6）：834 - 840.

2. BARBUL A. Arginine：biochemistry,physiology,and therapeutic mplications［J］. JPEN,1986,10（2）:227 - 238.

3. EFRON D,BARBUL A. Role of arginine in immunonutrition［J］. J Gastroenter,2000,35（12 Suppl）:20.

4. SAITO H,TOCKI O,WANG S L,et al. Metabolic and immune effects of dietary arginine supplementation after burn［J］. Arch Surg,1987,122（7）,784 - 789.

5. CAPARRÓS T,LOPEZ J,GRAU T. Early enteral nutrition in critically - ill patients with a high protein diet enriched with arginine,fiber and antioxidants compared with standard high - protein diet:the effect on nosocomial infections and outcome［J］. JPEN,2001,25（6）,299 - 309.

6. VAN BUREN C T,KULKARNI A D,FANSLOW W C,et al. Dietary nucleotides,a requirement for helper/inducer T lymphocytes［J］. Transplantation,1985,40（6）,694 - 697.

7. GRIFFITHS,R D, JONES C, PALMER T E. Six - month outcome of critically ill patients given glutamine - supplemented parenteral nutrition［J］. Nutrition,1997,13（4）:295 - 302.

8. NOVAK F,HEYLAND D K,AVENELL A,et al. Glutamine supplementation in serious illness: a systematic review of the evidence[J]. Crit Care Med,2002,30(9): 2022 - 2029.

9. BESSELINK M G,VAN SANTVOORT H C,BUSKENS E,et al. Probiotic prophylaxis in predicted severe a-cute pancreatitis:a randomised,double - blind,placebo - controlled trial[J]. Lancet,2008,371(9613): 651 - 659.

10. PONTES - ARRUDA A,ARAGÃO A M,ALBUQUERQUE J D. Effects of enteral feeding with eicosapen-taenoic acid,γ - linolenicacid,and antioxidants in mechanically ventilated patients with severe sepsis and septic shock[J]. Crit Care Med,2006,34,(9):2325 - 2333.

11. KLEK S,SIERZEGA M,SZYBINSKI P,et al. The immunomodulating enteral nutrition in malnourished sur-gical patients - a prospective,randomized,double - blind clinical trial[J]. Clini Nutr,2011,30 (3):282 - 288.

12. XU J,ZHONG Y,JING D,et al. Preoperative enteral immunonutrition improves postoperative outcome in patients with gastrointestinal cancer[J]. World J Surg,2006,30(7): 1284 - 1289.

13. SINGER P,THEILLA M,FISHER H,et al. Benefit of an enteral diet enriched with eicosapentaenoic acid and gamma - linolenic acid in ventilated patients with acute lung injury[J]. Crit Care Med,2006,34(4): 1033 - 1038.

14. GADEK J E,DEMICHELE S J,KARLSTAD M D,et al. Effect of enteral feeding with eicosapentaenoic acid,gamma - linoleic acid,and antioxidants in patients with acute respiratory distress syndrome[J]. Crit Care Med,1999,27(8):1409 - 1420.

15. VASSON M P,TALVAS J,PERCHE O,et al. Immunonutrition improves functional capacities in head and neck and esophageal cancer patients undergoing radiochemotherapy: a randomized clinical trial[J]. Clin Nutr,2013,33(2):204 - 210.

16. CONEJERO R,BONET A,GRAU T,et al. Effect of a glutamine - enriched enteral diet on intestinal perme-ability and infectious morbidity at 28 days in critically ill patients with systemic inflammatory response syn-drome: a randomized,single - blind,prospective,multicenter study[J]. Nutrition,2002,18(9):716 - 721.

17. KIEFT H,ROOS A N,VAN DRUNEN J D,et al. Clinical outcome of immunonutrition in a heterogeneous intensive care population[J]. Intensive Care Med,2005,31(4):524 - 532.

18. MESQUITA DA SILVEIRA G R,COUTINHO E S. Effectiveness of immunonutrient - enriched diets in the decrease of infections and mortality in the critically ill[J]. Nutrition,2013,29 (3):485 - 490.

19. OLÁH A,BELÁGYI T,ISSEKUTZ Á,et al. Early enteral nutrition with specific lactobacillus and fibre re-duces sepsis in severe acute pancreatitis[J]. Br J Surg,2002,89:1103 - 1107.

20. PETROF E O,DHALIWAL R,MANZANARES W,et al. Probiotics in the critically ill: a systematic review of the randomized trial evidence[J]. Crit Care Med,2012,40(12):3290 - 3302.

第七章 营养基因组学与危重症

2003 年,人类基因测序完成。人基因组可以编码 20 000 ~ 25 000 个不同的蛋白质。从某种角度看,人体就是一个蛋白质系统。蛋白质是人体的结构成分,人体的激素也是蛋白质,蛋白质还构成了人体的神经递质和细胞信号,由此保证机体顺畅地完成各种功能。这些蛋白质的产生与降解受到机体严格的调节,但是依然会受到环境的影响,比如营养的作用。这种营养素与其他有生物活性的膳食成分以及基因之间的相互联系和影响就是营养基因学。营养基因学进一步可以分为营养遗传学(nutrigenetics)和营养基因组学(nutrigenomics)。营养遗传学研究的是个体基因顺序的变异与膳食成分之间的相互作用对人体健康的影响。而营养基因组学更关注膳食成分对基因表达(基因是否表达)的影响,以及最终对蛋白质和其他产物产生的影响。进而演化为蛋白组学(proteomics)、代谢组学(metabolomics)和药物基因组学(pharmacogenomics)。本章节将对营养基因组学的概念、进展以及与危重症营养的关系进行介绍。

第一节 营养基因组学的一些基本概念

一、脱氧核糖核酸和基因组的结构与功能

基因组是由脱氧核糖核酸组建的。脱氧核糖核酸本身并不会生成有机物,但是是生成有机物的模板,会发出相应的指令。人体的基因既有为人体产生相同的基本蛋白质进行编码的 DNA,也有为不同的个体编码特有蛋白质的 DNA,并因此使得人体产生生理特征、智力和行为特征方面的差异。当然也会为个体易发生某些疾病编码。人体细胞内的 DNA 有 30 亿个 DNA 亚单位(A、T、C、G)。人体基因分布在 23 对染色体中。基因的线性序列由核苷酸构成,核苷酸是为蛋白质编码的基本单位。核苷酸由 3 种化学成分组成:由嘌呤和嘧啶组成的含氮碱剂,核糖,磷酸基。

3 个相连的核苷酸可以为特殊的氨基酸编码(这一组核苷酸就是密码子)。一个特殊的核苷酸序列会翻译为专一的氨基酸序列,也就是专一的蛋白质。这些蛋白质会发挥不同的功能,或者作为激素,或者作为酶,或者作为受体、转运蛋白、细胞信号因子(转录因子等)及抗体发挥作用。DNA 还含有不具备编码功能的调节序列,称为启动区。启动区可以为特殊 DNA 区域发出解链的信号,使这段 DNA 编码产生所需要的蛋白质。另外,

人体有95%的DNA是非编码DNA,这些DNA位于表达基因之间,许多功能都是未知的。由DNA的编码到产生蛋白质还需要转录(transcription)和翻译(translation)的过程。在转录过程中,编码区的基因解链,解链基因的编码以互补碱基的方法转录给信使RNA(mRNA),mRNA携带这些转录的信息进入细胞质。转录过程受到严格的控制,并受到环境变化的影响,比如会受到膳食的影响。例如:细胞内胆固醇的水平(既可以来源于膳食,也可以来源于体内合成)就会对调整胆固醇合成和从循环中摄入胆固醇的表达基因进行调整,实际上进入细胞质的是mRNA外显子(表达序列),在粗面内质网上的核糖体进行蛋白质的装配。这个过程是这样的:转运RNA(tRNA,由3个碱基序列构成,又叫反密码子)与mRNA中的互补碱基配对,tRNA携带编码相一致的氨基酸彼此之间以肽键相连接,并不断延长,直到出现无意义密码子,这个过程结束,蛋白质释放出来,新的蛋白质还要经历转译后修饰作用。

二、基因的变异

人类的基因存在着多态性(polymorphisms)。大部分的基因变异不会引起注意。基因变异的后果与变异的性质和变异的位置有关。一个基因的变异可能不会引起蛋白质功能发生变化,但是单一核苷酸的改变或者是在一个单一基因中发生更复杂的改变也会引起效应。特殊基因的继承性可以分为常染色体显性遗传、常染色体隐性遗传、X染色体连锁显性遗传、X染色体连锁隐性遗传和Y连锁遗传。由于个体会从父母那里继承一个基因拷贝,所以遗传基因的实际表达可能发生变异,这些基因的表达决定了个体的显型。比如,棕色的眼睛是常染色体显性遗传,而蓝眼睛是常染色体隐性遗传。子一代会从父母的一方继承棕色眼睛和蓝色眼睛的基因,但是由于棕色眼睛是显性遗传的,所以,子一代表现为棕色眼睛。来自父母的等位基因不一致时的个体是杂合子,来自父母的等位基因一致时的个体是纯合子。与营养相关的一个临床例子是常染色体隐性遗传的苯丙酮酸尿症,子一代从父母那里各接受一个已经发生变异的苯丙氨酸羟化酶基因的拷贝(纯合子),这种患者不能将苯丙氨酸转化为酪氨酸,所以终身都要控制苯丙氨酸的摄取,不然会发生精神异常。家族性高胆固醇血症是一种常染色体显性遗传病,患者的LDL受体缺乏、发生变异,因此会产生高LDL胆固醇水平,导致较早发生心肌梗死。家族性高胆固醇血症的纯合子非常罕见,表现会更加严重。X连锁疾病的例子是血友病,这是一种X连锁隐性遗传疾病。

1. 单核苷酸多态性的含义　营养基因学主要关注的就是单核苷酸多态性(SNPs)。SNPs的概念是:单一的核苷酸被另一个核苷酸取代,由此引起的基因变异和多态性。比如密码子UGU变为UGC,在这种情况下,由于这两个密码子编码的氨基酸都是半胱氨酸,所以这种SNPs不会发生功能的改变。但是如果由UGA取代了UGU的位置,就会出现问题,因为UGA是无义密码子,这种变异可能会对机体带来危害。如果受到影响的密码子靠近编码序列的末端,那对这种蛋白质的产生不会有影响。如果UGU被UGG取代,蛋白质在此处的氨基酸就由半胱氨酸变为色氨酸,蛋白质的功能就要发生改变。基因的多态性并非是完全独立、彼此无关的。在某一基因变异存在于某一染色体中的时候,与同一染色体中其他的同时的基因变异是有关系的,这组彼此相关的基因变异叫作单元型(haplotype),这些变异共同作用会产生特别的表现型。

2. 单核苷酸多态性的命名问题　命名法是:基因名,基因序列中受到影响的核苷酸的位置,在该部位正常的核苷酸,然后一个箭头指出现在的不常见的核苷酸。比如,MTHFR667→T(ala→val)的意思是:在亚甲基四氢叶酸还原酶(MTHFR)的第667位的核苷酸常见的胞嘧啶被胸腺嘧啶替代。也可以写作:MTHFR667C > T。(ala→val)的意思是:SNPs引起了丙氨酸位置被缬氨酸代替。SNPs也可以定义为氨基酸的改变,比如,PPARA－L162V就是指在过氧化物酶体增殖子激活受体α这个蛋白质的162位氨基酸在多数情况下都是亮氨酸(L),现在是缬氨酸(V)。

其他的核苷酸多态性还有:插入物和缺失多态性。多态性是指基因中的一些碱基对的插入或者缺失。比如,血管紧张素基因就存在着插入和缺失多态性,其特征是存在着在这个基因的内含子287位碱基对片段缺失,结果是循环中血管紧张素转化酶的水平发生改变,2型糖尿病相关性肾脏并发症的风险增加。插入和缺失核苷酸或者系列核苷酸会造成基因阅读框架发生改变,进而发生移码突变。如果插入的是核苷酸三联体,影响还不大。但是如果是插入单个或者是2个核苷酸,结果可能就是灾难性的。像唐氏综合征就是发生了染色体多余的拷贝,而Angelman综合征(天使综合征)是15号染色体q11－q13缺失所致。

三、表观遗传调控

生物遗传信息表达正确与否,既受控于DNA序列,又受制于表观遗传学信息。表观遗传学主要通过DNA修饰、蛋白质修饰与非编码RNA调控3个层面调控基因表达,调控方法有DNA的甲基化、组蛋白的甲基化、乙酰化作用、磷酸化作用和转录因子等。这些调控机制都会受到整个生命过程环境因素反应程序的影响。比如单卵双生的双生子有相同的基因型,但是当他们长大以后,就会出现不同的表观特征。在分开越久、生活环境差异大的双生子之间尤其明显。表观遗传模式会向下一代遗传。

1. DNA的甲基化　并不是所有的基因都可以得到表达。基因的表达水平要看DNA的甲基化模式。机体的每一种组织类型都有其特征性的甲基化模式,并因此引起组织特异性的基因表达。比如胰岛素仅仅由胰岛的B细胞表达。哺乳动物DNA中2% ~5%的胞嘧啶是甲基化的,主要以CpG二核苷酸的形式存在于基因启动区。甲基化使得染色体致密,由此抑制DNA的表达,或者使得DNA处于静止状态。这里需要介绍一下基因组印记(genomic imprinting),这是一种特别的情况,只有父亲或者母亲的等位基因进行表达。比如,基因编码的胰岛素样生长因子Ⅱ仅来源于父系等位基因,而母系等位基因是沉默的。DNA的甲基化基团来源于膳食中的叶酸、胆碱、甲硫氨酸和维生素B_{12}。这些膳食成分的缺乏意味着在细胞分裂时,甲基化的减少,一些转录调节丧失。DNA的甲基化损害与胎儿发育异常和癌症有关。比如,低甲基化的DNA会出现染色体的不稳定(完整染色体的增加或者丧失,基因变异率增加),结果是癌症风险增加。

2. 组蛋白修饰　组蛋白是在DNA周围的一种小蛋白质,它与带负电荷的双螺旋

DNA 结合成 DNA - 组蛋白复合物。组蛋白的尾部可以通过甲基化、乙酰化、磷酸化、生物素化、泛素化等进行修饰,这种修饰有助于调节转录,以及 DNA 的修复、凋亡、有丝分裂和减数分裂。组蛋白修饰和 DNA 甲基化共同作用决定了转录的染色体的性状和可进入性。组蛋白乙酰转移酶会将组蛋白与乙酰基连接,这种乙酰化会使染色体解聚,发生转录,而组蛋白的去乙酰化会使染色体折叠起来,阻止基因的转录。膳食中的莱菔硫烷(来源为西蓝花、芥蓝、北方圆红萝卜)、二烯丙基二硫醚(来源为大蒜、洋葱)以及丁酸(来源为可发酵纤维素)都是组蛋白去乙酰化酶的抑制剂。

3. 表观基因型　DNA 甲基化和组蛋白修饰引起的个体特性的唯一性,或者表观基因型会比基因型展现出更多的变异。表观基因型更能对环境的影响做出反应。

4. 非编码 RNA 表观遗传调控　人类的 DNA 只有极小一部分编码蛋白质,97% 以上的转录产物是功能多样的 RNA 分子,即非编码 RNA(non - coding RNA,ncRNA),这是一些不编码蛋白质的 RNA。现在研究较深入的是 ncRNA:反义 RNA(antisense RNA)和长非编码 RNA(long non - coding RNA,lncRNA)。反义 RNA 是与 mRNA 及其他 RNA 互补的 RNA 分子。反义 RNA 可以进行 DNA 水平、转录水平、转录后水平以及翻译水平的调控。长非编码 RNA 有 50 个至数百个 kb。其作用目前知道的是:长非编码 RNA 可以一直连接在转录的位点上并特异地调节等位基因的表达,可以对细胞的发育进行精确的时空调控。

四、营养基因组学技术

基因芯片是一项高通量基因组学工具,利用这项技术可以检出和描绘几十个甚至几千个基因表达(全基因组)。这项技术也可以用来确定食物的营养素或者具有生物活性的复合物对代谢途径的影响,了解食物的营养素或者具有生物活性的复合物是如何维持对基因表达水平内环境的控制。

微阵列(microarrays)是一系列的特殊序列的 DNA 寡核苷酸的显微斑。利用微阵列技术可以测定样本的 mRNA 的量(与对照组比较)。mRNA 是从使用营养素治疗的样本或细胞中提取的,被反转录以产生 cRNA(complementary RNA)探针。在严格控制的条件下,探针会仅仅与 mRNA 正确的靶基因顺序杂交,形成标记。在微阵列分析中,探针与版表面的特殊序列发生共价链接。激光共聚焦荧光显微镜扫描芯片,由于生物标记受激光激发后发出荧光,并且其强度与杂交程度有关,可以获得杂交的程度和分布。根据探针的位置和序列就可确定靶序列相应基因的序列或表达及突变情况。

另外还可以利用生物标志技术、蛋白质组学的质谱分析技术。在其后的章节中将会涉及。

【参考文献】

1. STOVER P J,CAUDILL M A. Genetic andepigenetic contributions to human nutrition and health:managing genome - diet interactions[J]. J Am Diet Assoc,2008,108(9):1480 - 1487.

2. TRUJILLO E,DAVIS C,MILNER J. Nutrigenomics,proteomics,metabolomics,and the practice of dietetics [J]. J Am Diet Assoc,2006,106(3):403 - 413.

3. BARNES S. Nutritional genomics, polyphenols, diets, and their impact on dietetics[J]. J Am Diet Assoc, 2008,108(11):1888 – 1895.

4. ORDOVAS J, CORELLA D. Nutritional genomics[J]. Annu Rev Genomics Hum Genet, 2004, 5(5):71 – 118.

第二节　氧化应激与营养基因组学

许多危重症患者处于氧化应激状态,氧化应激还会影响到一些慢性疾病的发生和发展。但是个体的基因决定着所受氧化应激的影响程度。

一、氧化应激和基因变异

1. **二氧化锰超氧化物歧化酶(MnSOD)**　MnSOD 是一种具有清除自由基能力的酶,又称为 SOD_2。其基因部位在 6 号染色体(6q25),有 5 个外显子和 4 个内含子,有 11 091 个碱基对。激活的酶存在于细胞的线粒体中,其功能是将超氧化游离基转变为过氧化氢。如果敲除该基因,实验动物会出现心肌肥大,肝脏和骨骼肌的脂肪聚集,代谢性酸中毒。因此,MnSOD 是生命中必需的酶。

MnSOD 存在着 Ala(-9)Val 基因多态性和 Ile58Thr 基因多态性,这些基因多态性可以在早老症、Werner 综合征(成人型早期老化综合征)和 Cockayne 综合征(小头、纹状体小脑钙化和白质营养不良综合征)患者中见到。Ala(-9)Val 基因多态性在冠心病患者中也是存在频率较高的。Ala(-9)Val 基因多态性在北美高加索人群中的分布是 50%,而在日本人群中的分布是 12%。Ile58Thr 基因多态性比较罕见,会引起 MnSOD4 个亚单位中的 2 个发生包装缺陷,由此引起酶稳定性的降低,酶的活性下降 3 倍。已有研究证明:Ala(-9)Val 基因多态性还与隐源性扩张性心肌病、糖尿病神经病、帕金森病、精神分裂症的迟发运动障碍以及严重的酒精性肝病相关。Ala 等位基因与乳腺癌有关。纯合子的 Ala 等位基因的绝经前进食水果和蔬菜少的妇女发生乳腺癌的风险比可以达到 6,进食水果和蔬菜多的妇女发生乳腺癌的风险比为 3.2。如果考虑到使用维生素的情况,纯合子的 Ala 等位基因的绝经前妇女发生乳腺癌的风险只存在于不使用维生素 C(风险比 4.8)和维生素 E(风险比 3.8)的人群中。Ala 等位基因摄入抗氧化剂较低的妇女发生卵巢癌的风险也会增加。纯合子 Ala 等位基因与年轻人发生结肠、直肠癌有关,而 Ala/Val 杂合子风险明显降低。Ala 等位基因与前列腺癌的风险增大有关。

2. **铜、锌超氧化物歧化酶(EC – SOD,或 SOD_3)**　是在细胞外的 SOD,存在于血浆、淋巴液、滑液和组织中。SOD_3 是血管壁和心血管系统的主要的抗氧化酶,可以通过类肝素硫酸蛋白聚糖与内皮细胞表面连接,并清除由中性粒细胞 NADP 依赖性氧化系统产生的氧自由基。广泛研究的 SOD_3 基因多态性是 Arg213Gly。这种 SNP 会引起组织间质酶加速释放到血浆中,并减少组织中 SOD_3 的活性。Arg213Gly 基因型酶的结构发生改变,与卵磷脂的亲和力降低,从而失去了抗氧化的活性,可能会导致 COPD 的发病概率增加。在长期吸烟组中 Arg213Gly 基因型的分布明显高于 COPD 组,提示 SOD_3 基因多态性可能阻止一些吸烟人群发展为 COPD 的危险。

3.谷胱甘肽 S－转移酶(GST) GST 是一种广谱的、对不同底物有专一性的超家族酶。包括:谷胱甘肽 S－烷基转移酶、谷胱甘肽 S－芳基转移酶、谷胱甘肽 S－芳烷基转移酶、谷胱甘肽 S－环氧化物转移酶、谷胱甘肽 S－烯烃转移酶。这些酶的 1 相代谢产物与谷胱甘肽形成共轭,使这些代谢产物更具有水溶性,更容易排出体外,因此这些代谢产物就不会与细胞中的 DNA 和蛋白质相互作用。SNP 的个体存在着 2 相解毒基因,这种基因解毒能力下降,伴有致癌物－DNA 加合物增加和染色体的畸变。

(1)谷胱甘肽 S－转移酶 M1(GSTM1):GSTM1 主要存在于肝脏,是谷胱甘肽 S－转移酶活性最高的亚型。大于一半的高加索人的这个基因是完全缺如的。研究发现:在 GSTM1 完全缺如的个体中,特别是在妇女中,食用芸薹属蔬菜谷胱甘肽 S－转移酶 A(GSTA)增加 26%,GST 血清活性增加 7%。在 GSTM1 基因型的妇女中,GSTM 的活性在食用芸薹属蔬菜者增加了 18%,食用葱属蔬菜者增加了 26%。也有许多研究发现 GSTM1 缺失的个体中癌症的风险增加。有人对环境中臭氧较高地区的哮喘患儿进行 GSTM1 基因型与抗氧化治疗的研究发现:与对照组比较,GSTM1 基因型缺失的患儿对臭氧会产生 FEF 更加减退的作用。对急性心肌梗死患者的研究中发现:GSTM1 阳性等位基因型急性心肌梗死风险会加大,特别是吸烟的患者。

(2)谷胱甘肽 S－转移酶 P1(GSTP1):GSTP1 基因可以代谢许多致癌化合物,是肺内最为丰富的亚型。已经证实的 SNPs 有 GSTP1B(Ile/Val)、GSTP1C。GSTP1B(Ile/Val)发生在 DNA 的 313 位,蛋白质的 105 位的异亮氨酸被缬氨酸取代;GSTP1C 发生在 DNA 的 341 位,蛋白质的 113 位的丙氨酸被缬氨酸取代。GSTP1 缬氨酸替代的等位基因会增加发展为前列腺癌、肺癌以及早期复发性流产的风险。Val/Val 基因型可以保护机体不易发生哮喘。Ile/Ile 基因型在遗传性过敏症的患者中常见,会增加气流阻塞和支气管的高反应性。Ile 等位基因与食管鳞癌和肌营养不良的严重的功能丧失有关。还有研究提及 GSTP1 和 GSTM1 与肺癌的关系。

(3)谷胱甘肽 S－转移酶 T1(GSTT1):GSTT1 是最古老的谷胱甘肽 S－转移酶。在 20% 的高加索人群和 80% 的亚洲人群中,缺失 GSTT1 基因。GSTT1 存在于红细胞、肝脏和肺中,肝脏和肾脏 GSTT1 的表达最高。缺失 GSTT1 基因与肺癌、喉癌、前列腺癌、头颈部癌、膀胱癌及哮喘有关。有关摄入绿花椰菜与结肠直肠腺瘤的关系研究发现:食用大量绿花椰菜对 GSTT1(－/－)人群有保护作用。

4.内皮细胞一氧化氮合酶(eNOS) 内皮细胞衍生的 eNOS 对调节血管张力、外周阻力起着关键的调节作用。eNOS 也会通过抑制血小板的聚集,白细胞的黏附和平滑肌细胞的增殖对血管起到保护作用。eNOS 基因多态性包括:786T > C,Glu298Asp,内含子 4 变数串联重复序列(VNTR),内含子 13 CA 重复复制。894G > T(Glu298Asp)多态性可能会影响到酶的溶蛋白性裂解。Asp298 多态性个体血浆中的氧化氮显著增加。在 Asp298 多态性的个体中,血管床对硝酸甘油的内皮细胞依赖性舒张作用和血流介导的肱动脉扩张都是低下的,尤其在吸烟人群中,ω－3 脂肪酸对 Asp298 多态性患者有保护作用,对 Glu298 纯合子没有保护作用。在吸烟的人群中,786CC 纯合子个体脑血流显著减少,脑血管阻力显著增加,而不抽烟的 786CC 纯合子者,这些参数不会受到影响。研究表明:对 Glu298Asp 多态性的个体维生素 E,通过对 NO 量的改变,从而可以明显预防心肌梗死。这是因为维生素 E 可以预防动脉粥样硬化患者血管壁游离自由基引起的 NO 的快速破坏。

5. 过氧化氢酶(CAT) CAT 大量存在于肝脏、肾脏和红细胞中,是机体抵抗氧化应激的最主要的机制(作用超过 SOD 和 GPx)。人类的 CAT 基因存在于 11 号染色体 p13,含有 13 个外显子。有研究表明,CAT 基因第 9 号外显子的 T/C SNP 与白癜风的易感有关。

6. NADPH 氧化酶 NADPH 氧化酶是膜相关性酶。这种酶可以催化少一个电子的氧从 NADH 或者 NADHP 获得一个电子,是血管组织主要的氧化酶。在内皮细胞中表达的 gp91phox 和 p22phox 是 NADPH 氧化酶的亚单位,是一种电子转移蛋白。C242T 基因多态性会导致 p22phox 的 72 位残基上的组氨酸转为酪氨酸。携带 242T 等位基因会显著地减少超氧化物的产生,这与血管超氧化物的产生有关。该基因多态性与疾病的关系依然存在着争议,有人认为携带这个基因会增加患脑血管疾病的风险,而有人认为携带该基因会减少超氧化物的产生,并因此降低患动脉硬化的风险,降低患冠心病的风险。亚洲人群(TT + TC)基因型和 T 等位基因对冠心病有保护作用,而高加索人群和其他人群(TT + TC)基因型和 T 等位基因与冠心病易感性无关。还有人认为 C242T 基因多态性与 2 型糖尿病患者无症状性动脉硬化有关,也与非糖尿病患者的胰岛素抵抗有关。

7. 谷胱甘肽过氧化物酶(GPx) 这是一种硒依赖性酶,可以催化还原型谷胱甘肽的氧化耦联,借此减少有机过氧化物和过氧化氢,分解排出体内的毒物。初步的研究发现:GPx1 基因的 GCG 重复与肺癌和 DNA 损伤(特别是 8 – 羟基脱氧鸟苷加成化合物)有关,GPx1 等位基因 ALA6 正常肺组织中的 8 – 羟基脱氧鸟苷加成化合物趋于较低水平,但是丙氨酸的重复与冠心病可能是有关的,在密码子 198 处的亮氨酸基因多态性与肺癌和乳腺癌有关。

8. 髓过氧化物酶(MPO) 这是一种含铁的蛋白质,存在于人类的中性粒细胞和单核细胞的溶酶体内。在中性粒细胞的颗粒中,含量丰富。MPO 对细胞内的免疫激活起着关键的作用。在中性粒细胞被激活后,就会发生所谓"呼吸爆发",产生过氧化物、过氧化氢和其他的氧化还原产物,这些产物释放并对细菌产生毒性。MPO 可以将过氧化氢和氯离子转化为次氯酸,次氯酸是杀灭微生物的潜在因子,作用强于过氧化氢。其他的靶目标包括真菌、寄生虫、原生动物、病毒、肿瘤细胞、NK 细胞、红细胞和血小板。在 MPO 基因的活化区存在着两种基因多态性,463G/A 和 129G/A。这些基因多态性的存在会减少中性粒细胞 MPO 的活性,463G/A 具有性别和年龄特异性。使用激素替代治疗的低活性463A 等位基因妇女更容易发展为动脉粥样硬化,而 53 岁以下的 463A 等位基因的男性更易发生纤维化病变。G129 等位基因更易出现大脑梗死,而 G463 等位基因近期功能预后差。有 A 等位基因的终末期肾病心血管疾病减少,可能与过氧化产物减少有关。A 等位基因的低活性会降低致癌物的活性。

9. NADPH 脱氢酶(NQO1) 黄素氧化还原酶是一种促进黄素 2,4 位电子还原的酶。反应减少会阻止氧化还原的循环,减少自由基的产生。人工合成的抗氧化剂和花椰菜都是 NADPH 的诱导者。NQO1 基因 609 位的 C→T 的基因多态性会减少该基因的活性。该基因多态性与癌症有关,包括吸烟者肺癌和吸烟者膀胱癌。

二、食物对氧化应激的干预

1. 共轭亚油酸(CLA) CLA 是亚油酸的同分异构体,是一系列在碳 9、11 或 10、12 位具有双键的亚油酸的位置和几何异构体。具有抗癌、抗肥胖、抗糖尿病、抗动脉硬化和改善免疫功能的作用。CLA 抗癌的机制可能依赖于过氧化物酶体增生物激活受体(PPAR)的活性。有报告指出 CLA 是 PPAR-α 和 PPAR-γ 的活化剂。在活体和试管中 PPAR-γ 配体的活化诱导前列腺、乳腺、结肠和胃癌细胞的凋亡,抑制这些癌细胞的增殖。另外,PPAR-α 和 PPAR-γ 的活化也会抑制核因子 κB 和活化蛋白 1 的活性。CLA 的抗肥胖作用与 PPAR 的激活有关。已经证实 CLA 是 PPAR-α 的配体和激活剂,CLA 可能会诱导 PPAR-α 调节性脂解基因。CLA 的抗糖尿病作用与 PPAR-γ 的活化有关。CLA 的抗动脉硬化作用似乎与增加脂联素有关。

2. 脂肪酸 膳食中的脂肪酸可以以单分子的形式调节与肝脏脂肪酸代谢相关的各种基因网络。与脂肪酸控制基因表达的两条主要通路是:其一,直接与细胞核受体相连接。包括过氧化物酶体增生物激活受体(PPAR)、肝脏 X 受体(LXR)、肝细胞核因子-4(HNF-4)、视黄醇类 X 受体(RXR)、视黄酸相关孤儿核受体(ROR);其二,间接地通过改变转录因子的量和活性来实现。包括固醇调节元件结合蛋白(SREBP)、NF-κB 和碳水化合物反应元件结合蛋白(ChREBP)。这些工作为今后的营养治疗提供了新的思路。

3. 氨基酸 氨基酸可以直接以自由基清除剂的方式减轻氧化应激状态,也可以间接地通过预防氨基酸饥饿诱导的氧化应激来减轻机体的氧化应激。对控制氧化应激状态,含硫的氨基酸(甲硫氨酸、半胱氨酸、牛磺酸)具有更加重要的价值。含硫氨基酸通过两种机制来控制机体的氧化应激。第一,GSH 是细胞内最重要的抗氧化剂,GSH 的合成受到 L-半胱氨酸摄入的限制,所以半胱氨酸的可利用性对 GSH 合成起着关键的作用。GSH 可以直接清除自由基并预防 DNA 螺旋的破坏,保护代谢过程。另外,GSH 可以影响到转录过程。GSH/GSSG(还原型谷胱甘肽)的比例和细胞内 GSH 的浓度决定着细胞内的氧化还原状态,而细胞内的氧化还原状态可以调节代谢过程。比如,PAX 转录因子家族的 DNA 结合能力就受到 GSH/GSSG 比例的控制。第二,甲硫氨酸通过甲硫氨酸硫氧化物还原酶(MSR)系统的作用减少氧化应激。

4. 胰蛋白酶抑制剂 研究表明,给小鼠预先注射或者口服大豆 Kuniz 胰蛋白酶抑制剂(KTI)和 Bowman-Birk 胰蛋白酶抑制剂(BBI),会影响到细菌内毒素诱导的病死率。KTI 会显著降低 LPS 诱导的病死率,减少 LPS 诱导的促炎症因子的表达(包括 TNF-α、IL-1β 和 IL-6),并且抑制腹膜巨噬细胞受到 LPS 激活的细胞外信号调节激酶(ERK1/2)、细胞核激酶(JNK)和 p38 促分裂原活化蛋白激酶(MAPK)通路。大豆 KTI 还会抑制成纤维细胞中由 LPS 诱导的 TNF-αmRNA 的上调和蛋白质的表达,减少 IL-1β 和 IL-6 蛋白的诱导。使用 KTI 预处理会导致 NF-κB 活性下降,说明 KTI 是一种抗炎症因子。

5. 姜黄素 姜黄素化学名1,7-双(4-羟基-3-甲氧基苯基)-1,6-庚二烯-3,5-二酮。我们知道：受到激活的单核细胞和巨噬细胞会产生一些促炎症细胞因子，比如TNF-α、IL-1，它们会诱导组织的炎症。另外炎症发展过程中同样重要的是巨噬细胞和中性粒细胞衍生的前列腺素类、血栓素、白三烯类这些花生四烯酸类，这些介质是花生四烯酸受到COX-2和酯氧合酶(LOX)的降解产生的。姜黄素是一种无毒、有效的COX-2和诱导型氮氧化物合酶的抑制剂，也是热休克蛋白的诱导剂，细胞保护剂的诱导者。姜黄素不仅抑制COX-2，也抑制LOX和白三烯，尤其在与磷脂酰胆碱微胶粒结合后，还会抑制细胞色素P450的同工酶，并因此抑制致癌原的激活。姜黄素对TGF-β和纤维形成有抑制作用，因此目前指望姜黄素在治疗肾纤维化、肺纤维化和肝硬化以及克罗恩病中发挥积极的作用。其可以应用于抗衰老、过敏、关节炎、动脉硬化、癌症和糖尿病，还可以应用于神经变性疾病、肝病、胃肠道疾病、眼科疾病、胰腺疾病等。

关于姜黄素在严重疾病和呼吸疾病中的应用，有研究表明：在盲肠结扎或者穿刺的脓毒血症模型建立以前，静脉使用姜黄素3天，的确明显减轻了组织的损伤，减少了病死率，减少了TNF-α的表达，下调了肝脏等器官的过氧化物酶体增生物激活受体(PPAR-γ)，阻止了巨噬细胞的变形作用。更重要的是，即使是在发生脓毒血症后才使用姜黄素，依然可以获得同样的结果。在动物模型中，姜黄素可以预防内毒素诱导的中性粒细胞扣押，其机制包括诱导血红素加氧酶-1(HO-1)和抑制内皮细胞间黏附分子-1(ICAM-1)。姜黄素可以减弱内毒素引起的凝血病并抑制弥散性血管内凝血。也有研究证实姜黄素具有抗细菌、抗真菌、抗病毒、抗寄生虫和抗原生动物的作用。遗憾的是姜黄素没有进入临床研究。

姜黄素对肺纤维化和囊性纤维化的作用已经有报道。在小鼠研究中，姜黄素具有抑制胺碘酮诱导的肺纤维化的作用，能显著地抑制肺组织LDH的活性，抑制中性粒细胞、嗜酸性粒细胞和巨噬细胞的肺浸润，抑制脂多糖诱导的TNF-α的释放，抑制佛波醇肉豆蔻酯乙酯刺激的过氧化物的产生，抑制MPO的活性和TGF-β1的活性，抑制肺部脯氨酸的量和1型胶原纤维及癌基因蛋白质c的表达。囊性纤维化患者至少存在着3个主要的生化缺陷：PPAR活性降低，表达减少；前列腺素E_2(PGE$_2$)增多；增强的组织氧化损伤。姜黄素有能力激活抗炎症通路，抑制CF的表达，抑制PGE$_2$的合成，抑制氧化应激。姜黄素对气道高反应性的作用及抗哮喘的作用也已经有研究证实。

6. 大豆异黄酮 大豆异黄酮的结构与雌激素很相似，因此又称为植物雌激素。在不同的浓度下，大豆异黄酮有激动或者拮抗的作用。另外，它还有抗癌、抗氧化作用，可以抑制应激相关性基因的表达和致癌作用，并通过清除氧自由基保护细胞。大豆异黄酮可以调整许多基因以控制细胞的增殖、分化、凋亡，细胞信号的传递、转录和翻译。临床研究和流行病学调查证实大豆的消耗增加与冠心病的低风险相关。实验室证据和流行病学调查也证实大豆异黄酮有降低癌症风险的良好作用。但是，临床试验还不多。

7. 绿茶多酚 茶叶儿茶酸包括：表儿茶精、表没食子儿茶精、表儿茶精没食子酸酯、没食子儿茶酸、儿茶素、表没食子儿茶精没食子酸酯(EGCG)。绿茶儿茶酸可以表达多种生物学功能，但是还不知道绿茶儿茶酸的主要靶子。有研究表明：EGCG可以与67KD的层粘连蛋白受体(67LR)连接,并与 EGCG 介导的抗癌作用有关。当前列腺癌细胞暴露于 EGCG 时,会减少雄激素受体蛋白质和 mRNA 的表达。茶叶儿茶酸与不同的肽、蛋白质、酶、脂多糖、细胞表面受体传递信号、改变基因组功能的细胞内构件的相互作用已经得到广泛的认可。除了对癌细胞的影响外,许多研究发现绿茶多酚具有显著的抗炎症作用。已有的证据表明:NF-κB 和激活蛋白 AP-1 控制着编码促炎症细胞因子、趋化因子、免疫受体和黏附分子等基因的表达,这些因子在炎症相关性损伤中起着重要的作用。在对正常人类支气管上皮细胞(NHBE)的烟凝结物实验中发现:预先使用 EGCG 处理的 NHBE 会显著地引起 NF-κB 调节细胞周期蛋白 D₁、MMP-9、IL-8 和 iNOS 的下调。预先使用 EGCG 处理可以抑制烟凝结物诱导的细胞外信号调节激酶 1/2,jun 细胞核激酶和 p38 促分裂原活化蛋白激酶的磷酸化,因此引起磷脂酰肌醇-3-激酶(PI3K)、蛋白激酶 B 和西罗莫司霉素靶蛋白信号分子的表达下降。

还需要说明的是绿茶多酚对细胞内抗氧化基因表达的作用。中国绿茶的水浸物和萃取物可以保护由 TCA/DMBA 诱导的氧化应激,主要机制是通过调整各种抗氧化剂的表达和活性,如谷胱甘肽 S-转移酶、谷胱甘肽过氧化物酶、超氧化物歧化酶、过氧化氢酶、还原型谷胱甘肽、谷胱甘肽还原酶和脂质过氧化作用。儿茶素在低浓度时会显著增加 SOD 的活性,这是通过增加 SOD 基因的表达实现的。绿茶多酚还可以通过基因途径影响到癌症、糖尿病、心血管疾病、肥胖和衰老。

8. 燕麦属苏氨酰胺(AVA)　一般是对羟基肉桂酸(AVA-A)、阿魏酸(AVA-B)、咖啡酸(AVA-C)的混合物。AVA-B 的抗氧化活性强于 AVA-C,但是弱于维生素 E。AVA-C 的活性强于 AVA-B,而 AVA-B 的抗氧化活性强于 AVA-A。AVA 的 Z 异构体的抗变应能力是 AVA 的 E 异构体的 10 倍以上。AVA-E 是酯氧合酶的抑制剂。流行病学已经发现,燕麦的消耗与心血管疾病的减少有关,但是过去主要认为是可溶性纤维素的作用,现在知道抗炎作用对预防动脉粥样硬化起着主要的作用。有证据表明:AVA 是一种有效的细胞增殖抑制剂,是一种炎症过程的抑制剂,特别是对于血管的内皮细胞和平滑肌细胞而言。其实现是由 AVA 对促炎症因子的产生和信号传递介导的。AVA 也可以调整内源性抗氧化防御机制,增加血浆中谷胱甘肽水平,上调组织中的 SOD 活性。

9. 花青苷类　在许多蔬菜、水果中都含有花青苷,蓝莓中含量最高。花青苷有 400 多种。流行病学研究已经证实:食用大量草莓的老年人与对照组比较在各地发生癌症的风险都比较低(风险比 0.3)。还有一些研究证实:食用水果和蔬菜与减少乳腺癌的风险有关,与减少结肠、直肠息肉的复发有关。在动物实验中,花青苷可以预防许多癌的发生,比如结肠癌、乳腺癌、皮肤癌等,对实验室中的癌细胞也有抑制作用。这些作用的分子机制包括:细胞信号传递途径中对胞外信号调节激酶的影响,对生长因子受体的影响;转录因子中对活化剂蛋白-1 的影响和对核因子 κB 的影响;下游基因中对环氧化酶-2 的影响,对诱生型一氧化氮合酶的影响以及对凋亡相关基因的影响。

10. 柑橘香豆素和多甲基黄酮　有研究表明:橙皮油素和川陈皮素能够有效地减弱佛波脂和内毒素诱导的白细胞激活。这些植物素也可以诱导 O_2^{-} 的产生。虽然这些植物素通过预防受到刺激的白细胞的产生来缓解氧化应激,但是,它们不具有清除游离自由基的能力。川陈皮素的靶子转录因子激活蛋白（AP）－1 和核因子（NF）κB，而不是上调蛋白激酶，包括细胞外信号调整蛋白激酶（ERK）1、2 和 jun 细胞核 N－端激酶1、2。还有一些研究认为：来源于柑橘的甲基黄酮类对肿瘤细胞的生长、增殖、细胞凋亡过程，在基因及产物方面有一定的影响。

【参考文献】

1. RANGANATHAN A C, NELSON K K, RODRIGUEZ A M, et al. Manganese superoxidedismutase signals matrix metalloproteinase expression via H_2O_2 – dependent ERK1/2 activation[J]. J Biol Chem,2001,276(17):14264 – 14270.

2. AUTRUP H. Genetic polymorphisms in human xenobiotica metabolizing enzymes as susceptibility factors in toxic response[J]. Mutat Res,2000,464(1):65 – 76.

3. SEOW A, YUAN J M, SUN C L, et al. Dietary isothiocyanates, glutathione S – transferase polymorphisms and colorectal cancer risk in the Singapore Chinese Health Study[J]. Carcinogenesis,2002,23(12):2055 – 2061.

4. WILSON M H, GRANT P J, HARDIE L J, et al. Glutathione S – transferase M1 null genotype is associated with a decreased risk of myocardial infarction[J]. FASEB J,2000,14(5):791 – 796.

5. CHUJO H, YAMASAKI M, NOU S, et al. Effect of conjugated linoleic acid isomers on growth factor – induced proliferation of human breast cancer cells[J]. Cancer Lett,2003,202(1):81 – 87.

6. DENTIN R, BENHAMED F, P EGORIER J P, et al. Polyunsaturated fatty acids suppress glycolytic and lipogenic gene through the inhibition of ChREBP nuclear protein translocation[J]. J Clin Invest,2005,115:2848 – 2854.

7. CYNOBER L C. Metabolic and therapeutic aspects of amino acids in clinical nutrition[M]. 2nd ed. BocaRaton:CRC Press,2004.

8. KOBAYASHI H, YOSHIDA R, KANADA Y, et al. Dietary supplementation of soybean kunitz trypsin inhibitor reduces lipopolysaccharide – induced lethality in mouse model[J]. Shock,2005,23(5):441 – 447.

9. SIDDIQUI A M, CUI X, WU R, et al. The anti – inflammatory effect of curcumin in an experimental model of sepsis is mediated by up – regulation of peroxisome proliferator – activatedreceptor – gamma[J]. Crit Care Med,2006,34:1874 – 1882.

10. LI Y, SARKAR F H. Inhibition of nuclear factor kappa B activation in PC3 cells by genistein ismediated via Akt signaling pathway[J]. Clin Cancer Res,2002,8(7):2369 – 2377.

11. SYED D N, AFAQ F, KWEON M H, et al. Green teapolyphenol EGCG suppresses cigarette smoke condensate – induced NF – kappa β activation in normal human bronchial epithelial cells[J]. Oncogene,2007,26(5):673 – 682.

12. CHEN C Y, MILBURY P E, COLLINS F W, et al. Avenanthramides are bioavailable and have antioxidant activity in humans after acute consumption of an enriched mixture from oats[J]. J Nutr,2007,137(6):1375 – 1382.

13. DING M, FENG R, WANG S Y, et al. Cyanidin – 3 – glucoside, a natural product derived from blackberry, exhibits chemopreventive and chemotherapeutic activity[J]. J Biol Chem,2006,281(25):17359 – 17368.

14. MURAKAMI A, SHIGEMORI T, OHIGASHI H. Zingiberaceous and citrus constituents, 1' – acetoxychavicol acetate, zerumbone, auraptene, and nobiletin, suppress lipopolysaccharide – inducedcyclooxygenase – 2 expression in RAW264. 7 murine macrophages through different modes of action[J]. J Nutr,2005,135(12

Suppl）：S2987 - S2992.

第三节　应激疾病与营养基因组学

一、癌症

1. 单基因癌与营养干预　许多癌症是由于单基因的突变引起的。比如腺瘤结肠息肉（APC）肿瘤抑制基因的变异，会 100% 发生家族性腺瘤性息肉病（FAP）。APC 变异的编码缩短，因此功能丧失，不能产生作为肿瘤抑制剂的蛋白质产物，故而引起 FAP。当给携带这种基因的小鼠膳食中添加长链 ω - 3 多不饱和脂肪酸十八碳四烯酸或者二十碳五烯酸后，肿瘤的发生会减少 50%。有些营养有改变癌基因代谢、改变激素状态、改变细胞信号传递、影响细胞凋亡、影响细胞周期控制、影响血管形成及联合作用。

2. 异生物质代谢的变化带来的危险　有研究表明：肝脏中的 N - 乙酰转移酶 2（NAT2）和细胞色素 P4501A2 酶（CYP1A2）可以将进入的异生物质转换成无害的物质并排出。但是个体对异生物质的代谢酶会有不同的表现型，其代谢速度是不一样的，因此可以分类为慢、中等、快几种表现型。这些表现型的变异与癌症的风险是相关的，因为这些酶会将一些异生物质转化为具有遗传毒性的物质。比如：NAT2 和 CYP1A2 对于将熟肉转化为杂环胺，变成基因毒性物质是必不可少的，这些基因毒性物质是引起癌症的潜在危险。现在知道吸烟会诱导 CYP1A2，增加 CYP1A2 酶的产量。流行病学调查一直认为进食熟肉会增加结肠癌的风险。基因学的研究发现：只有快表现型 NAT2 伴有CYP1A2 增高的亚型且有抽烟史的人，进食红肉会增加结肠癌的风险。近来的研究也发现：红肉成分会与 DNA 的修复机制相互作用，在一些特殊基因型的个体中增加结肠、直肠癌的风险。

3. 亚甲基四氢叶酸还原酶（MTHFR）和乙醇脱氢酶（ADH）基因多态性与膳食中叶酸和酒精的相互作用　MTHFR 基因的多态性，主要是[MTHFR667C > T（ala > val）]会降低 MTHFR 的活性。由于 MTHFR 在 5,10 - 亚甲基四氢叶酸代谢为 5 - 甲基四氢叶酸反应起着关键的作用，而 5 - 甲基四氢叶酸对于高半胱氨酸再甲基化为甲硫氨酸是必要的，对 S - 腺苷甲硫氨酸的形成是必要的，因此对 DNA 的甲基化是有影响的。5,10 - 亚甲基四氢叶酸对于胸腺嘧啶的产生也是必要的。叶酸的缺乏和 MTHFR 的活性下降可能会造成基因完整性的损害和获得性基因损害的风险，并因此发生癌症。但是，也可能因为高叶酸的摄入和肿瘤抑制剂的超甲基化而增加癌症的风险。研究也发现：那些 ADH 慢代谢基因型的人，如果每天摄入酒精超过 20g，而叶酸的摄入每天小于 338μg，结肠癌的风险增大。低下的 ADH 活性会使得酒精的代谢变得缓慢，增加酒精的作用。带来的效应包括叶酸的吸收不良，阻碍叶酸从肝细胞中的释放，阻碍 5 - 甲基四氢叶酸的再甲基化回到 5,10 - 二甲基四氢叶酸，因此使 5,10 - 二甲基四氢叶酸发生耗竭。另外，乙醇的代谢产物乙醛也会裂解和破坏叶酸。因此慢 ADH 基因型人群结肠癌的风险增加，并与酒精和叶酸的摄入有关。

4. 蔬菜和水果的抗癌作用 有许多研究认为摄食蔬菜和水果可以降低结肠癌的风险。但是也有一些研究对此提出质疑。问题在于蔬菜和水果的成分太多了,这些成分彼此间的相互影响及对机体的影响也错综复杂。在实验中发现:给小鼠进食花椰菜和胡萝卜,小鼠体内鸟氨酸脱羧酶的水平就会降低,而鸟氨酸脱羧酶是鸟氨酸合成聚胺类的限速酶,而聚胺与结肠癌的风险增加有关。另外鸟氨酸脱羧酶也会受到 APC 肿瘤抑制基因表达的蛋白质的调整,在许多非遗传性结肠癌病例中(比如家族性腺瘤性息肉病),鸟氨酸脱羧酶的功能是丧失的。大量蔬菜的摄入会抑制基因编码细胞色素 P450 同工酶。所以,摄入大量蔬菜的作用是通过对基因的干预以及其他作用来预防结肠癌。

二、肥胖

目前认为肥胖是在易感基因的基础上,在环境因素的作用下发生的。肥胖易感性不是单基因遗传性状,而是多基因遗传性状。现在知道的单基因性肥胖有 11 个基因与之有关,这些单基因性肥胖主要见于很早就出现肥胖的严重肥胖患者。总共有 127 个候选基因与人类的肥胖有关。作为肥胖风险标志性基因最有可能的是脂肪量和肥胖相关性基因(FTO)。在一项对 38 756 人的研究中发现:16% 特殊基因变异的纯合子(与肥胖风险有关)人群比其他人的体重要超过 3kg,发生肥胖的风险超过 1.67 倍。有的与肥胖相关的基因会编码脂滴包被蛋白。脂滴包被蛋白位于脂肪细胞内脂肪滴的表面,具有调节作用,主要是阻止已经存储的甘油三酯的释放,因此引起肥胖。在肥胖人群中脂滴包被蛋白是高表达的,而且脂滴包被蛋白基因可以预测肥胖风险,特别是在女性中肥胖的风险。近来有研究发现脂滴包被蛋白基因多态性 PLIN4 11482G > A 与体重较轻有关。另一个与肥胖有关的基因多态性是血清素(5 - HT)受体基因启动子。研究表明:5 - HT2A 基因启动子发生的 1438G > A 多态性会影响食物的摄入。在有可比性人群中,两个 G 等位基因的人要比两个 A 等位基因的人进食量大。

三、心血管疾病

下面举出多不饱和脂肪酸(PUFA)及其衍生物的例子进行说明。PUFA 是过氧化物酶体增殖子激活受体(PPAR)的配体。而 PPAR(包括 α、γ、δ)是细胞核的受体,位于细胞核内。当 PPAR 与 PUFA 结合后,就会影响与脂代谢有关的基因表达。结果是脂肪细胞分化,脂肪分解代谢和 β - 氧化增加,降低血清胆固醇,改善胰岛素的敏感性。大豆异黄酮也有通过作为 PPAR 配体改善脂代谢的作用,包括降低总胆固醇、降低 LDL - C、降低甘油三酯。

1. 单基因心血管疾病 家族性高胆固醇血症是由于 LDL 受体基因发生突变所致。这种突变有 800 种以上,并表现为形形色色的表现型。无效等位基因导致不会产生 LDL 受体蛋白质。其他的变异会损害 LDL 与受体结合的能力,或者损害翻译后加工过程并因此损害 LDL 受体蛋白质的功能。存在这种障碍的大多数患者是杂合子,所以虽然不能代偿其他功能的丧失,但是其 LDL 受体等位基因的功能还是正常的。

2. 膳食中的脂肪对不同基因型及预后的影响　PUFA 的摄入对 HDL - C 浓度会有不同的影响,要看载脂蛋白 A - 1 基因启动子第 75 位上的碱基是 A 还是 G。在 G/G 基因型妇女中,PUFA 的摄入增加会使 HDL - C 的水平下降,而 A/A、G/A 基因型的妇女 PUFA 的摄入增加会使 HDL - C 的水平增高。另外的研究也表明载脂蛋白 c3 基因启动子区的变异决定着 ω - 3 多不饱和脂肪酸降低甘油三酯的效果。载脂蛋白 c3 是富含甘油三酯的脂蛋白,是存在着心血管风险的标志。长链 ω - 3PUFA 会降低载脂蛋白 c3 的水平,而载脂蛋白 c - 3 基因特殊的多态性使得机体不会发生这样的反应。常见的PPAR - α 等位基因的人,使用 PUFA 甘油三酯和载脂蛋白 c3 不会有显著的变化。但是如果 PPAR - α 基因 162 位上的缬氨酸被亮氨酸取代的话,那么使用高 PUFA 膳食会使甘油三酯和载脂蛋白 c - 3 显著下降。

对于心血管疾病,研究较多的是载脂蛋白 E(ApoE)。ApoE 主要存在于乳糜微粒(CM)、VLDL、IDL 和部分 HDL 中。在人类中常见的 ApoE 等位基因有 ApoE ε2、ApoE ε3 和 ApoE ε4。每一个等位基因对应于一个主要异构体产生 3 种纯合子(ε2/2、ε3/3、ε4/4)和 3 种杂合子(ε2/3、ε2/4、ε3/4)共 6 种常见表型。ApoE 的氨基酸序列的 112 位和 158 位两种氨基酸残基即精氨酸(Arg)和半胱氨酸(Cys)的交换决定了异构体的种类。ApoE ε4 在这两个位置上都是 Arg,ApoE ε2 在这两个位置上都是 Cys,112 位为 Cys 和 158 位是 Arg 者为 ApoE ε3 异构体。ε4 等位基因会显著地升高健康人的总胆固醇浓度,使其易患动脉粥样硬化,相反,ε2 等位基因可以降低胆固醇浓度,其降低效应是 ε4 升高胆固醇的 2 ~ 3 倍。ApoE 等位基因变异还与血浆 ApoB 浓度、甘油三酯及血管收缩压有关。研究表明 ε2 等位基因对冠状动脉硬化的发展有防护作用。临床研究证实患心血管疾病如心肌梗死幸存者,或血管造影证明有动脉粥样硬化者,比其对照组的 ε4 等位基因频率高。

营养基因组学是一种新兴的科学,现在正向传统医学渗透,但是还没有与传统医学融合。目前营养基因组学将从几个方向融入临床医学:其一是预测可能出现的疾病,以及疾病对营养的不同需求。其二是预防,比如许多易发结肠癌基因的患者的营养供给的改变。比如大豆异黄酮有减少癌症风险的作用。在此基础上,为营养治疗的个体化打下基础。就像我们前边已经提到的,不同基因多态性决定着患者对 PUFA 降低心血管疾病的作用。再比如在 ARDS 治疗上有些营养治疗是有效的,有些研究认为是无效的。要解决这些问题,我们就要看看这些对营养治疗有效或者无效的患者的基因多态性是否存在着差异,以期为危重症治疗提供新的方法。目前已经有学者在进行类似的工作。

【参考文献】

1. NOWELL S A,AHN J,AMBROSONE C B. Gene - nutrient interactions in canceretiology[J]. Nutr Rev, 2004,62:427 - 438.

2. MCCABE D C,CAUDILL M A. DNA methylation,genomic silencing,and links to nutrition and cancer[J]. Nutr Rev,2005,63:183 - 195.

3. VAN BREDA S G,VAN AGEN E,ENGELS L G,et al. Altered vegetable intakeaff ects pivotal carcinogenesis pathways incolon mucosa from adenoma patientsand controls[J]. Carcinogenesis,2004,25:2207 - 2016.

4. HERBETH B,AUBRY E,FUMERON F,et al. Polymorphism of the 5 – HT$_2$ Areceptor gene and food intakes in children and adolescents: the Stanislas Family Study[J]. Am J Clin Nutr,2005,82:467 – 470.

5. TAI E S,CORELLA D,DEMISSIE S,et al. Polyunsaturated fatty acids interact with the PPARA – L162V polymorphismto affect plasma triglycerideand apolipoprotein C – Ⅲ concentrationsin the Framingham Heart Study[J]. J Nutr,2005,135:397 – 403.

第八章　危重症患者的营养评估

营养评估就像临床医生对患者进行诊断一样,是进行营养治疗的基础。我们希望获得患者更多的营养方面的资料,经过鉴别,能够全面地了解患者的营养情况,以及实施营养治疗后的效果。虽然我们已经建立了许多评估方法,但是并不是适用于所有人。营养状态随着机体内营养储存、营养摄入和营养利用而在改变。对于危重症患者来讲,重点还要关注患者摄入是否足够和能否利用营养的问题。另外,现在还没有一种方法可以完整地对营养状态做出评估。所以,有许多从不同角度认识营养状态的方法。临床医生要很好地掌握和熟悉这些测定方法和适用规则,才能准确地了解患者的营养状态和解释患者对营养治疗的反应,并有针对性地进行营养治疗。本章介绍的内容包括:

- 住院患者的一般营养评价
- 间接热量仪的使用
- 营养筛查和应用评定

第一节　住院患者的一般营养评价

对住院患者的营养评价方法可以分为三类:人体测量法、生化临床检验、膳食与营养评价。

一、人体测量法

人体测量法主要测定患者的身高、体重、性别,患病前的体重,标准体重,肱三头肌皮褶厚度、臂围和臂围肌肉。

1. 身高测量　对于不能站立的患者可以采用的方法包括:①测定臂长,估测身高。让患者伸开双臂,并与身体成90°,测定两臂中指指尖的距离,就是身高。或者使用优势臂长乘以2得身高。缺点是可能过估身高。②测膝高,估测身高。方法是患者取卧位,右膝和踝关节屈曲呈90°,测定从脚跟到膝上的距离。要注意反复测定几次。使用以下公式计算:

18~60岁:

- 白人男性身高(cm) =71.85 + (1.88×膝高)
- 黑人男性身高(cm) =73.42 + (1.79×膝高)

- 白人女性身高(cm) = 70.25 + (1.87 × 膝高) – (0.06 × 年龄)
- 黑人女性身高(cm) = 68.10 + (1.86 × 膝高) – (0.06 × 年龄)

60~80 岁：

- 白人男性身高(cm) = 59.01 + (2.08 × 膝高)
- 黑人男性身高(cm) = 95.79 + (1.37 × 膝高)
- 白人女性身高(cm) = 75.00 + (1.91 × 膝高) – (0.17 × 年龄)
- 黑人女性身高(cm) = 58.72 + (1.96 × 膝高)

2. 体重测量 要求患者不要着衣服和鞋子，在排尿后进行。对于卧床的患者可以使用床秤测定。对于有肢体缺失的患者一般可以根据以下数据调整：手：占体重0.8%；前臂和手：占体重3.1%；全臂：占体重6.5%；脚：占体重1.8%；下肢：占体重7.1%；全下肢：占体重18.6%。比如一侧下肢缺如的患者实际体重为60kg,调整后体重是 100 × 60/(100 – 18.6) = 71.1kg。

临床情况下，平时体重与营养风险的关系非常密切，用途较理想体重更为广泛。一般来讲，成年人在一个月内，非计划性体重改变大于5%或者6个月内非计划性体重的变化大于10%,就意味着存在营养风险。体重变化百分比可以用(平时体重 – 目前体重)/平时体重来计算。

3. 身体成分测定 用身高和体重评价营养状态还是有些粗糙。比如说，一个非常壮实的人，如果单单看身高、体重，可能就会将他划入肥胖的人群中。测定皮褶、腰围和身体成分的技术可以帮助医生获得更多的营养状态的信息。身体成分测定包括组成总体重的两个成分：脂肪成分和无脂肪成分。更细化的身体成分包括脂肪成分、总体水、组成骨的矿物质(骨及牙齿)以及蛋白质。

(1)皮褶测定：用途是评估皮下组织的脂肪和肌肉、蛋白质能量储存。皮褶厚度测定的部位可以是胸部、三头肌、肩胛下、腋中线、髂上皮褶、腹部、大腿和腓肠肌。最常用的部位是三头肌。三头肌皮褶测定使用非优势臂，在鹰嘴和肩峰之间。另外，测定臂中部的周径和皮褶可以用来间接估测臂肌的横截面积和脂肪的面积。Frisancho A. R. 的计算公式为：

$$女性\ AMA = \frac{[MAC - (\pi × TSF)]^2}{4 × \pi} - 6.5$$

$$男性\ AMA = \frac{[MAC - (\pi × TSF)]^2}{4 × \pi} - 10$$

式中,AMA—臂肌面积(cm^2);MAC—中臂周径(cm);TSF—三头肌皮褶(cm)。成年人中上臂肌面积见表8–1。

表8–1 成年人中上臂肌面积

达到标准百分比	男性(cm^2)	女性(cm^2)	评价
100 ± 20	54 ± 11	30 ± 7	适当
75	40	22	还行

续表

达到标准百分比	男性(cm²)	女性(cm²)	评价
60	32	18	虚弱
50	27	15	糟糕

Ravasco 等发现上臂中点环围小于 5 个百分点是与危重症患者高病死率有关的人体测量参数。不论营养状态或摄入情况怎么样,单一的卧床就可以引起肌肉的丧失和萎缩。临床医生应该检查患者的脂肪和肌肉储存、体型、水肿、肌肉的张力、皮肤壁厚度。需要注意的是:这些公式和标准来源于健康人,应用于患者时还是需要慎重的。

(2)生物电阻抗分析(BIA):BIA 的使用越来越多,因为这种检查准确、迅速、安全、方便、无创。其原理是将低频、微弱、交替的电流送入机体末端。测定电流的阻抗就可以估测出身体成分的构成,包括机体细胞群、无脂肪群、脂肪群和总水的量。含水较少的组织,如脂肪和骨是不良导体,阻抗大;而含水量高的组织,像血液、肌肉和重要的器官都是良好的导体,阻抗小。现在也发展了局部体脂测定技术和更准确的多频测定技术。BIA 技术不宜用于体内水分变化过大的情况,可以用于慢性疾病的液体潴留的检查,如 AIDS、慢性肾衰竭、COPD、腹泻等。由于在危重症患者中,瘦体组织的改变与整体水之间的关系是无法预测的,因此对结果的解释一定要小心。生物电阻抗向量分析已经在尝试用于记录 ICU 患者的液体状态。中心静脉压与直接电阻抗测定的相关性优于整体水预测值,这可能为临床处理危重症患者的液体平衡提供一个非侵入的方法。

(3)水中称重:这是测定身体成分的最准确的方法,但是实施起来比较困难。水下称重法要求受试者身着统一的泳装,称量体重,然后平躺在担架上,全身完全浸入水中,通过口式呼吸器与肺功能仪相通,在水下进行呼吸,在此时快速称量受试者水下重量 10 ~ 20 次,计算平均值。水下称重法被认为是测量体成分的金标准,常用来评估新方法的有效性。由于该方法需要受试者沉入水底,对体质较弱的人不适用。

(4)双能 X 线吸收测定法(DEXA):DEXA 首先用于骨矿物质含量和密度的测定。现在可以使用 DEXA 测定矿物质群、非矿物质群和脂肪群。方法是用两种不同能量水平的 X 线扫描机体,测定机体对光子的吸收情况、不同的机体组织有不同的吸收率,据此可以计算出矿物质群、非矿物质群和脂肪群的含量。

(5)气体置换体积描记技术:现在常用的是 BOD POD 测试。

(6)其他的技术:有全身钾量法、中子活化法、超声法、CT、MRI 和近红外线法。

二、生化临床检验

生化临床检验的内容很多,在对这些结果进行评价时,一定要考虑到患者的一些背景资料,比如患者的诊断、治疗情况、疾病的程度、水合情况、用药和其他处理等都会对生化指标造成影响。

1. 蛋白质测定　对于蛋白质测定来讲,每一种测定方法都有其局限性。要了解机体的改变,及早识别出营养缺陷,需要进行一组蛋白质相关测定。过去,蛋白质测定关注于两个方面:肌肉蛋白质和内脏蛋白质。肌肉蛋白质主要测定的是骨骼肌蛋白质,而内脏蛋白质是指构成器官、红细胞、粒细胞、淋巴细胞等的非骨骼肌蛋白质。

(1)肌肉蛋白质测定:方法之一是肌酐身高指数(CHI)测定。肌酐不能储存在肌肉中,需要从肾脏中排出。

$$CHI = \frac{24h\ 尿肌酐(mg)}{预期\ 24h\ 尿肌酐(mg)} \times 100\%$$

不同身高预期 24h 尿肌酐见表 8-2。

表 8-2 不同身高预期 24h 尿肌酐

男性		女性	
身高（cm）	肌酐(mg)	身高（cm）	肌酐(mg)
157.5	1 288	147.3	830
160	1 325	149.9	851
162.6	1 359	152.4	875
165.1	1 386	154.9	900
167.6	1 426	157.5	925
170.2	1 467	160	949
172.7	1 513	162.6	977
175.3	1 555	165.1	1 006
177.8	1 596	167.6	1 044
180.3	1 642	170.2	1 076
182.9	1 691	172.7	1 109
185.4	1 739	175.3	1 141
188	1 785	177.8	1 174
190.5	1 831	180.3	1 206
193	1 891	182.9	1 240

CHI 在 60%～80% 提示有轻度的骨骼肌损耗,40%～59% 提示存在着中度骨骼肌损耗,<40% 意味着严重的骨骼肌损耗。这个实验的问题在于需要留 24h 尿,实施起来比较困难。在使用这个指标时,要明确了解患者的临床情况会影响到该指标的准确性。食肉、脓毒血症、创伤、发热、剧烈运动等都会使肌酐排出增加。肾功能有问题、尿量减少、老年人、与营养不良无关的肌萎缩都会使肌酐排出减少。

方法之二是氮平衡测定,在之前的章节中已经有描述。氮平衡的计算公式是:

$$氮平衡 = \frac{每日膳食中蛋白质摄入量}{6.25} - 24h\ 尿尿素氮 - 4$$

(6.25g 蛋白质 = 1g 氮)

氮平衡反映了净蛋白合成情况,即整体蛋白合成减去蛋白分解。氮平衡不是对营养状态本身的评估,而是用于判定营养支持对预防净分解代谢或促进合成代谢是否足够

（见表 8 − 3）。缺点是需要留取 24h 的尿量,增加了不准确的机会;出现肾功能不全时不能使用这个指标。另外,如果存在着氮从伤口、烧伤部位流失以及腹泻、呕吐丢失情况时,就没有办法计算氮平衡的情况。

表 8 − 3　氮平衡的解释

平衡状态	解释	需要考虑的因素
摄入 = 排出	稳态氮平衡	热量摄入 = 热量需要;营养良好,保持
摄入 > 排出	正氮平衡	处于生长或合成代谢状态;见于生长期儿童、妊娠妇女、强化训练的运动员;假如氮排出突然下降,要注意肾功能
摄入 < 排出	负氮平衡	(1)如果摄入为 0 或可以忽略,将是负氮平衡(即使是营养良好,不处于应激者);目标 = 改善摄入 (2)如果在非应激的个体中摄入是适当的,仍出现负氮平衡,要评估热量摄入是否适当 (3)如果氮排出明显增加,要评估肾功能(表明肾功能不全正在恢复),在高代谢状态,尿氮排出非常多。需要提供适当的热量和蛋白质。目标 = 在此期间减少负氮平衡 (4)如果热量和蛋白质的摄入是适当的,减少氮排出的最好方法是减少应激的来源(方法如治疗感染,固定骨折,覆盖开放的伤口,脓液引流,控制环境温度)

　　(2)内脏蛋白质测定:从理论上讲,血清蛋白质受到肝脏合成蛋白质所需要的氨基酸的量的变化的影响,因此,血清蛋白质水平的改变与内脏蛋白质状态是一致的。当然血清蛋白质水平也会受到其他因素的影响。内脏蛋白的生化指标见表 8 − 4。

表 8 − 4　内脏蛋白生化指标

血清蛋白	正常值	半衰期	主要的功能	评价
白蛋白	35 ~ 50g/L	17 ~ 21d	血液中的转运蛋白,血管液体和电解质的平衡	容易受到创伤、手术和应激的影响;受到机体水合状态的影响,脱水时增高,水过多时下降
转铁蛋白	2 150 ~ 3 800 mg/L	8 ~ 10d	铁的转运	负性急性期蛋白质,受到铁含量的影响
前白蛋白	190 ~ 430mg/L	2 ~ 3d	甲状腺激素转运	负性急性期蛋白质,在疾病、感染、手术、应激、创伤时减少、肝硬化、肝炎、甲状腺功能亢进、吸收不良时降低

血清蛋白	正常值	半衰期	主要的功能	评价
视黄醇结合蛋白	21 ~ 64mg/L	10 ~ 12h	维生素 A 的转运	负性急性期蛋白质,肾衰竭时增加。甲状腺功能亢进、囊性纤维化、肝衰竭、应激、维生素 A 缺乏、锌缺乏时减少
纤维连接蛋白	2 200 ~ 4 000 mg/L	15h	伤口愈合和血管完整性维持,细胞分化	影响凝血、炎症和损伤过程

1)白蛋白:血清白蛋白现在依然是判断疾病预后的一个有用的指标,包括对急症的预后判断。使用这个指标需要注意的是:一是白蛋白的半衰期较长,所以对疾病的影响和治疗干预的影响不是太敏感。二是白蛋白会受到炎症和急性应激的影响。三是白蛋白降低还见于肾病综合征、失蛋白性肠病、烧伤及肝硬化。感染、多发性骨髓瘤、急性和慢性炎症及类风湿性关节炎都会造成白蛋白的降低。使用同化激素和糖皮质激素的患者白蛋白水平会增高。

2)转铁蛋白:转铁蛋白的问题在于会受到体内铁含量的影响。体内铁储存减少时,转铁蛋白将会增加。在肝病、肾病、炎症、心衰时转铁蛋白也会发生改变。

3)前白蛋白:前白蛋白可以反映营养摄入和机体对营养支持的反应性。前白蛋白是一个与营养不良风险一致的指标。使用这个指标时需要注意:霍奇金病时,前白蛋白是增加的。而在肝炎、肝硬化、吸收不良、甲状腺功能亢进时,前白蛋白是降低的。另外在疾病和应激状态下,前白蛋白也会下降,不一定伴有营养不良。专家共识指出:如果前白蛋白 <50mg/L,或者每周增加 <40mg/L 将意味着预后不良。

4)视黄醇结合蛋白:前白蛋白和视黄醇结合蛋白有上升趋势意味着分解代谢向合成代谢逆转。前白蛋白的水平反映了营养支持的强度,可以用于评估营养干预是否适当。视黄醇结合蛋白可以反映机体在短期内对营养支持的反应。但是,在肾衰竭时视黄醇结合蛋白是增高的,而在甲状腺功能亢进、肝衰竭、维生素 A 缺乏、锌缺乏和代谢应激时降低。

5)纤维连接蛋白(FN):FN 不太受急性应激的影响,是一个评估营养支持效果的良好的指标。在急性应激情况下,这个指标特别有用。影响该指标的因素有烧伤、损伤和炎症,因为在这些情况下,FN 会发生受损局部的沉积。患者的凝血状态也会影响到 FN。胰岛素样生长因子 1(IGF – 1)是在肝脏受到生长激素的刺激时产生的蛋白质,与癌症和克罗恩病等有关。现在认为这是一个很有效的评估急性应激状态下患者营养状态的指标。

6)C – 反应蛋白(CRP):CRP 是正性急性期蛋白质,在炎症和感染的情况下出现。CRP 的增高意味着在疾病、应激和创伤情况下,患者的营养风险增加。研究发现 CRP 与 SIRS 关系密切,是 ICU 诊断感染的有用的监测指标。在入院到第 4 天之间,CRP 降低 ≥

50mg/L 是康复的良好预测指标。CRP 与前白蛋白联合监测有助于鉴别是急性期反应还是营养不良。

2. 免疫成分测定 实际上,机体蛋白质的缺乏会增加感染的风险,也会改变机体的免疫反应和炎症反应。另外,淋巴细胞总数也是评估免疫成分的一个指标。

3. 血液成分检测 包括血红蛋白、血细胞比容、红细胞容积、红细胞平均血红蛋白浓度、铁蛋白、铁传递蛋白饱和度、原卟啉、叶酸、维生素 B_{12} 等的检测。

4. 维生素和矿物质的监测

5. 其他必要的实验室测定 生化 7 项测定包括:尿素氮、血氯、二氧化碳、肌酐、葡萄糖、血钾、血钠。生化 19 项测定:尿素氮、血氯、二氧化碳、肌酐、葡萄糖、血钾、血钠、白蛋白、碱性磷酸酶、丙氨酸转氨酶、天冬氨酸转氨酶、直接胆红素、γ – 谷氨酰转移酶、乳酸脱氢酶、磷、总胆红素、总胆固醇、总蛋白、尿酸。

三、膳食与营养评价

对于临床医生而言,危重症患者的营养评估是一个挑战。传统的营养评估方法用于 ICU 患者的评估,作用有限。现在没有最好的营养评估方法,因此,使用任何评估方法必须了解其局限性。严重疾病患者无论使用什么评估工具,都会被鉴定为营养不良或有营养风险。这些患者几乎都表现为:营养摄入减少、能量需求和营养需求增加、营养利用改变,或者这些都存在。因此,营养不良的诊断应该谨慎。重要的是要判断:评估方法是否能指明存在营养缺乏的状态且营养治疗可以改善这种状态,能否反映出因为疾病和损伤发生代谢紊乱的严重性。营养缺乏和代谢紊乱,危重症患者常常同时存在。在 ICU 进行营养评估的目的是寻找先前存在的营养缺失的证据,估测可能影响预后的营养相关性并发症发生的风险,确定是否需要特殊的营养支持。由于 ICU 患者病程过长,因此应定期进行重复评估,并且必须结合对摄入的适当程度和治疗效果的监测。

1. 间接测热法 见本章第二节。

2. 主观整体评价 见本章第三节。

四、能量需求公式的认识

1. 历史的演变 Francis 等在 1909 年使用呼吸热量计为健康志愿者进行代谢率研究,发现发热对基础代谢率是有影响的。DuBois 在 1910 ~ 1920 年期间发现:体温每增加 1℃,基础代谢率增加 13%。1919 年 Herris – Benedict (H – B) 公式问世:男性基础能量消耗(BEE) (kcal/24h) = 66.47 + 5H + 13.7W – 6.8A;女性 BEE (kcal/24h) = 665.1 + 1.8H + 9.6W – 4.7A。20 世纪 60 ~ 70 年代,要求给患者提供 1.5 倍基础代谢率的热量。正是在这种情况下,出现了碳水化合物过多使得二氧化碳的产量增加并会造成呼吸窘迫的情况,碳水化合物负荷的相对影响以及过量喂食的问题让人们一头雾水。

1979 年,Calvin Long 发表了至今仍然广为应用的关于疾病和损伤的应激因素的文章。这些因素原来是为了作为计算健康人基础代谢的 H – B 公式的系数。Long 提出应激情况下使用 H - B 公式的系数:卧床 1.2,非卧床 1.3,小手术 1.2,骨骼肌创伤 1.35,脓毒血症(发热、低血压、气急、心动过速) 1.6,严重的热烧伤 2.1。Frankenfield 等人对 Long 的工作提出了异议,他们检查了不同类型损伤引起的炎症反应、非烧伤性创伤、手术、内科 ICU 患者。发热作为炎症反应的标志,他们发现,一旦发热的效应得到控制,疾病引起的基础代谢率变化就比较小。与发热患者比较,不发热的患者中高代谢不那么显著,不同损伤类型之间几乎没有差异。但在发热患者中,不同类型的疾病代谢率差别很大(创伤比手术和内科疾病的代谢率更高),但是,当发热作为协变量时,这些差别消失了。在其他研究中也发现:炎症反应的存在是决定危重症患者高代谢程度的重要因素。在任何疾病的分类中,发热就表示基础代谢率的增加,说明体温对于 ICU 的实践以及临床营养的评估都是重要的参数。也有人就患者的生理活动和镇静状态对代谢率有何影响进行了研究,结果发现:大多数情况下,使用镇静和麻醉的患者基础代谢率都有下降。但是,进行麻醉的脓毒血症患者比不进行麻醉的脓毒血症患者有更高的基础代谢率。因此目前认为镇静和麻醉后可以降低患者清醒时的基础代谢,但是这并不意味着需要镇静或麻醉的患者比不需要镇静或麻醉的患者有较低的高代谢,因为那些需要镇静或麻醉的患者病情更重。

2. 如何估测 ICU 患者能量消耗　Frankenfield 对创伤系列患者进行研究,发现实际上在基础代谢率和肌肉分解代谢率之间存在着线性关系。在接受营养支持的患者中,基础代谢率和总尿氮丧失存在着线性关系。预测危重症患者基础代谢率的常用方法是先计算健康状态的基础代谢率,然后乘以应激因素的系数。常用的计算能量消耗的公式如下:

(1)Mifflin - St. Jeor 公式:

女性:$REE = 10 \times W + 6.25 \times H - 5 \times A - 161$

男性:$REE = 10 \times W + 6.25 \times H - 5 \times A + 5$

式中,REE—静态能量消耗;W—体重(kg);H—身高(cm);A—年龄(岁)。

(2)美国胸内科医师学会公式:

$REE = 25 \times W$

如果 BMI 为 $16 \sim 25 kg/m^2$,使用平时体重;如果 $BMI > 25 kg/m^2$,使用理想体重;如果 $BMI < 16 kg/m^2$,使用近 $7 \sim 10$ 天的体重,以后使用理想体重。

(3)宾州州立大学 2003 公式:

$REE = (0.85 \times value\ from\ Harris - Benedict\ 公式) + (175 \times T_{max}) + (33 \times V_E) - 6\ 443$

式中,V_E—每分钟通气量(L/min);T_{max}—先前 24h 内最高体温。

(4)Ireton - Jones 1997 公式:

$REE = (5 \times W) - (11 \times A) + (男性 244) + (创伤 239) + (烧伤 840) + 1\ 784$

(5)FAO/WHO Basal Energy Estimation 公式:

男性 $18 \sim 30$ 岁　　　$kcal/d = (15.3 \times W) + 679$

　　　$30 \sim 60$ 岁　　　$kcal/d = (11.6 \times W) + 879$

　　　> 60 岁　　　　$kcal/d = (8.8 \times W) + (1\ 128 \times H) - 1\ 071$

女性　18～30 岁　　　kcal/d = (14.7 × W) + 496

　　　　30～60 岁　　　kcal/d = (8.7 × W) + 829

　　　　>60 岁　　　　kcal/d = (9.2 × W) + (637 × H) - 302

（6）Frankenfield 根据回顾性资料和宾州州立大学方程发布了一个新的公式。这个公式基于创伤、手术和内科 ICU 的患者。

$$RMR = RMR(healthy)(1.1) + V_E(32) + T_{max}(140) - 5 340$$

计算公式这些年来层出不穷，而确认这些公式的研究很少。Flancbaum 是第一个对先前预计公式进行验证的人，他对 Ireton - Jones 和 Frankenfield 的公式进行了验证，没有一个公式特别令人满意。实测值和预计值之间的相关系数是低的（Frankenfield 公式 R_2 = 0.15，Ireton - Jones 公式 R_2 = 0.07）。Ireton - Jones 公式易于低估（89% 的患者出现低估）；使用 Frankenfield 公式 37% 的患者出现低估，换句话说，使用 Frankenfield 公式可能明显地高估真实的基础代谢率。国内对这些公式没有进行过验证。

如何使用这些公式依然需要慎重。临床医生和营养师会考虑到在危重症患者早期过食是有危害的，因此对肥胖患者的体重采用理想体重计算。研究发现：肥胖患者（平均 BMI > 36kg/m^2）与非肥胖患者（平均 BMI 为 25kg/m^2）的总代谢率[(2 550 ± 172)kcal/d 与(2 538 ± 162)kcal/d]是相似的；两组患者之间每千克瘦体组织的热量消耗也没有差异 [(43.6 ± 2.9)kcal/kg 与 (39.0 ± 2.5)kcal/kg]。然而，以每千克体重计算，肥胖患者的代谢率为 25kcal/kg，而非肥胖患者为 33kcal/kg。在危重症患者中，老年人的比例非常高。

另一个要考虑的因素是老年患者。典型的衰老与非脂肪组织的减少密切相关（虽然保持运动可以减少这种改变）。由于非脂肪组织是机体的引擎，燃烧所有的燃料，进行所有的工作，随着衰老出现，基础代谢率下降。许多基础代谢率的预计公式都会减去衰老对基础代谢率的影响。

3. 对蛋白质需要的评估　在非应激患者中，成年人拟订饮食供应量是每天每千克体重给予 0.8g 蛋白质。在应激、创伤和疾病时，如果热量足够，每天每千克体重需要 1.0～1.5g 蛋白质。

五、需要考虑的问题

1. 危重症患者达到能量平衡是必需的吗　对于在不同的患者，答案是不同的。对于饥饿患者来讲，当有充足的能量供给时，氮平衡将随着蛋白质摄入的增加而呈线性改善，平台处于氮平衡的正相。因此，达到能量平衡是饥饿患者营养支持的一个重要目标。

危重症患者氮平衡和能量平衡并不匹配。研究表明：与低热量喂食比较，喂食与实际代谢率等量或过量的热量，不会改善氮平衡或降低分解代谢率。危重症患者与单纯饥饿患者不同，不存在摄入热量与氮平衡之间的线性关系。积极的热量支持会促进体重增加，但是只是脂肪和水的增加，而不是肌肉的增加。与饥饿患者比较，对危重症患者低热量喂食可以节约氮及减少净分解代谢。

2. 危重症患者是否必须测定及估计代谢率　危重症患者基础代谢率的评估受到很

大的限制。代谢率的测定可以使用间接热量仪,但是,这种设备非常昂贵,技术上费时,有些患者无法准确测定。此外,对基础代谢率准确地把握也不会改善临床预后。因此,目前间接热量仪的使用更多是用于科研。

【参考文献】

1. HARRIS J A,BENEDICT F G. A biometricstudy of basal metabolism in man[J]. Carnegie Institute of Washington Publications,1919:279.

2. MIFFLIN M D,ST JEOR S T,HILL L A,et al. A new predictive equation for resting energy expenditure in healthy individuals[J]. Am J Clin Nutr,1990,51(2):241 – 247.

3. FRANKENFIELD D C,COLEMAN A,ALAM S,et al. Analysis of estimation methods for resting metabolic rate in critically ill adults[J]. JPEN,2009,33(1):27 – 36.

第二节　间接热量仪的使用

一、间接测热法的理论基础

间接测热法在 20 世纪就已经开始使用,是根据氧耗量(V_{O_2})和二氧化碳产量(V_{CO_2})来估算代谢率的方法。近来这种方法也已经应用于急性疾病和肠外营养的患者。间接热量仪测定的是机体的气体交换情况,即总体的 O_2 摄入量和 CO_2 释放量。不同的燃料释放热量和使用 O_2、释放 CO_2 的情况是不一样的(见表 8 –5)。

表 8 –5　机体可利用的 3 种主要的宏量营养的能量平衡

营养	氧化	ΔG°	使用的 O_2		CO_2 产量		RQ	净 ATP 产生率	ATP 的热量消耗	ATP 的氧消耗	O_2 的热量当量	O_2 的 ATP 当量
	(1mol)	(kcal/mol)	(1mol)	(L)	(1mol)	(L)	(mol)	(kg)	(kcal/mol)	(L/mmol)	(kcal/mol)	(mol/mol)
葡萄糖*	– 673	6	134	6	134	1.0	36	18.3	18.7	3.72	5.02	3.0
脂肪酸	– 2 398	23	515	16	358	0.695	131	66.4	18.3	3.93	4.66	2.85
氨基酸**	– 475	5.1	114	4.1	92	0.807	23	11.7	20.7	4.96	4.17	2.25

注:ΔG°:标准自由能的变化。

* 每 1mol 葡萄糖的完全氧化会产生 38mol 的 ATP,但是有 2mol ATP 在葡萄糖酵解中被消耗掉。

** 每 1mol 氨基酸的完全氧化会产生 28.8mol 的 ATP,但是有 5.8mol ATP 在这个氧化过程中被消耗掉。

发生在体内的同样的氧化过程,能量以 ATP 化学能的形式来计算,叫作"净 ATP 产量"。

在体内,ATP 的标准自由能变化(ΔG°)是 – 12.5kcal/mol,根据上表,葡萄糖和脂肪酸利用来生产 ATP 的净效率大约是 68%,而氨基酸生产 ATP 的净效率大约是 61%。也就是说,在氧化过程中,32% 的葡萄糖和脂肪酸以热量的方式释放,而 39% 的氨基酸以热量的方式释放。从上表中我们也可以发现:利用蛋白质来生产 ATP 所需要的热量消耗要高于葡萄糖和脂肪酸。另外,由葡萄糖生成 ATP 需要 3.72L 的氧,由脂肪酸生成 ATP 需要 3.93L 的氧,由蛋白质生成 ATP 需要 4.96L 的氧。表中的最后两列列出了氧的热量当量和 ATP 当量,即用 1L 的氧能够产生多少能量或 ATP。表中显示:葡萄糖具有最高的氧当量。这些计算说明了一个重要的生理学概念,那就是:利用氧来产生 ATP 的最有效途径是氧化葡萄糖,而脂肪和蛋白质产生 ATP 要消耗更多的氧。下面我们看一下 3 种底物的氧化过程:

$$1g\ 葡萄糖 + 0.746L\ 氧 \rightarrow 0.746L\ CO_2 + 0.6g\ H_2O \tag{1}$$

$$1g\ 脂肪 + 2.029L\ 氧 \rightarrow 1.430L\ CO_2 + 1.09g\ H_2O \tag{2}$$

$$1g\ 蛋白质 + 0.966L\ 氧 \rightarrow 0.782L\ CO_2 + 0.45g\ H_2O \tag{3}$$

由于氮占蛋白质重的 16%,或者是:

$$蛋白质 = 6.25 \times 尿氮 \tag{3'}$$

所以:

$$1g\ 氮 + 6.04L\ O_2 \rightarrow 4.89L\ CO_2 + 2.81g\ H_2O \tag{3}$$

$$V_{O_2} = 0.746\ 葡萄糖 + 2.029\ 脂肪 + 6.04N \tag{4}$$

$$V_{CO_2} = 0.746\ 葡萄糖 + 1.430\ 脂肪 + 4.89N \tag{5}$$

$$葡萄糖 = 4.55V_{CO_2} - 3.21V_{O_2} - 2.87N \tag{6}$$

$$脂肪 = (1.67V_{O_2} - V_{CO_2}) - 1.92N \tag{7}$$

所以,如果我们知道了 V_{O_2} 和 V_{CO_2} 以及尿氮,那么就可以计算出机体氧化脂肪和葡萄糖的量。根据公式(4)(5),非蛋白呼吸商(RQ) = $(V_{CO_2} - 4.89N)/(V_{O_2} - 6.04N)$。然后使用 ad hoc 表查出葡萄糖和脂肪氧化时利用的氧量。

一旦计算出来葡萄糖、脂肪和蛋白质的氧化率,就可以直接地估计这 3 种底物的热量当量:分子量为 180 的葡萄糖的 $\Delta G^\circ = -3.74kcal/g$;分子量为 861 的脂肪的 $\Delta G^\circ = -9.50kcal/g$;分子量为 116 的蛋白质(结构氨基酸的平均值)的 $\Delta G^\circ = -4.10kcal/g$。

能量生产率(ERP:kcal/min) = $3.91V_{O_2} + 1.10V_{CO_2} - 3.34N$。注意 1g 的蛋白质(燃烧热 = 5.65kcal/g)在水解后会产生 1.15g 的氨基酸,尿中含氮的化合物(尿酸、尿素、肌酐、肌酸和氨基酸等)平均燃烧热是 7.89kcal/g N(或者是氧化 1g 蛋白质的燃烧热 1.26kcal),蛋白质的代谢能是 4.39kcal/g。来源于内源性和膳食蛋白质的游离氨基酸的代谢能是 3.82kcal/g,要减去水解产生的热(0.031kcal/g)。

如果是糖原供能时,糖原 = $4.09V_{CO_2} - 2.88V_{O_2} - 2.59N$,糖原的热量当量是 4.15kcal/g。在计算时需要考虑到这个问题。

ERP 与呼吸商的关系:$ERP/V_{O_2} = 3.91 + 1.10RQ - 3.34N/V_{O_2}$。

这个公式说明氧的热量当量(ERP/V_{O_2})与呼吸商呈线性关系(见图 8 - 1)。如果蛋白质的氧化为 0,那么纯脂肪的热量当量(RQ = 0.7)是 4.66kcal/L,葡萄糖的热量当量(RQ = 1.0)是 5.02kcal/L。

影响呼吸商的其他因素有:机体的组织、细胞不仅能同时氧化分解各种营养物质,而且也使一种营养物质转变为另一种营养物质。糖转化为脂肪时,呼吸商可能变大,甚至超过 1.00。这是由于当一部分糖转化为脂肪时,原来糖分子中的氧即有剩余,这些氧可能参加机体代谢过程中氧化反应,相应地减少了从外界摄取的氧量,因而呼吸商变大。反过来,如果脂肪转化为糖,呼吸商也可能低于 0.71。这是由于脂肪分子中含氧比例小,当转化为糖时,需要更多的氧进入分子结构,因而机体摄取并消耗外界氧的量增多,结果呼吸商变小。另外,还有其他一些代谢反应也能影响呼吸商。例如,肌肉剧烈运动时,由于氧供不应求,糖酵解增多,将有大量乳酸进入血液。乳酸和碳酸盐作用的结果,会有大量 CO_2 由肺排出,此时呼吸商将变大。又如,肺过度通气、酸中毒等情况下,机体中与生物氧化无关的 CO_2 大量排出,也可出现呼吸大于 1.00 的情况;相反,肺通气不足、碱中毒等情况下,呼吸商将降低。

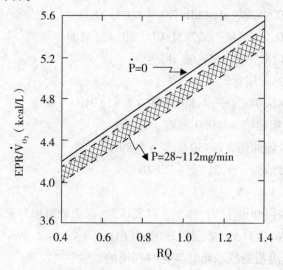

图 8 − 1　氧热量当量与呼吸商的关系

注:没有蛋白质氧化时的关系(实线);不同蛋白质氧化时的关系(阴影部分)。上部虚线

代表蛋白质的氧化速度是 28mg/min,下部虚线代表蛋白质的氧化速度是 112mg/min。

间接测热法计算原则:实验测得的机体 24h 内的耗氧量、CO_2 产量以及尿氮量,根据表 8 − 5 和表 8 − 6 中相应的一些数据进行计算。首先,由尿氮量算出被氧分解的蛋白质量,由被氧化的蛋白质量从表 8 − 5 中算出其产热量、耗氧量和 CO_2 产量;其次从总耗氧量和总 CO_2 产量中减去蛋白质耗氧量和 CO_2 产量,计算出非蛋白呼吸商,根据非蛋白呼吸商查表 8 − 6 的相应的非蛋白呼吸商的氧热价,计算出非蛋白代谢的产热量;最后,24h 产热量为蛋白质代谢的产热量与非蛋白代谢的产热量之和。此外,从非蛋白呼吸还可推算出参加代谢的糖和脂肪的比例。葡萄糖的热价为 17.17kJ(4.1kcal),脂肪的热价为 38.94kJ(9.3kcal),蛋白质的生物热价为 17.17kJ(4.1kcal)。

举例:

先测定受试者在一定时间内的耗氧量和 CO_2 产量,假定受试者 24h 的耗氧量为 400L,CO_2 产量为 340L(需要换算成标准状态的气体容积)。另经测定 24h 尿氮排出量为 13g。根据这些数据和查表 8 − 1、表 8 − 2,计算 24h 产热量,方法是:

(1)蛋白质氧化量 $= 13 \times 6.25 = 81g$

产热量 $= 18$(蛋白质生物热价)$\times 81 = 1\ 458kJ$

耗氧量 $= 0.95$(每克蛋白质耗氧量,L/g)$\times 81 = 76.95L$

CO_2 产量 $= 0.76$(CO_2 产量,L/g)$\times 81 = 61.6L$

(2)非蛋白呼吸商:

表8-6　非蛋白呼吸商和氧热价(1kcal=4.185kJ)

非蛋白呼吸商		0.707	0.71	0.72	0.73	0.74	0.75	0.76	0.77	0.78	0.79
氧化的百分比	糖	0	1.1	4.75	8.4	12	15.6	19.2	22.8	26.3	29
	脂肪	100	98.9	95.2	91.6	88	84.4	80.8	77.2	73.7	70.1
氧热价(kJ/L)		19.62	19.64	19.69	19.74	19.79	19.84	19.89	19.95	19.99	20.05
非蛋白呼吸商		0.8	0.81	0.82	0.83	0.84	0.85	0.86	0.87	0.88	0.89
氧化的百分比	糖	33.4	36.9	40.3	43.8	47,2	50.7	54.1	57.5	60.8	64.2
	脂肪	66.6	63.1	59.7	56.2	52.8	49.3	45.9	42.5	39.2	35.8
氧热价(kJ/L)		20.1	20.15	20.2	20.26	20.31	20.36	20.41	20.46	20.51	20.56
非蛋白呼吸商		0.9	0.91	0.92	0.93	0.94	0.95	0.96	0.97	0.98	0.99
氧化的百分比	糖	67.5	70.8	74.1	77.4	80.7	84	87.2	90.4	93.6	96.8
	脂肪	32.5	29.2	25.9	22.6	19.3	16	12.8	9.58	6.37	3.18
氧热价(kJ/L)		20.61	20.67	20.71	20.77	20.82	20.87	20.93	20.98	21.03	21.08

非蛋白代谢耗氧量 = 400 - 76.95 = 323.05L

非蛋白代谢 CO_2 产量 = 340 - 61.6 = 278.4L

非蛋白呼吸商 = 278.4/323.05 ≈ 0.86

(3)根据非蛋白呼吸商的氧热价计算非蛋白代谢的热量:

查表8-6,非蛋白呼吸商为0.86时,氧热价为20.41。所以,非蛋白代谢产热量 = 323.05 × 20.41 = 6 594.5kJ。

(4)计算24h产热量:

24h产热量 = 1 458 + 6 594.5 = 8 052.5kJ

受试者24h内的能量代谢率就是8 052.5kJ(1 924kcal)。

二、设备和应用

1. 设备的种类

(1)Douglas袋:最早的间接测热法装置是Douglas袋,这是测定呼出气样本的金标准。受试者呼吸环境中的空气,而将呼出气通过活瓣呼出到Douglas袋中。使用气体分析仪分析呼出气样本中的 O_2 和 CO_2,对比吸入气与呼出气的气体成分,就可以计算出 V_{O_2} 和 V_{CO_2}。但是,呼出气分析仪设备价格是比较贵的,使用时会受到经济方面的影响。

(2)代谢车:受试者戴好与代谢车连接的面罩,在呼吸过程中,进行气体分析和气流分析。在代谢车的混合室内,对其中的气体样本进行分析。也可以通过在呼吸活瓣上的呼出气体分析装置分析每次呼吸。有的代谢车设计既可以使用混合室进行分析,也可以使用每次呼出气测定。代谢车在临床应用方便且准确,但这种设备花费较高,还需要技术专家对设备进行维护。

(3)手持式间接热量仪:受试者带夹鼻口器,口器与间接热量仪相连接,使用每次呼出气测定。使用传感器测定湿度、大气压和室温。优点是便携和易于操作,缺点是不能用于使用呼吸机的患者。

使用间接热量仪测定能量消耗是一个金标准。但是在有些情况下,间接热量仪测定可能是不准确的。比如:使用了麻醉气体;系统发生漏气,无法准确地测定气体量(比如气管插管的气囊漏气,胸管的漏气或鼓泡,支气管胸膜瘘);没有进行适当的标定和对机器的校验;吸入氧浓度(FiO_2)不稳定,营养供给不稳定,药物使用问题(镇静和麻醉)。

2. 间接热量仪在住院患者的使用 患者与正常人的代谢反应是不一样的。比如一些感染的患者常常会存在着能量消耗的增加,这些患者静态能量消耗(REE)是明显增高的。基于此,人们设计了许多预计公式。但是,近十年来,这些公式的合理性受到了挑战。使用这些公式有可能过高地估计了患者的能量消耗,并因此引起过度喂食。许多的研究也证实预计公式和间接热量仪测定的能量消耗之间存在着比较大的差异。这是容易理解的,预计公式毕竟来源于特定的人群,而间接热量仪是对个体的实际测定。

很显然,测定患者的能量消耗是为了合理地为患者提供所需要的能量。能量合理地供给,可以改善伤口的愈合,缩短住院时间、脱机时间,降低患者的病死率。能量供给不足或者过度补充都是有风险的。能量补充不足会引起患者病死率的增加,住院时间延长,使用呼吸机的时间延长,院内感染风险增加;而能量补充过多会引起住院时间延长,使用呼吸机的时间延长,血糖不易控制及由此带来的其他风险,增加病死率。所以,对存在着可能高估或者低估能量消耗风险的患者,使用间接热量仪进行测定是必要的。使用间接热量仪可以很好地评估肥胖患者、严重营养不良患者、强镇静状态的患者、截肢患者、严重的甲状腺疾病患者以及对营养治疗没有反应的患者。

三、注意事项和应用

对于极度肥胖的患者($BMI > 40kg/m^2$)和因此进行了减肥手术的患者,使用间接热量仪来估计能量消耗是适当的。对于艾滋病患者,疾病本身和高效抗病毒药物的使用,都会引起代谢的变化。REE 预计公式不能准确地反映患者能量消耗的情况。在这种情况下,特别是伴有感染和呼吸衰竭时,推荐使用间接热量仪测定能量消耗。

要准确地测定 REE,需要患者的 O_2 和 CO_2 的交换处于稳定状态。注意,有些情况下,特别是危重症患者,使用间接热量仪要更加规范,以免出现不准确的情况。改善间接热量仪准确性的方法包括:

(1)在做间接热量仪测定之前至少30min,患者要处于平卧位,安静休息。

(2)对于接受间歇性喂食的患者(包括肠内团注,肠内、肠外交替喂食或者吃饭),如果产热作用已经考虑到 REE 中,患者最后一次喂食后 1h 后才可以做间接热量测定;如果产热作用没有考虑到 REE 中,患者最后一次喂食后 4h 后才可以做间接热量测定。

(3)如果使用连续喂食的方法,在使用间接热量仪之前至少12h 应该保持营养物质的内容和输注速度一致。

(4)测定环境要保持安静和合适的温度。

（5）如果没有禁忌证,应该关闭吸氧,呼吸室内空气。

（6）在测定过程中,要保证吸入氧浓度的稳定。

（7）如果呼吸机的设置发生了变化,延长90min后再进行测定。

（8）在测定中,患者的肢体活动是允许的。

（9）要确保样本气不会漏出。

（10）所有推导出的REE和RQ的资料都应来源于稳定状态时的测定。

（11）在测定前至少8h,患者没有接受过全身麻醉。

（12）如果患者存在着疼痛和或者烦躁不安,在测定前至少30min要使用止痛剂或者镇静剂。对在镇静过程中获取的结果,对结果解释时应该慎重。

（13）对于透析的患者,透析结束3~4h后再进行测定。

（14）在有痛苦的操作后至少1h内不做测定。

（15）在测定中,不要进行护理操作和其他干扰患者的医疗操作。

即使我们在工作中注意到了以上各点,但是还有其他因素依然会干扰间接热量仪的准确性。比如:$FiO_2 \geqslant 60\%$;呼气末正压通气(PEEP) > $12cmH_2O$;通气不足或者过度通气;样本气漏出;系统过湿影响到氧分析仪;在呼气过程中,通过系统的气体流速大于0;无法采集呼出气;吸入O_2不稳定;胸管漏气;支气管–胸膜瘘;有自主呼吸的患者供氧;正在做血液透析、腹膜透析和肾替代治疗的患者;间接热量仪的标定错误。

保持患者处于稳态对于保证间接热量仪的准确性是至关重要的。所谓稳态是指:在连续5min的测定中,V_{O_2}和V_{CO_2}的变化 < 10%,或者V_{O_2}和V_{CO_2}的平均变异系数 < 5%。实际上,危重症患者要保持稳态是很困难的。在这种情况下,代谢车需要30min才可以达到稳态,开始5min的数据是要抛弃的。许多研究已经证实,在进行机械通气的患者中,如果在5min的测定中V_{O_2}和V_{CO_2}的平均变异系数 < 5%,其准确性与30min的测定中V_{O_2}和V_{CO_2}的平均变异系数 < 10%的测定结果是一致的。如果不能达到稳态,怎么办呢?那就要延长实验的时间或者另外找时间再进行测定。一直达不到稳态,测定结果是不可用的。

间接测热法除了测定REE,还会给出RQ。但是注意这个RQ敏感性和特异性都比较差,不能作为底物利用的标志。但是可以利用测出的RQ来判断间接热量测定的有效性。如果测定的RQ < 0.67,或者 > 1.3,都说明这次间接热量测定是不可以使用的。

获得了间接测热法测定的REE结果后,应该进行判读。对于连续喂食的患者,不需要考虑产热作用,使用REE作为患者的目标热量值;对于禁食和间歇喂食的患者,要考虑到产热作用,在REE的基础上要加上8%~10%作为患者的目标热量值。

在无法使用间接热量仪的情况下,可以考虑的改变包括:宾州州立大学公式(见上节)是预计危重症患者REE最准确的公式,可以用于所有的使用呼吸机的患者。在健康人群中,Mifflin – St. Jeor公式是最准确的。对于急性病患者,伴有自主呼吸的患者目前缺少可以使用的公式,Mifflin – St. Jeor公式可以作为参考,并乘以应激因子(1.2~1.3)。也可以选择ASPEN指南推荐的方法估计REE,即成年人20~35kcal/(kg·d);肥胖患者11~14kcal/(实际体重kg·d);或者肥胖患者22~25kcal/(理想体重kg·d)。

【参考文献】

1. HAUGEN H A,CHAN L N,LI F. Indirect calorimetry: a practical guide for clinicians[J]. Nutr Clin Pract, 2007,22(4):377 - 388.

2. SCHLEIN K M,COULTER S P. Best practices for determining resting energy expenditure in critically ill a-dults[J]. Nutr Clin Pract,2014,29(1):44 - 55.

第三节　营养筛查和营养评定

在营养支持的全过程中,最初的工作是营养筛查和营养评定,之后才会考虑如何进行营养支持。所谓的营养筛查,不同的营养组织给出的概念有差异。欧洲肠外肠内营养学会(ESPEN)给出的概念是:寻找出患者是否存在着发生不利结局的风险。而美国肠外肠内营养学会(ASPEN)给出的概念是:判断患者是否已经存在营养不良,是否已经存在营养不良的风险,并可以据此做出是否需要进行营养评定的决定。ASPEN 关于营养评定的定义是:使用病史、营养史、用药史、体检、人体测量学方法、实验室数据来诊断营养问题的全面方法。营养筛查和评定是一个不断循环的过程。在住院过程中,营养筛查、营养评定、营养计划、营养干预、再筛查形成一个闭环系统。美国(医疗机构评审)联合委员会规定急症监护中心在收治患者后 24h 内就要进行营养筛查。

一、营养筛查工具

1.预后营养指数和营养危险指数　Mullen 指数(预后营养指数 PNI,prognostic nutri-tional index)常用来估计营养状况,但需测定白蛋白、三角肌皮肤褶皱厚度、皮肤超敏试验、转铁蛋白等,较为烦琐,而 Buzby index(营养危险指数 NRI ,nutrition risk index)较为简单。

NRI = [1.519 × 血白蛋白(g/L)] + (0.417 × 实际体重/平日体重×100)

NRI < 83.5,提示有严重不良,体重下降 20%,白蛋白为 33g/L;或体重下降缓慢,白蛋白 < 27.8g/L。

NRI 在 83.5 ~ 87.5 之间,提示为中等度营养不良。

NRI 的敏感性和特异性很好,可预测患者的并发症。有研究发现,NRI 与病死率和住院时间延长相关,但与感染率无关。其主要的不足是,需要根据患者目前和既往的体重,患者由于疾病原因出现水肿,则会影响测量结果。此外,应激对血清清蛋白浓度的影响也使 NRI 筛查方法应用受到限制。

2.预后炎性营养指数　测定包括白蛋白、前白蛋白、C - 反应蛋白、α1 - 酸性糖蛋白。

3.伯明翰营养风险评分　评价体重下降、体重指数、食欲、进食能力和应激因素。

4.营养不良通用筛选工具(MUST)　由英国肠外肠内营养协会多学科营养不良咨询小组开发。包括三方面评估内容:BMI、体重减轻、疾病所致进食量减少。通过三部分评分得出总得分,分为低风险、中等风险和高风险(见图 8 - 2)。

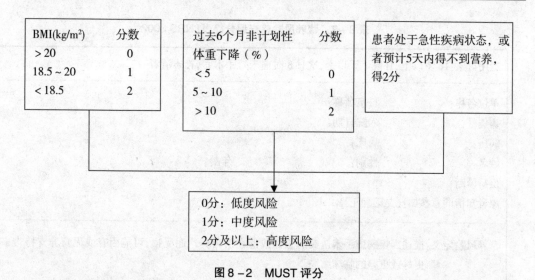

图 8 - 2　MUST 评分

5. 营养风险筛查 (NRS) 2002　是 ESPEN 推荐使用的住院患者营养风险筛查方法。总评分包括三个部分的总和,即疾病严重程度评分 + 营养状态低减评分 + 年龄评分 (若 70 岁以上加 1 分)。

NRS (2002) 对于营养状况降低的评分及其定义:

0 分:定义——正常营养状态。

轻度 (1 分):定义——3 个月内体重丢失 5% 或食物摄入为正常需要量的 50% ~ 75%。

中度 (2 分):定义——2 个月内体重丢失 5% 或前一周食物摄入为正常需要量的 25% ~ 50%。

重度 (3 分):定义——1 个月内体重丢失 5% (3 个月内体重下降 15%),或 BMI < 18.5 或前一周食物摄入为正常需要量的 0 ~ 25%。

(注:3 项问题任一个符合就按其分值定,几项都有以高分值为准。)

NRS (2002) 对于疾病严重程度的评分及其定义:

1 分:慢性疾病患者因出现并发症而住院治疗。患者虚弱但不需要卧床。蛋白质需要量略有增加,但可以通过口服补充剂来弥补。

2 分:患者需要卧床,如腹部大手术后,蛋白质需要量相应增加,但大多数人仍可以通过肠外或肠内营养支持得到恢复。

3 分:患者在加强病房中靠机械通气支持,蛋白质需要量增加而且不能被肠外或肠内营养支持所弥补,但是通过肠外或肠内营养支持可使蛋白质分解和氮丢失明显减少。

评分结果与营养风险的关系:总评分 ≥3 分 (或胸水、腹水、水肿且血清白蛋白 <35g/ L 者),表明患者有营养不良或有营养风险,即应该使用营养支持。总评分 <3 分,每周复查营养评定。以后复查的结果如果 ≥3 分,即进入营养支持程序。如患者计划进行腹部大手术,就在首次评定时按照新的分值 (2 分) 评分,并最终按新总评分决定是否需要营养支持 (≥3 分)。

NRS 2002 营养风险筛查评分简表见表 8 - 7。

表 8 −7　营养风险筛查评分简表(NRS 2002)

适用对象:18 岁以上,住院 1 天以上,次日 8 时前未行手术者,神志清者
单位名称:　　　　　　科室名称: 病例号:　　　　　　　入院日期: 病房:　　　　　　　　病床: 姓名:　　　　　　　　性别:　　　　　　　年龄: 疾病诊断: 患者知情同意参加:(是□ 否□)
营养风险定义:描述因疾病或手术造成的急性或潜在的营养代谢受损,可能因有或无营养支持带来 　　　　　　更好或更差的临床结局
营养风险总评分□ = 疾病有关评分□ + 营养状态有关评分□ + 年龄评分□ 　　>3 分:　　　　　　　　　　　　　　　<3 分:
疾病有关评分:□0 分　□1 分　□2 分　□3 分 如果患者有以下疾病请在□打√,并参照营养需要量标准进行评分(无下列疾病为 0): 　　评分 1 分,营养需要量轻度增加:髋骨折□　慢性疾病有并发症□　COPD□　血液透析□ 　　　　　　　　　　　　　　　肝硬化□　一般恶性肿瘤患者□ 　　评分 2 分,营养需要量中度增加:腹部大手术□　脑卒中□　重度肺炎□　血液恶性肿瘤□ 　　评分 3 分,营养需要量重度增加:颅脑损伤□　骨髓移植□　APACHE >10 分的 ICU 患者□ 营养状态有关评分(下面 3 项取最高分):□0 分　□1 分　□2 分　□3 分
人体测量:□0 分　□1 分　□2 分　□3 分 　　身高　　　　　　　(m,精度到 0.5cm)(免鞋) 　　实际体重　　　　　(kg,精度到 0.5kg)(空腹,病房衣服,免鞋) 　　BMI　　　　　　　(kg/m^2)(≤18.5,3 分) 　　注:因严重胸、腹水及水肿等得不到准确的 BMI 值时用白蛋白来替代(ESPEN 2006): 　　白蛋白　　　　　　g/L(≤30g/L,3 分) 近期(1~3 个月)体重是否下降?(是□ 否□)若是,体重下降　　　　(kg) 　　体重下降≥5%,是在□3 个月内(1 分)　□2 个月内(2 分)□1 个月内(3 分) 一周内进食量是否减少?(是□ 否□) 　　如果是,较之前减少□25%~50%(1 分)　□50%~75%(2 分)　□75%~100%(3 分) 年龄评分:□0 分　□1 分 　　超过 70 岁为 1 分,否则为 0 分。

6.简化营养评定问卷(SNAQ)　近期体重史,食欲,使用口服或管饲(见表 8 −8)。

表 8 - 8 简化营养评定问卷

问题	分数
存在非故意性体重下降	□有 □无
在过去 6 个月体重下降 >6kg	□3 分
在过去 1 个月体重下降 >3kg	□2 分
在过去 1 个月食欲下降	□1 分
在过去 1 个月需要补充水分或管饲	□1 分

注:评分 0 ~ 1 分,分类为营养良好,不需要营养干预。2 分,分类为中等度营养不良,需要营养干预。>3 分,分类为严重的营养不良。

二、营养评定工具

1. 微型营养评定(MNA) MNA 由 4 个部分共 18 项指标组成(见表 8 - 9):

(1)人体测量指标:体重、身高、臂中点围、腓肠肌围、体重下降等。

(2)整体评估:有 6 条与生活方式、医疗及活动能力相关的项目。

(3)饮食评估:6 条与进餐数、食物、水分及饮食方式相关的项目。

(4)主观评估:包括自我评估与他人评估。

18 项指标总分为 30 分。Guigoz 经研究后将营养状况按所得分值分为 3 类:①营养正常,MNA 值≥24 分;②潜在营养不良,MNA 值 17 ~ 23.5 分;③营养不良,MNA 值 <17 分。

表 8 - 9 微型营养评定表

基本信息
门诊号: 病区: 床号: 姓名: 性别: 年龄:
身高: 现在体重: 原来体重: 体重丢失百分比:
临床诊断:

人体测量评定
1.体重指数 BMI:现 BMI 值 BMI <18.5(0) 18.5≤BMI <23.9(1) 24≤BMI <28(2) BMI≥28(3)
2.臂中点围: MAC <21(0.0) 21≤MAC <22(0.5) MAC >22(1.0)
3.腓肠肌围: CC <31(0) CC≤31(1)
4.近 3 个月体重丢失? >3kg(0) 不详(1) 1~3kg(2) 体重无丢失(3)

总体评价
1.患者是否独居? 否(0) 是(1)
2.每日服用超过 3 种药物? 否(1) 是(0)
3.在过去的 3 个月内患者是否遭受心理应激和急性疾病? 否(1) 是(0)
4.活动能力? 需卧床或长期坐着(0) 能不依赖床或椅子,但不能外出(1) 可外出活动(2)
5.是否有精神问题/心理问题? 严重智力减退或抑郁(0) 轻度智力减退(1) 无问题(2)
6.是否有压痛或皮肤溃疡? 否(1) 是(0)

膳食评定
1.每餐食用几顿正餐? 1餐(0) 2餐(1) 3餐(2)
2.1)他/她的消费状况? 每天至少1次消费? 是□ 否□
2)每周食用2次或更多豆类或蛋类? 是□ 否□
3)每日食用肉类、鱼类或禽类? 是□ 否□
1个或0个"是"(0.0) 2个"是"(0.5) 3个"是"(1.0)
3.他/她是否每日食用2次或更多水果或蔬菜? 是(1) 否(0)
4.该患者在过去的3个月内是否因为食欲减退、消化问题、咀嚼或吞咽等导致摄食减少?
食欲严重降低(0) 食欲中度下降(1) 没有变化(2)
5.每日消费几杯饮料? 小于3杯(0.0) 3~5杯(0.5) 多于5杯(1.0)
6.摄食方式? 完全需他人帮助(0) 可自行进食,但稍有困难(1) 可自行进食,无任何困难(2)

主观评定
1.该患者是否认为自己有任何营养问题? 营养不良(0) 不能确定(1) 营养良好(2)
2.与同龄他人比较,该患者认为自己的健康状况如何?
不好(0.0) 不清楚(0.5) 一样好(1.0) 更好(2.0)

加粗部分筛选总分(14):≥12:正常,无须评价;≤11:可能营养不良,继续完成其他评价 MNA分级标准:总分≥24,表示营养状况良好;总分17~24,存在营养不良的危险;总分<17,明确为营养不良
得分: 评价结果:
评价者: 时间:

2.主观全面评定(SGA) 这是 ASPEN 推荐的一种营养评定方法(见表 8-10)。

使用 SGA 可以将患者分为 3 类:营养良好,轻度或者可能营养不良,严重的营养不良。医生可以根据患者的病史和体格检查进行主观评估。在病史部分,要询问患者 4 个问题:体重改变情况,膳食摄入情况,胃肠道症状,功能性损害情况。在体格检查部分,医生应该做的体检包括:皮下脂肪丢失情况,肌肉废用情况,水肿情况,有无腹水(在血液透析患者中检查)。

表 8-10 SGA 评分表

患者姓名: 实验 ID: 病历号: 日期:
A. 病史
1.体重的改变
最大体重: 1年前体重: 6个月前体重: 目前体重:
过去6个月体重下降 ,下降的百分比
过去2周的改变: 增加□
未改变□
降低□
衣服大小、松紧度有没有改变□

2.膳食摄入的改变(相对于正常)

（在过去的几周或几个月食物结构有没有改变？进食量有否改变？过去习惯吃的食物不再吃了？如果进食较多,要寻找原因;早、中、晚餐与6个月或1年前有否改变?)

没有改变□

有改变□　　　　　　持续时间:　　　周

　　　　　　　　　　食物类型:不太多的固体食物,全流质食物□

　　　　　　　　　　　　　　　低热量流质,饥饿状态□

3.胃肠道症状(持续超过2周)

没有□　　　　恶心□　　　　　呕吐□　　　　　腹泻,食欲下降□

4.功能改变

没有功能障碍□

功能障碍□　　　　　　持续时间:　　　周

　　　　　　　　　　　功能障碍类型:工作能力下降□

　　　　　　　　　　　　　　　　　　可以走动□

　　　　　　　　　　　　　　　　　　卧床□

5.疾病及与营养需要的关系

主要的诊断:

代谢需要(应激):没有应激□　　　低度应激□　　　中度应激□　　　高度应激□

B.体检(0=正常,1=轻度,2=中度,3=严重)

　　　　　　　皮下脂肪丧失(三头肌,胸壁)

　　　　　　　肌萎缩(四头肌,三角肌)

　　　　　　　踝部水肿

　　　　　　　骶部水肿

　　　　　　　腹水

C.SGA等级评定

　　　　　　　A=营养良好

　　　　　　　B=中度营养不良

　　　　　　　C=重度营养不良

病史主要采集于:患者□　　亲属□　　表格□

体检主要得自于:医生□　　表格□

SGA评分表1

A	B	C

SGA评分表2

正常	轻度	中度	重度

怎样使用该表呢? 临床医生要对病史和体检情况给出 A、B、C 三个级别。SGA 不是一个计数评分系统,因此,整个 SGA 分类不是把 A、B、C 加起来。评定越靠右,患者营养不良的风险越大。

在严重的营养不良患者中,都会出现营养不良的体征,如皮下脂肪的严重丧失,严重的肌肉萎缩,或者水肿;严重的营养不良患者的病史中也会出现风险的提示,比如连续的体重丧失,进食减少。在这些患者中胃肠道症状和功能损害通常都是存在的。上述情况的存在应分类为 C。

如果患者的体重丧失在 5% ~10% 之间,以后又没有增长,而且存在着轻度的皮下脂肪减少和肌肉减少,存在着进食减少,上述情况的存在应分类为轻度或中度营养不良 B。B 类患者也可以存在着或不存在功能损害和胃肠道症状。

如果患者没有营养不良的体征,没有明显的体重丧失,没有进食困难,没有营养相关性功能损害,没有消化道症状,可以分类为营养良好的 A。如果患者近来体重增加,进食改善,也可以分类为 A,即使还有脂肪和肌肉丢失的体征。

而肥胖患者如果有相应的病史和肌肉丢失的体征,也会存在着中度或者严重度的营养不良。

3. 患者自评 – 主观全面评定(PG – SGA)评定量表　对于癌症患者,有时使用 PG – SGA 评定量表(见表 8 –11)。

表 8 –11　患者自评 – 主观全面评定(PG – SGA)评定量表

科室:　　　　住院号:　　　　床号:　　　　日期:　　　　筛查者:
姓名:　　　　性别:　　　年龄:　　岁　临床诊断:
1 ~4 项由患者填写
1. 体重变化 　　(1)以往及目前体重情形: 　　　　我目前的体重约_____ kg 　　　　我的身高约_____ cm 　　　　1 个月前我的体重大约_____ kg 　　　　6 个月前我的体重大约_____ kg 　　(2)在过去 2 周内,我的体重是呈现: 　　　　□减少(1)　　□没有改变(0)　　□增加(0)
2. 饮食情况 　　(1)过去几个月以来,我吃食物的量与以往相比: 　　　　□没有改变(0)　　□比以前多(0)　　□比以前少(1) 　　(2)我现在只吃: 　　　　□比正常量少的一般食物(1)　　□一点固体食物(2)　　□只有流质饮食(3) 　　　　□只有营养补充品(3)　　□非常少的任何食物(4)　　□管饲喂食或由静脉注射营养 (0)

3. 症状 　　过去2周,我有下列的问题困扰,使我无法吃得足够(请详细检查下列所有项目): 　　　　□没有饮食方面的问题(0) 　　　　□没有食欲,就是不想吃(3) 　　　　□恶心(1) 　　　　□呕吐(3) 　　　　□便秘(1) 　　　　□腹泻(3) 　　　　□口痛(2) 　　　　□口干(1) 　　　　□吞咽困难(2) 　　　　□容易饱胀(1) 　　　　□有怪味困扰着我 (2) 　　　　□吃起来感觉没有味道,或味道变得奇怪(1) 　　　　□疼痛;何处? (3)＿＿＿＿＿＿＿＿＿ 　　　　□其他(1)＿＿＿＿ 　　　　如忧郁、牙齿、经济方面等
4. 身体状况 　　自我评估过去几个月来,身体状况处于: 　　　　□正常,没有任何限制(0) 　　　　□与平常的我不同,但日常生活起居还能自我料理(1) 　　　　□感觉不舒服,但躺在床上的时间不会长于半天(2) 　　　　□只能做少数活动,大多数时间躺在床上或坐在椅子上(3) 　　　　□绝大多数的时间躺在床上(3)
患者签名:　　　　　　　　　A 项评分:
5~7 项由医生填写
5. 疾病及其与营养需求的关系 　　主要相关诊断:　　　　　　　　　　　　年龄: 　　主要疾病分期(在您知道或适当等级上打勾)　　□Ⅰ　　□Ⅱ　　□Ⅲ　□Ⅳ　□其他＿＿＿＿＿ 　　建议以下病情况每项计 1 分:癌症、AIDS、肺源性或心源性恶液质、出现褥疮、开放伤口或瘘、 　　　　　　　　　　　　　　　存在创伤、65 岁以上 B 项评分:
6. 代谢状态 　　　　□无应激(0)　□轻度应激(1)　□中度应激(2)　□高度应激(3) C 项评分:

7.体格检查

  体格检查是对身体组成的三方面主观评价:脂肪、肌肉和水分状态。

  □没有异常(0) □轻度异常(1) □中度异常(2) □严重异常(3)

  (1)脂肪储存:

      颊部脂肪垫 □0 □1+ □2+ □3+

      三头肌皮褶厚度 □0 □1+ □2+ □3+

      下肋脂肪厚度 □0 □1+ □2+ □3+

    总体脂肪缺乏程度 □0 □1+ □2+ □3+

  (2)肌肉情况:

      颞部(颞肌)

      锁骨部位(胸部三角肌) □0 □1+ □2+ □3+

      肩部(三角肌) □0 □1+ □2+ □3+

      骨间肌肉 □0 □1+ □2+ □3+

      肩胛部(背阔肌、斜方肌、三角肌) □0 □1+ □2+ □3+

      大腿(四头肌) □0 □1+ □2+ □3+

    总体肌肉评分 □0 □1+ □2+ □3+

  (3)水分情况:

      踝部水肿 □0 □1+ □2+ □3+

      胫骨前水肿 □0 □1+ □2+ □3+

      腹水 □0 □1+ □2+ □3+

    总体水评分 □0 □1+ □2+ □3+

D 项评分:

总评分(A+B+C+D):

整体评估

    □营养状态良好(SGA-A)(0~3分)

    □中度或可疑营养不良(SGA-B)(4~8分)

    □严重营养不良(SGA-C)(>8分)

医师签名: 日期: 年 月 日

三、对营养筛查和评定工具应用的评价

  1. 对 NRS(2002)的应用评价 Schiesser 对择期胃肠道手术的 200 例患者进行了营养筛查。在 NRS 判断为营养不良低危的 178 例患者中,有 36 例患者出现了并发症(20.2%);在 NRS 判断为营养不良中危的 17 例患者中,有 9 例患者出现了并发症(52.9%)。在 NRS 判断为营养不良中危的 5 例患者中,全部出现了并发症。三者间差异显著。Logistic 回归表明:NRS 判断为有营养不良风险的患者发生并发症的风险比是 4.2(95% *CI* 为 1.2~14.8;*P*=0.024)。NRS 判断为营养不良低危的 178 例患者中,平均住院日是 7.2 天;NRS 判断为营养不良中危的 17 例患者中,平均住院日是 12.2 天;NRS 判

断为营养不良高危的 5 例患者中,平均住院日是 18 天。三者差异显著($P < 0.001$)。作者认为,可以使用 NRS 来判断胃肠道手术患者并发症和住院时间。

Kyle 等人对 995 例因为内科或者外科原因住院的患者进行了营养筛查和评定,结果发现 NRS(2002)、MUST 和 NRI 判断营养不良的敏感性分别是 62%、61% 和 43%,NRS(2002)、MUST 和 NRI 判断营养不良的特异性分别是 93%、76% 和 89%。NRS(2002)的阳性预测值为 85%,阴性预测值为 79%,明显高于 MUST(阳性预测值和阴性预测值分别为 65% 和 76%)和 NRI(阳性预测值和阴性预测值分别为 76% 和 66%)。NRS(2002)判断为营养不良的患者住院时间延长(>11 天)的风险比是 2.9($95\% CI$ 为 1.7 ~ 4.9)。提示 NRS(2002)不仅是一个良好的判断营养不良的指标,也是预测住院时间延长的指标。

Sorensen 等人对 12 个国家 26 家医院 5 051 例患者进行了营养筛查与预后关系的研究,这个研究的客观信度很好。使用 NRS(2002)筛查出 32.6% 的患者处于营养不良的风险中。NRS(2002)筛查出的处于营养不良的风险中的患者发生并发症的比例为 30.6%,而 NRS(2002)筛查出的未处于营养不良的风险中的患者发生并发症的比例为 11.3%。两组有显著的差异($P < 0.001$)。NRS(2002)筛查出的处于营养不良的风险中的患者发生并发症的风险比为 3.47。对出院回家的比例看,有营养不良风险患者出院的比例明显低于无风险患者(60% 与 88%)。病死率也以 NRS(2002)筛查出的处于营养不良的风险中的患者为高(分别为 12% 和 1%)。在对住院时间的对比中也发现,有营养不良风险的患者与无营养不良风险的患者比较,住院时间分别是 9(5 ~ 16)天和 6(3 ~ 11)天($P < 0.001$)。在没有并发症的患者中,有营养不良风险的患者住院时间长于无营养不良风险的患者(分别为 8.9 天和 6.9 天,$P < 0.001$)。作者认为:NRS(2002)筛查可以用于对临床预后的判断,包括并发症、病死率、住院时间等。

2. 对主观全面评定(SGA)的应用评价　Kuzu 对 460 例大手术患者术后愈合的研究发现:SGA 判断为营养良好的患者中,病死率是 2.6%;而 SGA 判断为营养不良的患者中,病死率是 5.6%。两组差异显著($P < 0.001$)。SGA 判断为营养不良的患者中,严重感染的并发症率为 12.3%;而 SGA 判断为营养良好的患者中,严重感染的并发症率为 3.6%($P < 0.001$)。SGA 判断为营养不良的患者中,非严重感染的并发症率为 18.7%;而 SGA 判断为营养良好的患者中,非严重感染的并发症率为 7.3%($P < 0.001$)。SGA 判断为营养不良的患者中,严重非感染的并发症率为 16.4%;而 SGA 判断为营养良好的患者中,严重非感染并发症率为 8.9%($P < 0.018$)。住院时间也是 SGA 判断为营养不良的患者更长(20.78 天与 17.77 天)。作者认为:使用 SGA 判断手术后患者的预后应该给予推荐。

Sungurtekin 对收入内、外科 ICU 的 124 例患者进行了 SGA 营养评定。SGA 判断为严重营养不良患者的 APACHE Ⅱ是 37 分,而判断为营养良好患者的 APACHE Ⅱ是 21 分,两者差异显著($P < 0.05$)。简化的急性生理功能评分(SAPS Ⅱ),SGA 判断为严重营养不良的患者,评分是 61 分;而 SGA 判断为营养良好的患者,评分是 33 分;两者差异显著($P < 0.05$)。SGA 判断为营养良好的患者,病死率是 14%;SGA 判断为中等营养不良的患者,病死率是 27%;SGA 判断为重度营养不良的患者,病死率是 64%。SGA 判断为重

度营养不良患者的病死率显著高于营养良好的患者和中等营养不良的患者($P < 0.05$)。作者认为：在危重症患者中使用 SGA 进行营养评定，对于患者临床预后的判断是有帮助的。

3. 根据营养筛查、评定进行营养干预的价值　对筛查和评定判断出有营养不良风险或已有营养不良的患者进行营养支持干预，可能改善临床结局。营养干预对于已有营养不良的患者，可能改善营养状态、营养摄入、身体功能和生活质量，减少再入院。但是这方面的工作较少，已经发表的文献的病例数较少。

【参考文献】

1. KONDRUP J,RASMUSSEN H H,HAMBERG O,et al. Nutritional riskscreening（NRS 2002）：a new method based on an analysis ofcontrolled clinical trials[J]. Clin Nutr,2003,22:321 – 336.

2. BUZBY G P,MULLEN J L,MATTHEWS D C,et al. Prognostic nutrition index in gastrointestinal surgery [J]. Am J Surg,1980,139:160 – 167.

3. The veterans affairs total parenteral nutrition cooperative study group. Perioperative total parenteral nutrition in surgical patients[J]. N Eng J Med,1991,325：525 – 532.

4. KRUIZENGA H M,TULDER M W,SEIDELL J C,et al. Effectiveness and cost effectiveness of early screening and treatment of malnourished patients[J]. Am J Clin Nutr,2005,82:1082 – 1089.

5. GUIGOZ Y,VELLAS B,GARRY P J. Assessing the nutritional status of the elderly：The Mini Nutritional Assessment as part of the geriatric evaluation[J]. Nutr Rev,1996,54:S59 – S65.

6. DETSKY A S,MCLAUGHLIN J R,BAKER J P,et al. What is subjective global assessment of nutritional status[J]. JPEN J Parenter Enteral Nutr,1987,11:8 – 13.

7. SCHIESSER M,KIRCHHOFF P,MÜLLER M K,et al. The correlation of nutrition risk index,nutrition risk score,and bioimpedance analysis with postoperative complications in patients undergoing gastrointestinal surgery[J]. Surgery,2009,145:519 – 526.

8. KYLE U G,KOSSOVSKY M P,KARSEGARD V L,et al. Comparison of tools for nutritional assessment and screening at hospital admission[J]. Clin Nutr,2006,25:409 – 417.

9. SORENSEN J,KONDRUP J,PROKOPOWICZ J,et al. EuroOOPS：an international,multicentre study to implement nutritional risk screening and evaluate clinical outcome[J]. Clin Nutr,2008,27:340 – 349.

10. KUZU M A,TERZIOǦLU H,GENC V,et al. Preoperative nutritional risk assessment in predicting postoperative outcome in patients undergoing major surgery[J]. World J Surg,2006,30:378 – 390.

11. SUNGURTEKIN H,SUNGURTEKIN U,ONER O,et al. Nutrition assessment in critically ill patients[J]. Nutr Clin Pract,2008,23:635 – 641.

第九章　危重症患者的肠内营养

肠内营养(EN)实际上在古代就有。不过人们没有将其系统化,缺乏完整的记载。有记载的关于肠内营养支持的研究见于1678年克里斯多佛的工作。他以鹅毛管和尿脬作为工具,将葡萄酒和啤酒灌入狗的胃内。到了20世纪90年代,肠内营养的文献大量问世,对肠内营养多个角度的关注和研究,建立起现代的肠内营养的知识体系。本章介绍的内容包括:

- 危重症患者肠内营养的优势与问题
- 危重症患者肠内营养的实施途径
- 危重症患者肠内营养实施过程中的监测与调整
- 危重症患者肠内营养制剂的选择

第一节　危重症患者肠内营养的优势与问题

一、肠内营养在危重症患者中应用的优势机制

大量的临床试验已经证实,在危重症患者中实施早期的EN是可行的。总的来讲,这种策略的好处有:减少感染的并发症,缩短住院时间。同样,EN饲喂可以达到良好的血糖控制,并加快黏膜和全身伤口的愈合。就肠道水平而言,EN会增加内脏的血流,改善营养的输入和肠道黏膜屏障功能及免疫监视功能的保存。EN喂食对身体有很大的益处,这是由于刺激了肠相关淋巴样组织(GALT),因此使免疫系统得以维持。所以,肠内营养不仅仅为机体提供了宏量营养或者能量代谢的底物,实施良好的肠内营养可以通过不同的机制改善危重症患者的体内平衡,改善危重症患者的预后。

1. 宏量营养与微量营养及其他治疗性营养的供给　毫无疑问,经胃肠道提供营养制剂是最符合生理情况的。在进食的刺激下,机体有序地与食物相互作用,完成食物的消化和吸收。在咀嚼过程中食物的消化就开始了,淀粉被部分地消化,并且刺激唾液腺和胃腺的分泌。在胃中,蛋白质开始被分解。进入十二指肠后,由于胆汁和胰酶的加入,脂肪也开始被分解。这些宏量营养在进入空肠和回肠后,不断被消化和吸收。多数水溶性维生素很容易从小肠近端吸收;而脂溶性维生素的吸收需要胆汁和胰脂酶消化的脂肪,所以是在回肠的中端和远端吸收的。水和电解质的补充也是以胃肠道为

最佳途径。

2.肠内营养在维持消化道结构和功能方面的好处 Buchman 等人的研究发现,在人类使用全肠外营养(TPN)模式喂养时,小肠黏膜的厚度减少了 10% ~ 15%。其他的研究也发现,在营养不良患者中,TPN 喂养会降低绒毛膜的高度并增加小肠的渗透性。与使用 EN 的患者比较,在慢性胰腺炎患者中使用 TPN 会造成严重的空肠黏膜萎缩。肠黏膜损伤后使用 TPN 特别容易引起肠黏膜渗透性的增加。在使用 TPN 的患者中使用 EN 可以预防肠道黏膜渗透性的增加。由于 TPN 使用引起的肠道渗透性增加,会使患者发生内毒素血症的机会增加。当然也有不同的意见。在 Sedman 设计很好的研究中,与 EN 比较,TPN 并没有增加抑菌的移位。细菌移位的临床意义众说纷纭,有些人认为细菌移位与脓毒血症并发症有关,有些人认为细菌移位增加了脓毒血症并发症,但是不增加病死率。

GALT 是体内最大的淋巴器官。GALT 有与上皮细胞邻近的单一细胞、黏膜固有层聚集细胞、派尔集合淋巴结、肠系膜淋巴结 4 种结构。GALT 对全身免疫反应也是重要的,因为来源于 GALT 的致敏的免疫细胞会移动到其他的黏膜相关性淋巴组织(MALT),并维护 MALT,特别是与支气管树有关的 MALT。肠道废用引起的 GALT 群的丧失对全身MALT 系统产生不利影响。研究表明,长期接受 TPN 的婴儿抵抗凝固酶阴性葡萄球菌的活性受到损害。在使用 TPN 时出现的过度热量的摄入,会引起高血糖症和脂肪肝,这也可能是 TPN 诱导免疫抑制的因素。TPN 中过多的长链脂肪酸会引起网状内皮系统功能降低,PGE2 产生增加并改变巨噬细胞的功能。另外,TPN 的配方中缺乏谷氨酰胺,而谷氨酰胺是一种重要的免疫营养物。而 EN 能够改善宿主杀死迁徙细菌的能力。临床研究表明:与使用 PN 的急性胰腺炎和手术患者比较,使用 EN 会改善肠道功能,并改善全身免疫抑制和炎症反应。

在危重症患者中,内脏血流减少会导致肠梗阻。肠梗阻促进微生物的过度生长并干扰正常的肠道生态,由此增加微生物的移位。使用肠内营养可以预防肠道缺血引起的动力障碍。肠内进食可以刺激肠道蠕动和胆汁分泌,分泌性 IgA 增加,因此有助于将细菌向下传输并减少细菌的黏附。临床研究也表明,与传统的处理方法相比较,在结肠直肠切除和吻合术后的 4h 内早期口服进食促进更早排气、更早肠道运动以及对膳食更好的耐受性。烧伤患者在烧伤 24h 内开始肠内喂食与 48h 后开始喂食比较,前者肠道对内毒素的吸收减少。EN 可以预防在接受 TPN 的急性胰腺炎患者中出现的内毒素的 IgM 抗体增加的情况。

研究也已经显示,EN 通过增加内脏和减免的血流而防止低灌注。在伴有血流动力学障碍的心脏病手术后患者,使用幽门下肠内营养会增加心脏指数和内脏血流,对心肌和全身血流动力学没有任何不良影响,同时会增加营养的吸收和利用。近来有报告认为:早期 EN 有利于维持黏膜的 ATP 水平和肠道的吸收容量。与禁食比较,休克时,在肠道使用 EN 后,肠腔内的营养会引起充血反应,并改善肠壁各层的血流和氧输送。在动物模型和人类烧伤患者的研究中、失血性休克和脓毒血症休克的研究中,EN 都能改善肠道的血流,改善肠道的动力和预后。

3.肠内营养对机体的其他好处　对人类肠细胞的培养发现：与仅在血管一侧接触营养比较，血管侧和肠腔表面都接触营养会增加细胞的增殖、肠道的动力和酶的产量。在大的上胃肠道手术后，与等热量、等氮源的 TPN 相比，使用 EN 会改善外周蛋白动力学和对营养的利用。与等热量、等氮源的 TPN 相比，使用 EN 会通过维持肾脏血流而降低因横纹肌溶解引起的肾损伤，改善啮齿动物模型中缺血诱导的急性肾衰竭的恢复。EN 也能减少失血性休克后的肝脏损伤并改善预后。

二、临床研究对肠内营养好处的评价

从 20 世纪 80 年代起，人们对肠内营养的关注有所增加。在一项对 20 世纪 80 年代到 2001 年的文献评价中，采纳了 1 个 1 级证据的研究和 12 个 2 级证据的研究。荟萃分析发现：与肠外营养比较，肠内营养的使用的确没有降低危重症患者的病死率，也没有明显减少呼吸机的使用时间和住院时间，但是肠内营养显著降低了危重症患者的感染并发症率。ASPEN 2009 年在指南中引用了一些新的研究成果。2000 年以来部分关于 EN 和 PN 的对照研究见表 9 - 1。

表 9 - 1　2000 年以来部分关于 EN 和 PN 的对照研究

研究者和研究时间	研究对象(人数)	EN/PN	ICU 病死率	感染率	住院时间(LOS)(天)	其他预后
Braga, et al, 2001 年, 1 级证据	外科手术消化道癌症患者 (n = 257)					并发症率
		EN	3/126(2%)	25/126(20%)	19.9 ± 8.2	45/126(36%)
		PN	4/131(3%)	30/131(23%)	20.7 ± 8.8	53/131(40%)
Pacelli, et al, 2001 年, 1 级证据	大手术 (n = 241)					术后并发症
		EN	7/119(6%)	17/119(14%)	15.2 ± 3.6	45/119(38%)
		PN	3/122(2%)	14/122(11%)	16.1 ± 4.5	48/122(39%)
Bozzetti, et al, 2001 年, 1 级证据	外科手术消化道癌症患者 (n = 317)					术后并发症
		EN	2/159(1%)	25/159(16%)*	13.4 ± 4.1*	54/159(34%)*
		PN	5/158(3%)	42/158(27%)	15.0 ± 5.6	78/158(49%)
Oláh, et al, 2002 年, 2 级证据	急性胰腺炎 (n = 89)					MODS
		EN	2/41(5%)	5/41(12%)**	16.8 ± 7.8	2/41(5%)
		PN	4/48(8%)	13/48(27%)	23.6 ± 10.2	5/48(10%)
Abou - Assi, et al, 2002 年, 2 级证据	急性胰腺炎 (n = 53)					MODS
		EN	8/26(31%)	5/26(19%)	14.2 ± 1.9	7/26(27%)
		PN	6/27(22%)	13/27(48%)	18.4 ± 1.9	8/27(30%)
Gupta, et al, 2003 年, 2 级证据	急性胰腺炎 (n = 17)					MODS
		EN	0/8(0)	1/8(13%)	7(4 ~ 14)*	0/8(0)
		PN	0/9(0)	2/9(22%)	10(7 ~ 26)	6/9(67%)

续表

研究者和研究时间	研究对象(人数)	EN/PN	ICU 病死率	感染率	住院时间(LOS)(天)	其他预后
Louie,et al, 2005 年, 2 级证据	急性胰腺炎 ($n=28$)					MODS
		EN	0/10(0)	1/10(10%)	26.2±17.4	4/10(40%)
		PN	3/18(17%)	5/18(28%)	40.3±42.4	8/18(44%)
Petrov,et al, 2006 年, 2 级证据	急性胰腺炎 ($n=70$)			胰腺感染		MODS
		EN	2/35(6%)	7/35(20%)*	NR	7/35(20%)
		PN	12/35(34%)	16/35(46%)		17/35(49%)
				非胰腺感染		
		EN		4/35(11%)*		
		PN		11/35(31%)		
Eckerwall,et al, 2006 年, 2 级证据	急性胰腺炎 ($n=48$)					MODS
		EN	1/23(4%)	3/23(13%)	9(7~14)	1/23(4%)
		PN	0/25(0)	0/25(0)	7(6~14)	1/25(4%)
Casas,et al, 2007 年, 2 级证据	急性胰腺炎 ($n=22$)					MODS
		EN	0/11(0)	1/11(9%)	30.2	0/11(0)
		PN	2/11(18%)	5/11(45%)	30.7	2/11(18%)

注:* $P<0.05$; * * $P=0.08$。

从 2001 年发表的 1 级证据的文献看:有 2 篇文献认为在手术患者中,使用 EN 和 PN 对患者的预后,包括感染、住院时间和并发症是没有差异的。而 Bozzetti 等人对 317 例胃肠道手术患者的观察发现:使用 EN 与 PN 比较,病死率虽然没有明显的差异;但是使用 EN 的患者感染率、住院时间和并发症率显著低于使用 PN 的患者。2006 年,Petrov 等人报告了 70 例胰腺炎患者使用 PN 和 EN 对预后影响。他们发现:使用 EN 患者的病死率是 6%,而使用 PN 患者的病死率是 34%。另外,无论是胰腺感染率、非胰腺感染率还是 MODS 的发生率,EN 组都显著低于 PN 组。在最近的报告中,对 EN 的使用方法、开始使用时间、使用程序等进行改进后,患者的预后得到进一步的改善。

三、肠内营养的问题

1. 非阻塞性肠道坏死(NOBN) 在使用 EN 的过程中,进食与 NOBN 两者的关系不清楚,可能有多因素参与。已知的病因有:潜在的肠道损伤、高渗性食物、过量使用血管收缩剂引起的内脏灌注不足、过度喂食、细菌毒性、使用管道做空肠造口术以及用自来水对空肠造口进行灌注。在 NOBN 和血流动力不稳定时使用 EN 之间的关系不清楚,实际上,在失血性休克后,使用 EN 是有益的。在心脏手术后需要获得变力性支持的患者,可以很好地耐受 EN,使用 EN 后甚至可以增加心脏搏出量和内脏的血流。早期的 EN 与 NOBN 没有关系,许多研究已经指出早期 EN 的好处,没有 NOBN 事件的发生。回顾性分析认为:在接受 EN 的危重症创伤患者中,NOBN 的发生率是 0.3%;而所有空肠造口喂食患者中,NOBN 的发生率是 0.29%。在一项对 2 022 例连续套针空肠造口使用 EN 的患者进行的分析中发现,仅仅有 0.15% 的患者发生了 NOBN。而使用 Witzel 管空肠造口喂食可能与较高的肠道坏死有关(1% ~2%)。在腹部手术患者中,NOBN 的发生率可能更高。NOBN 是一种罕见事件,但是在 EN 过程中出现肠道穿孔的病死率超过 85%,所以一旦患者出现进食不耐受、呕吐、腹泻、痉挛性腹痛、腹部胀气、发热、心动过速,特别是在 EN 过程中出现低血压和低血容量时,应高度怀疑出现 NOBN。NOBN 的风险在开始进食的头 24h 内似乎是最大的,但是没有对照的证据发现。在成功地进行了几天的 EN 后,也会发生 NOBN。

2. 患者的不耐受 Bozzetti 领导一组意大利外科肿瘤医生和营养学医生进行了多中心、前瞻性、随机研究,患者有 317 例,存在着营养不良和胃肠道癌,在择期手术后,对比 EN 和等热量、等氮源的 TPN。观察发现:EN 组感染并发症明显减少(TPN 27%,EN 16%),住院时间明显缩短,EN 治疗组患者的病死率有下降趋势。这提示减弱了与 TPN 有关的有害性炎症反应和代谢反应。然而也有许多治疗相关性副作用是由 EN 引起的,最明显的是,许多患者不能耐受 EN 故转而使用 TPN。仅 78% 的患者接受了至少 50% 的目标热量摄入。

危重症患者常常患有胃肠道动力障碍,这是不能耐受 EN 的重要原因。原因有电解质紊乱、机械通气、烧伤、广泛腹部创伤、脊髓损伤和胰腺炎,以及颅脑损伤后的颅内压增加。外科创伤激活肠道肌肉间定居的巨噬细胞,巨噬细胞释放许多促炎症细胞因子,引起手术后肠梗阻。其他的危险因素有:药物(鸦片、抗抑郁药、钙通道阻滞剂、神经节阻滞剂、镇静剂、多巴胺、可乐定和抗胆碱能药物)、脓毒血症、腹腔间隔室综合征、低血容量、高血糖、迷走神经切除、系统性硬化者和肌肉疾病。另外,患者过度的水合、血流动力学不稳定、不适当的胃减压和过量饲喂,都是引起 EN 不耐受的主要因素。

3. 患者误吸、营养供应量不足、管道的管理与更换 这些也都是在 EN 过程中常常会遇到的问题。

【参考文献】

1. BUCHMAN A L,MOUKARZEL A A,BHUTA S,et al. Parenteral nutrition is associated with intestinal morphologic and functional changes in humans[J]. JPEN,1995,19(6),453 – 460.

2. SEDMAN P C,MACFIE J,PALMER M D,et al. Preoperative total parenteral nutrition is not associated with mucosal atrophy or bacterial translocation in humans[J]. Br J Surg,1995,82(12):1663 –1667.

3. BOZZETTI F,BRAGA M,GIANOTTI L,et al. Postoperative enteral versus parenteral nutrition in malnourished patients with gastrointestinal cancer:a randomised multicentre trial[J]. Lancet,2001,358:1487 – 1492.

4. PETROV M S,KUKOSH M V,EMELYANOV N V. A randomized controlled trial of enteral versus parenteral feeding in patients with predicted severe acute pancreatitis shows a significant reduction in mortality and in infected pancreatic complications with total enteral nutrition[J]. Dig Surg,2006,23:336 – 344.

第二节 危重症患者肠内营养的实施途径

大多数危重症患者是不能自主进食的,特别是进行机械通气的患者和昏迷的患者。

因此对危重症患者进行管饲就成为一个必要的选择。管饲的目的地有胃、十二指肠和空肠。以胃为管饲终点的置管方法包括:经鼻放置胃管,食管造口术和胃造口术。以十二指肠为管饲终点的置管方法包括:经鼻放置十二指肠管,经胃造口置管术。以空肠为管饲终点的置管方法包括:经鼻放置空肠管,胃造口置管术和外科空肠造口。

一、认识喂饲管

1.喂饲管的材质和标记 成人使用的喂食管是由聚氯乙烯、聚氨基甲酸乙酯、硅胶或聚氨基甲酸乙酯和硅胶的混合物制造的。聚氨基甲酸乙酯、硅胶和组合导管是柔软的,机体对这些物质是无反应的。硅胶管是最柔软的导管,在吸引时会瘪掉。聚氯乙烯是一种便宜的材料,但是在含有酸性物质的环境中留置时间过长会变得僵硬,引起对鼻孔的刺激,导管崩解或破坏,导管头太硬会引起胃穿孔。双腔气囊导管是用乳胶制造的,可能会使某些患者出现皮肤过敏,因此这种导管对乳胶过敏的患者是危险的。喂食导管可以在床边放置、手术放置或使用内镜放置,也可以在 X 线引导下放置;导管要做成完全不透 X 线或线型不透 X 线,这样有利于利用 X 线证实导管的位置。

2.不同用途的喂饲管 决定使用什么长度的喂食管,是由从哪里插入和将食物输送到哪里来确定的(见表 9 – 2)。

表 9 – 2　不同大小和用途的喂饲管

管道类型	材质	长度(in)	管径(Fr)	探条或导丝	Y 形接头
鼻胃管	聚氯乙烯或硅胶	36 ~ 48	12 ~ 20	无	无
鼻肠管	聚氨基甲酸乙酯或硅胶或混合材质	36 ~ 60	8 ~ 14	有/无	有/无
经皮内镜胃造口(PEG)	聚氨基甲酸乙酯或硅胶	安置时切割	14 ~ 24	无	无
胃造口	聚氨基甲酸乙酯或硅胶	4 ~ 6	12 ~ 24	无	有
空肠造口	聚氨基甲酸乙酯或硅胶	6 ~ 10	8 ~ 14	无	有/无
经 PEG 空肠造口	聚氨基甲酸乙酯或硅胶	35 ~ 45	8 ~ 10	有	有/无
穿刺式空肠造瘘	聚氨基甲酸乙酯或硅胶	6 ~ 10	8 ~ 10	有	无
胃 – 空肠造口	聚氨基甲酸乙酯或硅胶	空肠长度 35 ~ 45	胃接口 22 ~ 24, 空肠接口 8 ~ 10	有	有
Moss 胃造口	硅胶	到导管头 18	18	有	有

注:1Fr = 0.33mm,1in = 2.54cm。

如果是胃造口管仅有 6in(15.24cm),而鼻 – 空肠管需要 60in。最短的手术植入管称为纽扣管或皮层管,但是极少见在危重症患者中紧急放置。有些手术放置装置是组合管道,较短的胃管用于减压和给药,而较长的空肠只用于喂食。胃造口管存在时,特别是有内镜介入时,可以引导第二条空肠管通过胃造口,因此成为组合管道。除了有不同的长度外,导管的内径也不一样。通常导管的直径用法国单位表示,1Fr = 0.33mm。一般来讲,在使用鼻肠管时,应该使用能够顺利进行营养物输入的最小直径的导管。导管直径越小,患者越不会产生鼻腔不适感,但是越容易出现堵塞。

3. Y - 接头 多数鼻肠管都有 Y 形接头,这样在给患者喂食时,可以不间断地同时给患者口服药物。有些喂食管仅有一个接头,在这种情况下,应该在导管末端增加 Y 形扩展装置。接头可以设计为适应于喂食,安置 1 ~ 2 具注射器。使用 Y 接头对于预防营养制剂的污染是有效的。有时候,Y 接头导管会与胃造口管混淆,因为带 Y 接头的胃造口管会误认为胃 - 空肠组合管。为了避免误认,接头要用标签标明接头的用途(如胃造口接头、仅用于冲水等)。

4. 加重和不加重的导管头 鼻肠管可以使用钨作标志,也可以不用。开始时认为加重导管头有利于放置,但是临床试验没有发现导管头加重有什么好处,而且有些研究提出,使用不加重导管头的鼻肠导管更容易进入小肠。因此,是否使用加重导管头的导管,要根据个人的经验,在常规程序的基础上来确定及操作。只考虑花费和容易连接而不考虑医生的经验,不可能降低花费,因为一旦不成功,设备就被浪费了。

二、喂食的辅助设备

喂食接口既可用于重力滴注喂食,也可用于喂食泵喂食。喂食接口常常是预先就与重力滴注袋或喂食泵袋连接在一起,不分开。重力喂食输入管有一个滚动夹来控制流速。用于喂食泵连接输入的喂食连接装置是比较特殊的,应该考虑什么时间才可以减少这些装置。喂食连接装置不要与静脉针连接,也不要与勒尔接头连接,以免不经意间将食物注入静脉。

EN 容器大小不同,容量各异,在医院中每 24h 要进行更换。预先灌冲一定容积的密闭容器可以使用,理论上讲可以减少污染的风险。但是,在危重症患者中使用这种密闭的营养制剂,会增加营养制剂的浪费。在危重症患者中,常常要进行侵入性的操作,或者会发生临床情况的变化,并因此中断 EN。对于住院的其他患者来讲,容器打开 24h 后就应该弃去。

在危重症患者中使用喂食泵时,要考虑到许多问题。最重要的是:喂食泵应清洁、使用简单。喂食泵应该没有噪声,但是应该有声光报警,以免输注过快。喂食泵应该提供准确的剂量,并有调整间断性剂量和连续输入速度的能力。由于 ICU 场地的限制,应给喂食泵装配 24h 电池和静脉泵用杆架。

三、短期喂饲管

患者情况不容许经胃喂食,而且喂食需要时间不会太长(低于 4 周),可以使用鼻 - 十二指肠管或鼻 - 空肠管。输入一般都是经鼻放置,但是如果存在面部或者鼻窦骨折时,可以经口插管。

1.短期喂饲管置入的适应证 因为神经或者精神障碍不能进食或者进食不足的患者;因为口咽部、食管疾病不能进食的患者;烧伤患者;有胃肠道疾病以及进食不佳的化疗和放疗患者。也用于 TPN 向 EN 的过渡以及 EN 向自主进食的过渡。

2.短期喂饲管置入的禁忌证 严重的胃肠道功能障碍是喂食的禁忌证。

3.插管技术 ①用液状石蜡棉球滑润胃管光滑的头端。②沿鼻孔插入胃管,先稍向上而后平行再向后下缓慢轻轻地插入,插入 14~16cm(咽喉部)时,嘱患者做吞咽动作,当患者吞咽时顺势将胃管向前推进,直至预定长度。③初步固定胃管,检查胃管是否盘曲在口中。随后患者取右侧卧位,有利于依靠胃蠕动将管的头端通过幽门口进入十二指肠。

4.短期放置导管的位置确定和监测 在床旁放置导管后,要使用 X 线证实其位置。这样做实际上会消除将导管插入肺部的风险,虽然不可避免在插管过程中将导管插入支气管树。对于许多机械通气的危重症患者,会使用镇静剂和麻醉剂,或者患者的基础疾病会损害保护气道的正常反射,这时喂食管会通过气管内球囊或气管切开管插入气管而不为所知。对于颅内创伤的患者,推荐使用经口置入喂食管,以减少进入颅腔的风险。

听诊空气通过管道的声音,是常用的一种鉴别管道放置位置的方法。空气注入胃部的声音在中线和左上象限区可以清楚地听到。空气注入小肠的声音在接近十二指肠的右上象限区和远离十二指肠的左胁区或接近空肠区可以清楚地听到。需要注意的是,空气注射入胸腔也可以在腹部听到并易误以为是导管进入胃部。听诊时最重要的是,在插管过程中判断局部的声音是否有改变。这种监测方法可以避免将管道误插入支气管树。

其他的监测方法:抽出胃内容或者小肠内容,检查其颜色和 pH 值也有助于确定导管的位置。胃内的 pH(3~4)低于呼吸道(6~8)和小肠(>6),但是在危重症患者中会使用 H_2 受体阻滞剂和质子泵抑制剂,所以患者胃内的 pH 会较高(5~7),因此吸引物的颜色和性状可能比 pH 对导管位置的确定更为重要。小肠的吸引物一般是清洁的金黄色糖浆状液体。如果胃和小肠的吸引物的性状和 pH 都不一样,说明导管头是在小肠内。

另外,由于鼻-胃管会移入小肠,所以要常规地检查导管的位置。如果将食物团输入小肠,会引起腹泻。如果要团食或者间断性进食,在进食前要检查胃 pH。如果吸引物颜色或 pH 有变化,要进行 X 线检查,寻找导管头的位置。对于使用鼻-肠管的患者,要求每天至少 1 次对连续喂食的患者监测小肠吸引物的颜色和 pH,因为喂食管的导管头也会回到胃内。

5.鼻饲管患者的护理 要监测胶布是否过敏,避免患者拔出管道。还要监测患者是否有不适,是否有并发症的发生。

四、长期喂饲管

如果喂食管需要放置 4 周以上,应该考虑由外科放置导管(如胃造口术、空肠穿刺造口术)。总的来讲,这种导管比经鼻或经口导管患者的耐受性更好,也可以避免鼻窦炎以及鼻和咽腔的损伤。导管要穿越 2 个上皮屏障:皮肤和胃肠道。由于这些屏障主要是防御细菌的侵入,所以屏障的消失会增加导管置入处的感染风险。如果患者或看护者不慎拔出了导管,特别是在放置不久,为了预防腹膜受到污染,需要做胃或肠道手术。与其他手术操作一样,肠内置管也会面临麻醉、出血、感染的风险。

五、经皮内镜胃造口术

1980 年,Gauderer 和 Ponsky 发明了经皮内镜胃造口术(PEG),之后经过许多改进,现在这项不断进步的技术已取代了外科胃造口手术,减少了因为胃造口术引起的诸多并发症,已经成为中长期进行 EN 治疗的首选方法。

1. 适应证　通常如果患者营养摄入不足超过 2 周,就应行 PEG 喂养。在穿刺置管前,应综合考虑患者的临床状况、诊断、预后、伦理问题、生活质量和患者本身意愿,其中最关键的是 PEG 管饲能否维持或改善患者的生活质量。

对于耳、鼻、喉恶性肿瘤所致狭窄和上消化道肿瘤,可将 PEG 作为姑息性治疗手段或手术及放、化疗的辅助手段,当患者恢复或有了可靠进食途径后再行去除。

对于神经系统疾病引起的吞咽困难和创伤所致吞咽困难,早期行 PEG 管饲效果最佳,但是要训练患者的吞咽功能。一旦患者吞咽功能恢复,即可去除 PEG 管而不会遗留并发症。由于肌萎缩性脊髓侧索硬化症会限制肺功能,绝大多数患者应早行 PEG。ESPEN 推荐在患者肺功能不低于 50% 前行 PEG,也有观点认为在肺活量为 1L 和 $PaCO_2 <$ 45mmHg 时也可置管。对于老年痴呆患者是否置管是有争议的。

对于头外伤、长期昏迷、需长期重症护理的危重症患者,早期给予 PEG 管饲可避免长期鼻饲引起的并发症。

PEG 还可以应用于慢性胃肠道狭窄或梗阻时引流胃肠液的患者、艾滋病患儿、囊性纤维化患者和克罗恩病患者。对于弱智和发育迟缓儿童,使用 PEG 也是可以很大程度上改善其生活质量的。

2. 禁忌证　严重凝血功能障碍,[国际标准化比值(INR) > 1.5,一步法凝血酶原时间 < 50%,部分凝血酶原时间 > 50s,血小板 $< 50 \times 10^9/L$]、器官浸润(如肝、结肠等)、腹膜种植、大量腹水、腹膜炎、神经性厌食、严重精神病和预期生存期很短的患者是 PEG 的禁忌证。不推荐对服用小剂量阿司匹林患者行 PEG。

但是,一些原有的禁忌证现在随着技术的进步已经不再是禁忌证。比如穿刺部位透照试验阴性不再是禁忌证。轻、中度腹水和脑室腹腔分流系统也已不再是 PEG/PEJ(经皮内镜空肠造口)的禁忌证。此外,腹膜透析治疗已不再是 PEG 的禁忌证;食管狭窄也不再是 PEG 的禁忌证,但是需要通过超细内镜(直接穿刺术)或胃镜扩张术(牵拉术)进行PEG。有时需要放置食管套管或支架,同时放置 PEG。为了排除局部禁忌证,放置 PEG/PEJ 管前应常规行胃镜检查,并治愈严重的糜烂性胃炎和溃疡。既往有胃手术史(B Ⅰ式、B Ⅱ式、全胃切除)也已不再是 PEG/PEJ 的禁忌证。

3. 手术前的检查和准备　确保患者凝血状态达到以下条件: INR < 1.5, Quick > 50%,凝血酶原时间(PT) < 50s,血小板 $> 50 \times 10^9/L$。并告知家属和患者,取得他们的同意。术前准备按腹部手术准备,特别要注意在手术前 5 天不可以使用阿司匹林。可以预防性使用一次剂量的抗生素。

4. 操作方法　在胃镜引导下,经透照试验或细针穿刺试验选择远端胃前壁为穿刺点,给予局部麻醉,切口大约 8mm,在内镜引导下插入穿刺管,进入充满空气的胃腔。穿刺可以在细针穿刺试验帮助下完成。通过穿刺导管将导丝入胃,以活检钳夹住导丝和胃镜一起退出,将导丝与 PEG 管固定,牵拉导丝进入食道、胃、穿刺点,直至内固定板贴紧胃前壁和腹壁。注意为了避免造成黏膜损伤,牵拉导丝必须确保在穿刺套管鞘内进行,直至锥形尖端管在胃内锁定。应常规采取措施确保穿刺部位切口足够大(8mm),以免 PEG 管造成局部压迫引起的损伤、缺血性改变。另外要在外固定片下放置 Y 形纱布,以免形成潮湿腔隙。并要避免垫片活动,以确保不会造成局部缺血。要确保外固定片在固定 PEG 管的同时,不会对胃壁产生压力,应允许该管能自由活动至少 5mm。只要确保上述要点且没有并发症发生,就没有必要在胃镜或 X 线下复查。

5. 术后护理　根据 ESPEN 的建议,PEG 置管 24h 内,为使胃与腹壁更好地适应,不要过度牵拉 PEG 管,否则持久的过高张力会导致缺血,使伤口愈合的并发症及感染风险增加。适度牵拉外固定片,避免张力过大,此后在外固定片下放置 Y 形纱布,确保该管有 5mm 活动度。置管次日早晨应首次更换敷料。在窦道形成前应每日换药,以免局部感染。具体步骤为:去掉敷料,打开固定片,从槽内移开 PEG 管;更换手套,洗手,换新手套,观察伤口(出血、红肿、分泌物、硬结、皮肤过敏性反应等),清洁消毒伤口,擦干;为避免粘连(包埋综合征),向内推管 2~3cm,然后小心向外拉,感受到内固定片阻力即可;在外固定片下方放置 Y 形纱布,确保 5mm 活动度;覆盖无菌敷料。伤口愈合后,应该每 2~3 天清洁和换药一次,在伤口上覆盖敷料即可。伤口愈合后可以洗浴(置管 1~2 周后),洗浴时要去除敷料,冲净浴液,使喂养管保持干燥,然后再盖上新敷料即可。每次管饲或管内给药后均应以 40mL 水或生理盐水冲管。

6. 可能的并发症　最常见的并发症是伤口感染。绝大多数伤口感染经抗生素治疗和每日换药后能迅速治愈,持续伤口感染应在细菌学检查后给予抗生素治疗。

最初几天,患者可能有伤口疼痛,偶尔还有胃液自造瘘口周围渗出。此时应注意保护皮肤,需要用双层水胶物填塞伤口。

长期带管的潜在并发症可由于营养管老化、泄漏、折断,管与窦道腔隙过大,导致胃液流出,引起湿疹、肉芽增生,并发展至蜂窝组织炎。这些潜在并发症完全是因为术后护理不当及营养管质量不佳所致。

包埋综合征(内部垫片移行到胃壁内)是很少见的并发症,可通过适当的术后护理加以避免。一旦发生,可通过内镜下针状括约肌切开器解决。

其他的并发症还包括:吸入性肺炎、腹膜炎、穿孔、出血、胃–皮肤瘘,伤口处的坏死性筋膜炎。

7. 拔管　ESPEN 建议在切除腹壁外管后经内镜用圈套器取出内固定片,因为有报道显示,简单拔除 PEG 管后,内固定片滞留在患者回肠末端可引起继发性肠梗阻并导致死亡。现在市场有一些 PEG 管道系统可从外部拆除内固定片,无须使用内镜。此类 PEG 管特别适合,临床上也建议应用于那些临时或短期需要肠内营养管饲的患者,如计划放疗、化疗而营养基础很差的患者。

8. 衍生的技术 经皮胃造口术(按钮导管):特别适用于儿童。PEG - 空肠喂养:对于有吸入性肺炎风险的患者可能是有利的。直接经皮内镜空肠造口术:用于胃大部切除和频繁发生 PEG - 空肠喂养管移位的患者。

【参考文献】

1. GAUDERER M W,PONSKY,J L,IZANT R J,et al. Gastrostomy without laparotomy: a percutaneous endo-scopic technique[J]. J Pediatr Surg,1980,15(6),872 - 876.

2. GAUDERER M W. Percutaneous endoscopic gastrostomy and the evolution of contemporary long - term enter-al access[J]. Clin Nutr,2002,21(2):103 - 110.

3. SHELLITO P ,MALT R A. Tube gastrostomy: techniques and complications[J]. Ann Surg,1985,201:180.

第三节 危重症患者肠内营养实施过程中的监测与调整

在为需要 EN 的患者置管后,一项重要的工作是在该过程中对患者进行监测,并根据临床情况做出适当的调整。在临床实践中,会遇到重重障碍,妨碍将 EN 输入给危重症患者;也会遇到许多观念的问题,使得患者的营养治疗延迟。这些对患者都是不利的。危重症患者肠内营养实施过程中的监测和调整应该包括:管饲设备的监测和调整,对患者临床情况的监测与调整,对肠内营养过程的监测与调整。

一、管饲设备的监测和调整

管饲设备包括管道、接口、延长管、营养泵、营养物容器、敷料和其他辅助设备,如电加热设备等。

1. 管道 要监测喂养管位置,妥善固定管道,防止导管移位脱出。要监测喂养管是否通畅,定时冲洗管道。在每次喂养结束时用温生理盐水或温白开水冲洗管腔,以免管道阻塞。如经喂养管给药,则在给药前后均需用水冲洗。每次冲洗的液体量至少要50mL。如出现管路不通,应查找原因,并注入温水冲洗,确定阻塞时须及时更换喂养管。监测保持喂养管外端的清洁,可用盐水棉球擦拭,并经常轻轻移动,以避免长时间压迫食管发生溃疡。要熟悉掌握各种喂养管的理化性质,不同的喂养管在体内放置的时间不一样。聚氯乙烯管内含有增塑剂,柔软性较差,对胃内 pH 值很敏感,一般放置 7 天左右要考虑更换。聚氨酯材料制成的喂养管可放置 6 ~ 8 周。

2. 营养泵 ESPEN 和 ASPEN 都推荐:对于肠内营养患者预估喂养时间超过 2 周,要使用营养泵。危重症患者[如短肠综合征、炎症性肠病(IBD)、部分肠梗阻、肠瘘、急性胰腺炎等]、重大手术后患者在刚开始接受 EN 时,推荐使用肠内营养输注泵。血糖波动较大的患者,推荐使用肠内营养输注泵。老年卧床患者进行 EN,推荐使用 EN 输注泵。对输入 EN 的速度较为敏感的患者,推荐使用 EN 输注泵。其他推荐使用输注泵的情况包括:EN 液黏度较高时(如高能量密度的 EN 液);进行直接的十二指肠或空肠喂养时;当喂养强调以准确时间为基础(在限定的准确时间内完成输注)时(如为避免潜在的药物和营养素的相互作用);为避免在短时间内输注大剂量、高渗透压的营养液时;家庭 EN。

对营养泵的监测内容包括:管道连接是否有漏液、断开和堵塞情况;报警是否开启,查找报警原因;电源工作状态;输注速度是否适当,输注过快或过慢的原因;是否有输注间断的情况;是否应该更换泵管;是否应该对管道进行冲洗。对危重症患者使用喂食泵时,最重要的是:喂食泵应清洁、使用简单。喂食泵应该没有噪声,但是应该有声光报警,以免输注过快。喂食泵应该提供准确的剂量,并有调整间断性剂量和连续输入速度的能力。由于 ICU 场地的限制,应给喂食泵装配 24h 电池和静脉泵用杆架。不同喂食管的优、缺点见表9-3。

3. 电加热设备 确定处于工作状态,并有效地为营养物加温。

4. 接口、延长管 要注意有无痂垢堵塞、有无空气、有无漏出或断开、有无污染情况。

5. 营养物容器 要注意输注时间是否超过规定时间。夏季没有空调的房间如超过规定的输注时间,营养物可能发生变质。注意营养袋(瓶)中的营养物有无凝块、气泡、胀袋以及颜色的改变。注意有无营养袋破损。在危重症患者中,常常要进行侵入性的操作或临床情况发生变化,并因此中断 EN。对于住院的其他患者来讲,打开容器 24h 就应该弃去。

6. 敷料 有否浸湿、出血、营养物漏出的情况。是否需要更换敷料。

二、对患者临床情况的监测与调整

对危重症患者进行肠内营养治疗是有风险的,包括营养液的误吸,管道堵塞,腹泻,血糖,在血流动力学不稳定时的使用,胃潴留,口服药物,肠鸣音是否是判断可以实施 EN 的标准,便秘,以及患者不耐受等各种问题。

1. 实施 EN 时误吸和吸入性肺炎 误吸的定义是吸入物进入声带下的气管。吸入物可以是唾液、鼻咽部分泌物、细菌、食物、饮料或者胃内容物。EN 相关性吸入的风险和处理的研究无法鉴别吸入物的来源,除非对 EN 进行放射性标记。但是目前几乎没有这方面的研究。接受管饲 EN 的患者,吸入性肺炎的发生率是不易确定的,因为这要看怎么定义吸入和肺炎,要看医护人员鉴别吸入事件的能力。在如何减少管饲患者吸入性肺炎的研究中,所记载的吸入性肺炎的发生率是5%~36%。

如何判断是否存在误吸呢? 方法包括:①常规监测胃潴留量;②监测气管分泌物是否存在葡萄糖;③喂食物中添加蓝颜色。气管内分泌物中存在葡萄糖,对鉴定 EN 的误吸,既不特异,也不敏感。在没有结束喂食的患者中,气管内分泌物的葡萄糖也可以呈阳性;在一项研究中,发现气管分泌物葡萄糖与血清葡萄糖相关,而与误吸没有关系。有些管饲制剂即使误吸也不会引起葡萄糖阳性的结果,因为这些制剂中葡萄糖含量少。一些研究将患者管饲物中添加蓝色染料来监测误吸,结果发现敏感性极低。另外,有些食物染料是可以被危重症患者所吸收的,吸收后的染料有线粒体毒性。现在已经不推荐使用食物染料或者亚甲蓝来鉴定误吸。

有证据证明体位是引起误吸风险的最主要的因素之一。许多研究已经证实:当患者

表 9 – 3　不同喂食管的优、缺点

置管方法	允许时间	优点	缺点和危险	适应患者类型
鼻 – 胃管	短期	孔径大,不易堵塞;可以经鼻或口吸入,执业护士就可以放置;用于减压	患者不舒服,有鼻窦炎,鼻坏死的风险	胃排空正常的患者;吸入风险小的患者
鼻 – 肠管胃或小肠放置	短期	柔软易曲管道,患者更舒服;经鼻或口放置;患者仍可以吞咽;如果管道>8Fr,使用良好的冲洗技术,不会出现管道堵塞;位置确定后可以立即放置	不能用于减压;有鼻窦炎的风险。如果放置到胃有吸入风险;如果放置到小肠,容易滑回胃部;解剖改变的患者无法放置;在病情和位置改变时,吸入风险增加	吸入风险小的患者
经皮内镜胃造瘘或 X 线引导下胃造瘘	长期	大口径,堵塞风险小;可以间断喂食或使用注射器喂食;如果需要,可以与小肠喂食管组合	有出血,插入部位感染,腹膜炎的风险;管道拔出后,造口不关,会出现持续性胃 – 皮肤瘘;没有胃镜,无法放置	胃排空正常的患者;吸入风险小的患者;需要长期 EN 患者
手术胃造口	长期	大口径,堵塞风险低;可以间断喂食或使用注射器喂食	需要手术放置;有出血;伤口可以使用;管道拔出后,造口不关,的风险,要等待 24h 才可以使用;要等待 24h 才会出现持续性胃 – 皮肤瘘	胃排空正常的患者;需要长期 EN 的患者;无法内镜 X 线引导下导管造口的患者
经皮内镜空肠造口	长期	减少吸入的风险;夜间也可以补充食物;放置后可以立即使用;如果胃动力不好,可以绕开胃	有出血,插入部感染,腹膜炎的风险;可能滑回胃部;放置困难;无法监测残留量;需要连续输入;管道拔出后,造口不关,会出现持续性胃 – 皮肤瘘	胃动力丧失的患者;吸入风险增加的患者
经 PEG 空肠造口	长期	减少吸入的风险;夜间也可以补充食物;放置后可以立即使用;可以同步胃减压和小肠喂食	放置到位困难;可能滑回胃,容易堵塞;需要连续灌注;口径小,容易堵塞	胃动力丧失的患者;吸入风险增加的患者
双腔胃 – 空肠管组合术	长期	减少吸入的风险;夜间也可以补充食物;放置后可以立即使用;可以同步胃减压和小肠喂食	需要外科手术;有出血,切口和插管处感染的风险;麻醉风险;可能滑回胃;需要连续灌注;外拔出,无法替换;管道拔出后,造口不关,会出现持续性胃 – 皮肤瘘	吸入风险增加的患者;胃流出道堵塞的患者;无法使用内镜的患者
手术空肠造口	长期	减少吸入的风险;夜间也可以补充食物;放置后可以立即使用;如果胃动力不好,可以绕开胃,无法替换	需要外科手术;有出血,切口和插管处感染的风险;麻醉风险;口径小,容易堵塞;意外拔出	吸入风险增加的患者;胃流出道堵塞患者;其他解剖因素不能将导管置入胃的患者

处于平卧位时,最可能发生误吸和肺炎。半卧位不能保证绝对预防所有的吸入和肺炎,但是,这是一个既不花钱又不浪费时间的方法,而且这个方法容易监控。严格采用半卧位(床头抬高到大约45°)是减少误吸的意见中最一致和最有效的。Drakulovic MB 等人在1999年《柳叶刀杂志》发表的文献对86例插管并进行机械通气的患者进行了观察。其中39例患者保持在半卧位,其他47例患者保持在平卧位。结果发现保持在半卧位患者临床判断医院获得性肺炎的发生率(8%)显著低于平卧位的患者(34%,$P = 0.003$),微生物判断医院获得性肺炎的发生率(5%)也显著低于平卧位的患者(23%,$P = 0.018$)。平卧位的患者发生医院获得性肺炎的风险比是6.8。

肠内营养的终端从胃移至小肠对肺炎有预防作用。Heyland 等人对33例患者的研究表明:使用幽门后喂养的患者发生胃-食管反流的发生率要低于胃内喂养(24.9%与38.9%,$P = 0.04$),而且发生胃-食管微反流的发生率也有下降趋势(3.9%与7.5%,$P = 0.22$)。他们的研究还发现,胃-食管反流是误吸的高危因素(风险比3.2)。但是,2013年加拿大危重症疾病营养支持指南根据13篇文献对危重症患者的荟萃研究发现:采用小肠喂养和胃内喂养的患者比较,病死率的风险没有差异(病死率的风险比1.01,$P = 0.92$),但是采用小肠喂养的感染(肺炎)风险更小(感染的风险比0.75,$P = 0.01$)。如果患者解剖或动力发生了改变,怀疑患者处于胃内容吸入的高度风险中,那么应该考虑经空肠放置导管。包括以下情况:累及呼吸道、消化道的神经-肌肉性疾病;消化道、呼吸道的结构异常;胃轻瘫或者严重的胃排空延迟;持续的胃过度潴留;患者需要平卧位。

2. 腹泻的监测 肠内喂养会发生腹泻的问题。腹泻的原因很多,可能与制剂的成分、输注速度、污染或合并肠道感染等有关。应该及时地识别和鉴别出可能的病因,及时调查是否摄入过量的高渗性药物(如山梨醇等),是否使用广谱抗生素,有无艰难梭菌引起的假膜性结肠炎或其他感染性病因,是否因为营养制剂含脂肪过高。病因学评估项目包括:腹部体检,大便细胞学检查、定量分析和细胞培养找艰难梭菌,血清电解质分析以评价是否有电解质过度丢失或脱水,检查药物的使用情况。同时,应注意鉴别是感染性腹泻还是渗透性腹泻。

3. 血糖的监测 血糖在危重症患者极易波动,容易发生低血糖和高血糖。无论是低血糖还是高血糖,对患者都是不利的。对于血糖的监测,要考虑的问题是:多长时间监测一次,什么情况下要加测血糖,什么情况下可以减少血糖的监测次数。确定监测频率的参数包括:血糖的水平,患者是否是处于易发生高血糖和低血糖状态。就血糖水平而言,显然高血糖和低血糖患者需要增加血糖的监测频率。就患者是否是处于易发生高血糖和低血糖状态而言,需要关注的是:新入ICU患者,使用胰岛素的患者血糖不稳定时,营养制剂开始使用或者停止后还在使用胰岛素的患者,处于应激状态或者病情恶化的患者,监测都要勤一些。ICU要建立自己的血糖监测规范。需要提醒的是:对于血流动力学不稳定的患者,不要使用指尖血进行血糖监测,而应该使用静脉血进行血糖监测。

4. 血流动力学不稳定时的使用 一般认为,在血流动力学不稳定时,不宜使用肠内营养。Imran 等人在2010年发表的文献中,对这个问题进行了研究。他们对1 174例使用有创通气并使用血管活性药物的患者进行对照观察。其中 707 例患者采用了所谓的早期 EN(即插管 48h 内开始使用 EN)。无论是 ICU 病死率还是住院病死率,早期 EN 组都低于较晚 EN 组(22.5% 与 28.3%,$P = 0.003$;34.0% 与 44.0%;$P < 0.001$)。使用多种血管活性药物的患者,早期 EN 好处更加明显。图 9 - 1 显示了不同时间使用 EN 对患者病死率的影响。

所以,除非是顽固的休克,一般使用血管活性药物不是早期使用 EN 的禁忌证。

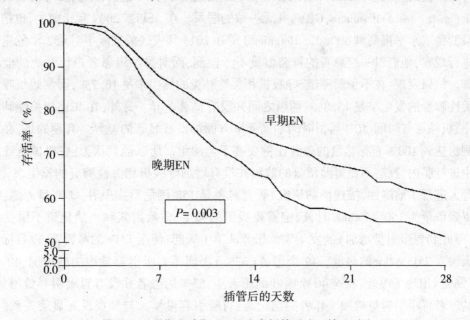

图 9 - 1　早期和晚期 EN 组患者插管后病死情况对比

5. 胃潴留的监测　正常情况下胃排空速度大约是 188mL/h,也约等于单一内源性分泌的量(胃液和唾液)。营养密度会改变胃排空的速度。例如:给患者 500mL 的生理盐水,大约 1h 会从胃排出 70%;如果给患者 500mL 10% 的葡萄糖,将会以每小时排出 35% 的速度从胃排出;EN 制剂的排出速度在每小时 20% ~ 50%。从理论上讲,如果 EN 以 125mL/h 的速度输入再加上以 188mL/h 的速度产生的分泌物,那么,每小时将有 313mL 的总量通过幽门。如果没有胃排空,在 4h 后,就会达到 1 250mL 的潴留量。

进行胃潴留的检查要考虑到:管道类型(喂食管与塞勒姆管 - 双腔鼻胃管);管头在胃部的位置(胃底、胃窦或胃腔);患者体位(平卧、左侧卧、右侧卧、俯卧);吸引方法(20 ~ 60mL 注射器,重力引流与低速持续引流)。胃内容物的排出可能依赖于之前所提到的各种原因。因此,胃潴留的存在与不同的设置有无关系。如果有关系,能否确定及鉴别出是什么原因,各种原因的判断点是否明晰。

对于危重症患者使用连续喂食是更加合理的。已经证实,团注 350mL 的 EN 会降低食管下括约肌的张力,并因此造成食物突然的反流。连续使用 EN 会改善喂食的耐受性,并可以减少误吸事件的发生。有研究者报告指出,与连续喂食比较,周期性的滴注喂食会减少误吸事件。作者认为周期性 EN 可以允许出现胃 pH 的降低并减少胃内细菌的定植。然而随机的实验已经证实:在周期性的滴注喂食与连续喂食组之间,胃内 pH、胃内细菌定植、肺炎发生率均无明显差异。人们还关注到,在许多 ICU 中周期性的滴注喂食会增加连续使用胰岛素的概率,因此低血糖症事件发生率会增高。目前认为对于危重症患者使用连续喂食是更加合理的。那么,在连续喂食时,胃潴留量多大,风险会比较小呢? 在早期的指南中,把胃潴留量≥200mL 作为不宜继续使用 EN 的判断标准。但是,国外已经把 >500mL 作为不宜继续使用 EN 的判断标准,甚至一些研究认为可以不再使用胃潴留量的监测。Norma A 等对 206 例危重症患者进行了观察,他们发现误吸与胃残留量(gostric residual volume,GRV)并无一致的联系。在 ASPEN 2009 年指南中,也把胃潴留量的警戒水平提高到 500mL。Reignier J 等在 2013 年发表的文献中对 452 个危重症患者进行观察,他们对一组患者的胃潴留量不予监测,而对另一组患者进行常规的监测和处理。结果发现:在不予监测组,呼吸机相关性肺炎的发生率是 16.7%,而常规组呼吸机相关性肺炎的发生率是 15.8%,两组之间并没有显著差异。另外,在 ICU 相关性肺炎发生率、机械通气时间、ICU 居留时间和病死率方面都没有显著的差异。有趣的是,在不予监测组达到 100% 目标热量的患者比例要高于监测组。所以他们认为:在机械通气的患者中进行肠内营养,不做胃潴留量的监测并没有增加呼吸机相关性肺炎的发生率。Mentec等人进行了前瞻性、描述性的研究,研究对象是 153 例危重症患者,研究目的是:在设定胃残留量为 150~500mL 时,确定需要吸引的频度、危险因素和上消化道不耐受并发症(呕吐和胃吸引量增加)的发生率。患者从第 1 天起,使用 14Fr 的鼻胃管,以目标流速每天输入 25kcal/kg 的热量。49 个患者(32%)出现了胃吸引容量增加的情况,40 个患者(26%)出现了呕吐,在这 40 个呕吐的患者中,53% 的患者并没有胃吸引容量增加,47%的患者胃吸引容量增加。作者的结论是:胃吸引容量增加与肺炎没有显著关系,与呕吐有显著关系($P=0.05$)。

6.口服药物引起的问题 管饲患者中腹泻最常见的原因是使用渗透压高的药物。Edes 等报告管饲患者中腹泻的发生率是 26%,由药物引起的腹泻占 61%,与使用抗菌药物相关的艰难梭菌感染是腹泻的主要原因。缓解药物性相关性腹泻的方法包括:换药,在用药前将药物稀释到更接近等渗,改变给药途径,从口服改为静脉使用。另外,还要注意使用药物引起的便秘问题。引起危重症患者便秘的因素有:使用抗胆碱药、麻醉品和镇静剂。还要监测药物引起的 EN 制剂的结痂问题。

7.肠鸣音是否是判断可以实施 EN 的标准 听肠鸣音是许多年来临床上使用的有效的工具,有助于临床医生判断是否可以开始口服或肠内进食。这是基于这样一个假定:有肠鸣音意味着有肠蠕动,没有肠鸣音意味着没有肠蠕动。但是这个假定可能是不正确的。肠鸣音是气液相通过肠道时的声音。如果肠道内没有气体,就不会有肠鸣音。肠鸣音是一个非特异的标志,反映的是小肠或者结肠内存在气体。肠梗阻存在时,肠鸣音即消失或活动减弱,也可以因为阻塞出现高音调、过度活动的情况。因此,肠鸣音的性质是不特异的,不是肠道蠕动的准确的指征。

现在已经有更多的医生认为:在开始 EN 前,并不一定要听到肠鸣音。没有肠鸣音时,评估肠道功能的程序和方法包括:①确定患者是否需要胃减压。如果需要胃减压,那么要进行临床检查(容量与日常幽门上方分泌量相似,还是每次吸引都是小量的);通过患者的需要鉴别胃潴留的严重性：低流量出现吸引，重力引流，每4~6h的胃潴留量检测中偶尔发现胃潴留(不要进行小肠吸引检查)。②腹部检查：紧张、鼓胀、叩诊鼓音是否存在，患者是否存在恶心、胀气、饱胀感、呕吐，患者有否排气排便，有哪些鉴别诊断，患者是否存在较多的相关症状。如果前面的临床参数是良好的，那么可以考虑TEN低速喂食实验，以10~20mL/L的速度进食，并观察患者是否存在不耐受的情况。

三、对肠内营养过程的监测与调整

在实施肠内营养前的决心已经确定后，要考虑的问题是：监测内容和指标，监测方法和频度，对监测结果的评估和处理，以及什么时候停止EN。

1. **监测内容和指标**　肠内营养需要监测的内容包括：肠内营养是否是持续可行，患者是否发生了肠内营养相关并发症，患者基础疾病是否向有利的方向发展，肠内营养是否有效，是否需要对肠内营养的途径、质、量进行调整。

就肠内营养是否持续可行而言，主要的监测指标是：在实施肠内营养的监测过程中是否发生了肠内营养的禁忌证，包括是否发生了肠梗阻，是否由于病情加重导致严重的肠功能障碍，是否存在着高流量的小肠瘘等一些肠道不能利用的情况。还包括在病程中发生严重的血流动力学障碍，而且没有得到有效的纠正之前。

肠内营养相关并发症的监测主要是要及时发现胃肠道并发症、机械性并发症和导管相关性并发症。胃肠道并发症的监测包括腹泻(定义为：软便或者水样便每天超过200g，或者体积>250mL，每日≥3次)、恶心、呕吐及是否存在着便秘的情况。机械性并发症包括误吸入肺，患者在误吸后可能表现为呼吸困难、呼吸急促、喘息、心动过速、焦虑和发绀，也可能没有症状。导管相关性并发症包括喂养管移位引起的出血、软组织和胃肠道的穿孔，可以进行胃内容物回抽检查，看是否有出血及pH情况，必要时做X线监测。喂养管可能引起咽部、食管、胃和十二指肠的黏膜坏死、溃疡和脓肿，要进行监测。对造口处要注意有无感染、瘘、坏死性筋膜炎。另外还要注意对导管是否存在着堵塞进行监测。还要注意对电解质和再喂养综合征的监测。对血糖的监测更是非常必要的。

我们在前面的章节中已经指出：在危重症患者的高分解代谢期进行营养支持，与患者过渡到代谢相对平衡时的营养支持方法是不同的，处于不同营养状态的患者对营养支持的需要也是不同的。因此我们需要对患者是处于高分解代谢状态，还是病情已经稳定进行监测和鉴别。比如对高热、低血压状态患者，我们在使用营养支持时，就要考虑到低热量喂养的问题。

实际上，营养支持的成功与否可以通过是否有效和是否减少并发症来判定。怎么判断营养支持是否有效呢？多数研究采用的标准是患者的预后，包括病死率是否下降，感染并发症是否降低，以及脱机时间、住院时间等，这些是最终的监测指标。在营养支持过程中如何监测营养支持的有效性呢？过去的文献常常根据白蛋白、前白蛋白、免疫指标是否改善来判断营养支持的有效性。但是白蛋白的变化是比较缓慢的，不适合作为即时监测的指标。而前白蛋白的改变虽然比较快，但是研究证明，前白蛋白的改变与炎症蛋白的改变呈负相关。也就是说，前白蛋白的增加是由于炎症蛋白的降低。因此即时监测营养支持效果的指标还不明确,更多的是监测患者在使用营养制剂后,临床指标有无改善。

2.**监测方法和频度** 在临床工作中,建立起营养小组,制订适合本机构的营养支持监测方案是非常必要的。有调查认为:建立营养小组的医疗机构对患者更有益。根据我们的经验,建立起相应的监测方案,特别是建立起一系列的监测表格(见表9-4、表9-5、表9-6、表9-7),是保证监测到位的基础。

表9-4 设备和管道的监测

	管道	接口	滴速	速度	敷料	容器	营养物	加热
监测指标	堵塞、脱出日期	滴漏日期	医嘱	医嘱	血迹、湿度、污染、日期	损坏、污染时间	胀袋、匀浆分离	工作状态
记录频率	8h	8h	8h	8h	8h	8h	8h	8h
目的	是否通畅,是否应更换	是否通畅,是否应更换	合医嘱,是否停用	合医嘱,是否停用	更换	是否有污染风险,是否应更换	是否有污染风险,是否应更换	

表9-5 患者生化指标检测

监测指标	电解质	血气	乳酸	肾功能	肝功能	血脂	血凝	肌酶	前白蛋白
记录频率	1次/d(第一周),1周后按需	按需,>1次/d按需	1次/d(第一周),按需	1次/d(第一周),按需	1次/周	1次/2周	按需	按需	按需
说明	电解质紊乱、再喂养综合征		组织缺氧	肾衰竭、血液净化	肝损伤、肝衰竭	高胆固醇血症	相关疾病	相关疾病	与CRP同测

表9-6 患者营养指标检测

监测指标	总热量	脂肪热量	胆固醇(CH)热量	氮热比	EN				
					总热量	脂肪热量	CH热量	氮热比	给予方法
记录频率	24h记录一次				24h记录一次				连续、间断,记录中断事件、中断时间
说明	包括PN和EN				记录EN				

表9-7 患者血糖指标检测

监测指标	低血糖	正常血糖	高血糖	使用胰岛素后事件		
				低血糖	正常血糖	高血糖
记录频率	0.5h	1h	1h	0.5h	1h	1h
说明	血糖正常后,1次/h	4次正常后,1次/2h	血糖4次正常后,1次/2h	血糖正常后,1次/h	4次正常后,且胰岛素未改变,1次/2h	血糖正常4次后,且胰岛素未改变,1次/2h
	在EN改变(增加、减量、开始、停止)前后要加测血糖					

3.**对监测结果的评估和处理,以及什么时间停止EN** 获取足够的临床和实验室结

果,是我们进行评估和处理的基础。我们定时的评估要回答如下的问题:

(1)患者是否可以开始或者继续进行肠内营养。如果不能开始或者继续进行肠内营养,那么是哪些因素影响了肠内营养的实施,是否可以尽快排除这些因素,或者建立新的营养计划。

(2)肠内营养的途径是否是完好的、可用的,与患者的临床情况是否相匹配。如果肠内营养途径有障碍,要评估障碍的原因,并排除。比如排除管道堵塞。如果肠内营养途径与患者临床情况不相匹配,要寻找新的解决方法。比如胃潴留严重,可以使用红霉素和甲氧氯普胺治疗。如果还不行,就要考虑使用 PEG 的方法或者小肠喂养。

(3)肠内营养的质量和数量是否与患者的临床情况相适应。如果肠内营养的质量、数量与患者当时的临床情况不相匹配,就要进行相应的调整,包括计划内调整和按需调整。比如对危重症患者逐渐增加热量的量,直至达到目标量;患者发生与营养制剂有关的腹泻时,可能要调整营养制剂的组成,使用含纤维素的制剂;血糖过高或者患者本身有糖尿病,可能需要调整为专用的营养制剂。

(4)肠内营养实施过程中是否发生了相关的并发症。比如非阻塞性肠道坏死是否存在,肺炎的发生或者下呼吸道感染是否存在,再进食综合征是否存在,是否发生了高血糖或高脂血症。

(5)患者是否出现了新的并发症或者出现原有病情加重,并且影响到肠内营养的实施。比如患者发生心衰、休克、ARDS 等情况时,可能要调整肠内营养的实施计划。一旦调整肠内营养的实施计划,就要紧跟着调整监测方案和其他相关措施。比如在降低肠内营养输注速度后,就要进行更频繁的血糖监测,并关注胰岛素的调整问题。

(6)使用的药物或者新加入的药物是否会造成管道的堵塞,是否发生了堵塞。使用的药物或者新加入的药物是否会影响到胃肠道动力、胃肠道血流,进而又影响到肠内营养的实施。

(7)停止使用 EN 的问题包括每日输注不足 24h、事故性停止、被迫停用和改用口服进食等情况。每日输注不足 24h 常常是计划内的情况,需要注意在非输注期间和再次输入时的血糖和胰岛素使用情况;对于事故性停止、被迫停用肠内营养的情况,要尽快查明原因,排除干扰和影响因素,在此期间要特别注意血糖和胰岛素使用情况,避免发生低血糖;关于什么时间开始改为经口进食的问题,一般认为在患者病情稳定,经口进食的禁忌证消失,吞咽功能恢复,意识清醒的情况下,可以改为经口进食。

【参考文献】

1. DRAKULOVIC M B,TORRES A,BAUER T T,et al. Supine body position as a risk factor for nosocomial pneumonia in mechanically ventilated patients: a randomized trial[J]. Lancet,1999,354:1851 – 1858.

2. HEYLAND D K,DROVER J W,MACDONALD S,et al. Effect of postpyloric feeding on gastroesophageal regurgitation and pulmonary microaspiration:results of a randomized controlled trial[J]. Crit Care Med,2001, 29:1495 – 1501.

3. DHALIWAL R,CAHILL N,LEMIEUX M,et al. The Canadian critical care nutrition guidelines in 2013: an update on current recommendations and implementation strategies[J]. Nutr Clin Pract,2014,29(1):

29 – 43.

4. IMRAN K,PRATIK D,BRUNO D. Early enteral nutrition and outcomes of critically ill patients treated with vasopressors and mechanical ventilation[J]. Am J Crit Care,2010,19:261 – 268.

5. METHENY N A,SCHALLOM L,OLIVER D A,et al. Gastric residual volume and aspiration in critically ill patients receiving gastric feedings[J]. Am J Crit Care,2008,17:512 – 519.

6. REIGNIER J,MERCIER E,LE GOUGE A,et al. Effect of not monitoring residual gastric volume on risk of ventilator – associated pneumonia in adults receiving mechanical ventilation and early enteral feeding a randomized controlled trial[J]. JAMA,2013,309(3):249 – 256.

7. MENTEC H,DUPONT H,BOCCHETTI M,et al. Upper digestive intolerance during enteral nutrition in critically ill patients:frequency,risk factors,and complications[J]. Crit Care Med,2001,29(10):1955 – 1961.

第四节　危重症患者肠内营养制剂的选择

在讨论了危重症患者肠内营养是否给、能否给、怎样给及监测方法后,我们就要面对一个问题,这就是肠内营养制剂的选择问题。肠内营养制剂的宏量营养成分包括碳水化合物、脂肪和蛋白质,同时还含有水、电解质和微量元素。还有一些制剂中添加了所谓的免疫成分及益生菌、益生元成分。商业化的营养制剂有许多种,各种营养成分的含量、比例是不同的。不同的疾病需要的营养制剂是有差异的,不同的个体对营养制剂的需求也是千差万别的,因此我们需要对经常使用的营养制剂有所了解。

一、营养制剂的成分和比例

1. 能量的供给　在考虑能量供给时,要兼顾到总能量的需求、碳水化合物和脂肪在供能中的比重、能量的密度。表9－8列举了一些常用的肠内营养制剂的能量情况。

表9－8　常用的肠内营养制剂的能量情况

	TPF	TP – HE	TPF – D	TPF – T	TP
能量密度(kcal/mL)	1.5	1.5	0.9	1.3	1
渗透压(mOsm/kg)	310	300	320	350	250
能量分布(蛋白质:脂肪:碳水化合物)	15:35:50	20:35:45	15:32:53	18:50:32	15:30:55
蛋白质(g/1 000mL)	56	75	34	58.5	38
脂肪(g/1 000mL)	58	58	32	72	34
碳水化合物(g/1 000mL)	188	170	120	104	138
膳食纤维	含	无	含	含	无
蛋白质来源	牛奶蛋白	酪蛋白	大豆蛋白	酪蛋白	酪蛋白

续表

	TPF	TP－HE	TPF－D	TPF－T	TP
脂肪来源	葵花籽油、椰子油(MCT)、菜籽油	大豆油、椰子油(MCT)	大豆油	植物油(MCT)、鱼油	大豆油、椰子油
碳水化合物来源	麦芽糖糊精、膳食纤维	麦芽糖糊精	70%缓释淀粉、30%果糖	麦芽糖糊精	麦芽糖糊精
形态	乳剂	乳剂	乳剂	乳剂	乳剂
规格	499mL	500mL	500mL	200mL	500ml

	Nutrison	Nutrison Fibre	Peptisorb Powder	Peptisorb Liquid	Nutrison Fibre
能量密度(kcal/mL)	1	1	1	1	1.5
渗透压(mOsm/kg)	350	350	410	400	300
能量分布(蛋白质:脂肪:碳水化合物)	16:35:49	16:35:49	16:9:75	16:9:75	16:35:49
蛋白质(g/1 000mL)	40	40	39.8	39.8	60
脂肪(g/1 000mL)	39	39	9.8	9.8	58.4
碳水化合物(g/1 000mL)	123	123	186.2	186.2	184
膳食纤维	无	含	无	无	含
蛋白质来源	酪蛋白	酪蛋白	短肽链乳清蛋白水合物	短肽链乳清蛋白水合物	酪蛋白
脂肪来源	植物脂肪	植物脂肪	植物脂肪	植物脂肪	植物油
碳水化合物来源	麦芽糖糊精	麦芽糖糊精	麦芽糖糊精	麦芽糖糊精	麦芽糖糊精
形态	粉剂	混悬剂	粉剂	混悬剂	混悬剂
规格	430g	500mL	126g	500mL	500mL

对于已经确定了当日需要补充热量剂量的患者,我们要充分考虑到使用的制剂提供的热量应该可以满足患者的热量需求。比如如果确定患者当日的需要热量是 1 000kcal,就要使用 TP 1 000mL/d,或者 Peptisorb Liquid 1 000mL/d;如果使用 Nutrison Fibre(1.5kcal/mL)或者 TP－HE 时就只能使用 750mL/d。在需要控制患者入水量的情况下,使用高能量密度的制剂是合适的。关于碳水化合物和脂肪在供能中的比重对糖尿病、脓毒血症患者的影响在第三章有详细的描述。

2.蛋白质的供给　EN 制剂中蛋白质含量占总热能的 6% ~25%。不同的制剂所含蛋白质是不同的,还有些制剂含的是短肽。另一个需要我们关注的问题是蛋白质的来源。患者蛋白质的需要和基础疾病情况是决定产品选择的主要因素。在选择 EN 制剂时,蛋白质的质和量都是要重点关注的内容。蛋白质中非必需氨基酸的比例越大,要达到氮平衡所需要的总蛋白质的量就越多。在危重症患者中,什么样的蛋白质形式最好一直存在争论。一般认为对于危重症患者的不同阶段、不同的原发病,选择不同特点的含蛋白质制剂。

3.脂肪的供给 制剂中脂肪的来源不同,导致制剂中脂肪的构成不同。比如长链脂肪酸和中链脂肪酸的比例不同,$\omega-3$ 脂肪酸和 $\omega-6$ 脂肪酸的含量和比例不同。因此我们在进行个体化治疗时,要考虑到这些因素。中链脂肪酸不需要胆汁盐或胰酶对其消化,能够被小肠上皮细胞直接吸收,这对脂肪消化功能受损的患者(如胰腺炎或短肠综合征)是有益的。另外,中链脂肪酸可以经肝门静脉直接吸收并在细胞水平不依赖肉毒碱进行代谢。与长链脂肪酸不同,中链脂肪酸不能储存,几乎完全代谢为 CO_2 和水。中链脂肪酸不会提供必需脂肪酸(亚油酸和亚麻酸),因此必须与长链脂肪酸一起使用。当中链脂肪酸的量过大时,会在肝脏内转变为酮体,增加酮症的风险。必需脂肪酸(亚油酸和亚麻酸)至少应该占总热量的 4%,才能满足必需脂肪酸的绝对需要。标准的 EN 制剂来源于脂肪的供能占总热量的 15%~30%。

4.是否使用含有纤维素的制剂 膳食纤维在危重症患者中的使用在第六章中已经有描述。纤维素可以根据其对水的溶解性分类。可溶性纤维如果胶和瓜尔豆胶,都可以被结肠细菌酵解并能够预防结肠黏膜的萎缩,刺激黏膜的增殖,为结肠细胞提供能量。另外,使用可溶性纤维素可以增加钠和水的吸收,这对于治疗管饲相关性腹泻是有利的。不溶性纤维素如大豆多聚糖,会增加粪便量,增加肠道蠕动,缩短粪便排出时间。合理地使用膳食纤维,避免禁忌证是有必要的。

5.营养制剂问题的渗透压 大部分肠内营养制剂的渗透压集中在 250~550mOsm/L,属于低渗溶液。低渗透压制剂适用于低蛋白血症、液体入量受限的高代谢营养不良患者。渗透压越高,对胃肠道的抑制作用越明显。高于 550mOsm/L 属于高渗溶液,可引发恶心、呕吐、腹泻等严重不良反应。整蛋白制剂渗透压相对较低,而多肽类及能量密度高、含盐类较高的制剂渗透压较高。

6.是否需要添加谷氨酰胺 早期的研究表明:接受添加谷氨酰胺 EN 制剂的危重患者,肺炎、菌血症、脓毒血症的发生率明显降低,住 ICU 天数和住院天数明显减少,住院花费明显减少。近期的研究也认为使用谷氨酰胺 EN 制剂是有益的。添加谷氨酰胺的 EN 制剂要连用 5 天以上,每天使用谷氨酰胺 15~25g 才会有效。2013 年发表的 Redoxs 研究认为:给脓毒血症和 MODS 患者静脉补充谷氨酰胺,会增加 6 个月病死率。因此不推荐谷氨酰胺用于 ICU 的脓毒症和 MODS 患者。

7.是否需要添加精氨酸 2013 年加拿大危重症营养学会根据 4 个 I 级证据的研究和 22 个 II 级证据,不推荐添加精氨酸和其他补充剂用于危重症患者。

8.是否添加微量元素和维生素 肠内营养制剂中都会添加微量元素和维生素。表 9-9 列举了欧盟在 2001 年发布的特殊医疗食品指南中对肠内营养制剂中维生素和微量元素的剂量规定。

表9－9　肠内营养制剂中微量元素和维生素的剂量(欧盟标准)

微量元素	锌 (mg)	铜 (mg)	铁 (mg)	镁 (mg)	硒 (μg)	铬 (μg)	钼 (μg)	碘 (μg)	氟 (mg)
最小	1	1.2	10	1	50	25	70	130	0
最大	30	10	40	10	200	300	360	700	210
1 500kcal 时的估计	15~23	2~3	20~30	3~6	70~112	100~150	150~225	150~300	0~3

维生素	维生素 A(μg)	维生素 D(μg)	维生素 E(mg)	维生素 K(μg)	维生素 B₁(mg)	维生素 B₂(mg)	维生素 B₆(mg)	烟酸 (mg)	维生素 B₁₂(μg)	叶酸 (μg)	生物素 (μg)	维生素 C(mg)
最小	70	1	10	70	1.2	1.6	1.6	18	1.4	200	15	45
最大	3600	50	60	400	10	10	10	60	14	1000	150	440
1 500kcal 时的估计	770~ 2 100	10~12	18~36	80~ 150	2.2~ 2.9	2.4~ 3.9	2.5~4	25~30	3~6	400	60~70	100~ 150

二、营养制剂的来源

不同的营养制剂原料,其营养成分的比例和特点是不同的。

1.脂肪的来源　肠内膳食可以接受许多食物,含有诸多类型的甘油三酯。一般而言,膳食中的n-6长链甘油三酯是由大豆、红花、谷物、葵花油提供的。饱和的中链脂肪酸来源于工业生产,从椰子、棕榈油中获得;单不饱和脂肪酸通常是从橄榄油和菜籽油获得的。一般情况下,乳化剂是大豆卵磷脂。卵磷脂几乎完全由磷脂酰胆碱和磷脂酰乙醇胺组成。值得注意的是:肠内膳食含脂类浓度不一样,从要素膳食的1.5g/L到ARDS患者特殊的制剂93.7g/L都有。对于不同患者而言,最重要的是决定在众多产品中,选用哪一种类型的脂肪,用多大量。

2.蛋白质的来源　EN制剂可利用的蛋白质形式变化很大,有整蛋白、水解蛋白,还有结晶氨基酸。另外,有些制剂会添加或增加特殊的、有药物功能的氨基酸,这部分蛋白质不应计入制剂总体蛋白量。使用以肽为基础的EN会比游离氨基酸获得更大的氮源吸收。另外,使用完整的蛋白质可以像氨基酸一样促进肠道的完整性。有一项研究对克罗恩病患者使用氨基酸和使用整蛋白的效果进行了观察,他们发现:使用整蛋白和使用游离氨基酸促进疾病缓解的效果是一样的。对不能耐受肽基制剂的患者,在EN中使用游离氨基酸是必要的。常用的肠内营养制剂蛋白质的来源包括酪蛋白、牛奶、乳清蛋白和大豆蛋白都是完全蛋白质,即含有所有的必需氨基酸,但是必需氨基酸的含量是不一样的,含其他氨基酸的比例也是不一样的。比如婴儿使用乳清蛋白来源的肠内营养制剂可能是更合适的。

3.鱼油、琉璃苣油和抗氧化剂的使用　从1999年到2011年陆续有使用Oxepa(含有鱼油、琉璃苣油和抗氧化剂)治疗ARDS和脓毒血症的报道。在对病死率进行观察的6

个研究中,有 5 个研究认为使用 Oxepa 可以降低患者的病死率。2011 年 Rice 对使用呼吸机的急性肺损伤(ALI)患者使用鱼油抗氧化剂的研究并不认为可以降低病死率。但是应该注意到 Rice 等的研究采用的是团注的方法,采用这种方法对控制感染、缩短脱机时间都没有益处。其他的研究采用了连续使用的方法,结果认为:使用 Oxepa 可以降低 ARDS/ALI 患者的病死率及使用呼吸机的天数。

4. 添加鱼油的问题　添加鱼油是有益的吗? Stapleton 等人在 2011 年发表的论文认为:单独添加鱼油不会对降低 ALI 患者的病死率和感染率带来益处,但是可以减少患者居住 ICU 的时间,不减少住院的时间。使用鱼油似乎有减少呼吸机使用时间的作用。因此对鱼油的作用还需要进一步的研究。

三、肠内营养制剂宏量营养素的配比

1. 高脂低碳水化合物配方是合适的吗　高脂低碳水化合物配方以 Pulmocare(益菲佳:55% 脂肪,28% 碳水化合物)为代表。最初的想法是:使用更多的脂肪可以减少 CO_2 的产生,对呼吸衰竭的患者是有利的。1994 ~ 2003 年的相关研究发现:使用高脂低碳水化合物配方的确可以减少 ICU 中呼吸衰竭患者的通气时间,也有利于高血糖患者的血糖控制。但是使用这个配方并不能降低危重症患者的病死率、感染率和住院时间。所以,对希望达到某些目标的患者,可以考虑使用这种配方。

2. 低脂高碳水化合物配方是合适的吗　这方面的研究较少。1995 年 Garrel 等人对危重症烧伤患者的研究中,采用含 15% 脂肪的营养制剂,与对照组比较发现:低脂配方制剂并不会降低烧伤危重症患者的病死率,但是会显著地降低肺炎的发生,也有可能减少患者的住院天数。

3. 是使用高蛋白配方还是使用低蛋白配方　这方面的研究也不多。1985 年 Clifton 等人的研究对颅脑外伤者使用了高蛋白制剂(Traumaca:22% 蛋白质,1.5kcal/mL),结果发现使用高蛋白制剂的患者在降低病死率和感染率方面并没有受益。2003 年 Scheinkestel 等人对 50 例需要有创通气和 CRRT 的肾衰竭患者进行研究,一组患者采用升阶梯供给蛋白质[1.5g/(kg·d)增加到 2.5g/(kg·d)],一组患者供给蛋白质 2.0g/(kg·d),结果两组之间没有显著的差异。

4. 是使用整蛋白制剂还是使用短肽制剂　就使用这两种制剂对患者病死率的影响而言,以前的研究纳入的研究例数较少,认为对病死率的影响是没有差异的。这两种制剂对患者感染率和住院时间的影响也是没有差异的。有一些短篇报道认为短肽制剂可以减少患者腹泻事件的发生,但是更多的研究并没有发现这种益处。研究也表明使用短肽制剂并没有增加蛋白质的摄入。所以,目前的认识是:在刚开始使用肠内营养制剂时,应首先考虑使用整蛋白制剂。但是,也有人认为使用短肽制剂的耐受性更好。2006 年欧洲关于急性胰腺炎的指南指出:A 级证据认为,短肽制剂可以安全地用于急性胰腺炎。

【参考文献】

1. HEYLAND D, MUSCEDERE J, WISCHMEYER P E, et al. A randomized trial of glutamine and antioxidants

in critically ill patients[J]. N Engl J Med,2013,18,368(16):1489 - 1497.

2. DHALIWAL R,CAHILL N,LEMIEUX M,et al. The Canadian Critical Care Nutrition Guidelines in 2013 An Update on Current Recommendations and Implementation Strategies[J]. Nutr Clin Pract,2014,29(1):29 - 43.

3. GADEK J E, DEMICHELE S J, KARLSTAD M D, et al. Effect of enteral feeding with eicosapentaenoic acid, gamma - linolenic acid, and antioxidants in patients with acute respiratory distress syndrome[J]. Critical Care Medicine,1999,27:1409 - 1420.

4. RICE T W, WHEELER A P, THOMPSON B T, et al. Enteral omega - 3 fatty acid, gamma - linolenic acid, and antioxidant supplementation in acute lung injury[J]. JAMA,2011,306(14):1574 - 1581.

5. STAPLETON R D,MARTIN T R,WEISS N S,et al. A phase Ⅱ randomized placebo - controlled trial of o-mega - 3 fatty acids for the treatment of acute lung injury[J]. Crit Care Med,2011,39(7):1655 - 1662.

6. GARREL D R,RAZI M,LARIVIÈRE F,et al. Improved clinical status and length of care with low - fat nu-trition support in burn patients[J]. JPEN,1995,19(6):482 - 491.

7. SCHEINKESTEL C,KAR L,MARSHALL K,et al. Prospective randomized trial to assess caloric and protein needs of critically ill,anuric,ventilated patients requiring continuous renal replacement therapy[J]. Nutri-tion,2003,19(11 - 12):909 - 916.

第十章 危重症患者肠内营养的实施流程

现在肠内营养已经成为不能自己进食的危重症患者可以接受的标准营养支持方式。在前面的章节中,我们已经系统地讨论了实施肠内营养应该知道的理论知识和方法。在本章,我们将讨论面对个体的危重症患者,如何实施肠内营养。本章介绍的内容包括:

- 危重症患者肠内营养治疗方案的建立
- 危重症患者肠内营养治疗方案实施过程中的评估和再评估
- 危重症患者特殊疾病配方的讨论

第一节 危重症患者肠内营养治疗方案的建立

判断患者为危重症患者后,我们就要考虑为患者建立起合乎其病情的营养方案。建立营养方案的主体是医生、护士和营养师,有时还要考虑到临床药师的意见。建立合理的营养方案要从多个角度考虑:其一应该考虑营养方案的建立程序;其二应该考虑对营养方案实施的管理方案;其三应该考虑营养方案的内容和合理性。

一、营养方案的建立程序

我们可以参考图10-1来设定自己医院的营养方案建立程序。

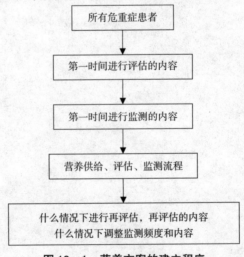

图10-1 营养方案的建立程序

二、判定患者为危重症患者后，第一时间对患者进行评估的内容

在第八章中，我们对如何进行危重症患者的营养评估已经进行了介绍。但是在第八章中，主要介绍的是判断患者应不应该进行营养治疗。实际上，在临床工作中，在我们判断患者应该使用营养治疗后，还需要我们考虑如下的问题：

· 患者的情况是否适合营养治疗

· 患者最适合哪种途径的营养治疗

· 患者最适合多大的能量供给

· 宏量营养素和其他营养素的合适供给

· 患者有没有特殊的营养需要

完整地回答这些问题是我们建立合适的营养方案的基础。而对每一个问题的回答都牵涉到对患者病史、体检、状态、已有的实验室检查等客观资料的获取，以及患者主观信息的获取，最后完成综合判断。

（一）患者应不应该进行营养治疗

在不考虑禁忌证的情况下，危重症患者都应该进行营养治疗。在本书的第八章，我们已经详尽地讨论了可以采用的营养筛查和评定的方法。选用适合自己医院的这些方法对危重症患者进行评估并逐渐建立国内的评估体系也是非常重要的。评估内容可以参考第八章。对这个评估的完成可以使我们得出一些结论，包括患者是处于营养不良状态、营养不良风险状态，还是处于肥胖状态；患者目前的营养状态与预后的关系；患者目前的营养状态与营养治疗注意事项的关系等。

（二）患者的情况是否适合营养治疗

这是一个关于患者是否存在着营养供给禁忌证和是否存在着营养供给途径不可利用的问题。牵涉到血流动力学是否稳定，是否需要严格的液体控制，肠道的功能状态和可利用性，以及是否亟须营养治疗。

（1）对于血流动力学是否稳定的判定，我们需要获得如下临床指标：患者精神状态；皮肤是否湿冷、有花纹；血压；尿量，特别是每小时尿量；是否使用血管活性药物，使用的剂量，血管活性药物是在增加还是在减量。在血流动力学不稳定的复苏期，是不可以进行营养治疗的。但是对于复苏后，血流动力学相对稳定的患者，即使患者依然需要血管活性药物，也可以开始进行营养治疗。

（2）对于需要严格地进行液体控制的患者，比如急性呼吸窘迫综合征患者、心衰患者和肾衰竭的患者，我们要获得患者每日出入液体量的情况，并要考虑高密度营养。

（3）对于进行腹部手术或者胃肠道手术的患者，评估的时间应该在术前几天。要确定患者的营养状态和预估手术的恢复期。在手术后还要评估患者的胃肠道功能多长时间可以恢复。术后要观察患者的意识，胃潴留情况，有无腹胀，有无恶心、呕吐，有无腹痛，肠鸣音情况（有否气过水声），排气、排便情况。机械性肠梗阻和绞窄性肠梗阻的患者，显然是不能进行肠内营养的。

Wilmore 于 2002 年提出加速康复外科（fast track surgery）的概念，并提出了相关的原

则。加速康复外科是指采用一系列有循证医学证据的同手术期处理的优化措施,减少手术患者生理和心理的创伤应激,以达到患者快速康复的目的。主要包括以下一些重要措施:其一,术前不再常规行机械性灌肠,目的是避免导致患者脱水和水、电解质失衡。其二,患者手术前一天晚上不再禁食,而是食用流质,麻醉前 2~3h 饮含糖液体,目的是缓解术前口渴、饥饿和烦躁,而且有利于抑制术后胰岛素抵抗和分解代谢。其三,鼓励患者术后第 1 天就开始少量进食,只要患者胃肠道耐受良好,未发生腹胀、恶心、呕吐等不良反应,就应该逐渐增加口服饮食量,争取术后 3~4 天不再行静脉输液。其四,手术时体内不再常规放置鼻胃减压管、腹腔引流管和空肠造口管等,以减少疼痛,改善舒适度。其五,术后给予止痛处理,让患者在无痛情况下,术后第 1 天就下床活动,以促进患者肌肉组织合成,有利于体力和营养状况的恢复。其六,尽量采用硬膜外麻醉。当然,也还有一些其他的研究者根据加速康复外科的原则,提出了一些类似的方法。采用这种策略手术后患者可以在 24h 内下床活动的手术包括:广泛的膝关节、肩关节重建,经阴道子宫切除术,胃底折叠术,脾切除术,肾上腺、乳房和胆囊切除术。采用这种策略手术后患者可以在 1~4 天出院的手术包括:结肠切除术,全膝、全髋关节置换术,动脉瘤切除术,全肺和肺叶切除术,根治性前列腺切除术。国内对加速康复外科的观念接受程度很高,相关文献很多。

(三)患者最佳的营养供给途径

实际上,危重症患者营养途径的选择总体上看有 3 种。我们在第九章详细地介绍了肠内营养途径的适应证和方法。而肠外营养途径又可以分为外周肠外营养(peripheral parenteral nutrition,PNN)和中心静脉营养(central venous catheters,CVC)。如果患者的肠道无法适应肠内营养,比如患者存在着肠道穿孔、肠道梗阻、缺血性肠道疾病、永久性肠道异常时,需要肠外营养。比如:急性肾衰竭或者血液透析的患者,肠内营养可能是不足的,或者肠内营养无法提供患者需要的高蛋白和氨基酸,在这种情况下,使用 PN 和 EN 联合供给是必须的。

在一个 300 例外科手术患者的随机研究中,分为连续 14 天给予 TPN 组和单一静脉输入葡萄糖组(250~300g/d)。结果 TPN 组的病死率是单一静脉输入葡萄糖组的 1/10。有学者对 9 个研究进行了荟萃分析,发现使用 PN 与延迟使用 EN 比较,PN 更能降低病死率。欧洲和美洲的指南都指出:在手术或者进入 ICU 后 8~12 天内,营养供给不足会引起营养不良。对这些不能进食的患者首要推荐是肠内营养。开始 EN 的时间是 24~48h 内。问题是在 ICU 患者中,有 20% 的患者是存在着 EN 的禁忌证的,比如肠道堵塞、短肠综合征、腹腔间隔室综合征、肠系膜缺血等。这种情况的存在如果任其持续过长时间,就会阻碍患者得到有效的能量支持。因此这些患者如果在 3~5 天内不能够进行 EN,就应该使用 PN。对于有更长时间不能进行 EN 的患者,PN 具有更加明确的适应证。Gram Lich 等人进行的荟萃分析发现:EN 与 PN 比较,可以明显地降低感染发生率,PN 与血糖增高有关,但是两者比较,病死率和住院时间没有差异。因此,对某些不能进行 EN 的患者,使用 PN 是合理的,但是需要关注因此带来的感染和高血糖问题。

关于肠外营养途径接下来的问题是:我们要采用外周静脉营养还是中心静脉营养

呢？选择的原则是：对于要使用高渗透压（>850mOsm/L）肠外营养制剂以期获得足够肠外营养的患者，应该使用中心静脉途径；对于使用渗透压<850mOsm/L 的肠外营养制剂已部分满足患者营养需求的情况下，可以使用外周静脉营养。

另外，在 EN 供给不足的情况下，是否要进行 PN 的补充？这牵涉到容许性低热量喂养的问题，如果排除容许性低热量喂养的问题，那么是不是要增加 PN 提供患者所需要的营养呢？这方面的研究较少，只有一些小样本的研究。Bauer 等人将 60 例患者分为 2组：EN 和 EN + PN。逐渐达到 25kcal/(kg·d)。结果发现：EN + PN 组前白蛋白和视黄醇连接蛋白显著增加，住院时间显著减少，90 天的病死率和感染率两者没有差别。因此欧洲指南认为：所有不能得到肠内营养目标量的患者，2 天之后，应该考虑供给肠外营养。注意这里是"应该考虑"。

(四)患者适合多大的能量供给

在之前的章节中，我们已经对相应的内容进行了介绍。从理论上讲供给患者的能量，要考虑到补充患者的消耗，方法有基础代谢法（Harris - Benedict 公式是根据西方正常人的实测结果推算出的，不能代表我国人，尤其是我国患者的代谢状况，因而不够准确，目前已基本废弃），根据患者体重的估计等，也可以采用间接热量仪进行监测。实际遇到的问题要复杂得多。比如：患者的疾病状态是否允许补充足够的热量，补充足够的热量是否是必需的，补充足够的热量的利弊，提供能量的途径是否允许提供足够的热量。这些问题都是我们在对危重症患者第一天的能量供给中要考虑的问题。

一个非常重要的事实是：尽早(24 ~48h 内)供给危重症患者营养是有利的。早期营养供给的好处，其一是有降低危重症患者病死率的趋势。对于肠道手术患者，早期使用肠内营养可以显著地降低病死率。其二是使得感染并发症明显降低。

危重症患者尽早获得达到目标值的能量供给有很多好处：能够降低病死率，减少住院时间，对颅脑损伤患者能够降低感染和其他并发症的发生率。

Krishnan 等在 2003 年发表的文献中对内科 ICU 患者的热量摄入进行了评价，这是一个前瞻性队列研究，他们纳入了 187 个患者，根据在 ICU 中热量的平均摄入情况分为 3组。第一组：实际摄入的热量是 ACCP 要求的目标热量的 0 ~ 32%，第二组是 33% ~65%，第三组大于 65%。结果发现：第二组活着出院的可能性显著低于第一组，而第一组活着出院的可能性显著高于第三组，第二组脱机离开 ICU 的可能性显著高于第三组。对这个现象的延伸认识有两点：第一，实际上大多数危重症患者不大容易达到所谓的热量目标值，在这个研究中，危重症患者只能达到目标热量的一半。至于第三组患者，热量摄入也不过达到大约18kcal/(kg·d)。也就是说，在临床工作中，对危重症患者，首先不大可能提供更多的热量。第二，太低的热量供给对患者不利；高热量供给，即使不超过推荐量，也是危险的。患者在危重期度过之前，接受 50% 左右的目标热量可能是适当的。

Oliveira NS 等人 在 2011 年对 87 例危重症患者的研究表明：营养摄入<70% 的患者与在 70% ~90% 及 >90% 的患者比较，病死率没有显著的差别。

Singer 等人 在 2011 年将 112 例患者分为 2 组。实验组使用间接热量仪，并按照间接热量仪测定的热量进行能量供给；对照组按每日 25cal/kg 进行能量供给；结果发现：毫无悬念,实验组获得的热量显著高于对照组。而且实验组每天的热量供给高于间接热量仪测定值,对照组每天的热量供给小于目标热量(低于 12cal/kg)。从预后情况看:两组患者在 ICU 中的病死率是没有显著差异的。但是,实验组住院期间病死率有低于对照组住院期间病死率的趋势,而实验组的住院时间和住 ICU 的时间显著高于对照组,实验组的感染率也显著增加。这个研究说明,在 ICU 阶段,患者的能量供给小于目标值,并不会带来死亡风险,甚至会有减少住院时间的益处。而在住院阶段(离开 ICU),供给足够的能量可能会带来生存益处。

2014 年 Elke G 等纳入了 351 个 ICU(2 270 例)的脓毒血症患者,观察营养供给量与预后的关系。这些患者在 ICU 期间平均摄入的热量是(14.5 ±7.2)kcal/(kg·d)(标准剂量的 61%),摄入的蛋白质为(0.7 ±0.3)g/(kg·d)(标准剂量的 57%)。分析表明:这些患者每多增加 1 000kcal/d 的热量,每多增加 30g/d 的蛋白质供给,60 天病死的风险就会大大下降。如果将病例分为 3 组,则热量摄入≤865kcal/d 和蛋白质摄入≤39.5 g/d 组患者病死率显著高于热量摄入≥1 294kcal/d 和蛋白质摄入≥58.9g/d 组患者。他们认为脓毒血症危重症患者早期摄入的热量和蛋白质剂量越接近推荐剂量,风险越小。但是,对于热量摄入在 865 ~1 294kcal/d 和蛋白质摄入在 39.5 ~58.9g/d 组患者的临床益处似乎并不明显。

Arabi 等在 2011 年发表了他们的研究。观察危重症患者早期使用推荐剂量喂养和使用允许性低热量喂食(推荐剂量的 60% ~70%)对预后的影响。结果发现:两组患者 28 天病死率是没有差别的,而早期的允许性低热量喂食组的住院病死率显著低于推荐剂量喂养组。

我们近期的研究表明:第一天完成推荐热量 <50% 的呼吸重症室(RICU)患者的呼吸机相关性肺炎的发生率显著低于第一天完成推荐热量≥50% 的 RICU 患者(11.8% 与52.3% ,P <0.01)。在 7 天内完成推荐热量在 50% ~100% 患者呼吸机相关性肺炎的发生率是 32% ,而在 7 天内完成推荐热量 >100% 患者呼吸机相关性肺炎的发生率是61.5% ,两组差异显著(P <0.05)。

从以上研究的情况看:第一,在危重症患者的急性期(大约 7 天内),每天使用大约50%(推荐)的热量供给可能是有益的;第二,在患者急性期过后,达到推荐热量的供给是必要的;第三,目前的研究只是观察了不同时间段热量供给的有益范围。

(五)宏量营养素和其他营养素的合适供给

1. 蛋白质 正常人蛋白质摄入 0.8g/(kg·d)即可。而对于危重症患者,蛋白质的推荐剂量是很不一致的。比如美国肠外肠内营养医学会(ASPEN)和美国重症医学会(society of critical care medicine,SCCM)对危重症患者蛋白质摄入的推荐量是 2g/(kg·d),对肥胖危重症患者蛋白质摄入的推荐量是 2.5g/(kg·d);美国烧伤学会的指南对严重烧伤患者蛋白质摄入的推荐量是 1.5 ~3.0g/(kg·d);欧洲肠外肠内营养学会(ESPEN)对危重症患者蛋白质摄入的推荐量是 1.3 ~1.5g/(kg·d);欧洲重症医学会对危重症患者蛋白质摄入的推荐量特别强调不要 >1.8g/(kg·d);加拿大营养学会没有给出推荐意见。近期的一些文献可能会给我们一些启示。

Peter 等人对 843 例使用有创呼吸机的患者营养与预后的关系进行了研究。他们发现:独立的病死率风险是热量摄入过多、脓毒血症和蛋白质摄入不足。但是对于既有脓毒血症又存在能量过度摄入的患者而言,蛋白质的摄入量减少并不是病死率增加的危险因素。对于既没有脓毒血症又不存在能量过度摄入的患者而言,4 天平均摄入蛋白质 < 0.8g/kg 的患者病死率达到 37%,而蛋白质 > 1.2g/kg 的患者病死率为 19%(P = 0.033)。Elke 等人对脓毒血症危重症患者营养与预后的关系进行的研究为我们提供了另外的借鉴。2 270 例脓毒血症患者平均接受了 14.5kcal/(kg·d)的肠内能量供给和平均 0.7g/(kg·d)的肠内蛋白质供给。这些患者的 60 天病死率是 30.5%。研究发现:除了增加肠内能量的供给可以降低病死率外,每天给患者再增加 30g 的蛋白质供给也是降低 60 天死亡风险和减少呼吸机使用天数的有益因素。而热量供给 <865kcal/d 及蛋白质 <39.5g/d 的患者与热量供给 >1 294kcal/d 及蛋白质 >58.9g/d 的患者比较,前者 60 天病死率风险显著增加。头 7 天热量和蛋白质的供给对 60 天的病死率没有影响。从这两个研究中我们可以看到:第一,这些危重症患者的营养背景,在热量的供给上,不会超过预想热量,一旦超过,就会与不良的预后相关,这与我们对热量供给的描述是一致的;第二,这些危重症患者的营养背景,在蛋白质的供应上,都低于标准蛋白质供应量,在这样的基础上增加蛋白质的供给是有益的。关于危重症患者使用整蛋白还是使用预消化肽更有利的问题,目前的研究表明:对患者病死率、住院时间和感染率、腹泻的影响,两者没有明显的差异。Engelen 等人比较了正常人与 COPD 患者使用单一的大豆蛋白和大豆蛋白加支链氨基酸(BCAA)对整体蛋白合成的影响。他们发现:大豆蛋白加 BCAA 制剂明显增加了 COPD 患者整体蛋白合成,并且减少了内脏蛋白的合成,增加了骨骼肌蛋白质的合成,这个结果对 COPD 患者是有益的,但是需要更多的临床研究进一步证实。使用富含 BCAA 治疗的肿瘤恶液质患者,亮氨酸及酪氨酸内流(flux)显著升高,亮氨酸氧化显著增强,酪氨酸氧化显著下降,白蛋白分数合成率显著升高。酪氨酸示踪发现,整体蛋白质合成及降解均显著增强,提示 BCAA 对肿瘤恶液质患者有改善蛋白质合成的作用。

2. 脂类　在危重症患者的供给热量确定以后,脂类的供给要考虑两个问题:其一是脂类供能占总热量的比例问题,其二是所供给脂类的成分问题。较早的研究表明:高脂比例的营养制剂可能会减少内科 ICU 患者的机械通气时间,改善血糖控制,但是并不会降低病死率,也不会降低感染率和住院时间。目前看,在某些需要高密度热量供给的情况下,高脂制剂是一个必要的选择。但是多数情况下,特别是长期使用营养制剂的情况下,还是使用占总热量 40% ~45% 的脂类制剂。关于供给脂类的成分也是需要考虑的。对于需要长期使用肠内营养的患者,要控制饱和脂肪酸的含量,增加单不饱和脂肪酸的含量,这有助于提高胰岛素敏感性和替代碳水化合物,提供部分能量,帮助机体调节糖脂代谢,保护心血管功能。多不饱和脂肪酸中的 ω-6 脂肪酸具有炎症因子前体的属性,要注意在营养制剂中的比例不要过高。

3. 纤维类　关于肠内营养制剂中纤维素的应用问题,有一些小样本的研究表明,使用含纤维素的肠内营养制剂可以降低患者的病死率、感染率,减少腹泻的发生。但是也有一些研究没有发现这些好处。对此问题可能需要更多的研究来确认。

4. 谷氨酰胺 既往对危重症患者使用谷氨酰胺比较认可,但是新近的研究使得是否使用谷氨酰胺这个问题变得复杂。烧伤和创伤的患者使用谷氨酰胺可以降低病死率和感染率,减少住院时间,因此推荐在这些患者中使用谷氨酰胺,使用剂量是 $0.3 \sim 0.5$ mg/(kg·d)。Bollhalder 等人的荟萃分析并没有发现静脉使用谷氨酰胺会降低危重症患者的病死率,但是可能降低感染率。2013 年 Heyland 等人的研究发现:早期在多器官衰竭患者中使用谷氨酰胺会增加病死率。因此,应根据患者的疾病选择是否应用谷氨酰胺。

5. 精氨酸 精氨酸曾经作为营养制剂的免疫制剂使用。但是,近来的研究表明:营养制剂中添加精氨酸并不会降低危重症患者的病死率,也不会降低感染率和减少住院时间,但是可能会减少呼吸机使用时间。因此目前并不主张在营养制剂中添加精氨酸。

6. 鱼油 在针对 ARDS 和 ALI 的几个研究中,连续使用 Oxepa（含鱼油、琉璃苣油和抗氧化剂的肠内营养制剂）,可以降低 ARDS 和 ALI 患者 28 天病死率,减少住 ICU 的时间,减少压疮的发生,还可以减少使用呼吸机的时间。但是,在 Rice 2011 年对机械通气患者的研究中,使用另一种含鱼油、抗氧化剂的肠内营养制剂,并没有发现有改善患者病死率的好处。目前推荐在 ARDS 和 ALI 患者中,使用含鱼油、琉璃苣油和抗氧化剂的肠内营养制剂。需要注意的是:单独使用鱼油既不会降低 ALI 患者的病死率,也不会降低 ALI 患者的感染率。

7. 抗氧化剂 最近,对危重症患者添加抗氧化剂的荟萃分析显然是有利的。在危重症患者中使用抗氧化剂可以降低患者的病死率,在死亡风险高的患者中,这种效应更为显著。使用抗氧化剂还可以减少机械通气的时间,并且存在着降低感染风险的趋势。Crimi 等进行的随机、双盲、对照研究发现,使用维生素 C（500mg/d）及维生素 E（400 IU/d）的危重症患者 28 天病死率显著低于对照组（43.7% 与 67.8%，$P < 0.05$）。Matthias 等人的研究发现:连续 14 天静脉使用硒制剂（1 000μg 亚硒酸钠）,与对照组比较,28 天病死率显著降低（42.4% 与 56.7%，$P < 0.05$）。由于这是一个随机、多中心、对照研究,其可信性较强。Forceville 等人进行的针对脓毒血症患者的研究却没有发现使用硒制剂可降低病死率。

8. 益生元 荟萃分析表明:在肠内营养中添加益生元对危重症患者是有益的。虽然不能降低病死率,但是存在着降低 ICU 病死率的趋势。另外,还可以降低感染率,并有降低 ICU 中呼吸机相关性肺炎的趋势。但是使用什么样的制剂和使用多大剂量还不明确,并且不主张使用酵母类。Besselink 等人使用益生元对重症胰腺炎患者进行了双盲、随机、对照研究,结论是:使用益生元不会降低患者的感染率,但是会增加患者的病死率（16% 与 6%，$P = 0.01$）。有一些解释认为:这个后果是由使用纤维素及空肠喂养共同作用的结果。但是,对于重症胰腺炎患者,以不使用益生元为宜。

【参考文献】

1. GRAMLICH L,KICHIAN K,PINILLA J,et al. Does enteral nutrition compared to parenteral nutrition result in better outcomes in critically ill adult patients? A systematic review of the literature[J]. Nutrition,2004, 20:843 – 848.

2. KRISHNAN J,MARTINEZ A. Caloric intake in medical ICU patients[J]. CHEST,2003,124:297 – 305.

3. OLIVEIRA N S, CARUSO L, BERGAMASCHI D P, et al. Impact of the adequacy of energy intake on intensive care unit mortality in patients receiving enteral nutrition[J]. Rev Bras Ter Intensiva,2011,23(2):183-189.

4. ARABI Y M, TAMIM H M, DHAR G S, et al. Permissive underfeeding and intensive insulin therapy in critically ill patients: a randomized controlled trial[J]. Am J Clin Nutr,2011,93:569-577.

5. SINGER P, ANBAR R, COHEN J, et al. The tight calorie control study (TICACOS): a prospective, randomized, controlled pilot study of nutritional support in critically ill patients[J]. Intensive Care Med,2011,37:601-609.

6. CRIMI E,LIGUORI A,CONDORELLI M, et al. The beneficial effects of antioxidant supplementation in enteral feeding incritically ill patients: a prospective, randomized, double-blind, placebocontrolled trial[J]. Anesth Analg,2004,99:857-863.

7. ANGSTWURM M W, ENGELMANN L, ZIMMERMANN T, et al. Selenium in Intensive Care (SIC): Results of a prospective randomized,placebo-controlled,multiple-center study in patients with severe systemic inflammatory response syndrome,sepsis,and septic shock[J]. Crit Care Med,2007,35(1):118-126.

8. FORCEVILLE X,LAVIOLLE B,ANNANE D, et al. Effects of high doses of selenium,as sodium selenite,in septic shock: a placebocontrolled,randomized,double-blind,phase II study[J]. Crit Care,2007,11(4):R73.

9. BESSELINK M G,VAN SANTVOORT H C,BUSKENS E, et al. Probiotic prophylaxis in predicted severe acute pancreatitis:a randomised, double-blind, placebo-controlled trial[J]. Lancet,2008,371(9613):651-659.

第二节　危重症患者肠内营养治疗方案实施过程中的评估和再评估

在第八章中,我们已经介绍了营养的监测和评估方法。在本章第一节中我们也介绍了在第一时间内对患者的监测和评估。有效和及时的监测和评估,是保证进行安全、有效肠内营养的基础。各个专业的监测内容是不同的,临床医生就是要根据这些监测结果做出判断和预测,实施正确的肠内营养。

一、住院第一时间的监测和评估

监测和评估目的是:①患者是否应该进行肠内营养;②患者是否能够接受肠内营养;③实施肠内营养的途径是什么;④营养制剂宏量营养和各种营养素的需求的评估;⑤血糖的监控,电解质和酸碱平衡的监测与调整。

(一)患者是否应该进行肠内营养

毫无疑问,所有的危重症患者都需要肠内营养。但是能否开始进行肠内营养,需要对一些临床指标进行监测和评估。需要监测和评估的临床指标包括:

(1)生命体征:体温、血压、脉搏、呼吸。

（2）休克的监测：尿量、血压、组织灌注、对抗休克治疗的反应、血乳酸和动脉血气。

（3）疾病的严重程度评估：如 DIC、呼吸衰竭、肾衰竭、MODS、肝衰竭、心力衰竭、糖尿病酮症酸中毒等。各种必要的评分，如 APACHE Ⅱ、PSI、CURB－65。

（4）不同疾病对营养供给的特殊要求评估。

（5）胃肠道可否利用：包括是否存在不可置管的面部、咽部畸形，食管气管瘘，食管纵隔瘘，严重的食管梗阻，绞窄性肠梗阻。

（6）身体成分：BMI、三头肌皮褶测定。如果有条件可以使用生物电阻抗分析（BIA）或者双能 X 线吸收法（DEXA）来测定非脂肪组织（FFM）、股四头肌指数及骨矿密度（BMD）。

（7）生化评估：肌酐身高指数（CHI），氮平衡，内脏蛋白测定（白蛋白、转铁蛋白、前白蛋白、视黄醇结合蛋白和纤维连接蛋白），血液成分检测，维生素和矿物质的监测，BUN、血氯、CO_2、肌酐、葡萄糖、血钾、血钠、白蛋白、碱性磷酸酶、丙氨酸转氨酶、天冬氨酸转氨酶、直接胆红素、γ－谷氨酰转移酶、乳酸脱氢酶、血磷、总胆红素、总胆固醇、总蛋白、尿酸。

（8）使用营养筛查和营养评定工具：比如主观全面评估（SGA）。参考本书第八章。

（二）实施肠内营养的途径

肠内营养的途径可以是经口进食，也可以是通过鼻胃管、鼻肠管进食，也可以经皮内镜下胃造口进食。确定最合适的进食途径需要对一些指标进行监测和评估。

（1）预估需要营养治疗的时间：①喂食需要时间不会太长（低于 4 周），如 COPD 呼吸衰竭、肺炎呼吸衰竭、急性胰腺炎、外科多数手术、化疗后严重并发症、多数烧伤和创伤。②喂食需要时间长（大于 3 周），如肌萎缩性脊髓侧索硬化症、严重的脑卒中、头外伤、长期昏迷、短时间不可复的胃肠道狭窄。

（2）疾病的严重程度评估。

（3）通过鼻胃管、鼻肠管进食的可能性：是否存在不可置管的面部、咽部畸形，食管气管瘘，食管纵隔瘘，严重的食管梗阻。

（4）是否存在经皮内镜胃造口术（PEG）的禁忌证：包括严重凝血功能障碍（INR ＞ 1.5，一步法凝血酶原时间 ＜50％，部分凝血酶原时间 ＞50s，血小板 ＜50×10^9/L），器官浸润（如肝、结肠等）、腹膜种植、大量腹水、腹膜炎、神经性厌食、严重精神病、预期生存期很短及服用小剂量阿司匹林患者。

（三）营养制剂宏量营养和各种营养素需求的监测与评估

在讨论这个问题前，我们对一些概念进行一下整理。首先，在健康人中，需要补充的热量等于能量消耗（energy expenditure，EE）就可以了。但是在危重症患者中，情况就会复杂一些。在危重症患者发病的头几天，存在着不可抑制的内源性热量供给，这些内源性热量甚至可以达到 EE 的 70％ 以上。因此，在这个阶段，即时我们供给一部分热量，也会造成总热量的过量。这在临床上是危险的。另外，人体消耗的热量，除了维持机体细胞的基础活动、静息时的器官功能（如呼吸和心搏），还要考虑到进食和生理活动时的热量消耗。而目前测定能量消耗的方法都有这样那样的问题，不太精确。即使测定方法问题能够得到解决,危重症患者的诸多不确定因素也依然决定着无法完全利用能量消耗来确定热量供给。因此,目前应用最广泛的方法是监测患者的体重和 BMI 来确定需要补充的热量(见本章第一节)。一直有人在此基础上引入一些变量来调整补充热量的准确性。比如,利用患者是否透析,是否存在着肝硬化、应激状态、使用呼吸机、发热等因素来校正需补充的热量,并创立了一些公式(见第八章)。这些思路是对的,并且我们在确定热量供给时,确实应该考虑到这些因素,但是应用于临床还是应该慎重。间接热量仪对于测定 EE 是准确的,但是在危重症患者中很难使用间接热量仪。如果我们监测到患者符合如下标准,可以使用热量仪:①$FiO_2 < 60\%$ 并保持稳定;②$PEEP < 12mmHg$;③没有支气管 - 胸膜瘘,胸管不再漏气;④没有做 NO 吸入治疗,没有使用麻醉气治疗,没有使用肾替代治疗,没有使用膜肺治疗;⑤血流动力学和体温稳定。

使用间接热量仪的方法、技术、计算、判断等参考第八章。

1. 蛋白质　已经发表的关于营养制剂中蛋白质在危重症患者中合理应用的论文,实际上,问题比结论多。特别是有关设计的问题使得结论不可信。可以列举的问题包括:研究的人群小,病种不一样,疾病的严重程度不一样,供给的热量过高。特别是蛋白质的供给是按照千克体重来确定的。这样带来的问题是:危重症患者体重测不准(水肿、补液、无法测等),在一些特殊情况下的风险,身体组分不同等。目前还不能在蛋白质的应用上引入如非脂肪组织测定来估计蛋白质合适的量。另外,许多人没有注意到提供游离氨基酸作为蛋白质合成底物与提供蛋白质作为蛋白质合成底物是不同的。前者提供的蛋白质合成底物低于后者 17% ,因此不能把使用蛋白质和使用氨基酸等同起来。另外,大剂量蛋白质$[4.6g/(kg \cdot d)]$的提供会引起严重营养不良合并水肿患者预后不良,而给严重营养不良但不合并水肿患者带来益处。

另外,在使用蛋白质时,应该注意到氨基酸带来的不良反应。这些不良反应一是由于质的问题,一是由于量的问题。比如我们已经熟悉的肝病是由于芳香族氨基酸引起的肝性脑病问题。即使在稳定的肝硬化患者中,氨合成尿素的速度也只有正常人的一半。如果发生了高氨基酸血症和高氨血症,意味着患者对氨基酸的不可耐受。在伴有肝脏低灌注的危重症患者中,即使不使用氨基酸,也会出现高氨基酸血症。Sprung 等人对比了严重感染合并低血压和血压正常患者的血氨基酸,结果前者的平均血氨浓度是 $425\mu mol/L$,而后者平均血氨浓度是 $127\mu mol/L$。有人认为:血尿素氮的增加(比如 $> 28.6mmol/L$)对于患者来讲是不可容忍的,而危重症患者氨基酸的氧化(尿素氮合成)是增加的。但是,血尿素氮的增加与肾脏血流和肾功能更加有关,而与蛋白质制剂的输入关系不那么紧密。Singer 等人对已经存在肾脏损伤(肌酐清除率 $< 50mL/min$,基线尿素氮 $> 17.9mmol/L$)的患者分成两组,一组使用 $75g/d$ 的氨基酸,另一组使用 $150g/d$ 的氨基酸。结果前者尿素氮增高比后者更加明显,而后者临床预后更好。所以,危重症患者多数可以耐受 $2 \sim 3g/(kg \cdot d)$ 的蛋白质。但是对于有顽固的血流动力学障碍、极为严重的感染和肝衰竭患者,一定要减少蛋白质的用量,并做好监测。

根据以上分析,对蛋白质制剂使用的监测目的包括:使用的量是否合适、适应证以及风险监测。

（1）人体测量监测：有条件则进行人体组分监测，并发展利用组分信息来判断需要的蛋白质量。

（2）生化监测：包括血氨基酸、血氨、血尿素氮。

（3）临床监测：包括营养不良是否已经存在及其程度，是否存在顽固的血流动力学障碍、极为严重的感染和肝衰竭，是否存在肾衰竭及是否已经进行净化治疗。

（4）热量的摄入是否足够或者不足。

2. 脂剂　营养制剂中脂类的增加会增加能量的密度。在危重症患者高分解代谢期，使用多大比例的脂类要考虑到病种、对预后的影响、血糖的控制等。有些情况下是不得已而为之，比如 ARDS 患者能量需求与入水量限制发生矛盾时。有些情况是可以选择的。许多研究表明：多数免疫系统细胞只利用葡萄糖，在严重烧伤的患者中，糖酵解的速度比平时成倍增加。所以，在这些患者中，免疫系统细胞需要得到更多的葡萄糖。如果葡萄糖供给不足，会对免疫系统造成不利的影响。另外，在多数危重症患者中，高血糖会对伤口愈合不利，并会增加感染的风险。烧伤程度越重，代谢反应越强，即使使用高糖膳食，也不会发生高血糖。而高脂膳食会因为炎性细胞因子产生增加及前列腺素代谢的负面影响而增加肺炎的危险。20 世纪末，有临床研究认为：高脂营养制剂对使用呼吸机的烧伤患者是有利的，原因是会减少患者体内 CO_2 的产生。Van de Berg 也认为高脂营养制剂可以减少患者使用呼吸机的时间。但是同时期的一个小样本研究认为：与高脂营养制剂比较，高碳水化合物营养制剂会减少患者使用呼吸机的时间和肺炎的发生率。目前仍需要更多的研究进行检验。Leon – Sanz 对 2 型糖尿病患者的研究发现：与高碳水化合物低脂营养制剂比较，高脂（单不饱和脂肪酸）低碳水化合物营养制剂有利于改善血糖，而不会影响血脂。蔡柏蔷等人对 2 ~ 3 级 COPD 患者使用高脂饮食（16.7% 蛋白质、55.1% 脂肪、28.2% 碳水化合物）对比高碳水化合物（15% 蛋白质、20% ~ 30% 脂肪、60% ~ 70% 碳水化合物）在治疗 3 周后的疗效进行观察。他们发现：高脂组患者 PaO_2 显著增高，$PaCO_2$ 明显降低，V_{CO_2} 明显降低。但是需要注意的是：他们使用的高脂制剂同时也含有抗氧化剂和维生素 D。1999 年 Gadak 等发现特殊的脂类，鱼油、琉璃苣油和抗氧化剂有利于 ARDS 患者。但是近来的研究发现：单独使用鱼油（含大量 ω – 3 脂肪酸）并不会给 ARDS 患者带来有利的影响。

根据以上论述，我们在确定是否使用脂类及使用剂量时，应该做好以下监测：

（1）疾病的特殊性。

（2）患者生命体征。

（3）患者的凝血情况。

（4）血糖及是否需要控制血糖。

（5）明确地知道所使用的营养制剂中脂类所占比例，以及各种脂类（如饱和脂肪酸、单不饱和脂肪酸、多不饱和脂肪酸）的比例。

3. 免疫营养　免疫营养（immunonutrition）的核心是在普通营养配方基础上添加一些具有特殊功能的营养素。临床治疗的特殊营养素包括谷氨酰胺（Gln）、精氨酸（Arg）、鱼油、核苷酸、膳食纤维、维生素、微量元素和益生菌等。1999 年，Beale 等进行的免疫营养治疗效果的荟萃分析认为:肠道免疫营养制剂具有缩短外科患者住院时间和降低感染率的作用。但是到 2003 年,发表在《Intensive Care Med》多中心验证的中期报告显示,严重的脓毒血症患者早期使用免疫营养组的病死率高于对照组 3 倍(44.4% 与 14.3% ,P = 0.039),验证不得不中止。使用的免疫营养制剂添加了额外剂量的精氨酸、硒、维生素 E、锌、胡萝卜素和 ω – 3 脂肪酸。但是,相关的探索并没有结束。2008 年《Intensive Care Med》发表的另一篇荟萃分析指出:总体来讲,免疫营养制剂不会降低病死率和减少住院时间,但是会降低感染率。而接受含鱼油免疫营养制剂的 ICU 患者,病死率、感染率和住院时间都明显降低。他们认为:使用含鱼油的免疫营养制剂可以改善内科 ICU 患者(伴有 SIRS/sepsis/ARDS)(sepsis 即脓毒症)的预后。而使用含精氨酸(添加或不添加谷氨酰胺)的免疫营养制剂并不会给 ICU 患者、创伤患者和烧伤患者带来益处。对于择期手术、头颈部癌症手术患者,使用免疫营养制剂似乎是有益的。因此,对于是否选择免疫营养制剂的决策前评估主要是疾病的种类。

(四)血糖的监测

有许多资料证实:高血糖和低血糖对危重症患者都是具有高风险的问题。危重症患者发生高血糖和低血糖都会增加病死率和并发症率。上述风险在血糖高于 10.0mmol/L,或者血糖低于 3.9mmol/L 时就有极大的可能发生。因此,我们的目标是将血糖维持在一个相对正常的范围内。危重症患者的血糖维持在什么范围内对患者有利呢? 近十几年来,不断有新的研究结果出现。最初有人认为将患者的血糖严格地控制在 4.4 ~ 6.1mmol/L 可以降低病死率。之后又有许多研究对此质疑,认为严格的血糖控制使得发生低血糖的风险大大增加,而患者病死率和并发症率并没有改善。有许多专业委员会陆续发布了指南,试图对危重症血糖控制进行规范。但是,指南的效力并不高。这是因为指南依据的论文偏倚很大。原因其一是多数论文使用的是来自 ICU 中不同疾病的患者资料,其二是患者的应激状态未做评估,其三是血糖测定方法不一致,其四是血糖测定间隔不一致,其五是患者原有糖尿病与否未做鉴别,其六是还未建立可靠的血糖变异的测定方法及血糖变异与预后关系。即使如此,也建立了一些共识,包括:高血糖和低血糖的概念,开始进行高血糖或者低血糖干预的血糖值,血糖监测的间隔,对高血糖和低血糖的干预措施,控制程序的建立,对各种血糖监测设备的评价,营养治疗在控制血糖治疗时的配合等。我会在具体章节中详细讨论这些问题。就血糖控制的监测而言,应该监测的内容包括:

(1)患者的原发病,比如严格的血糖控制对心脏外科患者是有利的,而对有脑部疾病的患者而言可能会发生更多的风险。

(2)患者的应激状态,比如休克时更易发生低血糖。

(3)患者是否有糖尿病史。

(4)使用胰岛素过程中是否存在营养制剂间断和重新使用。

(5)使用胰岛素过程中是否存在应激状态的改变和影响血糖药物的使用。

(6)监测的间隔是否合适,比如一旦发生低血糖就要 30min 监测一次。

(7)血糖的监测设备是否符合要求,比如重点监护血糖仪是否符合要求。

（8）使用指尖血监测血糖时，注意是否存在血流动力学异常和皮肤水肿。

（9）患者是否存在肝功能异常或者肾功能异常，或者使用了透析。

（10）护士采血是否规范，比如不允许三通管采血。

（11）静脉推注胰岛素的配置浓度是否合适。

（12）在使用胰岛素时患者血糖的变异情况。

二、对危重症患者肠内营养治疗的持续评估和监测

在初步对危重症患者建立监测和评估后，就可以根据监测和评估结果确定是否对患者进行肠内营养，并确定肠内营养的组分和剂量。但是，在持续进行肠内营养的危重症患者中，仍然需要监测和评估，并且可能要更复杂一些。需要监测和评估应该考虑的问题包括：是否可以继续肠内营养，能量供给是否合适，营养组分是否合适，是否存在营养的合并症和并发症等。

（一）是否可以继续肠内营养

对于已经实施肠内营养的危重症患者，每天都要进行是否可以继续肠内营养的监测和评估。主要内容包括：患者是否继续存在着肠内营养的适应证，且没有肠内营养的禁忌证；患者肠内营养的途径是否依然可以利用。

1. 肠内营养适应证和禁忌证的监测　肠内营养的适应证和禁忌证在上一章节中已经有明确的描述。对于适应证和禁忌证的监测应该考虑以下内容。

（1）患者是否依然不能经口进食或者进食不能满足机体的需要。

（2）患者的胃肠功能是否可以利用。

（3）患者的胃潴留是否包括耐受。

（4）患者是否出现血流动力学的异常。

（5）患者是否存在严重的胃肠功能障碍。

（6）患者是否存在高流量的小肠瘘。

（7）患者是否出现新的病理损害或者原有疾病加重。

（8）患者是否出现新的器官衰竭。

（9）患者对营养治疗的不耐受可否纠正，是否需要处理。

2. 肠内营养的途径是否依然可以利用的监测　患者肠内营养的途径是否可以利用是监测非常重要的内容。由于肠内营养途径不同，监测的细节不同。但是重要的是，监测的内容可以用来正确地评估目前的肠内营养途径是否依然可以利用。

（1）管道的通畅程度和位置。

（2）胃排空是否存在障碍。

（3）施术部位是否有感染或者污染。

（4）腹水增多，局部渗漏无法控制。

（5）是否发生管道并发症，如腹膜炎、出血、穿孔、坏死性筋膜炎、胃－皮肤瘘、包埋综合征、鼻窦炎或者严重的鼻出血。

（6）管道是否断裂或者超期使用。

(7)管道接口损坏。

(8)动力装置损坏。

(二)能量供给是否合适

危重症患者住院时的营养供给一般是不够的,原因是许多高危患者处于高分解状态,过高热量供给有害无益,并且在此阶段,许多因素也制约着足量供给患者所需要的热量。所谓的"允许性低热量"喂食在早期阶段是合适的,但是并不意味着在危重症总的疗程中,都需要采取这种策略。因此需要每天对危重症患者进行评估,完成目标热量。在此阶段需要考虑监测的内容包括:

(1)患者病情是否得到控制。

(2)患者分解代谢是否已经减弱。监测目标包括发热、中毒症状、距离起病的时间、呼吸频率和心率、器官衰竭纠正情况。实验室指标包括血常规、动脉血气、肝肾功能和乳酸,还可以监测血氨基酸的动态改变。

(3)是否出现"再进食综合征"。监测目标包括:是否存在着"再进食综合征"的高危因素;是否在进食后第3天发生严重的低镁、低钾及相关的临床表现,心电图异常,心力衰竭加重或者新出现的心力衰竭;是否存在因为维生素 B_1 缺乏引起的临床问题。

(4)患者对肠内营养的耐受性是否允许增加热量供给。

(5)是否需要补充肠外营养以完成目标热量。

(6)目前的热量供给是否已经满足患者的需要。比如力量改善、呼吸机辅助降低、未发生新的感染、器官衰竭纠正等。

(7)生活质量监测。

(8)对老年患者进行生活能力评分。

(三)营养组分是否合适

在已经开始营养治疗后,依然需要不断地对适应证、效果和风险进行监测和评估。需要监测的内容包括:

(1)患者器官功能的改变。比如发生肝衰竭时,氨基酸的需要会发生改变。

(2)患者血糖的控制情况。比如血糖控制不力的情况下,需要调整营养配比。

(3)对于有心、脑血管疾病及长期使用高脂营养制剂的患者,需要监测血脂和胆固醇情况。

(4)长期营养治疗患者需要定期监测维生素、微量元素和电解质。

(5)蛋白质的改善情况,包括白蛋白、转铁蛋白、前白蛋白、视黄醇结合蛋白。

(6)氮平衡的改善情况。

(7)肌力的改善,呼吸肌疲劳是否改善。

(8)每日及每周对体重的监测。

(9)每日总热量实际摄入及热氮比。

(10)定期进行三头肌皮褶测定,如果有条件可以使用 BIA 或者 DEXA 来测定 FFM、股四头肌指数及骨矿密度。

(11)每周测定一次 3 - 甲基 - 组氨酸(3 - MH)排泄值,了解肌肉蛋白的分解情况。

（12）瓜氨酸的监测。由于瓜氨酸完全由小肠细胞合成，可以作为肠道吸收功能的指标。

三、肠内营养程序的制定

肠内营养的终极目标是降低患者的病死率和并发症率。为了达到这个目标，医生除了有坚实的理论基础和循证医学根据外，还要准确地实施营养治疗。需要制订营养治疗方案，使得参与营养治疗的医务人员都可以准确、规范地进行营养治疗。

1. 制定营养程序的意义 Heyland 等人进行了一个有 21 个国家、167 个 ICU 参加的前瞻性研究。目的是观察采用肠内营养程序的单位是否会比不采用肠内营养程序的单位获得更好的结果。研究发现：使用肠内营养程序的 ICU 单一使用 EN 的比例显著增高。Arabi 等人的研究也发现：使用肠内营养程序能够改善患者热量和蛋白质的供应情况。Martin 等人发现，采用肠内营养程序使得患者可以接受更多天的肠内营养，平均住院时间显著缩短，并且有降低病死率的趋势（27% 与 37%，$P=0.058$）。

在研究中发现，进入大学医学院的患者大约有 1/5 会禁食 3 天以上。即使医生注意到这个问题，开始进行营养治疗，在住院期间热量的供给也是不够的，大约可以完成患者需要热量的 65%。在有些外科中，患者接受的热量不足目标热量的 20%。为什么会出现这个问题呢？很多情况下是因为医生囿于教条，对早期营养的好处认识不足。还有一些医生不清楚患者为什么要禁食。建立肠内营养程序会改善这种情况。

2. 制定营养程序的方法 在设计营养治疗实施程序时，应该依据已有的循证医学证据，设计出清晰、简洁、不会出现歧义、界面友好的图示。程序要明确地告诉护士应该做什么和怎么做。程序要包括以下要素：了解患者的营养需求，并据此确定热量目标；尽快开始营养治疗；规范完成营养输入的速度；抬高床头。要确定什么情况下护士可以改换鼻胃喂养为小肠喂养。规定胃潴留需要改换进食途径或者禁食的临界值。现在也有一些改进的程序，不仅是由护士来确定营养喂食的变化，也取得了一些较好的效果。如有些医院会放置热量平衡的表格，用来提醒医生热量不足，需要调整营养治疗。再比如确定 24h 营养制剂的总量，如果患者因为其他诊断或者治疗的原因而不得不中断治疗时，护士可以在剩余的时间内决定用多大的速度完成单日用量。对于有再进食综合征风险的患者或者误吸风险较高的患者，要确定监测方案并提供备选营养治疗方案。对营养方案的顺应性是能否有效地实施肠内营养治疗的关键。但是，即使在一些发达国家的大学医学院，医生完成多学科专家组制定的营养程序的比例也很低。医生一般不愿意其他人影响自己对患者的诊治过程。所以医生如果在制定应用程序时发挥更大的积极性，参与的深度和广度更大，将来执行这些程序的顺应性也会更好一些。有人对这个问题做过研究：在没有使用营养程序时，患者得到的热量是需要热量的 52%；而使用营养程序后，患者得到的热量是需要热量的 68%。但是如果医生不愿意执行这些程序时，患者得到的热量是需要热量的 55%，基本回到基线水平。当然执行这些程序的危重症科护士也需要进行营养治疗的基本知识和技巧，才能成功地完成肠内营养治疗。如果护士不清楚胃潴留量多大才需要调整进食途径，不知道怎样增大或者减小进食速度，也会使患者一直处于营养供给不足的状态。建立起营养程序并使执行者明白无误,是同质化护理的关键。营养程序制定之后,需要在一定时间内进行评估和修正,并不断地加强各个专业间的沟通。

四、肠内营养程序举例

肠内营养程序可以流程图、监测表格以及共识等形式组成。每一个 ICU 都可以以自己的方式建立起这些程序,并进行完善的培训。流程图可以针对目标建立"营养选择流程图""胃潴留处理流程图""腹泻处理流程图"及"血糖控制流程图"。图 10 - 2、图 10 - 3、图 10 - 4、图 10 - 5 为流程图举例。

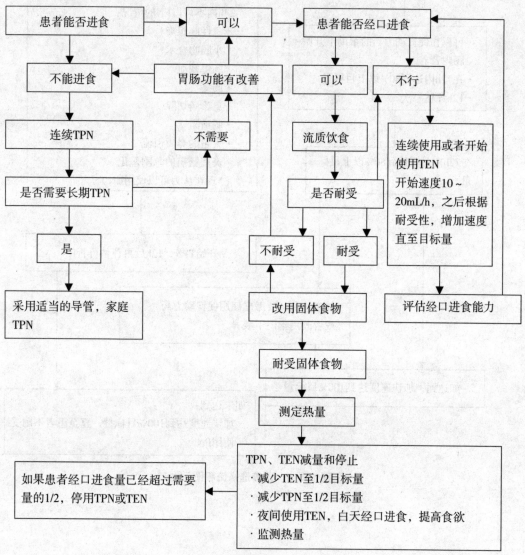

图 10 -2 营养选择流程图示例一

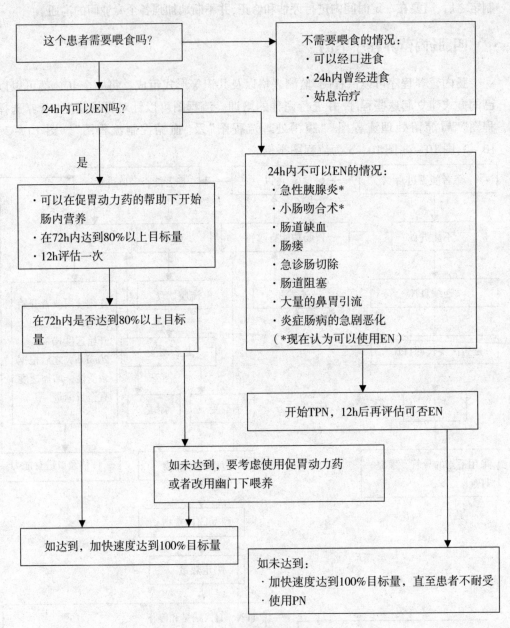

图 10 - 3　营养选择流程图示例二

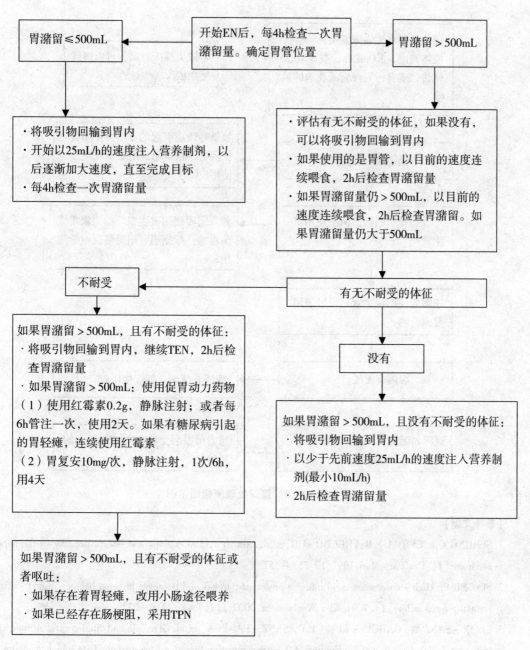

图 10 - 4　胃潴留处理流程图示例

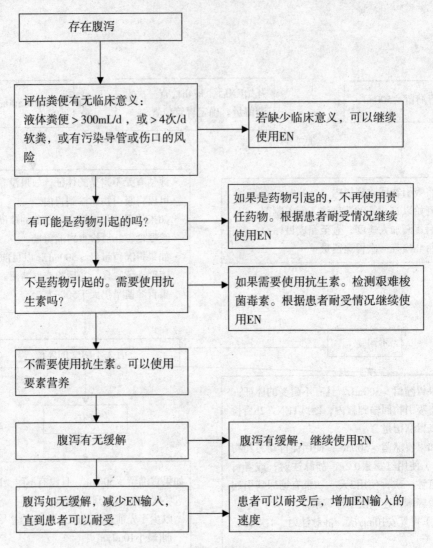

图 10-5　腹泻处理流程图示例

【参考文献】

1. SPRUNG C L,CERRA F B,FREUND H R,et al. Amino acid alterations and encephalopathy in the sepsis syndrome[J]. Crit Care Med,1991,19:753-757.

2. SINGER P. High-dose amino acid infusion preserves diuresis and improves nitrogen balance in non-oliguric acute renal failure[J]. Wien Klin Wochenschr,2007,119(7-8):218-222.

3. LEÓN-SANZ M, GARCÍA-LUNA P P, SANZ-PARÍS A, et al. Glycemic and lipid control in hospitalized type 2 diabetic patients: evaluation of 2 enteral nutrition formulas (low carbohydrate-high monounsaturated fat vs high carbohydrate) [J]. JPEN,2005,29(1):21-29.

4. BEALE R J,BRYG D J,BIHARI D J. Immunonutrition in the critically ill:a systematic review of clinical outcome[J]. Criti Care Med,1999,27(12): 2799-2805.

5. BERTOLINI G,LAPICHINO G,RADRIZZANI D,et al. Early enteral immunonutrition in patients with severe sepsis: results of an interim analysis of a radomized multicentre clinical trail[J]. Intensive Care Med,2003,

29(5)：834－840.

6. MARIK P E, ZALOGA G P. Immunonutrition in critically ill patients：a systematic review and analysis of the literature[J]. Intensive Care Med,2008,34(11):1980－1990.

7. HEYLAND D K,KONOPAD E,ALBERDA C,et al. How well do critically ill patients tolerate early,intragastric enteral feeding? Results of a prospective,multicenter trial[J]. Nutr Clin Pract,1999,14:23－28.

8. ARABI Y,HADDAD S,SAKKIJHA M,et al. The impact of implementing an enteral tube feeding protocol on caloric and protein delivery in intensive are unit patients[J]. Nutr Clin Pract,2004,19:523－530.

第三节 危重症患者特殊疾病配方的讨论

目前,市场上可以利用的肠内营养制剂非常多。并且,在设计这些营养制剂时会考虑到对疾病的指向性,比如 ARDS 或者 SIRS 专用制剂、肺部疾病专用制剂、控制血糖制剂、控制血脂制剂、肝病制剂、肾衰竭制剂、免疫营养制剂、抗氧化制剂、改善肠道功能制剂、高能量密度制剂、癌症专用制剂等。归根结底,医生是要使用这些制剂的,而不是自己配置制剂。因此,面对这些已经贴上标签、令人眼花缭乱的制剂,如何选择,无疑是一个严肃的挑战。选择适当的制剂常常是很困难的,因为营养制剂的成分千变万化。患者的临床情况,包括患者目前的病情和基础疾病是选择哪一种营养制剂的主要决定性因素。此外,其他因素,如能量和蛋白质的需求及液体平衡情况,都是在选择适当制剂时应该考虑的重要问题。要正确认识这些制剂,就需要对这些制剂的组成进行分析;并需要复习可以利用的文献,以帮助医生选择对患者有益的营养制剂并根据患者的病情需要选择最适宜的营养制剂。

专用 EN 制剂是否会改善危重症患者的预后存在着争议。临床医生在使用之前,一定会评估专用制剂。制造厂商推销的用于不同疾病的营养产品不一定都得到科学文献的支持。要知道营养只不过是治疗危重症患者的一个措施。因此,我们必须知道这些 EN 制剂会给患者带来哪些预后的好处。另外,必须定义什么是"好处",什么是"缺点"。评估的内容包括:①提供的营养结构是否合适,患者发生的代谢异常是什么,需要什么样的营养。②有否前瞻性、随机、对照研究完成了对选用制剂的临床评估。③这些研究仅仅是产品专一吗? 应用的对象是否非单一。比如某种制剂在内科 ICU 使用就有可能出现结论错误。④研究结果是否能在其他人群中复制,或者仅仅能在产品应用组患者中复制。⑤对专用制剂的评估是否有客观的标准。⑥对产品使用的推荐是否可以使用于其他人群。

一、免疫营养制剂

肠内营养的主要目的是供给机体必要的能量。但是在肠内营养制剂的应用过程中,人们发现:如果在标准营养配方中添加一些特殊营养素,如谷氨酰胺、精氨酸、ω－3 多不饱和脂肪酸(ω－3PUFA)、核苷酸及膳食纤维等,可在提供能量的同时增强机体免疫功能,减轻有害或过度的炎症反应,保护肠黏膜屏障功能完整性,促进创伤的愈合,这就是所谓的免疫营养制剂。Gottschlich 等在 20 世纪 90 年代初期报道,应用含精氨酸和 ω－3

PUFA 的免疫强化制剂治疗烧伤患者,能有效地减少患者伤口的感染、降低死亡率和缩短住院时间。在同期稍后,我国黎介寿等人使用免疫营养制剂 Impact(茚沛)进行了动物实验。实验表明:含有免疫促进作用营养物质的肠内营养制剂可改善创伤后机体受抑制状态的免疫功能。近十几年来各种配方的免疫营养制剂层出不穷。由于我国使用 Impact 和 Supportan(瑞能)较多,且国内外文献中多引用使用 Impact 为例来讨论免疫营养。因此,我们也以 Impact 和 Supportan 为例来讨论使用这些所谓免疫营养制剂的利弊。

1. 免疫营养制剂的成分　Impact 和 Supportan 的组成和剂量见表 10 - 1、表 10 - 2。

表 10 - 1　每 100mL Impact 的组成及剂量

热量 (kcal)	蛋白质 (22% kcal) (g)	精氨酸 (g)	核苷 酸类 (g)	碳水化合物 (53% kcal) (g)	脂肪 (25% kcal) (g)	饱和 脂肪酸 (g)	MCT (g)	单不饱和 脂肪酸 (g)	多不饱和 脂肪酸 (g)	ω - 3 脂肪酸 (g)
101	5.6	1.3	0.13	13.4	2.8	1.6	0.61	0.59	0.58	0.33

胡萝卜素 (μg)	维生素 D (μg)	维生素 K (μg)	维生素 C (mg)	维生素 B$_1$ (mg)	维生素 B$_2$ (mg)	维生素 B$_6$ (mg)	烟酸 (mg)	叶酸 (μg)	维生素 B$_{12}$ (μg)	泛酸 (mg)
50	0.67	6.7	6.7	0.12	0.17	0.15	1.6	20	0.4	0.8

生物素 (μg)	钠 (mg/mmol)	氯 (mg/mmol)	钾 (mg/mmol)	钙 (mg/mmol)	磷 (mg/mmol)	镁 (mg/mmol)	铁 (mg)	锌 (mg)	铜 (μg)	碘 (μg)
7	107/4.65	120/3.38	134/3.43	80/2	72/2.3	23/0.95	1.2	1.5	170	15

硒 (μg)	锰 (mg)	铬 (μg)	钼 (μg)	胆碱 (mg)	水 (g)	渗透压 (mOsm/L)	维生素 E (mg)
4.7	0.2	10	16	27	85	298	3

表 10 - 2　每 500mL Supportan 的组成及剂量

热量 (kcal)	蛋白质 (g)	精氨酸 (g)	RNA (g)	碳水化合物 (32% kcal) (g)	脂肪 (50% kcal) (g)	饱和 脂肪酸 (g)	MCT (g)	必需 脂肪酸 (g)	ω-6: ω-3	ω - 3 脂肪酸 (g)
650	29.3	0		52	36	14.5	11.5	4.5	2.5:1	1.5

胡萝卜素 (μg)	维生素 D (μg)	维生素 K (μg)	维生素 C (mg)	维生素 B$_1$ (mg)	维生素 B$_2$ (mg)	维生素 B$_6$ (mg)	烟酸 (mg)	叶酸 (μg)	维生素 B$_{12}$ (μg)	泛酸 (mg)
1 000	2.3	33	40	0.65	0.85	0.8	6	65	1.3	2.3

生物素 (μg)	钠 (mg)	氯 (mg)	钾 (mg)	钙 (mg)	磷 (mg)	镁 (mg)	铁 (mg)	锌 (mg)	铜 (μg)	碘 (μg)
65	800	800	1 200	335	315	135	6.5	5	650	66.5

硒 (μg)	锰 (mg)	铬 (μg)	钼 (μg)	胆碱 (mg)	渗透压 (mOsm/L)	维生素 E (mg)
33.5	1.35	33	50	133	390	13.5

虽然 Impact 和 Supportan 都是所谓的免疫营养制剂,但是 Impact 含有精氨酸,而 Supportan 不含精氨酸。两者所含 ω - 3 脂肪酸的量是相似的,Supportan 的含硒量高于 Impact,维生素 E 和维生素 C 含量相似。

2.对免疫营养制剂应用的评价　Galban 等人在对 176 例伴有败血症的危重症患者使用 Impact 的观察中发现:使用 Impact 的病死率是 19%,而对照组的病死率是 32%;使用 Impact 的感染率是 44%,而对照组的感染率是 51%。Bower 等人对 296 例危重症患者使用 Impact 的观察中发现:使用 Impact 的病死率是 16%,而对照组的病死率是 8%。这种矛盾的结果是否是因为使用对象不同而导致的呢? Marik 等在 2008 年的荟萃分析指出:使用免疫营养制剂不会降低病死率,也不会减少住院时间,但是有可能降低感染率。他们的结论是:含精氨酸的免疫营养制剂不管是否加用鱼油或者谷氨酰胺,都不会对危重的 ICU 患者、创伤患者和烧伤患者带来益处。2013 年的加拿大指南接受了这个结论,不推荐使用含精氨酸的免疫营养制剂。这个问题可能需要将来更多的研究做更细致的工作,比如特殊制剂与特殊疾病之间的效应。

二、含有鱼油、抗氧化剂和硒的营养制剂

2006 年,Pontes-Arruda 等人观察了 Oxepa 对使用机械通气的脓毒血症和脓毒血症休克患者的临床价值。结果发现:使用 Oxepa 患者组 28 天病死率是 33%,而对照组 28 天病死率是 52%,第 4 天和第 7 天治疗组的氧合指数显著高于对照组患者。新发器官衰竭的例数在治疗组显著低于对照组。之后的研究发现,单用鱼油组没有发现这些益处。Oxepa 的组成及剂量见表 10-3。

表 10-3　Oxepa 的组成及剂量

	蛋白质占热量百分比(%)	蛋白质(g/L)	碳水化合物占热量百分比(%)	碳水化合物(g/L)	脂类占热量百分比(%)	脂类(g/L)	ω-6:ω-3	ω-3(g/L)	EPA(g/L)	GLA(g/L)	DHA(g/L)
能量	16.7	62.5	28.1	105.5	55.2	93.7(25% MCT, 20% 琉璃苣油, 20% 鱼油, 3.2% 大豆卵磷脂)	1.85:1	10	4.5	4.3	2
	维生素E(IU/L)	维生素C(mg/L)	维生素A(mg/L)	牛磺酸(mg/L)	L-肉碱(mg/L)	维生素A(IU/L)	维生素D(IU/L)	维生素K_1(g/L)	叶酸(g/L)	维生素B_1(mg/L)	维生素B_2(mg/L)
维生素	320	840	670	320	120	12 000	430	100	420	3.2	3.6
	钠(mg/L)	钾(mg/L)	氯(mg/L)	钙(mg/L)	磷(mg/L)	镁(mg/L)	碘(μg/L)	锰(mg/L)	铜(mg/L)	锌(mg/L)	铁(mg/L)
微量元素	1 310	1 960	1 690	1 060	1 000	320	160	5.4	2.2	18	20
渗透压(mOsm/L)	385										

已有的研究表明:许多危重脓毒血症患者是需要进行机械通气的。肺部的炎症会对全身炎症反应的强化起到关键作用。在这时使用含鱼油、抗氧化剂和硒的营养制剂会明显减少肺部中性粒细胞的聚集,降低促炎症反应因子的产生。而中性粒细胞在肺部的聚集和促炎症反应因子的产生正是 ARDS 和脓毒血症发生、发展病理生理过程中的重要因素。使用 ω-3 多不饱和脂肪酸有下调炎症反应的作用。ω-3 多不饱和脂肪酸通过与

花生四烯酸类竞争细胞膜上环氧化酶的代谢,来帮助免疫系统。Morlion 等人观察到 $\omega-3$ 多不饱和脂肪酸与 $\omega-6$ 多不饱和脂肪酸以 1:2 的比例可以将脂类介质的合成调整到最佳状态。Oxepa 中 $\omega-3$ 多不饱和脂肪酸与 $\omega-6$ 多不饱和脂肪酸比例为 1:1.85,并含有抗氧化制剂。也许这是目前针对脓毒血症和 ARDS 最佳的肠内营养制剂。

在针对肿瘤恶液质的预防和控制上,一些高能、富含鱼油和抗氧化剂的制剂也会起到有效的治疗作用。肿瘤恶液质发生的主要原因是宿主厌食及机体代谢异常。食欲减退是恶性肿瘤患者的常见症状,化疗常常引起饱胀感、味觉改变及恶心、呕吐等症状。厌食的原因主要是大脑进食调节中枢功能障碍所致。肿瘤细胞通过糖酵解获取能量被认为是恶性肿瘤细胞代谢的一个重要特征。骨骼肌萎缩、低蛋白血症、内脏蛋白消耗、蛋白质合成减少和分解增加、蛋白转化率升高、血浆氨基酸谱异常及机体呈现负氮平衡最终成为恶液质发生的重要依据。在肿瘤患者中,脂肪酸是宿主利用的主要能源物质,宿主和肿瘤对脂类的利用均增加。针对肿瘤恶液质的机制,许多研究在寻找治疗的方法。Fearon 等人对 200 例胰腺癌伴有恶液质的患者进行了研究。研究者把患者分为试验组(480mL 肠内营养制剂中含 620kcal 的热量,32g 蛋白质以及 2.2g 的 EPA,每天 2 个剂量)和对照组(等热量),共使用 8 周。结果发现:血中的 $\omega-3$ 多不饱和脂肪酸越多,机体瘦体组织增加越多。说明补充恰当的 $\omega-3$ 多不饱和脂肪酸对恶液质状态的机体是有利的。另外他们还发现:试验组 $\omega-3$ 多不饱和脂肪酸与患者体重存在着明显的量效关系,而对照组不存在这样的关系。每日使用 2g 以上的 $\omega-3$ 多不饱和脂肪酸就会带来增加体重、增加瘦体组织的好处。在治疗 8 周后,试验组 $\omega-3$ 多不饱和脂肪酸每日用量与体重增加和瘦体组织增加呈正相关。由于这是一个随机、双盲的研究,其可信性还是很强的。

Barber 等人对胰腺癌恶液质患者使用同样的营养制剂进行 7 周的观察发现:在使用 3 周时,患者的体重增加了 1kg(中位数),与基线值比较,差异显著。在使用 7 周时,患者的体重增加了 2kg(中位数),与基线值比较,改善显著。患者每天的热量比基线热量增加达到 400kcal。每千克体重、每千克瘦体组织的基础代谢均出现显著的下降。使用 3 周后,患者的厌食情况得到了显著的改善。研究者认为使用富含 $\omega-3$ 多不饱和脂肪酸的肠内营养制剂对改善胰腺癌患者的恶液质情况是有利的。

以上两个研究使用的营养制剂的组分见表 10-4。

表 10-4 237mL TPF-T 肠内营养制剂组分

热量 (kcal)	蛋白质 (g)	碳水化合物(g)	脂肪 (g)	EPA (g)	DHA (g)	维生素 A (IU)	维生素 D (IU)	维生素 E (IU)	维生素 K (IU)	维生素 C (mg)	叶酸 (μg)
310	16.1 (21%)	49.7 (61%)	6.5 (18%)	1.09	0.46	1 320	192	72	32	156	456

维生素 B₁ (mg)	维生素 B₂ (mg)	维生素 B₆ (mg)	维生素 B₁₂ (μg)	烟酸 (mg)	胆碱 (mg)	生物素 (μg)	泛酸 (mg)	钠 (mg)	钾 (mg)	氯 (mg)	钙 (mg)
1.6	1.2	1.2	4.32	9.6	126	187	6	360	480	365	432

磷 (mg)	镁 (mg)	碘 (μg)	铜 (mg)	锰 (mg)	锌 (mg)	铁 (mg)	硒 (mg)	铬 (μg)	钼 (μg)
300	108	42	1.5	0.6	7	5.3	22	30	49.4

三、改善血糖的肠内营养制剂

我们已经在多个章节讨论过在危重症患者分解代谢期发生的高血糖风险,处理的方法是使用胰岛素进行控制。在此阶段,特殊的肠内营养制剂对血糖的有利影响是有限的。但是,在危重症患者的长期营养治疗中,或者在对伴有糖尿病患者的治疗中,改善血糖的肠内营养制剂会起到有利的作用。

1. 可能会改善血糖的肠内营养制剂　其组成成分见表10-5、表10-6。

表10-5　500mL TPF-D 的组成成分

热量(kcal)	蛋白质(g)	碳水化合物(g)	脂肪(g)	饱和脂肪酸(g)	必需脂肪酸(g)	维生素A(mg)	维生素D(μg)	维生素E(mg)	维生素K(μg)	维生素C(mg)	叶酸(μg)
450	17(15%)	60(53%)	16(32%)	2.5	9.5	0.3	1.75	3.75	25	22.5	50

维生素B$_1$(mg)	维生素B$_2$(mg)	维生素B$_6$(mg)	维生素B$_{12}$(μg)	烟酸(mg)	胆碱(mg)	生物素(μg)	泛酸(mg)	钠(mg)	钾(mg)	氯(mg)	钙(mg)
0.5	0.65	0.6	1.0	4.5	100	50	1.75	315	535	320	300

磷(mg)	镁(mg)	碘(μg)	铜(mg)	锰(mg)	锌(mg)	铁(mg)	硒(mg)	铬(μg)	钼(μg)
235	100	50	0.5	1	3.75	5	18.75	25	50

表10-6　1L Diason 的组成成分

热量(kcal)	蛋白质(g)	碳水化合物(g)	脂肪(g)	MUFA	PUFA	维生素A(mg)	维生素D(μg)	维生素E(mg)	维生素K(μg)	维生素C(mg)	叶酸(μg)
750	32(17.1%)	84(44.6%)	32(38.3%)	68.75%	18.75%	0.62	53	19	40	110	290

维生素B$_1$(mg)	维生素B$_2$(mg)	维生素B$_6$(mg)	维生素B$_{12}$(μg)	烟酸(mg)	胆碱(mg)	生物素(μg)	泛酸(mg)	钠(mg)	钾(mg)	氯(mg)	钙(mg)
1.1	1.2	1.3	13.8	14	280	30	4.0	750	1 113	940	600

磷(mg)	镁(mg)	碘(μg)	铜(mg)	锰(mg)	锌(mg)	铁(mg)	硒(μg)	铬(μg)	钼(μg)
540	170	100	1.35	2.5	9	12	56	90	75

说明:碳水化合物来源于木薯淀粉。膳食纤维(15g/L)含可溶性膳食纤维(80%),包括寡果糖、菊粉、阿拉伯胶;含不可溶性膳食纤维(20%),包括纤维素、大豆多糖、抗性淀粉。

2. 改善血糖的肠内营养制剂的机制和应用　从改善血糖的肠内营养制剂的成分看:其一,麦芽糊精和抗性淀粉,其中缓慢消化、释放的抗性淀粉,有较低的血糖生成指数(低 GI),而一般的麦芽糊精则可以快速提供热量。其二,果糖,具有低血糖生成指数,并且有助于将葡萄糖合成肝糖原,从而降低血浆中葡萄糖的浓度。其三,麦芽糖醇,低热量(2.4kcal/g)、低 GI,其水解产物可分解为果糖,有助于将葡萄糖合成肝糖原。其四,大豆聚酯糖,是一种来自黄豆的膳食纤维,GI 低。其五,低聚果糖,是一种自然存在于蔬果中的糖类,低 GI,不被消化,可完全被发酵,有利于益生菌生长及肠道功能的维护。其六,较高的单不饱和脂肪酸,可以改善胰岛素的敏感性,减少胰岛素的用量,对血脂的改善也有积极的作用。其七,膳食纤维,可延缓碳水化合物吸收,改善餐后血糖,维持肠道功能。

Vaisman 等人在 2009 年发表了随机、双盲、对照研究。在这个研究中,他们对糖尿病患者随机使用普通管饲制剂和改善血糖的肠内营养制剂 Diason(康全力)(见表 10-7),并观察了 12 周。结果发现:使用 Diason 的糖尿病患者餐后葡萄糖水平在第 6、第 12 周的观察中均显著低于普通管饲制剂组患者。而且随着时间的推移,使用 Diason 的糖尿病患者糖化血红蛋白(HbA1c)逐渐降低,而对照组没有这种改变。因此他们认为:Diason 长期使用可以改善糖尿病患者的血糖控制。国内和国外的其他研究也证实了改善血糖的肠内营养制剂对糖尿病患者血糖控制的益处。但是,大多数研究都是小样本研究,有待更多的研究发表。

表 10-7 500mL Diason 的组成成分

热量 (kcal)	水解蛋白 (g)	碳水化合物 (g)	脂肪 (g)	MCT (g)	膳食 纤维	维生素 A (mg)	维生素 D (μg)	维生素 E (mg)	维生素 K (μg)	维生素 C (mg)
100	4.0 (16%)	17.6 (69%)	1.7 (15%)	0.8	0	0.082	0.7	1.3	5.3	10

四、含短肽的肠内制剂

市场上含短肽的肠内制剂比较少。人体摄入的蛋白质在胃内由蛋白酶分解为多肽,在小肠中经胰蛋白酶分解为短肽和氨基酸,短肽和游离氨基酸经刷状缘吸收进入肝门静脉。蛋白质在正常人体中的吸收形式主要为短肽 (67%)。小分子的二肽和三肽比游离氨基酸更易吸收。短肽不需消化,直接吸收,完整进入人体循环系统;吸收速度快,发挥作用快;完整吸收,完全被人体利用。短肽主动吸收,H^+ 依赖性载体介导吸收与扩散吸收并存,不需消耗人体能量或消耗很少,不增加胃肠道负担。短肽起载体作用,运输人体所需营养物质到组织器官。这些益处使得人们在 20 世纪 90 年代就开始使用短肽制剂。表 10-8 显示的是短肽制剂的组成成分。

表 10-8 100mL 短肽制剂的组成成分

叶酸 (μg)	维生素 B₁ (mg)	维生素 B₂ (mg)	维生素 B₆ (mg)	维生素 B₁₂ (μg)	烟酸 (mg)	胆碱 (mg)	生物素 (μg)	泛酸 (mg)	钠 (mg)	钾 (mg)	氯 (mg)
27	0.15	0.16	0.17	0.21	1.8	37	4.0	0.53	100	150	125

钙 (mg)	磷 (mg)	镁 (mg)	碘 (μg)	铜 (mg)	锰 (mg)	锌 (mg)	铁 (mg)	硒 (μg)	铬 (μg)	钼 (μg)
80	72	23	13	0.18	0.33	1.2	1.6	5.7	6.7	10

从 20 世纪 90 年代到现在,一直有关于短肽制剂作用的研究。有一些研究认为:在危重症患者中使用短肽制剂,可以改善危重症患者的营养状态。2006 年《中国重症加强治疗病房危重患者营养支持指导意见》提出:对于消化吸收功能有问题的危重症患者,可以使用预

消化制剂。而 2009 年 ASPEN 指南指出:如果危重症患者存在着腹泻,而且腹泻不是由于梭状芽孢菌引起的,应该使用肠内短肽制剂。在 2013 年加拿大指南中,没有对肠内短肽制剂在危重症患者中应用进行推荐,其原因是文献没有发现使用短肽制剂对病死率的下降和住院时间缩短的好处。对短肽制剂的应用依然需要更大样本、更精细的研究。

五、高能量密度的营养制剂

在临床上使用高能量密度的营养制剂常常是因为患者需要热量和液体的限制同时存在。比如说对 ARDS 患者,需要限制液体的量,同时又需要足够的热量。心功能衰竭的患者,也存在这种情况。表 10 - 9、表 10 - 10 列举了在国内可以使用的高能量密度的营养制剂。

表 10 - 9　100mL Nutrison Fibre(能全力)(1.5kcal/mL)的组成成分

热量(kcal)	蛋白质(g)	碳水化合物(g)	脂肪(g)	$\omega-6:\omega-3$	饱和脂肪酸(g)	PUFA(g)	维生素A(mg)	维生素D(μg)	维生素E(mg)	维生素K(μg)	维生素C(mg)
150	6(16%)	18.4(49%)	5.83(38%)	5:1	0.44	1.84	0.123	1.1	1.9	8	15

叶酸(μg)	维生素B_1(mg)	维生素B_2(mg)	维生素B_6(mg)	维生素B_{12}(μg)	烟酸(mg)	胆碱(mg)	生物素(μg)	泛酸(mg)	钠(mg)	钾(mg)
40	0.23	0.24	0.26	0.32	2.7	37	6	0.8	134	201

注:每 100mL 中含纤维素 1.5g。

表 10 - 10　500mL Fresubin(瑞克) MCT 750 的组成成分

热量(kcal)	蛋白质(g)	碳水化合物(g)	脂肪(g)	MCT	饱和脂肪酸(g)	PUFA(g)	维生素A(mg)	维生素D(μg)	维生素E(mg)	维生素K(μg)	维生素C(mg)
750	37.5(20%)	85(45%)	29(35%)	16.5	17.5	8	0.35	2.3	5	33.5	30

叶酸(μg)	维生素B_1(mg)	维生素B_2(mg)	维生素B_6(mg)	维生素B_{12}(μg)	烟酸(mg)	胆碱(mg)	生物素(μg)	泛酸(mg)	钠(mg)	钾(mg)	氯(mg)
65	0.65	0.85	0.8	1.3	6	133.5	65	2.3	600	1 170	920

钙(mg)	磷(mg)	镁(mg)	碘(μg)	铜(mg)	锰(mg)	锌(mg)	氟(mg)	铁(mg)	硒(mg)	铬(μg)	钼(μg)
400	315	135	66.5	0.65	1.35	5	0.65	6.65	25	33.35	50

从表 10 - 8、表 10 - 9 所列制剂看,能量密度为 1.5kcal/mL,高于多数营养制剂(1.0kcal/mL)。Nutrison Fibre 的其中一个特点是含有纤维素。其中可溶性膳食纤维比例高达47%。Elia 等人对 51 个关于膳食纤维的研究进行了荟萃分析。他们发现:补充含膳食纤维的肠内营养制剂的总体耐受性良好。使用含膳食纤维的肠内营养制剂降低了患者腹泻的发生风险。而且患者基线时的腹泻发生率越高,使用添加膳食纤维营养制剂的效果会

越好。所有患者和健康受试者给予添加膳食纤维的肠内营养制剂后,原排便次数多的受试者排便次数明显减少,而排便次数少者则明显增加排便次数,显示出膳食纤维显著的调节作用。由于这个荟萃分析采用的文献在研究中使用的纤维素的量和种类有差别,所以可靠性不是太高。在 2013 年加拿大危重症营养指南中,也没有推荐在危重症患者中常规使用纤维素,包括可溶性纤维素。Schneider 等人发现:长期使用 Nutrison Fibre 可以增加粪便中的短链脂肪酸(SCFA)和细菌总量,改善肠道功能。还有研究发现使用 Nutrison Fibre 的患者术后排气功能恢复时间早于不使用纤维素制剂的患者。说明术后应用 Nutrison Fibre 有助于胃肠道功能的恢复。膳食纤维在结肠内经肠道细菌发酵,产生容易被吸收的 SCFA。SCFA 是结肠黏膜上皮细胞的主要能量来源,对保护肠黏膜屏障、防止细菌移位起重要作用。膳食纤维不仅能促进结肠对电解质和水的再吸收,起到预防腹泻的作用,而且能增加粪便体积,加速肠道蠕动转运,产生含水量较多的软便,有利于防止便秘。术后给予含纤维素的营养制剂,可减少痉挛性腹痛、便秘和痔的发生。

六、选择肠内营养制剂的原则

出于治疗方便的考虑,临床上常常使用的是已经由制药厂配制好的营养制剂。在应用时,我们应该掌握一些原则。

1. 清楚地了解欲使用的营养制剂的组成成分 营养制剂多由供能组分、维生素和微量元素组分、电解质组分和其他组分组成。维生素组分常常是根据正常人每天所需要的维生素进行添加的,但是有些制剂可能添加更多的维生素 C、维生素 E,以满足抗氧化需求。微量元素也是根据正常人每天所需要的微量元素进行添加的,有些制剂会添加更多的硒,以满足减轻炎症反应和抗氧化的需求。电解质组分常常是固定的,对于需要减少或增加某些电解质需求的情况,要进行适当的调整。

供能物质的作用比较复杂。对于蛋白质供给来讲,应明确制剂中是整蛋白还是短肽,抑或是氨基酸,各种氨基酸组分比例怎么样。甚至要了解蛋白质的来源,比如是大豆蛋白还是酪蛋白,或是清蛋白。对于脂肪而言,要明确各种脂肪酸的比例。要了解饱和脂肪酸和不饱和脂肪酸的含量和比例,中链脂肪酸和长链脂肪酸的含量和比例,$\omega-6$ 脂肪酸和 $\omega-3$ 脂肪酸的含量和比例,了解单不饱和脂肪酸和多不饱和脂肪酸的含量和比例。了解脂肪酸的来源,比如来自大豆、芥子油,还是来自橄榄油,等等。对于碳水化合物也要了解其各种成分,比如乳糖的含量及是否使用麦芽糊精和抗性淀粉等。还要了解各种供能物质的比例、总热量、氮热比以及能量密度、渗透压和 pH 值。

其他的添加组分包括精氨酸、谷氨酰胺、益生元、核酸、纤维素(可溶性及不可溶性),要了解这些是否存在于营养制剂中。

2. 清楚地了解不同肠内营养制剂的适应证 万能的肠内营养制剂是没有的。一般的肠内营养制剂只需要考虑能量供给足够。而有糖尿病或者应激性血糖增高的患者可能需要 Diason,需要控制液体量的患者可能需要 Nutrison Fibre 或者 Fresubin MCT 750,为了避免癌症患者发生恶液质,可能需要使用 TPF-T。

3. 清楚地了解不同肠内营养制剂使用的时机和调整 比如《2010 年中华医学会神经外

科危重昏迷患者肠内营养专家共识》中就指出:胃肠道功能正常患者首选整蛋白标准配方,有条件时选用含有膳食纤维的整蛋白标准配方;消化或吸收功能障碍患者选用短肽型配方;便秘患者选用含不溶性膳食纤维配方;限制液体入量患者选用高能量配方;糖尿病或血糖增高患者选用糖尿病适用型配方;低蛋白血症患者选用高蛋白配方。

4. 清楚地了解不同肠内营养制剂的副作用或者禁忌证 这个问题常常是医生容易忽略的问题。除了因为患者肠道各种不可利用而不能使用肠道营养制剂外,还要注意某些患者对有些肠内营养制剂的组分过敏,如果糖或者乳糖。在一些特殊的疾病中,某些营养制剂的使用可能会增加病死率或合并症率。比如 Bower 等人对 296 例危重症患者使用 Impact 的观察中发现:使用 Impact 的病死率是 16%,而对照组的病死率是 8%。虽然有相反的结论,但是在没有定论时,建议还是谨慎一些。

【参考文献】

1. BARBER M D,ROSS J A,VOSS A C,et al. The effect of an oral nutritional supplement enriched with fish oil on weight – loss in patients with pancreatic cancer[J]. Br J Cancer,1999,81(1):80 – 86.

2. FEARON K C,VON MEYENFELDT M F,MOSES A G,et al. Effect of a protein and energy dense N – 3 fatty acid enriched oral supplement on loss of weight and lean tissue in cancer cachexia: a randomised double blind trial[J]. Gut,2003,52(10):1479 – 1486.

3. VAISMAN N,LANSINK M,ROUWS C H,et al. Tube feeding with a diabetes – specific feed for 12 weeks improves glycaemic control in type 2 diabetes patients[J]. Clin Nutr,2009,28(5):549 – 555.

4. SCHNEIDER S M,GIRARD – PIPAU F,ANTY R,et al. Effects of total enteral nutrition supplemented with a multi – fibre mix on faecal short – chain fatty acids and microbiota[J]. Clin Nutr,2006,25(1): 82 – 90.

5. ELIA M,ENGFER M B,GREEN C J,et al. Systematic review and meta – analysis: the clinical and physiological effects of fibre – containing enteral formulae[J] . Aliment Pharmacol Ther,2008,27(2),120 – 145.

第十一章 危重症患者的肠外营养

在 20 世纪 90 年代有许多文献支持更多地利用肠内营养(EN),认为 EN 比全肠外营养(TPN)有更多的优势。在 EN 与肠外营养(PN)的对比中,认为 EN 能够调整免疫系统的说法占据着中心的位置。TPN 的明显好处是不需要胃肠道一定有功能。在营养供给时,肠外途径更容易,特别是营养需求非常大时。在 1929 年,Forssmann———一个德国的泌尿科医生,将一根导管放入自己的外周静脉,然后将导管推送到右心房,导管的放置位置经过胸部 X 线的证实。最早使用外周静脉进行肠外营养的是 Brunschwing 及其同事。他们在 1945 年为一名肠瘘患者经外周静脉使用了水解蛋白和碳水化合物。之后的工作又开始使用外周静脉输入氨基酸和脂肪乳剂,现在还在使用这种方法。但是,外周静脉营养不可能提供足够的营养。1968 年 Dudrick 博士第一个介绍通过中心静脉导管为患者提供肠外营养(PN)。Dudrick 经皮肤将一根导管放入锁骨下静脉,并经锁骨下静脉途径为患者提供 PN。近些年来,材料学、方法学以及制剂的改善使得肠外营养依然在危重症患者的治疗中占有重要的地位。本章介绍的内容包括:

- 危重症患者肠外营养通路的建立
- 肠外营养的适应证和禁忌证
- 危重症患者肠外营养风险监测和处理
- 肠外营养制剂的配制和管理

第一节 危重症患者肠外营养通路的建立

肠外营养的实现需要肠外营养通路的建立,根据肠外营养的不同建立起合适的肠外营养通路是必需的。就建立肠外营养通路而言,需要考虑几个问题:其一是建立什么样的静脉途径,使用什么样的材料;其二是建立静脉途径的操作方法;其三是建立静脉途径时的风险和识别。

一、确定建立外周静脉途径还是中心静脉途径

1.外周静脉途径 在历史上首先使用肠外营养的途径是外周静脉。一般来讲,外周静脉途径的适应证包括:

(1)需要部分营养支持的患者。

（2）预期短期内（1周）可以改用肠内途径营养支持的患者。

（3）无法建立中心静脉途径的患者。

（4）使用的营养制剂渗透压较低（850mmol/L左右），比如常用的葡萄糖和氨基酸制剂，以及在短时间内（7天）使用脂肪乳。

（5）外周静脉条件好，置管局部容易观察，不易污染，不易扭曲、脱管。

设定以上这些条件是因为外周静脉途径不能满足全肠外营养支持的要求，而且静脉炎及血栓性静脉炎的发生概率大。管道、液体渗透压等因素会引起患者疼痛，使得不易耐受肠外营养。另外管路狭窄、易脱漏都使得外周静脉途径只能满足部分肠外营养支持的需要。但是，外周静脉途径毕竟置管方便，不需要特殊的培训，而且容易发现并发症和处理并发症，也不易出现中心静脉导管诸多严重的并发症。因此，利用外周静脉途径实施肠外营养依然是临床上的选择。

2. **中心静脉途径**　是危重症患者长期肠外营养支持的主要途径。当然中心静脉置管的指征还包括：需要监测续流动力学，需要持续静脉输注，无法获得外周血管，长期使用抗生素治疗，血液透析，对静脉有腐蚀性的化学疗法，强化化疗前预先输液等。

二、导管的类别

目前的导管分类有：不需要建立皮下隧道的导管，带套囊的需要建立皮下隧道的导管，植入中心静脉置入装置（ICVAD）（也称为植入端口、化疗端口或者导管港），输血/透析用导管，以及外周植入的中心静脉导管。

1. **不需要建立皮下隧道的导管**　这种导管的优点是：有多个管腔可以利用，插入和拔出都比较方便。缺点是只可以短期使用。这种导管表面涂有抗感染的药物，比如氯己定或者磺胺嘧啶银，因此可以减少导管相关性血流感染的风险。至少在植入期＜10天的患者中，血流感染率是下降的。Maki等人研究发现，使用表面涂有氯己定或者磺胺嘧啶银的导管进行中心静脉置管，与对照组比较，可以降低44%的细菌定植率和79%的导管相关性血流感染的发生率。还有一些争论，认为这些涂层会诱导细菌耐药或者诱发过敏反应。

2. **带套囊的需要建立皮下隧道的导管**　如果患者需要使用管道超过30天，选择建立皮下隧道的导管可能是适当的。这个装置可能会带有聚酯纤维的套囊。建立皮下隧道的导管与上述不建立皮下隧道的导管相比较，前者导管相关性血流感染的风险会更低。在植入后4周左右，皮下隧道可能出现纤维化炎症。有些导管有活瓣，优点是不需要使用抗凝剂，缺点是输血时需要加压。这种导管较昂贵，而且植入和拔出需要更严格的培训。比如：Broviac导管是需要挖隧道的、单腔或者双腔、皮下用特富龙作保护层的中心静脉导管（CVC），其内径较小，主要用途是长期输入TPN。Hickman改进了Broviac导管，增加了Broviac导管的内径。Hickman导管（见图11-1）有单腔、双腔和三腔导管。较大的内径使得这种导管易于进行TPN的输入、药物和液体的输入，有利于血液制品的输入，也有利于取血。

3. **植入中心静脉置入装置**　ICVAD把CVC与皮下储液袋连接在一起。没有外部的元件，这些装置几乎不需要维护。然而，放置这种装置是很困难的，需要由专业人士操作。与

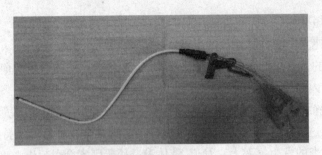

图 11 - 1　Hickman 导管

上述两种导管比较,这种导管的导管相关性血流感染的风险会更低。多数植入端口都是单腔的,适用于长期、间歇性用药。这种导管通常用于小儿科及实体肿瘤、地中海贫血患者。由于这种装置可以在洗澡、游泳时使用,所以对有这些需求的患者是有吸引力的。但是这种装置更加昂贵。尽管有一个研究发现 ICVAD 可以安全地用于供给 TPN,但长期、反复地使用这种设备,可能会引起皮肤破坏并使感染并发症增加。

4. 输血/透析用导管　这种导管的口径大,有皮下植入方式或不经皮下植入方式。需要使用肝素抗凝。使用这种导管的优点是:容易植入、拔出,感染率低,流速快,可以长期使用,也可以用于外周血干细胞的采集和输入程序。但是需要从颈静脉或者股静脉植入。

5. 外周植入的中心静脉导管(PICC)　PICC 通过外周静脉(多为肘前静脉)进入中心静脉,这些导管可以由护士在床边完成。中心静脉导管可以是双腔的也可以是单腔的,可以用于家庭长期使用 TPN 和使用抗生素。但是很多医生不同意在医院内使用这种装置,原因是容易出现血栓,所以血液肿瘤及血凝异常的患者不宜使用这种装置。PICC 导管的材质与前面几种是不一样的,主要使用的是硅胶和聚氨酯材料。与其他生物材料比较,硅胶不易引起血栓、炎症和细菌的黏附。因此,硅胶导管是最常用于长期置入的中心静脉导管。但是硅胶导管太柔软,直接插入在技术上是很困难的。硅胶导管的插入常常借助于导丝和引导套管。但是有些指南推荐使用聚氨酯材料做的导管,原因是聚氨酯材料更合适一些,即使管壁很薄,也不易发生破裂或者损坏。这样就可以使得管腔更大,液体的输入更加顺畅。我国也有一些关于使用 PICC 进行 TPN 的报道。

在选择使用什么样的静脉导管时,需要考虑的因素是:患者疾病、需要什么样的治疗和治疗的长度、患者的要求、临床情况适应证、静脉是否可应用、以前是否进行过静脉置管以及操作者的经验。

三、置管前的评估和注意事项

在导管植入前与患者做好沟通是非常必要的。施术者应该对患者进行细致的问诊和体检。可以使用超声设备确定静脉没有堵塞,特别是对于有静脉堵塞病史的患者,更需要利用超声、CT、MRI、静脉造影等手段弄清楚静脉可否利用。对于狭窄的静脉,必要时也可以放静脉支架。静脉置管必然会遇到凝血的问题。事前要了解患者是否存在着凝血障碍疾病,比如白血病或者血小板减少性紫癜,要监测血小板计数和国际化标准比率(INR),如果存在凝血疾病或者血小板 $< 50 \times 10^9 /L$、INR > 1.5 的情况,出血的风险就比较大,这时要做好万一出血的准备工作,借助超声引导,并由有经验的医生置入导管。使用利多卡因加1:200 000的肾上腺素也有助于避免穿刺部位的出血。

导管植入不要选择带状疱疹区域、细菌感染区域、烧伤区域、恶性肿瘤区域以及皮疹区。血流动力学不稳定,需要进行肺动脉监测的患者,应该使用带心脏套管的肺动脉导管。这个装置可以安置在任何部位,但是右颈内静脉为心脏套管和导管提供了直线通路。在锁骨下静脉置管容易出现气胸,患者存在肺部疾病时应避免使用锁骨下静脉。当患者存在肾衰竭时,应该避免使用锁骨下静脉以预防锁骨下静脉狭窄和堵塞。一旦出现这些并发症,就会干扰动静脉造瘘和透析,因为在同侧的上方有长期透析使用的导管。穿刺部位先前的手术和瘢痕也能造成解剖标志的变化,并使其下的静脉发生扭曲或改位。骨骼缺损也会改变解剖标志,使得患者的静脉位置发生改变。

对于有凝血性疾病的患者,应尽量避免使用锁骨下静脉植入,因为这条静脉位于锁骨下,穿刺后不易对静脉进行压迫。病态肥胖的患者,体表标志不明显,插管不易成功。使用颈内静脉、锁骨下静脉或股静脉都有其特殊的风险。在使用锁骨下静脉时,气胸和血胸的风险最高。而使用股静脉时,穿破动脉和局部血肿的风险最大。一般来讲,与颈内静脉置管或股静脉置管比较,锁骨下静脉置管引起感染的风险更小。与锁骨下静脉置管和颈内静脉置管比较,股静脉置管深静脉血栓的发生率更高。

四、导管植入技术

(一)对导管植入医生的培训要求

英国麻醉学会提出了关于导管植入医生培训的起码要求,建议医生做这项工作前,应该完成表 11-1 所列的培训。

表 11-1 中心静脉导管插管培训提纲

课程编号	推荐内容
W_R1 课程	关于与中心静脉插管部位相关的超声引导、静脉评估、静脉选择以及并发症的解剖学和生理学教育内容,进行有关血管特性、皮肤、外周神经、呼吸系统、心血管系统相关知识的教育。进行中心静脉导管植入部位包括:上臂、胸部、颈部和腹股沟部分的解剖教育。除了正常的解剖和生理,还要学习变异的解剖和生理
W_R2 超声引导插管技术培训	超声原理、影像优化、影像分析,解剖学正常和变异的了解。模拟技术训练,超声造影技术的应用
W_R3 导管尖端位置培训	基于3个问题的认识来减少风险:高血流速、血管平行、血流波动。为了达到导管尖端位置满足这3个理想的目标,导管尖端位置应该置于腔静脉与心房连接处

课程编号	推荐内容
W_R4 感染预防	预防导管相关性血流感染的训练主要是术前、术中和术后的护理、维护。牵涉到 3 项培训:导管 – 皮肤连接处的管理,接口管理,医源性污染的管理。主要内容有:部位选择,装置选择,使用的指征,强化预防意识,手消毒,皮肤消毒,建立中心静脉插管检查清单。如果发生污染,任何人都可以要求停止操作
W_R5 对导管认识的培训	对导管认识的训练包括:制造导管的材料、大小、特点及有几个腔。使学员明白长期和短期使用导管的风险和好处
W_R6 程序培训	导管放置的程序,要有正常植入和异常情况下的植入方案
W_R7 护理和管理培训	在使用导管过程中,可能并发症的认识。如何在导管植入后进行护理和管理
W_R8 指导者	教育项目的教师应该持证上岗
W_R9 超声模拟	使学员可以进行血管解剖的超声模拟检查,学会使用
W_R10 解剖学模型	有血管局部解剖模型,使学员可以学会找到血管,能够识别出血管周围的结构
W_R11 进行熟练操作程度的客观分级	评估学员的理论和实践水平,并予以认证
W_R12 考试和认证	训练结束后,进行考试,确认是否达到可以进行全部或者某一种导管植入的资格,发证书
W_R13 资格监管	确保有良好培训的临床医生进行导管植入
W_R14 网上训练	要保证有导管植入的网上教学、仿真训练和带教训练
W_R15 能力评估	建立一些评估体系
W_R16 儿童和婴儿插管培训	特别注意事项,使用超声与无超声引导下的置管技术、近红外线技术以及其他有用的技术

(二)非超声引导下的血管导管植入技术

在放置 CVC 时,应该对设备和相关部位的解剖有详细的了解。使用颈内静脉或者锁骨下静脉置管务必要了解颈部的解剖及其相关的体表标志。置管过程中的皮肤消毒和隔离保护是首选的措施。由疾病预防控制中心(CDC)发布的预防血管内导管相关性感染的指南推荐:使用 2% 氯已定作基础消毒用,而碘酊和 70% 酒精作为备选。使用严格的消毒隔离措施,包括戴口罩、戴帽子、穿消毒外衣、戴消毒手套、使用消毒巾。在放置 CVC 时,一定要采取严格的消毒隔离措施。这是降低导管相关性血流感染的重要方法。

1. 颈内静脉穿刺植入导管 患者取轻微的前倾位,颈部消毒并使用消毒巾和严格的隔离措施。在颈部三角的顶端进行局部麻醉,穿刺针以 45°角从颈部三角的顶端刺向身体同侧的乳头方向。在穿刺过程中,要保持注射器一直处于负压状态,直到看到静脉血回流。一旦穿刺入颈内静脉,保持针体不动,拿开注射器。将一根导丝缓慢地通过穿刺针进入颈内静脉,然后借助改良的 Seldinger 技术将导管在导丝的引导下送入颈内静脉。导管安置好以后,对接口吸引并使用肝素封管,然后固定好导管。

2. 锁骨下静脉穿刺植入导管　患者取半卧位,颈部和肩部做皮肤消毒,使用无菌洞巾进行保护。局部麻醉从侧面到包括锁骨的骨膜。右手拇指指腹压在锁骨中点下缘,食指压在胸骨颈静脉切迹,如此形成一个由右手拇指、食指和两指端连线构成的三角形,保持手法不要移动,左手持穿刺针(内有肝素盐水),自拇指定位点沿着锁骨下缘进针,路径保持在右手拇指和食指的连线上,穿刺针进入皮下后保持一定负压,见顺畅暗红回血后(一般刺入4~5cm),右手顺势握持固定穿刺针,由左手植入导引钢丝,退出穿刺针后沿导引钢丝用扩张器行皮下隧道扩张,退出扩张器,再沿导引钢丝将静脉导管(内有肝素盐水)植入静脉内13~15cm,回抽血流通畅,即连接输液装置,导管行常规固定。

3. 股静脉穿刺植入导管　准备皮肤,覆盖消毒区域,穿刺区适当暴露。对于肥胖伴有明显皮肤褶皱的患者,需要使用捆扎带处理皮肤褶皱。充分暴露穿刺部位后,让患者向反方向轻微外倾。腹股沟部皮肤消毒,铺消毒洞巾。仔细摸到股动脉的中段和边沿,从中间向腹股沟折线下的股动脉进行局部麻醉。固定股动脉,穿刺针以45°角、从尾到头方向、轻度地从一侧向中间的方向刺向股动脉。在穿刺过程中,注射器一直保持负压。成功进入股静脉后,导管通过导丝进入股静脉并固定,连接输液装置。

4. 外周植入的中心静脉导管植入技术　患者取平卧位,选择穿刺点(首选贵要静脉,次选肘正中静脉、头静脉)。测量臂围及穿刺点至右胸锁关节,再向下反折至第二肋间隙的距离,预穿刺手臂与躯干成90°。穿刺点消毒:先用75%酒精、复合碘消毒液浸湿纱布,以穿刺点为中心消毒皮肤,范围为整个手臂,铺设无菌区,更换无菌无粉手套。扎止血带,持穿刺针以10°~15°进针,见回血后松止血带再进1~2cm,确认导入鞘进入血管后撤出针芯,将导管自导入鞘缓慢推进,嘱患者向穿刺方向转动颈部,推进导管至所需刻度,退出导入鞘,移去导引钢丝,剪去多余导管,抽吸回血并脉冲式注入生理盐水,确定通畅后,连接肝素帽。再次用复合碘消毒液消毒穿刺部位,清洁外露部分,将小方纱布覆盖压迫穿刺点止血,上面盖以透明敷贴,妥善固定。X摄片确定导管尖端位置(理想位置为上腔静脉中下1/3处)。

(三)超声引导下的血管导管植入技术

超声引导中心静脉置管术已成为危重患者救治及重大手术置管的标准方法,国外早已将超声引导下建立血管通路纳入技术规范并广泛开展。与传统的方法比较,超声引导中心静脉置管术更加迅速,成功率更高。

1. 超声引导下颈内静脉穿刺植入导管　患者去枕仰卧位,采用右侧颈内静脉穿刺时,头偏向左侧。超声横切观察颈内静脉与颈总动脉的毗邻关系,纵切与横切切面交替使用,了解动静脉的位置和走向,确定进路方式,确定最佳穿刺部位,并在皮肤上做标记定位。穿刺区常规消毒、铺巾,超声探头消毒,并用无菌保鲜膜包裹,以无菌生理盐水代替耦合剂,动态图像下选择最佳穿刺点,局部麻醉后,在实时超声引导下进针,进针角度30°~45°。此时声像图可清晰显示穿刺针进入颈内静脉,注射器顺利回抽暗红色血液证实穿刺成功,接着从穿刺针放入导丝,拔出穿刺针,沿导丝放入扩张器,抽出扩张器,再沿导丝放入留置导管12~15cm,针尖进入静脉后抽吸见回血后植入导丝连接注射器,抽吸有回血,连接接口固定。穿刺后用超声检查导管是否位于血管内,有无气胸和胸腔积液。

2. **超声引导锁骨下静脉穿刺植入导管**　患者去枕仰卧位,头偏向穿刺对侧。超声了解锁骨下静脉和动脉的解剖位置、深度、走行和可压缩性,选取最佳穿刺部位,皮肤上做标记定位。穿刺区常规消毒、铺巾,超声探头消毒,并用无菌保鲜膜包裹,以无菌生理盐水代替耦合剂,动态图像下选择最佳穿刺点。可选用长轴平面内技术和短轴平面外技术两种方法进行定位穿刺,但推荐使用长轴平面内技术。因为长轴平面内技术可全程显示穿刺针,操作安全。局部麻醉后,在实时超声引导下进针。用深静脉穿刺针从超声探头的外侧端皮肤进针,针干和探头长轴平行,经胸大肌、胸小肌进入静脉。针尖快进入静脉前壁时可见静脉前壁内侧壁出现蓬样隆起,针尖进入静脉后抽吸见回血后植入导丝,常规改良 Selginger 法植入导管。重新在导管内植入导丝,超声探头做多个切面观察确认导管位置后抽出导丝,固定导管。

3. **超声引导下股静脉穿刺植入导管**　患者平卧,穿刺侧下肢伸直,并将大腿外展、外旋约45°,将一小枕垫于大腿下,使腹股沟区域充分暴露。使用超声探查股静脉,了解有无血管变异、股静脉深度,标出股静脉走行方向。体表定位。穿刺区常规消毒、铺巾,超声探头消毒,并用无菌保鲜膜包裹,以无菌生理盐水代替耦合剂,动态图像下选择最佳穿刺点。探头沿腹股沟由上向下与穿刺方向成120°~150°角,距穿刺点 3~5cm,超声引导穿刺,当超声显示针头刺入股静脉,针尖进入静脉后抽吸见回血后植入导丝,常规改良 Selginger 法植入导管。

(四)实施肠外营养时静脉途径的一些注意事项

1. **静脉营养途径的问题**　对于大多数需要实施肠外营养的患者而言,都需要直接将肠外营养输入上腔静脉或右心房。但是有些情况下,也可以利用外周静脉途径(短管或者是中长管)输入肠外营养。比如渗透压较低(<850mOsm/L)的肠外营养制剂或者使用脂肪乳时,可以使用外周静脉。外周途径适于短期使用。如果用于家庭肠外营养,则不主张使用外周静脉途径,以免管道脱漏等并发症出现。使用外周静脉进行肠外营养时,务必要认真观察是否有血栓性静脉炎发生。

2. **PN 导管装置的选择问题**　如果仅仅是短期使用肠外营养,可以选择无隧道的中心静脉导管,也可以选择 PICC 或者外周静脉。对于需要较长时间肠外营养的患者,使用 PICC 以及有隧道的中心静脉导管更合适一些。无隧道的中心静脉导管对于家庭 PN 是不适当的,因为容易发生感染、堵塞、脱位和静脉血栓。对于需要使用肠外营养 >3 个月的患者,需要使用可以长期使用的装置,可以选择有隧道的中心静脉导管或者全植入的静脉导管。

3. **对进行 PN 的静脉的选择**　选择时要考虑以下因素:穿刺技术,穿刺并发症的风险,导管部位护理的难易程度,血栓和感染的风险等。一般不宜选择股静脉,因为腹股沟处容易污染,股静脉置管也很容易发生血栓。上腔静脉高位置管(在胸锁乳突肌前后)也不好,因为该处不易护理,容易发生感染。

4. **超声引导下置管的问题**　最好在超声引导下置管,更迅速、更安全,成功率更高。

5. **导管头的位置问题**　导管头的位置应该放置于上腔静脉下 1/3,或者上腔静脉与右心房连接处,或者右心房上部。插管后必须使用胸部后前位片准确对导管头的位置进行定位。

6. **管道制作材料的问题** 最好使用聚四氟乙烯树脂、硅胶和聚氨酯制作的导管。不宜使用聚乙烯或者聚氯乙烯制作的导管。

五、建立静脉途径时的风险和识别

建立静脉途径时的风险包括:气胸,血胸,胸腔积液,纵隔积液与积血,局部血肿,导管误置,气体栓塞和导管栓塞等。这些并发症有些是致命的,有些成为以后导管相关性血流感染的潜伏因素。随着超声引导导管植入技术的普及,导管植入并发症有所减少。

1. **气胸** 使用锁骨下静脉途径或者颈内静脉途径时,一旦导管或者穿刺针进入胸腔,气体进入胸膜腔中,就会引起肺的局部或整体塌陷,形成气胸。气胸的临床情况各异,小的气胸可能没有症状,而致命的张力性气胸会压迫心脏和血管。因此,除了在操作中应该谨慎外,术后还应该检查呼气末胸片。气胸时在胸腔的外侧可以见到游离的气体。小的气胸可以经过保守治疗而消失,严重的气胸需要胸内置管排气。

2. **血胸** 当导管或者穿刺针穿破锁骨下静脉或动脉的后壁和壁层胸膜时,就会发生血胸,患者会出现胸闷、胸痛等症状。检查胸片会发现在胸膜腔中有液体,胸膜穿刺回抽发现有血性液体可以确定诊断。小的、无症状的血胸也可以保守治疗并密切观察。有症状的、严重的血胸需要放置大孔的胸管。更严重的血胸可能需要手术治疗。

3. **纵隔积液与积血** 一旦导管或穿刺针刺破了无名静脉或上腔静脉,纵隔积液和积血就会发生,患者会出现胸痛、胸闷、烦躁等表现。胸片可以见到纵隔增宽,这是提示诊断的征象。遇到这种情况时,最有效的治疗是拔出导管。如果患者症状持续不改善,需要进行手术修补。

4. **局部血肿** 操作不规范或者操作粗暴,穿刺部位动脉或静脉的撕裂伤会发生皮下血肿。颈部或者腹股沟部的血肿应该进行直接的压迫。锁骨下血管损伤的处理会比较麻烦,因为这些血管在锁骨下,不易有效地压迫止血。如果血肿经过压迫处理仍然增大,就需要手术探查和修复。

5. **导管误置** 比较少见。第一种失误是将导管误置在血流缓慢的血管段,因此对静脉内膜形成刺激,增加血栓形成的风险。第二种失误是将导管放置得太远,进入心脏会引起心律失常或者心肌损伤。在导管放置后,还会发生导管头的移位。在远端血管的导管头移位和误置应该及时发现并得到及时的纠正。因为将高渗液体输入四肢的远端血管和中枢神经系统会引起不可恢复的损伤。注意:颈内静脉和锁骨下静脉放置导管的导管头的理想位置在上腔静脉和右心房交界处。第三种失误是把 CVC 放入邻近的动脉中引起动脉损伤,增加出血、血栓、动脉夹层、动脉–静脉瘘和假性动脉瘤的风险。

6. **气体栓塞** 是少见的急性并发症。在导管放置和管理的过程中,气体可能会进入中心静脉系统而引起气体栓塞。气体会积聚在右心房,引起右心室搏出量的下降、心血管功能障碍和呼吸窘迫。典型的物理学发现是在心前区听到水轮或机器样杂音。如果怀疑气体栓塞,应该立即吸入100%的氧气。将患者放置到头低脚高位(特伦德伦伯卧位),左侧卧位,从插入的导管中抽出空气以恢复右心室的血流。

7. **导管栓塞** 也比较少见。这种并发症更常见于导管通过穿刺针引导器时。使用这种系统时,常常要剪掉出现血栓的导管段。虽然在新的导管植入系统中极少见,但是,在长期留置的导管中,导管的断裂和栓塞都是可能的。因此,在拔出导管时要进行及时的检查,以保证将导管完整地拔出了。如果怀疑有导管栓塞,应该利用 X 线加以证实,并将血栓取出。

8. 其他 不常见的机械并发症是心脏损伤、胸导管撕裂伤和神经损伤。①心脏损伤。在导丝放置时常见到短暂的心律失常,拔出导丝后就会得到纠正。软导管不易引起明显的心脏创伤,但是,大而硬的导管会引起心脏穿孔和心脏压塞。这种情况要能够及时识别,并迅速进行手术治疗。②胸导管撕裂伤。见于使用左侧颈内静脉或左侧锁骨下静脉,比较罕见。这时会出现淋巴瘘,可以进行保守治疗,通常不需要进一步的干预。③臂丛神经损伤。在锁骨下静脉置管时会发生臂丛神经损伤。这种损伤常常是一过性的,但是应该立即拔出穿刺针和导管,另外找其他位置进行 CVC。明显的神经鞘血肿可能需要手术减压。

【参考文献】

1. RYDER M. Evidence – based practice in the management of vascular access devices for home parenteral nutrition therapy[J]. JPEN,2006,30(1 suppl):S82 – S93, S98 – S99.

2. American Society of Anesthesiologists. Practice guidelines for central venous access a report by the American society of anesthesiologists task force on central venous access[J]. Anesthesiology,2012,116:539 – 573.

3. BISHOP L,DOUGHERTY L,BODENHAM A, et al. Guidelines on the insertion and management of central venous access devices in adults[J]. Int J Lab Hematol,2007,29(4):261 – 278.

4. PITTIRUTIA M,HAMILTON H, BIFFI L,et al. ESPEN Guidelines on Parenteral Nutrition:central venous catheters (access,care,diagnosis and therapy of complications) [J]. Clin Nutr,2009,28 (4):365 – 377.

5. LAMPERTI M,BODENHAM A R,PITTIRUTI M,et al. International evidence – based recommendations on ultrasound – guided vascular access[J]. Intensive Care Med, 2012,38(7):1105 – 1117.

第二节　肠外营养的适应证和禁忌证

在许多情况下,肠外营养是必需的,甚至是维持患者生命的最重要的保证。吴国豪等曾经报道过 1 例在 20 世纪 80 年代因为弥漫性腹膜炎、感染性休克、小肠扭转 720°并坏死,行全小肠及右半结肠切除的年轻女性患者,该患者接受了全肠外营养,使用脂肪乳剂、葡萄糖作为能量供给来源,并补充氨基酸、维生素和微量元素、电解质等。虽然有波折,但是患者生命保住了,而且在使用家庭全肠外营养 5 年后怀孕,并完成妊娠,诞下女婴。这个事件一直鼓舞着医生们对肠外营养应用的热情。在不断推动肠外营养应用领域扩展的过程中,经验和教训都在促使医生们不断提高自己对肠外营养的认识。

一、部分肠外营养及其适应证和禁忌证

在前几章我们已经讨论了关于危重症患者各种营养物质的需要问题。能量、氨基酸、维生素和微量元素、电解质的供给以及酸碱失衡的调整,都可以使用肠外营养的方法予以提供或纠正。患者需要部分营养素的供给,或者患者从肠内营养获取的营养素不够,都可以选

用部分肠外营养。

1. 维生素和微量元素、电解质的供给及酸碱失衡的调整　这也是部分肠外营养的组成部分。我们在第四章、第五章已经进行过详尽的讨论。

2. 关于脂肪乳使用的问题　脂肪乳对于保证患者的能量供给是一种重要的制剂。早期使用的中长链脂肪乳问题比较多，存在着一些风险和禁忌。新出现的结构脂肪乳（structed lipid, SL）是对中链与长链脂肪酸混合、加热，并在酶的催化下在同一甘油骨架上进行结构重组而成。结构脂肪乳结构上的特点使得患者对其有很好的耐受性，其氧化清除率也高，可改善氮平衡、保护呼吸功能，较少地干扰肝功能。橄榄油脂肪乳是另一种新的脂肪乳剂。富含长链 ω-9 单不饱和脂肪酸（MUFA，占 65%）。多不饱和脂肪酸（PUFA）占 20%，由此提供足够的必需脂肪酸。这种制剂富含维生素 E，可防止脂质过氧化。橄榄油脂肪乳无论单独输注还是混合输注都是安全、可耐受的，可长期应用并保持正常的必需脂肪酸水平。鱼油脂肪乳（FO）主要富含 ω-3 PUFA，增加 ω-3 PUFA 有利于呼吸系统病症、囊性纤维病、类风湿关节炎、动脉硬化、急性心脏病、脓毒症和癌性恶液质等的治疗。对危重症患者使用鱼油脂肪乳还有争议。另外由大豆油、MCT、橄榄油和鱼油混合脂肪乳（SMOF）制剂也已经用于临床。目前的观察发现：SMOF 很少影响肝功能，能保持 ICU 患者的抗氧化能力并缩短患者的住院时间。脂肪乳既可以单独输注，也可以混合输注。适于使用中心静脉导管输注。也可以对短期使用的患者采取外周静脉输注。

脂肪乳的使用禁忌：患者存在血栓性疾病，包括肺血栓、脑血栓、脾栓塞、胎盘栓塞以及高凝状态时，不要使用脂肪乳。ARDS 和急性坏死性胰腺炎患者使用脂肪乳的风险较大，虽然现在有些观察提出了相反的意见。休克患者也不可以使用脂肪乳。

3. 关于氨基酸和氨基酸相关制剂的使用问题　在第三章中已经详细介绍了氨基酸和白蛋白的使用适应证和禁忌证。静脉使用丙氨酰-谷氨酰胺的益处很多，已经在临床营养治疗中得到广泛的认可。无论是在创伤及大手术后的应用，还是对肠道黏膜的保护作用，医生都推荐使用丙氨酰-谷氨酰胺。但是需要再强调的是：新近研究认为，给脓毒血症和MODS 患者静脉补充谷氨酰胺，增加 6 个月病死率。不推荐谷氨酰胺用于 ICU 的脓毒症和MODS 患者。

4. 补充性肠外营养（supplemental parenteral nutrition, SPN）　肠内营养在危重症患者中使用的好处如改善肠功能、维护肠黏膜屏障、减少感染的发生等大家已经耳熟能详。但多数肠内营养的患者达不到所需要的热量和其他营养素，不能纠正负氮平衡，无法满足机体对能量和蛋白质的需求。比如患者不能耐受营养液，出现腹胀、腹痛、腹泻；再比如创伤或手术应激后患者发生胃排空障碍（胃瘫）、肠动力障碍或胃肠功能不全；炎症性肠病、放射性肠损伤患者发生肠狭窄、肠梗阻或肠瘘等并发症。此类患者的 EN 常难以达到目标剂量。1999 年 Deegan 等人采用了补充性肠外营养的方法，他们进行了回顾性、对照试验，28 例患者使用补充性肠外营养的方法。而 132 例与之相似的患者只接受 EN。显然，SPN 组患者比单纯 EN 组可以接受更多的能量和蛋白质（能量 6 302kJ/d 与 4 389kJ/d, P = 0.01；蛋白质 75g/d 与 51g/d, P = 0.04）。但是，两组的病死率、在 ICU 的时间以及住院的长度都没有显著差异。2013 年 Heidegger 等人发表了他们关于补充性肠外营养的随机、对照研究。研究对进入 ICU 的患者进行间接热量仪监测,如果患者在第 5 天还不能通过肠内营养达到 60%的热量时,就要分别纳入 SPN 组和 EN 组。结果毫无疑问的是:SPN 组患者比单纯 EN 组可以接收更多的能量。同时,他们还发现:SPN 组患者院内感染的发生率显著低于单纯 EN 组患者。最近几年虽然有争议,但是关于补充性肠外营养的研究越来越多。

2009 年,欧洲肠外肠内营养学会(ESPEN)推荐,对不能经肠内途径行营养支持的危重症患者,在进入 ICU 2 天后就应给予肠外营养,而美国肠外肠内营养学会(ASPEN)则推荐肠外营养应在 1 周后开始给予。2014 年,Bost 对补充性肠外营养对危重症患者的作用进行了一个系统的评估,评价角度包括:对病死率的影响,对住 ICU 和住院时间的影响,对感染发生的影响,对营养目标的影响,对肾脏替代治疗的影响,对机械通气时间的影响,对血糖的影响,对肌萎缩和脂肪丢失的影响。应该说这个评估还是比较全面的。就病死率而言,SPN 并不会降低病死率。早期的 SPN 并不会降低感染率,当然这方面也是有争议的。与 EN 比较,晚一些使用 PN 对机械通气时间的影响不大。但是毫无疑问的是,SPN 对营养目标的影响是积极的。Heidegger 等人对 SPN 的意见是:需要营养支持治疗的危重症患者,在 EN 无法达到目标量(少于总能量需求的 60%)超过 3 天时,推荐给 SPN 支持,同时逐步增加 EN 至目标量后再逐步撤除 SPN,并努力恢复口服饮食。

二、全肠外营养及其适应证和禁忌证

对于短肠综合征患者而言,肠外营养是救命的手段,对于体重非常低的婴儿和肠道衰竭的患者也是如此。当肠内途径无法利用,或者需要避免使用肠内途径,或者肠内途径对患者不利时,应该考虑 PN 途径。

关于 TPN 适应证的荟萃分析有利于我们了解应用 TPN 的指征。对于这些荟萃分析我们应该关注一下其研究的目标、客观性,研究的是哪一类患者以及选用文献使用的研究方法。Heyland 在 1998 年的荟萃分析选取了 26 个随机、对照、双盲研究(PRCT),纳入患者 2 211 例,研究的目标是 TPN 对临床预后和病死率的影响。对照组选用了传统的经口进食或者静脉使用葡萄糖。研究对象是外科手术患者和危重症患者。荟萃分析发现:使用肠外营养并不会降低患者的病死率,但是,存在着降低病死风险的趋势($RR = 0.84$)。实际上这个荟萃分析存在着异质性的问题。因此作者进行了亚组分析,结果发现只有入院时营养不良组使用 TPN,其临床并发症率显著低于仅使用标准治疗组(即经口进食或者静脉使用葡萄糖)。另外,与接受 PN 的外科手术患者比较,接受 PN 的危重症患者病死率和并发症率都出现增高。所以,外科手术患者和危重症患者使用 PN 的策略是不一样的。Heyland 在 2001年再次发表了关于肠外营养的荟萃分析,选取了 27 个随机、对照、双盲研究(PRCT),纳入患者 2 907 例,并增加了术前肠外营养组和术后肠外营养组进行对照研究。这次荟萃分析发现肠外营养与标准营养组病死率并没有显著差异。他们发现,虽然术前使用 PN 与术后使用 PN 比较,并发症率会显著降低,但是由于术前 PN 组和术后 PN 组存在着营养不良和营养正常的异质性问题,所以依然认为术前 PN 组和术后 PN 组比较,益处不大。

2001 年发表的另一篇关于肠外营养适应证研究的荟萃分析表明:肠外营养与标准营养组比较,标准营养组患者感染风险明显降低。注意:上述现象见于蛋白质、热能营养不良患者较少的研究中,见于癌症患者的研究中。而在已经存在着营养不良的患者中,标准营养组患者死亡风险明显增加,感染风险也有增高的趋势。作者据此认为:对于已经存在营养不良的患者应该使用肠外营养,否则预后不良;对于不存在营养不良的患者,不宜开始就使用肠外营养。同年,美国胃肠学会荟萃了103篇PRCT后发表的文献指出:使用肠外营养没有发现有降低病死率的风险,也没有发现会减少并发症或者减少住院时间,但是,确实发现使用肠外营养增加了感染的风险。所以,目前的共识是:其一,总体来讲,使用肠外营养并不会降低病死率;其二,不管患者是什么疾病,肠外营养对营养正常的患者不会带来益处;其三,对于已经存在营养不良的患者,使用肠外营养可以降低病死率,有减少感染风险的趋势,也会减少并发症的发生。在一些特殊的情况下,比如食管、胃肠道手术患者使用肠外营养会减少手术后并发症。

Sandström R等人在1993年发表的一篇关于术后全肠外营养与静脉使用葡萄糖对患者病死率影响的随机研究发现:使用全肠外营养的患者病死率是仅仅使用葡萄糖患者的1/10。另一篇荟萃分析也发现:使用全肠外营养就降低病死率的优势而言,明显优于延迟性肠内营养,但是不会优于早期的肠内营养。所以2007年欧洲肠外营养在危重症患者中应用的指南就要求,如果患者入住ICU 48h,肠内营养还不能达到能量目标,就要开始使用肠外营养。加拿大2013年营养指南纳入一些新的研究指出:无论是早期肠外营养还是延迟肠外营养,与肠内营养比较,不会对危重症患者带来降低死亡风险的好处。与延迟肠外营养相比较,早期肠外营养会将危重症患者置于感染率增高的风险中,并且住ICU的时间会延长,使用呼吸机的时间也会延长。因此,加拿大营养学会强烈推荐不要在危重症患者中不加选择地采用早期肠外营养或者静脉输注高浓度葡萄糖。在不能耐受肠内营养的患者中,何时使用肠外营养需要有新的研究。目前,临床医生在患者不能耐受肠内营养的情况下,何时开始肠外营养,一定要权衡利弊,进行个体化决策。

三、家庭施行的胃肠外营养

20世纪60年代末期,医生已经开始使用家庭内的胃肠外营养来处理肠衰竭患者的营养问题,并且因此获得了巨大的成功,延长了患者的生命。虽然近年来小肠移植已经获得成功,并由于一些免疫方法的改进,使得移植的小肠可以长时间存活,但是还是有一些肠衰竭患者或短肠综合征患者需要家庭内胃肠外营养。Lloyd等人在2006年报告了英国25年来家庭肠外营养的情况。他们追踪了188位患者,疾病包括克罗恩病、肠系膜动脉栓塞、假性肠梗阻、放射性肠炎、外科并发症、系统性硬化症等。肠道衰竭的机制有:短肠综合征、胃肠道功能障碍及运动障碍、肠外瘘。从诊断上看,家庭肠外营养获益明显的是克罗恩病和肠系膜动脉栓塞的患者,前者15年的生存率超过80%,而接受家庭肠外营养的肠系膜动脉栓塞患者20年的生存率依然接近80%。Kaplan – Meier分析发现:生存风险因素包括年龄>54岁、未控制的肿瘤、放射性肠炎和系统性硬化症,小肠长度>150cm及中心导管感染也是高危因素;而短肠综合征是降低生存风险的因素。从发病机制看,短肠综合征以及肠外瘘合并短肠综合征患者从家庭肠外营养获益更加明显。两者15年存活率依然超过75%。而恶性肿瘤患者生存率最低。

　　Jeppesen 等人在 20 世纪 90 年代对接受家庭肠外营养患者的生活品质进行了研究。他们使用了两个测评工具,包括疾病影响评测(sickness impact profile,SIP)和炎性肠病问卷(inflammatory bowel disease questionnaire,IBDQ)。SIP 是从 2 个维度即生理和心理方面,通过 132 个题干来评测疾病对患者生活品质的影响。而 IBDQ 是通过 32 个题干评估炎症肠病对患者 4 个生活方面的影响:其一是炎症肠病的症状,其二是对情感的影响,其三是全身症状,其四是对社会交往的影响。研究的对象是使用家庭肠外营养(home parenteral nutrition,HPN)患者和非家庭肠外营养患者。结果发现:HPN 患者的体重、体重指数、能量摄入总量、能量摄入与基础能量需求比均低于非 HPN 患者。对 SIP 中生理维度的研究看:HPN 患者待在家中的时间要显著多于非 HPN 患者,HPN 患者社会交往的时间更短;有 17% 的 HPN 患者活动时需要别人帮助(洗澡、上车),而非 HPN 患者不需要类似的帮助;有 14% 的 HPN 患者很难维持身体的平衡,非 HPN 患者不存在这样的问题。对 SIP 中疾病对心理维度的影响看:HPN 患者与非 HPN 患者比较,社会交往减少,社会活动减少,更加孤独,更加不自信,情绪更加不稳定。关于自理能力的研究发现:与非 HPN 患者对比,更多的 HPN 患者出现食欲减退的情况,更多的 HPN 患者无法全日工作。在家务、运动、购物以及性生活等方面,HPN 患者能力都更低。IBDQ 研究也存在着 HPN 患者生活品质下降的问题。

　　肠衰竭的患者使用家庭肠外营养是非常必要的。肠衰竭是指肠道对宏量营养、水分和电解质的吸收能力降低到危及机体健康或者生长发育的一种疾病状态。在此情况下,毋庸置疑,肠外营养一定要用来供给机体宏量营养、水和电解质。如果肠衰竭是暂时的,那么一旦肠衰竭得到纠正,就可以停用肠外营养。但是对于慢性肠衰竭患者,实施 HPN 就是非常必要的。肠衰竭最常见的需要 HPN 的情况是短肠综合征。短肠综合征的病因一如前述,并可分为手术后 3 种类型:其一是广泛小肠切除、端空肠造口术后(与结肠不连接),其二是广泛小肠切除、部分结肠切除、空肠 - 结肠造口(保留部分结肠),其三是广泛小肠切除、空肠 - 回肠造口术后(保留完整的结肠)。对于第一种情况,要想中断肠外营养,需要保留小肠至少有 100cm;对于第二种情况,要想不用肠外营养,需要保留小肠至少有 60cm;对于第三种情况,要想中断肠外营养,需要保留小肠至少有 35cm。如果患者保留了结肠,对 PN 的依赖性小,预后就会更好。对于肠衰竭患者 HPN 的实施指征,欧洲营养指南 2009 年指出:不能满足机体需要的持续的胃肠道衰竭,需要 HPN。欧洲营养指南 2009 年也对不可治愈的恶性肿瘤患者 HPN 的指征进行了规定:对于不可治愈的恶性肿瘤患者,如果因为不能进食引起的营养不良是致死原因,就应该使用 HPN。肿瘤治疗放弃不是使用 HPN 的禁忌证。一般来讲,HPN 并不推荐使用于不可复的、预期寿命较短的疾病患者。对于恶性肿瘤引起的肠道阻塞或者肠道部分阻塞,如果患者没有严重的器官功能障碍,推荐使用 HPN。如果患者存在着严重的器官功能障碍,使用肠外营养会引起严重、复杂的并发症。

　　需要提及的是:对于短肠综合征的 HPN 治疗是维持生命不得已的办法。虽然可能存在着许许多多问题,但这些问题是需要我们采取新的办法去解决的,而不是我们拒绝 HPN 的理由。

四、手术患者肠外营养支持的适应证

手术患者营养支持治疗可分为 3 类:其一是术前就需要并开始施行营养支持治疗,营养支持治疗持续至术后数日甚至更长;其二是术前患者营养状况相对正常,而手术相关并发症比较严重,术后短期内不能经口进食且时间较长;其三是患者术后摄入的营养量无法满足机体的需要而需要营养支持补充。

Bozzetti 等人进行的对照研究将胃肠道肿瘤手术患者分成研究组和对照组。这些患者在 6 个月内体重丧失超过 10%,存在着营养不良的情况。对于研究组(TPN 组)的患者,手术前 10 天就开始使用全肠外营养,并持续到术后 9 天;对照组仅仅使用标准营养支持。在TPN 组,并发症的发生率是 37%;而对照组并发症的发生率为 57%,显著高于 TPN 组。这种差异主要是非感染并发症的差异产生的。在 TPN 组,非感染并发症的发生率是 12%;而对照组非感染并发症的发生率为 34%,显著高于 TPN 组。死亡的 5 例患者均在 TPN 组。总的住院时间,TPN 组显著长于对照组,但是术后住院长度两组没有显著的差别。这是一项为多项指南引用的研究。

有些患者在手术前就存在着营养不良。根据欧洲肠外肠内营养学会(ESPEN)的标准,以下情况有可能存在着严重营养不良的风险:6 个月内体重丢失 > 10%;BMI < 18kg/m^2;主观全身评分 C;血清白蛋白 < 30g/L(不合并肝、肾衰竭)。Correia MI 等人对胃肠道肿瘤手术患者的观察表明:营养不良发生的风险因素包括老年人、肿瘤患者、感染患者和住院天数。营养不良是感染风险增加、病死率增加、住院时间增加及花费增加的独立危险因素。已经有很多的研究表明:对于已经存在着营养不良的患者,术前采用肠内营养的方法纠正营养不良会给患者带来明显的益处。给存在着严重营养不良的患者术前 7~10 天采用肠外营养的方法会明显地改善患者术后的预后,而肠外营养对术前营养良好的患者不会带来更多的益处。这一结论也已经为许多研究证实。因此,目前对于术前是否使用肠外营养的共识是:如果患者术前存在着严重营养不良,并且无法采用肠内营养的方法加以纠正,应该使用肠外营养;营养状况良好或无营养风险的择期手术患者一般可以耐受手术创伤,无须营养支持治疗。

对于术后患者使用肠外营养适应证问题,ESPEN 认为:如果术后患者存在着营养不良,而且患者无法从肠内营养途径获得营养,使用肠外营养对患者是有益的。对于手术后由于各种并发症不能利用胃肠道获得适量营养的患者,在 7 天后应该使用肠外营养。对于术后需要营养支持的患者,使用肠内营养或者使用辅助性肠外营养是首选的方法。如果患者术后肠内营养不能满足患者需要量的 60%,就需要辅助性肠外营养。对于持续性胃肠衰竭的患者,肠外营养是拯救生命的措施,必须使用。对于轻度营养不良,且手术创伤较小的患者,如手术后早期就能够通过消化道进食,不需要围手术期营养支持治疗。我国肠外肠内营养学分会指南与规范编委会提出的指导意见与此相似。

五、其他疾病的肠外营养适应证和禁忌证

1. 胰腺炎 使用肠外营养并不会明显地刺激胰腺的分泌,不会对胰腺功能产生不利的

影响,所以急性胰腺炎时使用肠外营养不是禁忌证。但是,对于轻症胰腺炎来讲,短期就可以使用肠内营养治疗,没有必要使用肠外营养。如果严重胰腺炎患者在 5~7 天后依然无法接受肠内营养,或者发病前已经存在着营养不良,是可以使用肠外营养的。对于血浆甘油三酯 >12mmol/L,或者是甘油三酯相关性胰腺炎患者,不要在肠外营养中添加脂类。

2. 心源性恶液质 慢性心力衰竭患者容易发生所谓心源性恶液质的情况。虽然心源性恶液质的定义还未确定,但是由于心源性恶液质患者的病死率要比没有恶液质心衰患者高出 2~3 倍,因此引起人们的重视。对心源性恶液质,Freeman 和 Roubenoff 在 1994 年下的定义是:患者的瘦体组织减少超过 10%。Steinborn 在 2003 年下的定义是:如果心衰患者没有癌症等引起恶液质的疾病,而在 6 个月以上的观察中体重丧失超过 7.5%。虽然没有设计良好的试验支持,但是有证据表明:对于已经存在着心源性恶液质情况的患者,使用肠外营养可以停止或者减轻患者的分解代谢反应。一项研究表明,心脏手术术前和术后使用肠外营养,对患者是有利的,并没有对心功能产生不利影响。但是之后的研究表明:患者使用 ACEI 类药物、β 受体阻滞剂具有更强的抗分解代谢的作用。总体来讲,肠内营养应该是心衰和心源性恶液质发生时营养支持的首选,当营养不良的患者无法通过肠内营养获得足够营养时,应使用肠外营养。但是无论肠外营养或肠内营养,都应该注意避免入水量过多。

3. 慢性阻塞性肺疾病 慢性阻塞性肺疾病患者中存在着营养不良并因此影响着患者的预后。已经有研究表明,在 $FEV_1\%$ <50% 的慢性阻塞性肺疾病患者中,发生有临床意义营养不良(3 个月内体重下降 5%,6 个月内体重下降 10%)的患者比例在 25%~40%。引起 COPD 恶液质的原因是综合性的,包括组织缺氧、衰老、体力活动减少、静息代谢率增加、慢性炎症反应、食欲下降,以及某些药物引起的分解代谢增加和骨骼肌丢失。在慢性阻塞性肺疾病患者中,肠道功能尚保存,所以对于营养不良的患者首选肠内营养治疗。对于使用 EN 无法满足能量供给的患者,应该考虑使用肠外营养治疗。

4. 肿瘤 许多肿瘤患者存在着体重下降,大概有 15% 的肿瘤患者在初诊时就已经存在着营养不良,或者在初诊前 6 个月内存在着体重下降超过 10% 的情况。对于消化系肿瘤的患者,营养不良的情况可能会更严重。这种营养不良的存在会降低肿瘤患者的生活品质,增加治疗相关的副作用,降低肿瘤对药物的治疗反应,降低患者的生存率。所以肿瘤患者的营养治疗是极其必要的。肿瘤患者的营养治疗首选肠内营养。对于不存在肠衰竭的肿瘤患者,使用肠外营养可能是不利的,甚至是有害的。美国胃肠病学会认为:肠外营养对肿瘤患者不会带来生存益处,亚组分析也是如此。使用肠外营养会增加肿瘤患者总的并发症发生率,也会明显地增加肿瘤患者感染的并发症率。肠外营养会降低化疗的反应率,但不会降低化疗引起的胃肠道反应和骨髓抑制。但是对于发生放射性肠炎的患者,使用肠外营养要比使用要素营养有更多的益处。使用肠外营养的患者,营养评估、氮平衡、放射学评估及临床情况的改善均优于仅仅使用要素营养的患者。另外对于需要长期营养的放射性肠炎,肠外营养也是得到认可的。如果肿瘤患者存在着营养不良并且不能依靠进食获得足够的营养,就应该使用肠外营养。如果患者使用肠内营养不能满足 60% 的能量需求,并且预估 10 天后也不能达到目标能量的 60%,也应该使用肠外营养,即所谓的补充性肠外营养。

【参考文献】

1. 吴国豪,吴肇汉,吴肇光.全小肠切除病人长期家庭肠外营养(附1例报告)[J].肠外与肠内营养,2002,9(4):70-73.

2. DEEGAN H,DENT S,KEEFE L,et al. Supplemental parenteral nutrition in the critically ill patient:a retrospectivestudy[J]. Clinical Intensive Care,1999,10(4):131-136.

3. HEIDEGGER C P,BERGER M M,GRAF S,et al. Optimisation of energy provision with supplemental parenteral nutrition in critically ill patients:a randomized controlled clinical trial[J].Lancet,2013,381:385-393.

4. BOST R B,TJAN D H,VAN ZANTEN A R,et al. Timing of (supplemental) parenteral nutrition in critically ill patients:a systematic review[J]. An Intensive Care,2014,4(4):1-13.

5. MCCLAVE S A,MARTINDALE R G,VANEK V W,et al. Guidelines for the provision and assessment of nutrition support therapy in the adult critically ill patient:Society of Critical Care Medicine (SCCM) and American Society for Parenteral and Enteral Nutrition (ASPEN)[J]. JPEN,2009,33:277-316.

6. SINGER P,BERGER M M,VAN DEN BERGHE G,et al. ESPEN guidelines on parenteral nutrition:intensive care[J]. Clin Nutr,2009,28(4):387-400.

第三节　危重症患者肠外营养风险监测和处理

肠外营养为危重症患者的营养治疗带来了更多的选择,有时候是唯一的选择,并因此保证患者度过危险期,或者持续地维持生命。但是,由于肠外营养不是人体获得营养的天然方式,而且需要有创操作,打破原有的机体屏障,因此使用肠外营养时会有风险。这些风险包括机械性风险、血栓的风险、感染的风险和代谢的风险。在使用肠外营养前,要充分了解这些风险,监测这些风险,进而有效地处理这些风险。

一、肠外营养机械性风险、监测及处理

在本章第一节我们已经介绍了中心静脉置管时的风险、并发症、监测和处理。在此列表简述(见表11-2)。

表11-2　与PN有关的导管相关性风险、监测和处理

风险	可能的病因	临床表现	处理
气胸	使用锁骨下静脉途径或者使用颈内静脉途径时,进入胸腔	小的气胸可能没有症状,张力性气胸会压迫心脏和血管	为患者检查呼气末胸片。气胸时在胸腔的外侧可以见到游离的气体。小的气胸可以经过保守治疗而消失,严重的气胸需要胸内置管排气
血胸	穿破锁骨下静脉或动脉的后壁和壁层胸膜	胸闷、胸痛	监测胸片,有问题时行胸膜穿刺。小的、无症状的血胸,要密切观察。有症状的、严重的血胸,要放置大孔的胸管,必要时手术干预

风险	可能的病因	临床表现	处理
皮下血肿	动脉或者静脉的撕裂	穿刺部位血肿	对颈部或者腹股沟部的血肿进行直接的压迫。锁骨下血管引起的血肿需要压迫,如果无效,需要手术
空气栓塞	管道阻断且打开管帽时空气吸入	发绀、心动过速、低血压、水轮或机器样心脏杂音(典型体征)	立即置患者于左侧卧位,头低位,吸入100%的氧
导管误置	远离理想位置(上腔静脉和右心房的交界处)	误置得太远,已经进入心脏,会引起心律失常或者心肌损伤。高渗液体输入四肢的远端血管和中枢神经系统,会引起不可复的损伤。CVC放置入邻近的动脉中,会引起动脉损伤,增加出血、血栓、动脉夹层和动脉-静脉瘘的风险及假性动脉瘤风险	远端血管的导管头的移位和误置应该得到立即的纠正
神经损伤	操作失误多见臂丛神经损伤,可出现同侧桡神经、尺神经或正中神经刺激症状	放射到同侧手臂的电感或麻刺感	退出穿刺针或导管
胸导管损伤	左侧锁骨下静脉插管可损伤胸导管	穿刺点可有清亮淋巴液渗出	拔出导管,出现胸腔内乳糜时,考虑放置胸腔引流管
心包填塞	导管插入过深,导管质地较硬,进入右心房或右心室内,可造成心肌穿孔,引起心包积液,甚至发生急性心脏压塞	突然发绀、颈静脉怒张、恶心、胸骨后疼痛、呼吸困难、低血压、脉压变窄、奇脉、心音低远	立即中止经深静脉导管输注,将CVC输注器的高度降至低于患者心脏水平。经导管吸出的液体少,病情未改善时,考虑行心包穿刺减压
导管折断	导管质量差,患者躁动,会导致导管折断	导管根部折断	不用劣质导管,固定好导管,针体应留在皮肤外2~3cm,并用胶布加固
导管阻塞	导管扭曲、受压	输液困难	输血前后用生理盐水充分冲洗;用稀释肝素液封管;疑有管腔堵塞时禁止强行冲注,只能拔出

续表

风险	可能的病因	临床表现	处理
纵隔损伤	置管时引起纵隔血肿或纵隔积液,严重者可造成上腔静脉压迫	胸痛、胸闷、烦躁等表现,胸片可以见到纵隔增宽	拔出导管。如果患者症状持续不改善,需要进行手术修补
导管栓子	回拔导管时导针未同时退出,致使导管断裂,导管断端滞留于静脉内	现场发现	导管栓子一般需在透视下定位,由带金属套圈的取栓器械经静脉取出

二、肠外营养血栓风险、监测及处理

现有的研究表明:植入中心静脉导管后,导管植入相关性血栓的发生率可以达到50%,虽然许多患者可能没有症状。导管植入相关性血栓发生的原因可能是:其一,导管在放置过程中,会损伤到血管,血管内皮损伤后暴露的组织因子和胶原会激发起外源性凝血和内源性凝血系统,将凝血的级联反应和补体系统激活,开始凝血过程。其二,导管是一种异物,长期在静脉内留置会对血管产生伤害,诱发血栓。另外植入的管道对血流也会产生阻碍,使得血流缓慢,血栓容易形成。其三,中心静脉导管使用的高渗药物及刺激性药物也会引起血管损伤,诱发血栓形成。其四,需要置管的患者,都是自身存在着凝血风险的患者,比如对于危重症患者,应激、低血压、炎症、平卧不活动都是形成血栓的危险因素。

不同的血管植入部位血栓的发生率不一样,股静脉置管、颈静脉置管并发血栓的概率更高一些,PICC 血栓发生率最低。浅静脉血栓比较容易识别;而深静脉血栓的表现可能不那么明显,直至发生肢体肿胀、器官淤血时,甚至肺动脉血栓栓塞时,才会被发现。为了早期发现导管相关性血栓的发生,需要有高度的警惕性,仔细询问患者的症状,认真体检患者发生血栓的体征,比如两侧肢体的周径对称等。必要时要使用一些工具,比如血管彩超、D-二聚体。当怀疑肺动脉血栓时,应该及时使用肺动脉造影。一旦发生导管相关性血栓,可能需要使用尿激酶、肝素、组织型纤溶酶原激活物(tPA)或者瑞替普酶来解除导管的堵塞。但是对于存在着以下情况者,不要使用血栓溶解疗法:获得性内出血,近来脑血管意外,2 个月内颅内或椎管内手术,近期创伤,颅内新生物,动静脉畸形,动脉瘤,出血体质,严重的未控制的高血压。

脂类淤积、钙磷沉淀物和不相容药物的沉淀可以发生非血栓性堵塞,一旦出现上述情况,可以分别用酒精、盐酸和碳酸氢钠治疗。肠外溶液需要密切监测的内容包括在全营养混合制剂中是否存在沉淀和乳化不稳定的情况。人眼仅能发现≥50μm 的沉淀或颗粒,但是即使小到 5μm 的颗粒也会堵塞肺毛细血管。所以,混合 PN 的工作应该由专业人员进行,要按照医院的规定,按照电解质、维生素、矿物质和药物的规定添加顺序配制PN。不按照指南配制,会出现沉淀或颗粒堵塞管道,甚至是致死性的。

三、肠外营养导管相关性感染风险、监测及处理

感染性并发症是最常见的导管相关性并发症,可以表现为导管部位感染、血栓性静脉炎、导管相关血流感染(CRBSI)和脓毒血症。CRBSI 的概念是,在血流中和导管中分离出同样的病原微生物的临床感染,不存在其他来源的感染。

(一)中心静脉导管相关性感染的流行情况

埃及对 160 例入住 ICU 的成年人进行了导管相关性感染(CRI)的研究。在 160 个患者中,有 142 个患者发生了 CRI(88.75%)。根据 CDC 的标准将其分为导管相关血流感染(CRBSI,占 23.2%)、临床血流感染(C – BSI,占 8.5%)、血流感染(BSI,占 47.9%)、导管菌血症(CB,占 2.8%)、穿刺部位感染(ESI,占 0.7%)、混合感染(占 16.9%)。其中139 例(47.4%)是革兰阳性菌感染,136 例(46.4%)是革兰阴性菌感染,18 例(6.1%)是真菌感染。革兰阳性菌感染中以凝固酶阴性的葡萄球菌多见,革兰阴性菌感染中以肺炎克雷伯杆菌多见。比利时的研究发现:在进行家庭肠外营养治疗的患者中,发生 CRBSI 的比例为(0.38 ~ 4.58)/1 000 个导管日,主要的细菌是人体皮肤寄殖的革兰阳性菌。CRI 会增加患者的住院时间和住院花费。需要说明的是:PICC 也会发生感染。在美国的ICU 中,每年 CVC 有 1 500 万导管日,每 1 000 个导管日有 5.3 个 CVC 相关血流感染。感染并发症是接受特殊静脉营养支持的患者发生死亡的最主要原因。许多感染与中心静脉导管有关,在住院患者中发生率是 3% ~ 20%。在危重症患者中个人发生率增加 2 ~ 5倍。与导管相关的细菌性全身性感染的发生率在使用 CVC 的患者中是 7%。

(二)CRI 的危险因素

中心静脉导管的植入是发生导管感染的危险因素。在不同的研究对象中,CRI 的危险因素是有差异的。

在进行家庭肠外营养治疗的患者中,发生 CRBSI 的危险因素有:①与患者有关的危险因素,如酗酒、文化水平、康复程度、性别、经济情况、说写能力及工作环境;②治疗相关性危险因素,如患者只靠 TPN 营养;③装置相关性危险因素,包括频繁地使用输入管口、导管头位置不对。已有的研究表明:导管的直径 >2mm,或者使用双腔导管,或者使用颈静脉套管,都会增加导管相关性感染的发生率。使用 Taurolidine 封管可以降低 CRBSI 的发病率。单纯使用肝素封管与使用生理盐水或者肝素 + 酒精封管比较,前者 CRBSI 的发生率更高。另外如果对患者进行良好的训练,或者专业护士参与管理,也会降低 CRBSI的发生率。使用 TPN 时间越长,CRBSI 发生率越高,TPN 时间 <7 天,感染风险会减少。不同的疾病使用 TPN 发生导管相关性感染的概率也有不同。比如恶性肿瘤患者使用TPN 使得 CRBSI 发生率更低一些,而使用 TPN 的克罗恩病患者 CRBSI 发生率会更高一些。运动性疾病患者使用 TPN 时,CRBSI 发生率也会更高一些。

入住 ICU 使用中心静脉导管患者发生 CRBSI 的风险较高,常常是因为:①在这些患者中,频繁地使用多个导管;②使用特殊的导管容易引发感染(比如放置带引导丝的肺动

脉导管);③在 ICU 经常是急诊置管,反复使用导管,使用时间较长。以上情况都容易诱发感染。其他 CRBSI 的高风险因素包括:导管放置的时间过长,植入部位微生物定植密度较高,导管的严重污染,置管之前长期住院,颈内静脉置管,成年人股静脉置管,中性粒细胞减少症,护士比例较低的 ICU,TPN,导管管理不规范,儿童中心静脉导管输血。

(三)CRI 的临床表现和诊断

1.临床表现

(1)导管穿刺部位感染:导管出口部位 2cm 内的范围内有红、肿、热、痛,有或无脓性分泌物或分泌物培养阳性,可伴有其他感染症状,伴或不伴血培养阳性。

(2)隧道感染:沿皮下隧道导管径路有红、肿、热、痛,或有脓性分泌物或病原学培养阳性。可有或不伴发的血性感染。

(3)导管相关性菌血症:出现畏寒、寒战、高热、血象升高等全身中毒症状,排除其他明确的血行感染源,导管血或导管节段培养和外周血培养的菌种一致。典型的 CRBSI 表现为开始输液或者导管封管后 1~3h(通常为 90min 以内)出现寒战、发热,但也可以发生在其他时间。老年、糖尿病及处于免疫抑制状态的患者起病隐匿,临床表现为低热、体温偏低、嗜睡、意识模糊、低血压、低血糖甚至糖尿病酮症酸中毒,易延误诊断,发生迁移性感染并发症。其他的非典型临床表现包括上消化道出血、恶心、呕吐、精神障碍、心律失常、肾衰竭和呼吸衰竭。

(4)导管病原菌定植:导管前端,导管内壁定量[每节导管产生 >100CFU(菌落形成单位)]或半定量(>15CFU/cm^2)培养有细菌生长。

中心静脉导管相关性感染还可以出现脓毒血症、感染性心内膜炎、骨髓炎、脓毒性关节炎、脓毒性肺栓塞、脊椎硬膜外脓肿甚至死亡。

2.诊断

(1)美国感染学会对 CRI 的诊断:美国感染学会对 CRI 的诊断要点是:①放置血管内导管的患者。②具有明确的临床感染表现,如发热、寒战等。③没有其他的明确感染灶。④外周血细菌或真菌培养至少 1 次阳性。⑤从导管段和外周血标本分离出同一病原微生物,且包括以下几种情况之一:导管远端部分半定量培养 ≥15CFU,或定量培养 ≥100CFU;中心静脉导管得到血标本的细菌定量培养 ≥外周静脉血标本的 5 倍;中心静脉导管得到的血标本定性培养呈阳性时间较外周静脉血标本早 2h 以上。

1)导管的培养:如果怀疑患者存在着导管相关血流感染,就应该进行导管的培养。细菌培养应该采取定量或者是半定量的方法;不主张使用定性的肉汤培养基进行细菌培养;导管头和皮下导管都要进行培养。半定量培养结果 ≥15CFU,定量培养结果 ≥1 000 CFU,同时伴有明显的局部和全身中毒症状,即可诊断 CRBSI。但其预测价值与导管的类型、位置、培养方法等有关。若置管时间少于 1 周,最有可能的培养结果是皮肤表面微生物,它们沿着导管外表面进入引起感染。此时,半定量培养技术协助诊断更敏感。若置管时间大于 1 周,病原微生物从导管尖端进入管腔并蔓延是感染的主要机制。半定量培养技术敏感性低,定量培养结果更准确。因此,当怀疑 CRBSI 而拔出导管时,应同时对导管尖端及导管皮下段进行培养。多腔导管的每一个导管腔都可能是 CRBSI 可能的感染源,为提高阳性检出率,需对每一个导管腔进行培养,即使该导管腔为空置,也应对其进行培养。完全植入式中央静脉导管系统,静脉入口、硅酮隔膜下感染灶的聚集均可成为血行感染的来源,因而需同时对导管尖端及导管静脉入口处进行培养。当仅做 Swan – Ganz 导管尖端培养时,阳性率为68%;而若同时做 Swan – Ganz 导管及其引导管的尖端培养,其阳性率可增至91%。

2)血培养诊断:拔出导管后对导管进行定量培养诊断 CRBSI 往往是回顾性诊断,在怀疑其感染而拔出的导管中,只有15%~25%被证实存在感染,因此,很多情况下需要不拔出导管的诊断方法,尤其是病情危重或在新位置重新置管危险较大时。同时从外周静脉与导管抽血定量培养菌落数比较:取两份血样本进行定量培养,一份来自外周,一份来自中心静脉导管,若中心静脉导管血样本菌落数大于外周静脉血培养的菌落数的 5 倍及以上时,可诊断 CRBSI。对长期留置导管的感染诊断有较高的敏感性和特异性,对于短期留置导管其意义下降。同时从外周静脉与中心静脉导管抽血培养出现阳性结果时间比较(阳性时间差);尤其适用于病情稳定,无严重局部感染或全身感染征象的患者。特别是为明确隧道导管相关感染时,与配对定量血培养技术相比更具优势。CRBSI 患者中心静脉导管抽血培养比外周静脉抽血培养出现阳性结果的时间至少早 2h。对于以腔内为主要感染途径的长期置管患者,应用价值较大。对于短期留置无隧道导管的造血干细胞移植及肿瘤患者,该方法是诊断导管相关脓毒症的简单可靠的方法。

当怀疑导管相关感染而拔出导管时,对导管尖端及皮下段进行定量或半定量法培养,多腔导管需对每个导管腔进行培养。当怀疑导管相关血流感染又不能拔出导管时,应同时取外周静脉与中心静脉导管血进行培养。若定量培养中心静脉导管血样本菌落数大于外周静脉血培养的菌落数的 5 倍及以上时;或由中心静脉导管和外周静脉获得的血标本,培养阳性结果时间差超过 2h,可诊断为 CRBSI。

(2)中华医学会重症医学分会对 CRBSI 的诊断:中华医学会重症医学分会 2007 年指南对 CRBSI 的诊断进行了规范。

1)确诊 CRBSI:具备下述任 1 项,可证明导管为感染来源:①有 1 次半定量导管培养阳性(每导管节段≥15CFU)或定量导管培养阳性(每导管节段≥1 000CFU),同时外周静脉血也培养阳性并与导管节段为同一微生物;②从导管和外周静脉同时抽血做定量血培养,两者菌落计数比(导管血:外周血)≥5:1;③从中心静脉导管和外周静脉同时抽血做定性血培养,中心静脉导管血培养阳性出现时间比外周血培养阳性至少早 2h;④外周血和导管出口部位脓液培养均阳性,并为同一微生物。

2)临床诊断:具备下述任 1 项,提示导管极有可能为感染的来源:①具有严重感染的临床表现,并且导管头或导管节段的定量或半定量培养阳性,但血培养阴性;②除了导管,无其他感染来源可循,并在拔除导管48h 内未用新的抗生素治疗,症状好转;③菌血症或真菌血症患者,有发热、寒战和(或)低血压等临床表现,且至少 2 个血培养阳性(其中一个来源于外周血),其结果为同一株皮肤共生菌(例如类白喉菌、芽孢杆菌、丙酸菌、凝固酶阴性的葡萄球菌、微小球菌和念珠菌等),但导管节段培养阴性,且没有其他可引起血行感染的来源可循。

3)拟诊:具备下述任一项,不能排除导管为感染的来源:①具有导管相关的严重感染表现,在拔出导管和适当抗生素治疗后症状消退;②菌血症或真菌血症患者,有发热、寒战和(或)低血压等临床表现,且至少有1个血培养阳性(导管血或外周血均可),其结果为皮肤共生菌(例如类白喉菌、芽孢杆菌、丙酸菌、凝固酶阴性的葡萄球菌、微小球菌和念珠菌等),但导管节段培养阴性,且没有其他可引起血行感染的来源可循。

(四)CRI 的预防

1.CRBSI 的一般预防措施

(1)置管前需要注意的问题:①选择最佳的置管处;②对医生、护士进行相关教育;③置管前对患者进行氯己定沐浴。

(2)置管时需要注意的问题:①建立置管标准程序,保证按照无菌的要求建立一套可操作的程序,并严格执行。②操作者做好手消毒。③对于肥胖患者,尽量不选用股静脉。④拟选血管附近存在着感染灶或者有感染风险的情况存在时,另择其他血管。比如对气管切开的患者,就尽量不用颈静脉。⑤PICC 一样存在着 CRBSI 的风险。⑥使用导管包内的工具和附件。⑦在植入颈静脉导管时,最好使用超声引导。⑧使用最大程度的无菌覆盖。⑨使用氯己定进行局部消毒。

(3)置管后需要注意的问题:①保证护理人员足够,并且不要轻易更换护士。②连接导管前要使用氯己定或者聚维酮碘消毒导管接口,输注接口。③一旦不再需要 CVC,应拔出导管。④每5~7天要更换一次透明敷贴,每2天更换一次纱布敷料。如果敷贴或纱布敷料有松动、潮湿或者污染时,要及时更换。⑤如果不是输入含脂类的 PN、血液和血液制品,静脉输入管路可以在 96h 内更换。⑥对于用于透析的导管,在置管局部皮肤可以使用多链丝霉素药膏或者聚维酮碘药膏,而不要使用莫匹罗星软膏。⑦对 ICU 中 CRBSI 发生情况进行监测。

2.CRBSI 特别的预防措施　主要是使用抗生素涂层导管。抗生素涂层导管有氯己定 - 环胺嘧啶银导管和米诺环素 - 利福平导管,这些导管主要是应用于 CRBSI 发生率较高的医疗单位。CRBSI 发生率较低的医疗单位,使用这些导管也不会改善 CRBSI 发生率。使用氯己定敷料对降低 CRBSI 发生率可能是有用的。可以使用含抗生素的保护盖封堵导管接口。抗生素导管封闭是在不使用导管时,将导管腔用抗生素封闭起来。这种方法用于长期用来血液透析的导管,患者静脉通路不好选择,原来有 CRBSI 病史,一旦发生 CRBSI 将会对患者带来严重影响的情况(比如主动脉置换等)。另外也有人提议对 TPN 超过 1 个月的患者要采取该措施。不主张全身使用抗生素进行预防。

(五)CRI 的处理

1.导管的处理　一旦考虑到发生了 CRBSI,首先应该对是否拔出静脉导管做出评估。评估内容包括:导管种类,感染程度和性质,导管对患者的意义,再次置管可能性及并发症,更换导管和装置可能产生的费用。比如对于 PICC,一旦认为是发生了 CRBSI,应立即拔出导管,同时在使用抗生素之前留取导管头及 2 份不同部位的血标本进行培养。其中 1 份血标本应来自经皮穿刺。如穿刺部位有局部感染表现时,应同时留取局部分泌物做病原学培养及革兰染色。

在怀疑 CRBSI 后,对于中心静脉导管是否拔出,需要评估的问题则比较多。首先,对于不复杂的 CRBSI(无血流动力学障碍、无导管穿刺部位感染、无器官衰竭),有关研究表明立即拔出导管并没有带来临床预后的好处。对于这些患者,可选择保留导管或原位使用导丝更换导管,而不必拔出导管。并留取 2 份血液样本进行定量或半定量培养(1 份来自导管内、1 份来自外周静脉血)。如果保留导管的患者出现难以解释的持续性发热或怀疑导管相关感染时,即使血培养阴性亦应拔出导管。对于存在着严重疾病状态(低血压、低灌注状态、脏器功能不全等)的患者,或导管穿刺部位出现红肿、化脓等表现的患者,不要等待,应立即拔出导管。当发生诸如金黄色葡萄球菌菌血症、革兰阴性菌菌血症或者念珠菌导致的导管相关菌血症时,应拔出导管,并留取导管头标本和血标本进行定量或半定量培养。金黄色葡萄球菌菌血症患者还应该监测是否发生了心内膜炎。移除隧道式中心静脉导管与埋置式装置往往操作复杂,甚至会对患者的生命构成威胁,而且其感染率低于非隧道型导管,故在出现血源性感染时,需仔细鉴别,并排除皮肤污染、导管微生物定植或其他可能的感染原因。一旦合并严重感染、血流动力学障碍、出口部位感染时,应尽可能拔出导管。

2. 抗感染治疗　如果怀疑发生了 CRBSI,无论是否拔出导管,应在使用抗感染措施前采集血标本,并立即行抗感染治疗。开始的抗感染治疗实际上是经验性治疗,经验性抗感染治疗药物的选择要考虑到多个因素,包括存在着何种病原菌感染的风险、感染的严重程度、可能的病原菌等。显然,CRBSI 最多见是由金黄色葡萄球菌引起的。对于可能存在着抗甲氧西林金黄色葡萄球菌(MRSA)感染的患者,需要使用万古霉素。对于 MRSA 发生率较低的患者或者 MRSA 风险较小的患者,可以选用抗金黄色葡萄球菌的青霉素类。对于免疫力低下或者长期使用有髓鞘导管的患者,可能需要使用覆盖革兰阴性菌,包括铜绿假单胞菌的抗感染药物。对于已经发现感染凝固酶阴性葡萄球菌的患者,可以选用万古霉素或者敏感的青霉素类。如果导管已经拔出,用药时间为 5~7 天;如果没有拔出导管,则应该使用 10~14 天。对于已经发现感染金黄色葡萄球菌的患者,可以选用万古霉素或者敏感的青霉素类,并且应该立即拔出导管,使用 2 周抗感染药物。对于已经发现感染革兰阴性菌的患者,可以选用同时具有抗假单胞菌作用的药物,并且应该立即拔出导管,使用 10~14 天抗感染药物。有感染性心内膜炎、骨髓炎及感染性血栓性静脉炎等严重并发症时,抗生素应用疗程应延长(感染性心内膜炎 4~6 周,骨髓炎 6~8 周,感染性血栓性静脉炎 4~6 周)。植入隧道式深静脉导管或植入装置的患者并发导管相关感染,如表现为隧道感染或植入口脓肿,需移除导管和植入装置,并进行 7~10 天的抗生素治疗。长期留置导管,TPN、肿瘤化疗、透析的患者,发生导管相关感染时,如病原菌为凝固酶阴性葡萄球菌,且全身情况相对稳定,可暂不拔管,在全身抗生素应用的同时联合局部抗生素封管治疗。

四、肠外营养的代谢风险

在实施肠外营养时,会发生宏量营养和微量营养有关的代谢并发症。如果不做好监测,及时发现并处理,这些并发症会带来严重的临床问题,甚至导致患者死亡。

1. 高血糖　先前的研究表明,葡萄糖的最大输入速度不宜超过 4mg/(min·kg)。如果肠外营养输注过多,机体来不及处理,会产生高血糖症,并增加二氧化碳的产生,加重呼吸做功,还可能产生肝脏并发症。除了高血糖症之外,危重症患者还存在高胰岛素血症,表现为外周胰岛素抵抗。持续的高血糖症会引起脂肪的动员,并因此增加甘油三酯的水平。在危重症患者中,即使同时使用胰岛素,也会出现高血糖。肠外葡萄糖的供给会加重由于应激反应而出现的高血糖症,应激反应诱发的高血糖症是因为体内抗调节激素的增加而导致的。体内抗调节激素的增加导致肝脏产生葡萄糖增加,并减少对外周葡萄糖的摄入。在炎症过程中释放的细胞因子和白介素也会对碳水化合物的代谢和葡萄糖水平带来不利影响。患者可出现口渴、多尿、体重减轻、高度脱水、心慌、神志淡漠及昏迷等症状,可发生高血糖、糖尿、高渗性利尿,甚至可以出现高糖高渗性非酮性昏迷。通常情况下,危重症患者在使用 PN 前就存在高血糖症,所以常常推荐以每克葡萄糖加入 0.05～0.1IU 的胰岛素的比例将胰岛素加入 PN 中。正规胰岛素 0.05～0.1IU 可以促使 1g 葡萄糖的利用。每 2～6h 都应该进行手指血或动脉血的血糖测定,具体监测间隔要根据机体对胰岛素的需要量和患者的临床情况,设法维持血糖的目标值在 5.6～11.1mmol/L。如果血糖持续增加,患者可能需要连续输入胰岛素。同样,如果在 PN 输注过程中输注速度和葡萄糖浓度保持稳定,整个 24h 内输入胰岛素总量的 2/3 量应该加到下一袋 PN 中。在葡萄糖增高的处理相关章节中,会进一步详细讨论这个问题。

一旦患者接受的碳水化合物超出肝脏进行氧化的能力,则可能发生肝脏并发症。这是因为在应激患者中,碳水化合物最大的氧化速度无法预防脂肪合成和非氧化的葡萄糖沉积在肝脏。在使用肠外营养 2～3 周内,不会发现肝酶的变化,但是需要每周检查 1 次肝酶。血清转氨酶和碱性磷酸酶的增加在第 1 周内可以见到,而胆红素的增加通常发生较晚。这个增加顺序是可以变化的。如果发生肝功能的损害,在确定 PN 是病因前,要排除肝炎和肝损伤。PN 输入与胆汁淤积、脂肪改变、肝门静脉炎、"三体炎"(炎性肠病、胆管炎/胆管肝炎、胰腺炎)、胆管增生和纤维化有关。Wolfe 等人发现:肝脏的组织学损伤与先前存在的肝脏疾病、腹源性脓毒血症、肾衰竭和输血呈正相关,而与输入肠外营养无关。如果确定肠外营养是肝酶增高或者是胆汁淤积的原因,若患者存在过食,应该减少热量的输入。如果总热量摄入是合适的,合理的方法是用脂类替代一些碳水化合物供热。减少 PN 相关性肝损害的策略包括:①对蛋白质和热量的需要进行再评估,必要时进行调整;②如果脂类清除能力正常,调整葡萄糖与脂类的比例,直到有 40% 的脂类作为非蛋白热量来源;③减少热、氮比接近于 100:1;④评估目前使用的药物和基本状态是否对肝脏有毒性;如果可能开始肠内营养;考虑使用谷氨酰胺维持肠道的完整性。

2. 低血糖　除了使用胰岛素过多引起的低血糖外,肠外营养对机体胰岛素的分泌影响表现为滞后和强度低。临床使用肠外营养发生低血糖的情况见于:①胰岛素过量;②PVC 袋吸附的胰岛素在输液结束前大量进入患者体内;③突然停止输液,较高的内源性胰岛素引发低血糖。临床表现为:患者可出现强烈的饥饿感、软弱无力、心悸、多汗、脉搏、心率明显增快、呼吸急促,甚至抽搐、昏迷。除了临床症状监测外,血糖的监测非常重要。要求在开始使用肠外营养之后,至少在血糖稳定之前,每 2h 监测一次血糖。特别异常如血糖纠正过程中,可能每半小时测定一次血糖。要明确血糖控制目标应该在 8 ~ 10mmol/L。输注速度要慢一些,不要超过 150mL/h,每天的输注时间要长于 12h。输注过程中不要突然停止肠外营养,推荐在 1 ~ 2h 逐渐减慢输注速度。另外,在配液时注意摇匀,使胰岛素与营养液充分混匀;在使用过程中,注意按时轻轻振荡 PVC 袋,以免胰岛素吸附到 PVC 袋。

鉴别出所有的热量来源是非常重要的,因为过度喂食与高血糖症、脂肪生成、高碳酸血症、电解质异常以及增加代谢率、损害细胞的吞噬功能都有关。有研究证实,在内科ICU 中,由于无法达到目标需要而喂食不足,与高水平的热量摄入相比较,有更好的预后。

3. 肝损害　全肠外营养长期应用可引起肝损害。其机制包括:

(1) 长期禁食。这是肠外营养相关胆汁淤积的最主要原因。其可能的机制包括:①禁食期间由于消化道缺乏食物刺激,引起胆囊收缩素分泌下降和神经刺激减少,影响胆汁分泌;②禁食可致胆汁酸的肝肠循环障碍,使胆汁酸在肠道停留时间延长,在肠道细菌的作用下增加石胆酸的形成,石胆酸重吸收到肝脏,对肝细胞产生毒性作用;③禁食导致胃肠液、胆汁、胰液分泌异常,胆囊收缩素分泌减少;④营养成分的高糖和高蛋白质对肝脏的影响、肠道细菌及其毒素对肝脏的毒性作用也是肝脂肪变性的形成机制之一。

(2) TPN 中某些营养成分失当。比如:①长期大量的氨基酸输入,可作用于肝细胞,影响胆汁分泌,直接造成胆汁淤积。②某些种类氨基酸(如牛磺酸、谷氨酰胺)的缺乏,也可引起胆汁淤积。③脂肪乳输入可引起胆汁中胆固醇结晶,从而增加胆汁浓度而致胆汁淤积。④TPN 中加入脂肪乳剂是有益的,可以降低肝脏摄取甘油三酯,促进脂肪酸氧化,增加周围组织甘油三酯分解。但输入过量的脂肪乳(由脂肪供热超过 50% 的营养液),可直接引起外源性脂肪酸在肝内沉积。⑤作为热量来源,TPN 中葡萄糖过多,会导致过剩的糖类在肝脏内转化为甘油三酯。⑥TPN 中某些营养成分的缺乏,如胆碱、必需脂肪酸、肉毒碱缺乏,都容易发生肝脏脂肪聚集,造成肝损害。

(3) 长期采用 TPN 期间,肠道的结构和功能发生改变。肠黏膜萎缩变薄,屏障功能减弱,免疫功能降低,导致肠道内细菌过度繁殖移位,肠壁对内毒素吸收增加。内毒素作用于肝细胞,抑制细胞膜上 ATP 酶的作用,降低了肝血窦内皮细胞和库普弗细胞对胆盐的摄取,造成肝功能损害。

全肠外营养引起肝损害的临床表现是:基本病变为胆汁淤积,一般在 TPN 应用后约 2 周出现。胆汁淤积主要表现为血清转氨酶、碱性磷酸酶、谷氨酰转移酶和胆红素升高。γ – 谷氨酰转移酶和碱性磷酸酶同时异常升高为诊断胆汁淤积的主要指标。胆汁淤积是造成肝脏损害的直接因素。胆汁淤积发生后,肝脏是最先受累的器官,随着梗阻时间延长,肝脏损害加重,可以造成不可逆的损伤。肝脂肪变性常在使用 TPN 1 ~ 4 周发生。患者一般无明显临床症状,偶可出现肝区轻度不适,体检可发现肝大。实验室检查:转氨酶升高,胆红素轻度升高。长期应用 TPN 还可引起胆泥或胆石的形成。应用腺苷蛋氨酸可以控制 TNP 胆汁淤积,谷胱甘肽可降低 TPN 对肝功能的损害。其他已经应用的治疗包括使用胆碱、牛磺酸、卵磷脂、甲硝唑和熊去氧胆酸。

4. 脂肪超载综合征　1976 年,Belin 等首先报道了一例因为长期使用大豆油脂肪乳剂引发的问题,患儿表现出肝脾大、少尿、奔马律、血小板减少,自发性皮肤黏膜出血等临床表现。其后人们将由于脂肪乳剂输注速度或者输注剂量超过机体的脂肪廓清能力,导致以血中甘油三酯增高为特征的临床症候群称作脂肪超载综合征。主要表现为肝脾大、黄疸、低蛋白血症、发热、急性呼吸窘迫综合征、代谢性酸中毒、血小板减少、出血、DIC。在儿童、老人、肿瘤患者和脂肪代谢障碍的患者中多见。如果使用脂肪乳或含脂肪乳剂的肠外营养时,患者出现如下情况,如急性发热、恶心、呕吐、心悸、呼吸急促、出汗、咳嗽或咯血、溶血、消化道溃疡、黄疸、骨骼肌疼痛,应该考虑脂肪超载综合征。并要立即进行血脂、血小板、凝血功能和其他必要的检测。一旦疑为脂肪超载综合征,应该立即停用脂肪乳或含脂肪乳剂的肠外营养,做好监测和对并发症的处理。

预防发生脂肪超载综合征的方法是:①控制脂肪乳剂每日输注总量。脂肪乳剂的日使用量应控制在 $0.7 \sim 1.3g/kg$,不得超过 $2.5g/kg$。脂肪乳剂提供的能量宜占总热量的 $25\% \sim 30\%$,占非蛋白质热量的 $30\% \sim 50\%$。脂肪乳的输注速度应控制在 $1.2 \sim 1.7mg/(kg \cdot min)$ 以下,每日总输注时间不应短于 12h。在前 30min,应将输注速度保持在 $0.05g/(kg \cdot h)$ 以下,随后缓慢加速,直到达 $0.1g/(kg \cdot h)$。对于不存在营养不良或者可以耐受一些 EN,或者估计 PN 使用可能小于 10 天的使用呼吸机的危重症患者,可以使用低热量喂养或放弃使用脂类。对于危重症患者,输注速度更应放慢。每日总输注时间可延长到 24h。长期接受肠外营养或接受家庭肠外营养的患者,则可适当加快输注速度,但应避免单瓶形式输注脂肪乳剂或短时间内快速输注。②减少肝素用量。在保证输注管道通畅的前提下,尽量减少肝素的用量,以避免因此消耗体内脂蛋白酯酶而导致脂肪堆积。对长期应用脂肪乳剂、输注量较大或脂肪廓清能力受损的患者,应定期做血清浊度试验,血清甘油三酯 $<5.2mmol/L$ 较为适宜。血清甘油三酯 $>10.4mmol/L$ 时,应适当减少脂肪乳的用量;血清甘油三酯 $>26.0mmol/L$ 时,应立即停止使用脂肪乳。也有人认为血清甘油三酯 $>3.4mmol/L$ 时,就应该提高警惕。

5. 肾前性氮质血症　肠外营养关于氨基酸使用的问题,要注意氨基酸的量和热量与氮的比例都应该在规范的范围内。对于危重症患者,蛋白质的推荐量范围是 $0.6 \sim 2.0g/(kg \cdot d)$。增加蛋白质摄入到 $2.0g/(kg \cdot d)$,会增加分解代谢。外源性蛋白的血流动力学效应包括增加代谢率、增高体温、增加 CO_2 产生。过量的蛋白质供给也会引起肾前性氮质血症,这种情况会因为合并脱水而加重。监测血尿素氮、体重和液体平衡有助于预防这些并发症的发生。鉴于这些不良影响,加之在严重应激和严重损伤时瘦体组织的蛋白丧失不可逆转,所以对危重症患者鼓励使用更严格的蛋白质供给方案。非蛋白质热量与氮之比(NPC: N)代表着 1g 氮进入组织所需要的热量,而不是用于供能的热量。这并不意味着每克氮都是用于组织生长,而是提供了非蛋白热量与氮的适当比例,可能有助于减少瘦体组织的丧失。对普通患者这个比例的范围是 $(150 \sim 200):1$,但是对危重症患者是 $100:1$,这是因为这些患者处于分解代谢增强状态,需要更多的蛋白质。危重症患者也需要较少的非蛋白质热量,这是因为这种状态的患者体内碳水化合物和脂类供能不太有效,前面的章节已经做了介绍。相反,在肾脏和肝功能不全的患者中,NPC: N 值可以增大到 $300:1$,这是因为这些患者对大量蛋白质不能耐受。NPC: N 值可以用作肠外和肠内营养计划时的一般性指南,还要与患者当时的临床情况和其他可利用的营养参数一起加以考虑。肾前性氮质血症会引起机体脱水或者严重脱水,以至于昏迷。应该及时加以监测。

6. 电解质紊乱 由于患者基础疾病不同,在使用肠外营养时,医生如果没有注意肠内营养制剂的组成,就有可能发生各种电解质紊乱。

(1)如果患者存在着肾功能不全、供给钾过多、代谢性酸中毒、使用保钾药物等情况时,就会发生高血钾。而在供钾不足,钾丢失增加(腹泻、利尿剂、肠瘘)的情况下,就会发生低血钾。

(2)高钠血症的原因可能是:供水不足,过量钠摄入,过量水丢失,发热,烧伤,通气过度。而低钠血症的原因可能是:补液过多,肾炎或肾上腺功能不全,体液稀释(充血性心衰、抗利尿激素异常分泌综合征、肝硬化合并腹水)。

(3)在患者存在肾衰竭、肿瘤溶解综合征、骨癌、维生素 D 摄入过多、长期肢体固定、应激、甲状旁腺功能亢进的情况下使用肠外营养,要警惕高钙血症的发生。如果患者在使用肠外营养时,出现意识模糊、脱水、肌肉无力、恶心、呕吐、昏迷,要立即监测血钙情况。当患者存在维生素 D 摄入减少、甲状旁腺功能减退症、过量输血引起的枸橼酸与钙结合、低白蛋白血症,并出现感觉异常、手足抽搐、易激惹、室性心律失常时,要警惕低血钙的发生。

(4)高镁血症的原因常常是因为输入过多的镁和肾功能不全,表现为呼吸麻痹、低血压、室性期前收缩、嗜睡、昏迷、肝功能不全、心搏停止。如果患者存在着酒精中毒、使用利尿剂、丢失过多(如腹泻)及服用某些药物(如环孢素)、糖尿病等情况,而且表现为心律失常、抽搐、惊厥、肌肉无力时,应考虑是否发生了低镁血症。

(5)高磷血症常见于供给磷过多,特别是肾功能不全时。当患者存在着碱中毒、使用胰岛素治疗、革兰阴性菌脓毒血症、持续呕吐或磷吸收障碍、使用磷结合剂、高钙血症、甲状腺功能亢进症时,就存在着低磷血症的风险。如果出现肌肉软弱、语言不清(大舌头)、昏迷、贫血、四肢末梢感觉异常,提示发生了低磷血症。

需要说明的是:当发生再进食综合征时,可以发生低磷血症、低镁血症、低钾血症。主要原因是这些离子向细胞内的转移。特别是供给葡萄糖引起的胰岛素分泌促进葡萄糖和磷转移到细胞内,用于葡萄糖的代谢和蛋白质的合成。为了预防再进食综合征中低磷血症的发生,每供给 1 000kcal 的葡萄糖要供给 7 ~ 10mmol 的磷。但是注意 500mL 的脂肪乳会提供 7.5mmol 的磷。因此在使用肠外营养的患者中,每天对电解质和矿物质进行监测是必要的,如果电解质或矿物质的水平是异常的或者是需要治疗的,则需要进行更频繁的监测。

7. 其他风险 包括容量过多或者过少的风险。①长期使用肠外营养引起代谢性骨病。与骨骼长期固定、维生素 D 不足或中毒、磷摄入少、氨基酸过量、铝污染、钙镁缺乏有关。表现为骨软化、肌病、骨病,甚至骨折。实验室检查表现为碱性磷酸酶增加、高钙血症。②长期使用肠外营养,由于缺乏营养素和食物的机械性刺激作用,还会引起肠上皮绒毛萎缩、肠壁变薄,肠道屏障功能受到伤害。③长期禁食的患者开始使用肠外营养时,可能发生再进食综合征。

【参考文献】

1. CRESCI G A. Nutrition support for the critically ill patient[M]. Boca Raton：CRC Press，2005.

2. MARSCHALL J，MERMEL L A，FAKIH M，et al. Strategies to prevent central line－associated bloodstream infections in acute care hospitals：2014 update[J]. Infect Control Hosp Epidemiol，2014，35(7)：753－771.

3. MERMEL L A，FARR B M，SHERERTZ R J，et al. Guidelines for the management of intravascular catheter－related infections[J]. Clin Infect Dis，2001，32(9)：1249－1472.

4. WOLFE B M，WALKER B K，SHAUL D B，et al. Effect of total parenteral nutrition on hepatic histology [J]. Arch Surg，1988，123(9)：1084－1090.

5. BELIN R P，BIVINS BA，JONA J Z，et al. Fat overload with a 10% soybean oil emulsion[J]. Arch Surg，1976，111(12)：1391－1393.

第四节　肠外营养制剂的配制和管理

肠外营养是提供给患者的最复杂的药品之一。为了使患者在使用肠外营养时更安全、更有效，就要规范化肠外营养制剂的配置和管理。近年来，许多营养专业委员会提出了肠外营养安全实践指南，关注的方向包括肠外营养输注系统、肠外营养配置流程、肠外营养制剂稳定性保证、肠外营养配方合理性及确保与其他药物合用时无风险的措施。

一、肠外营养制剂输注系统

PN 输注系统包括多瓶输注系统、混合液体＋单独输注系统和全合一系统。

1. **多瓶输注系统**　是指将不同的营养物（碳水化合物、脂肪、氨基酸）置入不同的瓶中，串联或者并联输入管道进行输入。其他的营养物如电解质、维生素则需要添加入不同的输液瓶中，分别进行输入。这是早期使用的方法。不能在一起输入的原因是这些营养物混合后有可能会发生理化不相容。当然，使用该输注系统确实会避免这种问题。而且，使用比较灵活，对不需要全肠外营养的患者，可以根据需要提供营养底物。但是，对于需要 TPN 的患者，这个系统带来了许多问题，如需要频繁地更换输液瓶，容易造成差错、污染，集中输入某些营养素会带来机体的适应问题。

2. **混合液体＋单独输注系统**　是将氨基酸和碳水化合物置入一瓶中，与脂肪乳分开输注。

3. **全合一输注系统（all－in－one，AIO）**　这种方法是由 Solissol 和 Juyeux 于 1972 年在法国的蒙彼利埃开始使用的。是将所有的肠外营养底物，包括碳水化合物、氨基酸、脂肪乳、电解质、微量营养，都加进一个容器中进行混合，并通过一条输液管道输入。要求是所有加入的物质混合后不会产生颗粒物质。AIO 系统减少了医务人员的工作量；由于使用单一管道，降低了感染的发生率；由于同时供给全部的营养物质，减少了代谢紊乱的发生。因此改善了患者肠外营养的安全性和有效性。成本－收益分析研究表明：使用 AIO 系统由于减少了感染，减少了管道、注射器和接头的消耗，因而减少了因发生代谢并发症而增加监护、处理的费用。另外,对于需要长期使用肠外营养的患者,脂肪乳可以减少营养液的渗透压,减少葡萄糖输注过量引起的各种并发症。实际上,本节的讨论基本上都是围绕 AIO 输注系统展开的。

二、AIO 容器和可以加入的部分营养底物

AIO 容器有单腔袋、双腔袋(分别含有氨基酸和葡萄糖,含或不含电解质)、三腔袋(三腔中分别含有氨基酸、葡萄糖和脂肪乳,含有电解质)、商品混合袋(已经将所需要的营养底物混合待用)。应当注意的是,AIO 营养袋的塑料材质不能含有软化剂,这是因为PVC 中的软化剂可以被脂肪浸出,另外亲脂性药物也可为 PVC 材料吸收。因此,用于AIO 的营养袋应该使用醋酸乙烯(EVA)或者多烯烃这些不含软化剂的材料制成。随着技术的进步,单腔袋和双腔袋已经逐渐被三腔袋或者商品混合袋取代。但是在有些情况下,可能还需要使用部分肠外营养。因此还应了解肠外营养底物的种类。

1. 葡萄糖 商品葡萄糖溶液的浓度在 2.5% ~70%。可以利用 70% 的葡萄糖和消毒药水配制不同浓度的葡萄糖溶液。葡萄糖溶液的 pH 值在 3.5~5.5,呈酸性。通常 PN中葡萄糖的最终浓度 <12.5%,才可以从外周静脉输入。是否使用外周静脉输入 PN 取决于是否有合适的、可以耐受高流速输液的静脉。一般来讲,外周 PN 应该限制在短期使用,不要超过 1 周。外周 PN 液的渗透压可能会高达 800 ~900mOsm/L,使这些液体的张力相当高。外周静脉 PN 合用脂肪乳剂或添加肝素会增加外周静脉导管的留置时间。如果葡萄糖浓度 >12.5%或者总渗透压 <900mOsm/L,就要使用中心静脉输注。

2. 脂肪乳 静脉输注用脂肪乳剂既可以提供能量也可以提供必需脂肪酸。为了满足必需脂肪酸的需求,提供的必需脂肪酸应该占非蛋白热量的 2% ~4%,或者占总脂肪量的 10%。成年人一般每天每千克体重接受 0.5 ~1g 脂肪,最大量是 2.5g。大量的多不饱和脂肪酸(PUFA),主要是使用大豆油制造的脂肪乳剂中的 ω -6 系列,会对免疫系统、炎症和氧化应激程度产生不利影响。PUFA 是各种类花生酸类的前体(白三烯、前列腺素类、血栓素)。ω -6 PUFA 的代谢产生白三烯、前列腺素类、血栓素等类花生酸,这些产物都是促炎因子并抑制免疫功能;而 ω -3 PUFA 会减少炎症性类花生酸的产生并增强免疫功能。当加入 MCT 到静脉用脂肪乳时,MCT 利用率高,ω -6 PUFA 含量低。表 11 -3 反映了商品脂肪乳的来源和脂肪酸构成,可以根据需要选用。

表 11 -3 静脉使用脂肪乳剂的来源和脂肪酸组分

脂肪酸浓度	英脱利匹特 10%、20%、30%	力保肪宁 10%、20%	克林诺 20%	尤文 10%
脂肪来源	大豆	大豆、椰子	大豆、橄榄	大豆、鱼
羊脂酸(C8:0)		27		
癸酸(C10:0)		18		
月桂酸(C12:0)		1		

续表

脂肪酸浓度	英脱利匹特 10%、20%、30%	力保肪宁 10%、20%	克林诺20%	尤文10%
肉豆蔻酸(C14:0)				4.9
棕榈酸(C16:0)	10	16	13	10.7
棕榈油酸(C16:1n-7)			1	8.2
硬脂(C18:0)	4	3	3	2.4
油酸(C18:1n-9)	21	12.5	60	12.3
亚麻酸(C18:2n-6)	56	27	18	3.7
α亚麻酸(C18:3n-3)	8	3.5	2	1.3
花生四烯酸(C20:4n-6)	1	0.5	0.3	2.6
EPA(C20:5n-3)				18.8
二十二碳五烯酸(C22:5n-3)				2.8
DHA(C22:6n-3)				16.5

3. 氨基酸 标准氨基酸溶液的浓度在3.5%~15%,有些产品加入了电解质,有些产品未加入电解质。相关内容已经在第三章阐述过。关于特殊疾病如肾衰竭和肝衰竭的氨基酸使用也已经在第三章阐述过。

4. 电解质 电解质可以以单个电解质或多种电解质的形式增加到PN溶液中。多种电解质制剂最适合用于器官功能正常、血清电解质正常的患者。成年人平常需要的电解质和矿物质:钠1.0~1.4mmol/kg、钾0.7~0.9mmol/kg、氯1.3~1.9mmol/kg、磷0.15mmol/kg、钙0.11mmol/kg、镁0.04mmol/kg。依据不同的临床情况会有一些变化。

5. 微量元素 在第五章中已经描述(参见表5-6)。

6. 维生素 PN中可以添加多种维生素。FDA的代谢和内分泌药物组与美国医学学会(American medical assocition, AMA)的个体与公众健康政策工作组织在1985年对成年人多种维生素的推荐使用进行调整,增加了维生素 B_1、维生素 B_6、维生素 C 和叶酸的剂量,并增加了维生素 K(见表11-4)。

表11-4 维生素制剂推荐剂量

		目前成人制剂	推荐成人剂量
脂溶性维生素	维生素 A	3 300IU	3 300IU
	维生素 D	200IU	200IU
	维生素 E	10IU	10IU
	维生素 K	—	150μg
水溶性维生素	维生素 B_1	3mg	6mg
	核黄素	3.6mg	3.6mg

续表

	目前成人制剂	推荐成人剂量
维生素 B_6	4mg	6mg
维生素 B_{12}	5μg	5μg
维生素 C	100mg	200mg
水溶性维生素　烟酸	40mg	40mg
生物素	60mg	60mg
叶酸	400μg	600μg
泛酸	15mg	15mg

7. 可利用的肠外营养组分商品

（1）甘油磷酸钠注射液（格利福斯）：α-甘油磷酸钠和β-甘油磷酸钠的混合物。每支含无水甘油磷酸钠2.16g（相当于磷10mmol、钠20mmol）。渗透压2 760mOsm/kg H_2O，pH值7.4。在成人静脉营养治疗中的作用是补充人体每天对磷的代谢需求，应用于磷缺乏患者。每天用量通常为10mL，在静脉营养治疗过程中则应根据患者的实际需要酌情增减。通过周围静脉给药时，本品10mL应加入500mL复方氨基酸注射液（如凡命）或5%、10%葡萄糖注射液中进行输注，4～6h内缓慢输注。肾功能障碍患者应慎用；长期用药时注意血磷、血钙浓度的变化；严重肾功能不全、休克和脱水患者禁用；对本品过敏者禁用。

（2）安达美：供成人使用的全静脉营养的添加剂，以满足人体对微量元素的需要。10mL能满足成人每日对铬、铜、铁、锰、钼、硒、锌、氟和碘的基本或中等的需要。10mL安达美含铬0.2μmol、铜20μmol、铁20μmol、锰5μmol、钼0.2μmol、硒0.4μmol、锌100μmol、氟50μmol、碘1μmol、山梨醇3g。不耐果糖患者禁用；微量元素代谢明显减退及胆囊和肾功能障碍者应慎用。未经稀释不能输注；经外周静脉输注时，每500mL注射液中最多可加入本品10mL；在无菌条件下，输注前将本品加入注射液中，12h内用完；输注速度不宜过快。

（3）注射用水溶性维生素（如水乐维他）：每瓶含维生素 B_1 3.0mg、维生素 B_2 3.6mg、烟酰胺40mg、维生素 B_6 4.0mg、泛酸15mg、维生素C 100mg、生物素60μg、叶酸0.4mg、维生素 B_{12} 5.0μg、甘氨酸300mg、乙二胺四乙酸二钠0.5mg、对羟基苯甲酸甲酯0.5mg。满足成人每日对水溶性维生素的生理需要。对其中任何一种成分过敏的患者，均可能发生过敏反应，应禁用。注意维生素 B_6 能降低左旋多巴的作用；维生素 B_{12} 对大剂量羟钴铵治疗某些视神经疾病有不利影响；叶酸可降低苯妥英钠的血药浓度和掩盖恶性贫血的临床表现。水乐维他加入葡萄糖注射液中进行输注时，应注意避光。

（4）脂溶性维生素注射液［维他利匹特（成人）］：含维生素A、维生素 D_2、维生素E、维生素 K_1 和精制大豆油及卵黄磷脂等。每毫升含：维生素A 99μg（330IU）、维生素 D_2 0.5μg（20IU）、维生素E 0.91mg（1IU）、维生素 K_1 15μg、精制大豆油100mg、精制卵黄磷脂12mg、甘油22.5mg。用以满足成人每日对脂溶性维生素A、维生素 D_2、维生素E和维

生素 K_1 的生理需要。使用前必须稀释。本品所含的维生素 K_1 能与香豆素类抗凝剂发生作用。成人的用量：使用前 1h，在无菌条件下，取本品 10mL 加入 10% 或 20% 脂肪乳剂内，轻轻摇匀后静脉滴注，24h 内用完。注射剂 10mL/支。

（5）脂肪乳氨基酸（17）葡萄糖（11%）注射液：包装分为内袋与外袋，在内袋与外袋之间放置氧吸收剂。内袋由两条可剥离封条分隔成三个独立的腔室，分别装有葡萄糖注射液、氨基酸注射液及脂肪乳注射液。有 2 400mL、1 920mL 和 1 440mL 三种包装规格。2 400mL 规格含葡萄糖（葡萄糖 11%）1 475mL，氨基酸（凡命）500mL，脂肪乳（英脱利匹特 20%）425mL，总能量 1 700kcal。1 920mL 规格含葡萄糖（葡萄糖 11%）1 180mL，氨基酸（凡命）400mL，脂肪乳（英脱利匹特 20%）340mL，总能量 1 400kcal。1 440mL 规格含葡萄糖（葡萄糖 11%）885mL，氨基酸（凡命）300mL，脂肪乳（英脱利匹特 20%）255mL，总能量 1 000kcal。使用前，须开通可剥离封条并将三个腔室中的液体混合均匀。1 000mL 混合液为：精制大豆油 35g，无水葡萄糖 68g，丙氨酸 3.3g，精氨酸 2.4g，门冬氨酸 0.71g，苯丙氨酸 1.6g，谷氨酸 1.2g，甘氨酸 1.6g，组氨酸 1.9g，异亮氨酸 1.2g，亮氨酸 1.6g，赖氨酸 1.9g，甲硫氨酸 1.2g，脯氨酸 1.4g，丝氨酸 0.94g，苏氨酸 1.2g，色氨酸 0.40g，酪氨酸 0.05g，缬氨酸 1.5g，甘油磷酸钠（无水）1.0g，氯化钙 0.15g，氯化钾 1.2g，硫酸镁 0.33g，醋酸钠 1.0g。氨基酸 24g，氮 3.8g，脂肪 35g，碳水化合物、葡萄糖（无水）68g。总能量 720kcal，非蛋白热量 620kcal。电解质：钠 22mmol，钾 17mmol，镁 2.8mmol，钙 1.4mmol，磷 7.5mmol，硫酸盐 2.8mmol，氯 32mmol，醋酸盐 27mmol。容积渗透压 750mOsm/L。pH 约 5.6。

三、肠外营养制剂的稳定性和相容性

所谓稳定性是指肠外营养中各种添加物质可以维持在一定浓度范围内，不发生降解。相容性是指混合的肠外营养制剂在一定时期内，物质之间不发生相互作用。稳定性的特征是：脂肪乳的颗粒大小和分布不发生改变，有生物活性的营养素的质、量可以得到满足，混合液各种成分药理学或毒理学性状不发生改变，所有其他的生物性状保持稳定。

1. 脂肪乳　商品脂肪乳剂中的脂肪颗粒平均直径为 $0.25 \sim 0.5\mu m$，呈水包油状态，因表面带负电荷而相互排斥分离。可以通过测定颗粒大小、分布、表面电位等了解脂肪乳的稳定性。从临床角度看：如果脂肪颗粒的直径 $>5\mu m$，就会存在肺栓塞的可能。因此，《美国药典》规定脂肪乳中直径 $>5\mu m$ 脂肪颗粒含量应该低于 0.05%。pH <5（比如搁置时间久或者加用葡萄糖液），脂肪乳的稳定性也会受到破坏。氨基酸对脂肪乳有促稳定作用，但是酸性氨基酸会增加长链脂肪酸不稳定性。另外，在全合一输注液中的一价阳离子（钠、钾）浓度应 $<130mmol/L$，二价阳离子浓度应 $<8mmol/L$，阳离子浓度越高，越不稳定。脂肪乳的最终浓度应该 $>20g/L$。脂肪乳发生不稳定最初的表现是在 AIO 顶端出现白色致密层，这时轻轻摇动尚可使用。一旦出现发黄、变色，出现浑浊、沉淀等现象，禁止使用。当脂肪乳中的不饱和脂肪酸接触氧气时，会导致氧化应激和中毒。对这种情况的应对方法是：使用透气性少的多层袋，低温储藏和避光，尽量使用含 $\omega-6$ PUFA 少的脂肪乳。

2. 钙和磷 AIO 配制过程中加入钙和磷会生成磷酸氢钙。磷酸氢钙是非常危险的结晶性沉淀,会导致输入营养液的患者发生间质性肺炎、肺栓塞、呼吸衰竭而致死。磷酸氢钙的生成与营养液中的浓度有关,与 pH 值和温度有关,pH 值越高,温度越高,越易出现磷酸氢钙沉淀。磷酸氢钙与配制营养液时的混合顺序也有关系。如果先加入磷酸根,钙在混合顺序的末尾加入,能减少沉淀产生的概率。另外,氯化钙比葡萄糖酸钙较易产生沉淀,有机磷制剂如甘油磷酸比磷酸根的无机盐类不易产生沉淀。还要注意使用碳酸氢盐和右旋糖酐铁时,容易与钙、磷离子反应产生不溶沉淀。当大剂量使用维生素 C 时,容易与钙离子产生草酸钙沉淀。低浓度的氨基酸、葡萄糖和高浓度脂肪乳也会发生沉淀。

为避免出现上述问题,需要注意的是:其一,注意各种营养成分的配伍。容易产生沉淀的要分开输注,或选用替代品。其二,注意各种成分的体积和浓度。如果营养液中容易产生沉淀的物质同时出现,一定要注意各种成分的体积和浓度,不仅仅是最终体积和浓度,还要注意在配制过程中的浓度。比如成年人外周静脉低渗压溶液(氨基酸 $< 30g/L$,葡萄糖 $< 50g/L$),钙浓度应该 $< 2.5mmol/L$,磷浓度应该 $< 15mmol/L$。其三,注意混合顺序。在配置胃肠外营养液时应注意混合的顺序,例如为避免产生磷酸氢钙沉淀,在混合时要先加入磷酸根。其四,注意钙制剂的选择。为避免磷酸氢钙沉淀的生成,钙制剂最好选用葡萄糖酸钙,磷制剂也最好选用有机磷制剂。其五,注意加入前的检查。在加入脂肪乳之前要仔细观察营养液中是否已产生沉淀或混浊现象。

3. 维生素 维生素 C 在多层袋中要比在普通的 EVA 和 PVC 袋中稳定,因为维生素 C 在 EVA 袋中的氧化速率相对要快。袋内残存空气中的氧气将对维生素 C 起氧化作用。某些氨基酸输液产品中含有焦亚硫酸钠等还原性物质,有些氨基酸如半胱氨酸自身具有还原性,脂肪乳组分中含有维生素 E,这些物质会和维生素 C 竞争与氧气反应,所以对维生素 C 具有一定的保护作用。将水溶性维生素与葡萄糖(pH 4.19 ～ 5.19)合用,易发生因 pH 下降而致的氧化,故应避免。维生素 A 的降解途径是光分解,维生素 E 是光氧化途径。光照可以加速维生素 A、维生素 D_2、维生素 K_1、维生素 B_2、维生素 B_1、维生素 B_6、叶酸的降解,其中维生素 A 最为敏感,其次是维生素 B_2。保持维生素稳定的措施包括:配制完成后,排尽营养袋中残存的空气;避光;选用多层营养袋;使用前加入维生素。

4. 微量元素 当溶液的 pH 值较低,而维生素 C 或还原性物质的含量较高时,可溶性的以离子形式存在的硒容易被还原成不溶性的元素硒,形成沉淀。磷酸铁和半胱氨酸铜也会沉淀。FDA 要求生产厂家必须在 PN 标签上列出铝的含量。用于 PN 的大、小包装的肠外制剂铝的浓度必须 $\leqslant 25\mu g/L$。

5. 肝素与胰岛素 在含钙的全合一肠外营养液中添加肝素,可导致脂肪乳剂颗粒破坏。因此不建议在全合一营养液中常规添加肝素。胰岛素加入输注袋内,因被输注袋吸附而丢失约 30%。因此,胰岛素宜在营养液输注前加入,以避免输注袋吸附而丧失活性。PVC 袋对维生素 A 和胰岛素有较强的吸附作用。将胰岛素加入 PVC 容器中,3h 内下降为原药浓度的 88%,48h 下降为 65%。

置混合顺序:钙剂和磷酸盐应分别加入不同的溶液内稀释,以免发生磷酸钙沉淀。在加入氨基酸和葡萄糖混合液后,检查有无沉淀生成,如确认没有沉淀再加脂肪乳液体。而且混合液中不能加入其他药物。具体步骤通常是将电解质、微量元素、胰岛素加入葡萄糖或氨基酸中,再将磷酸盐加入另一瓶氨基酸中,将水溶性维生素和脂溶性维生素混合加入脂肪乳中,将氨基酸、磷酸盐、微量元素混合液加入脂肪乳中,最后将脂肪乳、维生素混合加入静脉输液袋中,排气、轻轻摇动三升袋中的混合物。

四、肠外营养制剂的配制程序与要求

AIO 配制应该在静脉配制中心,由受过培训的专业药剂人员按规定完成。首先根据营养医嘱准备好药品。核对标签内容是否与药品相符。检查一次性静脉营养输液袋包装是否密封完整、有效期等是否合格,之后才能使用。

先将不含磷酸盐的电解质、微量元素、胰岛素加入复方氨基酸中,充分混匀,避免局部浓度过高。接着将磷酸盐加入葡萄糖溶液中,充分振荡均匀。然后关闭静脉营养输液袋的所有输液管夹,分别将输液管针头插入葡萄糖溶液和氨基酸溶液中,倒转这两种输液容器,悬挂在水平层流工作台的挂杆上。先打开氨基酸溶液输液管夹,再打开葡萄糖溶液输液夹,待葡萄糖和氨基酸溶液全部流入全合一营养输液袋后,关闭输液管夹。翻转全合一营养输液袋,使这两种溶液充分混匀。将脂溶性维生素加入水溶性维生素(粉剂)中,充分溶解后加入脂肪乳,混匀。最后连接第 3 根输液管针头到含有维生素的脂肪乳中,打开输液管夹,边放边摇晃输液袋,在脂肪乳全部流入全合一营养输液袋后,关闭输液管夹。轻轻摇动静脉营养输液袋,使内容物充分溶解后,将全合一营养输液袋口朝上竖起,打开其中一路输液管夹,待袋子中多余的空气排出后关闭输液管夹。用密封夹关闭全合一营养输液袋口,拆开输液管,用备用的塑料帽关闭全合一营养输液袋袋口。挤压全合一营养输液袋,排出袋内空气,并观察是否有液体渗出,如有则须丢弃。所有这些操作均应在水平层流工作台上进行,并严格按照无菌操作技术操作,保持处于"开放窗口"。

将配方标签贴在全合一营养输液袋表面,签名认可后,外送到成品间,由药师检查核对。药师应仔细检查有无发黄、变色、出现浑浊、沉淀等现象,如有则须丢弃。核对结束后,将全合一营养输液袋装入避光袋中交给病区,如不马上使用,则应放入冰箱中冷藏保存。

留样:全合一溶液配制完毕后,应常规留样,保存至患者输注该混合液完毕 24h 后。

保存:避光。无脂肪乳剂的混合营养液尤应注意避光。建议现配现用,如不马上使用,则应暂时放入冰箱中冷藏(4~8℃)保存。国产聚氯乙烯袋建议 24h 内输完。

全合一混合液中应包含足量的氨基酸;葡萄糖的最终浓度应 <25%;一价阳离子浓度应 <150mmol/L,二价阳离子浓度应 <5mmol/L;用于周围静脉输注时渗透压应 <850mOsm/L,经中心静脉输注时渗透压应 <1 200mOsm/L;总液量应在配制 24h 内输注完,建议现用现配或 4℃下保存。配制过程中避免将电解质、微量元素液直接加入脂肪乳剂内,磷制剂和钙制剂未经充分稀释不能直接混合。

五、肠外营养处方的设计原则和应用

肠外营养处方应该考虑到患者和制剂两个因素,并从以下几个角度考虑,给出答案后再开出处方。

患者需要肠外营养吗?患者需要部分肠外营养还是全肠外营养?患者需要多大的能量供给?患者需要多少脂肪、碳水化合物、氨基酸,比例怎样?需要多少微量元素、电解质和维生素?患者的基础疾病,疾病处于什么阶段?患者存在着器官衰竭时,营养素怎么改变?是否增加特殊营养物质如谷氨酰胺?提供的营养素是否足够或者有可能引起代谢并发症?可以利用的营养制剂可否满足需要?最终的肠外营养制剂是否满足患者对宏量营养、微量营养、电解质、水、维生素的需求?最终的肠外营养制剂是否可以保证满足制剂安全和患者安全的要求?

为了保证肠外营养制剂满足患者需要并且满足制剂的稳定性要求,设计肠外营养处方格式(表11-5)是必要的,有利于医生明确患者的营养需求是否得到满足,也有利于药师审核处方是否可以满足制剂稳定性的需要。

表11-5 成年人肠外营养医嘱示例

姓名:	性别:	年龄: 住院号:	床位:
诊断:		身高: cm	标准体重: kg
PN 指征:		过敏史:	

PN 途径:□CVC or PICC(注意:在使用 PN 前,必须确定导管头位置合适。)
　　　　□外周静脉 (完整制剂渗透压 ≤ 　　 mOsm/L)

监测:每天监测体重,严格的出入液量。每 　 h 监测一次血糖。
　　 每 　 天监测钠、钾、氯、二氧化碳、血糖、尿素氮、血肌酐、镁、磷酸根一次。
　　 每 　 天监测血脂、总胆红素、钙、碱性磷酸酶、丙氨酸转氨酶、天冬氨酸转氨酶、白蛋白、镁、磷酸根一次。

注意:选择的基础制剂输入时,必须全程使用专用的输注管路,并使用 $1.2\mu m$ 的过滤器。超过 24h,剩余液体应弃之不用。

□ 外周静脉二合一	□ CVC 二合一	□ CVC 三合一
葡萄糖　　g 氨基酸:商品名　　, g	葡萄糖　　g 氨基酸:商品名　　, g	葡萄糖　　g 氨基酸:商品名　　, g 脂肪乳:商品名　　, g
用于外周静脉输入,使用确定的患者可以耐受的葡萄糖量。提供的热量是　　kJ,最大输注速度不要超过　　mL/h。	用于 PICC 和 CVC 输入,使用确定的患者可以耐受的葡萄糖量。提供的热量是　　kJ,最大输注速度不要超过　　mL/h。	用于 PICC 和 CVC 输入,使用确定的患者可以耐受的葡萄糖量。提供的热量是　　kJ,最大输注速度不要超过　　mL/h。 另外需要的脂肪乳不要加入其中。

姓名:	性别:	年龄:	住院号:	床位:

必须规定:每小时输注毫升数×输注小时＝每天供输注毫升数。

如果是间歇性输注,必须规定:第一次输注每小时毫升数×输注小时、第二次输注每小时毫升数×输注小时等,每天输注毫升数。

经外周静脉或 CVC 输注的二合一混合液添加的脂肪乳商品名　　　　　(热量密度和容积)

□10%　　□250mL　　以　　　mL/h 的速度输注,总输注时间应大于　　h。输注次数　　　。

□20%　　□500mL　　(注意输注时间不要小于 4h,也不要大于 12h)。12h 输注不完,应弃去。

每日其他营养添加物	每日添加物
氯化钠	
乳酸钠	
磷酸钠	
氯化钾	
乳酸钾	
磷酸钾	(1)正规胰岛素　　单位,在高血糖时使用。开始使用时每 10g 葡萄糖加 1 个单位胰岛素
葡萄糖酸钙	(2)药师要审核钙/磷酸根限制量(有些商品氨基酸中含有磷)
硫酸镁	
成人多种维生素	
成人微量元素	
其他	

医师签字:　　　　　　　　　　　　　　　　　　时间:

六、举例

卡文(Kabiven PI)2 500mL。其中氨基酸 57g,折合为氮 9g,脂肪 85g,葡萄糖 162g,总热量 $57 \times 4 + 85 \times 9 + 162 \times 4 = 228 + 765 + 648 = 1\,641$kcal,非蛋白热量 $= 765 + 648 = 1\,413$kcal;氮:热 $= 9:1\,413 = 1:157$;脂肪占非蛋白热量比 $= 765/1\,412 = 54.2\%$,脂肪占总热量比 $= 765/1\,641 = 46.6\%$。钠 53mmol,钾 40mmol,镁 6.7mmol,钙 3.3mmol,磷 18mmol,硫 6.7mmol,氯 78mmol,乙酸 65mmol。渗透压 830mOsm/L。pH 约 5.6。

如果加水乐维他 1 支,则:硝酸硫胺 3.1mg,核黄素磷酸钠 4.9mg,烟酰胺 40mg,盐酸吡多辛 4.9mg,泛酸钠 16.5mg,维生素 C 113mg,生物素 $60\mu g$,叶酸 0.4mg,维生素 B_{12} $5.0\mu g$。

如果加维他利匹特 10mL,则:维生素 A 0.99mg,维生素 D_2 $5\mu g$,维生素 E 9.1mg,维生素 K_1 0.15mg。

如果加安达美 10mL，则：氯化铬 53.3μg，氯化铜 3.4mg，氯化铁 5.4mg，氯化锰 0.99mg，钼酸钠 48.5μg，亚硒酸钠 69.1μg，氯化锌 13.6mg，碘化钾 166μg，氟化钠 2.1mg。

七、肠外营养方案注意事项

（1）对不同的输注途径采用不同渗透压的肠外营养制剂，比如外周静脉途径采用渗透压 <850mOsm/L 的制剂，对于 CVC 采用渗透压 <1 200mOsm/L 的制剂。

（2）根据患者的应激状态不同、BMI 等调整营养组分。相关章节已经介绍。

（3）对于肾功能损害的患者，微量元素、电解质和维生素及水用量应该根据患者肾功能的损害程度来确定。透析患者可以保持蛋白质的摄入量；肝性脑病患者应该使用富含支链氨基酸的制剂，不要使用含有铜和锰的制剂；心力衰竭患者需要限制钠和水的摄入；对于已经存在营养不良的患者，为防止再进食综合征的发生，开始时热量供给要少，注意增加钾、镁、磷和维生素的摄入。

（4）糖尿病和高脂血症患者更易发生脂肪代谢紊乱，要注意监测。如果甘油三酯 >7.7mmol/L，应停用脂肪乳。

（5）其他特殊情况将在以后的章节中讨论。

【参考文献】

1. 中国医师协会. 临床技术操作规范：临床营养科分册[M]. 北京：人民军医出版社，2011.

2. MÜHLEBACH S，FRANKEN C，STANGA Z. Practical handling of AIO admixtures – Guidelines on Parenteral Nutrition，Chapter 10[J]. Ger Med Sci，2009，7.

3. MIRTALLO J，CANADA T，JOHNSON D，et al. Safe practices for parenteral nutrition[J]. JPEN，2004，28(6)：S39 – S70.

4. ASPEN Board of Directors and the Clinic Guidelines Task Force. Guidelines for the use of Parenteral and enteral nutrition in adult and pediatric patients[J]. JPEN，2002，26(1 suppl)：1SA – 138SA.

第十二章　不同危重症患者的营养治疗

为了合理地实施危重症患者的营养治疗,医生需要清楚、准确、完整地了解患者的原发病,疾病的严重程度,对不同营养成分的耐受程度和需要程度,患者最佳营养途径和合适的营养途径。还要预测患者可能需要营养支持的时程,明确、建立、做好营养治疗的监测,以便及时发现风险,了解营养供应的不足或者过量。在本章中我们将从不同疾病的角度,了解对既定的患者如何正确、及时、有效地实施营养治疗。本章介绍的内容包括:

· 危重肺部疾病的营养治疗
· 器官衰竭的营养治疗
· 胰腺炎患者的营养治疗
· 癌症恶液质患者的营养治疗
· 危重神经系统疾病的营养治疗

第一节　危重肺部疾病的营养治疗

营养治疗是危重肺部疾病患者的一个重要治疗部分。原因是:其一,患有蛋白质 – 热能营养不良的患者,肺炎、呼吸衰竭和 ARDS 的发病率增加。其二,营养不良通过减少肌肉强度、改变通气量、损害免疫功能,而对肺功能带来不利影响。其三,需要插管进行机械通气的呼吸衰竭的危重症患者,特别易受到营养不足或过食的影响。如果营养供给不足,会导致进一步的免疫抑制、呼吸肌萎缩、通气功能障碍,引起长期的呼吸机依赖和死亡。过度的营养供给,会导致呼吸衰竭的患者 CO_2 增加,以及迫使已经不堪重负的呼吸系统进行高通气。对于危重呼吸衰竭的患者,临床医生应该细致、完整地了解患者基础疾病的发生发展过程,考虑周全营养干预的利弊。

一、营养不良对呼吸系统的不良影响

呼吸系统疾病患者中常见营养不良,营养不良会对患有肺疾病的患者,无论是自主呼吸或机械通气的患者,产生不良影响。营养不良会损害呼吸肌功能、损害呼吸驱动和对低氧血症的反应,还会损害肺防御机制。

1.营养不良对呼吸肌结构和功能的影响　产生吸气动作的是吸气肌,主要有膈肌和肋间外肌,其中前者起决定作用,呼吸肌力的测定常常是膈肌收缩力的测定;产生呼气动

作的是呼气肌,主要有肋间内肌和腹壁肌。此外,还有一些辅助呼吸肌,如斜角肌、胸锁乳突肌和胸背部的其他肌肉等。营养不良时,膈肌重量是减轻的。已有的尸检资料证明,营养不良患者体重和膈肌重量分别降至正常的70%和60%。既往健康而无慢性肺疾患的意外死亡者的尸检结果发现,体重正常者膈肌的体积和厚度均正常;而死亡时平均体重为理想体重71%的营养不良病死者,膈肌体积平均下降了43%。营养不良的患者膈肌厚度约减少25%。发生营养不良的患者,维持呼吸功能的呼吸肌结构已经不能满足患者基本的呼吸动力需求。因为正常通气功能的维持有赖于呼吸肌所产生的克服肺和胸壁的弹性阻力及气道阻力的动力。

呼吸肌力是指肌肉工作时,依靠肌收缩克服或对抗阻力的能力。典型测定法是采用吸呼气末气道阻断法测定口腔阻断压,即最大吸气口腔压和最大呼气口腔压。最可靠的指标是跨膈压测定。呼吸肌具有足够的收缩力和耐力是保证正常通气所不可缺少的条件。一旦营养不良发生,机体就会通过降低对能量底物的利用率来改变肌纤维的结构,从而损害肌肉的功能。即使在没有肺部疾病的营养不良患者,其呼吸肌力量、最大通气量和肺活量也分别只有营养良好患者的37%、41%和63%。呼吸肌的收缩需要连续消耗高能磷酸肌酸和糖原,能量来源于营养底物,如肌肉贮存的糖原,血液循环供应的脂肪和氨基酸。呼吸肌肌力明显受营养状态的影响,因此,合并营养不良者呼吸肌肌力减低。

呼吸肌耐力是指长时间进行肌肉活动的能力,或者是对抗疲劳的能力。如可连续测定5次肺活量,每次测定间隔30s,疲劳时肺活量逐次下降。影响呼吸肌耐力的重要因素是呼吸肌纤维类型的分布和呼吸肌能量的供能平衡。当呼吸肌的能量消耗超过能量供应时,其耐力将随之降低。影响呼吸肌能量需求的因素有:呼吸功、呼吸肌肌力、呼吸肌收缩效率。对于危重症患者而言,呼吸功是增加的,呼吸肌肌力是减弱的,呼吸肌收缩效率是减低的,因此呼吸肌能量消耗增加,呼吸肌的耐力下降。影响呼吸肌能量供给的因素包括呼吸肌的血液供应是否足够,动脉血氧含量是否足够,血液营养底物浓度是否足够,呼吸肌对血中能源物质和氧气的摄取能力是否足够,能量贮备是否足够。患有严重肺部疾病的患者,呼吸肌的血液供应不足,动脉血氧含量低,伴有营养不良时血液中葡萄糖和游离脂肪酸可减少。营养不良可使肌糖原、ATP和磷酸肌酸的贮备减少。

2. 营养不良对通气功能的影响 营养不良对呼吸系统最显著的影响之一是减少维持正常通气的动力,主要影响呼吸中枢和呼吸肌。营养不良对通气调节的作用不太清楚。健康志愿者试验表明:如果受试者每日仅服用550kcal的葡萄糖历时10天,人体对缺氧的通气反应降低58%。另一组健康志愿者每日静脉给予440kcal的葡萄糖1周,每分钟通气量和平均吸气流量(通气驱动力指标)下降26%,在第8天静脉输入氨基酸4h后,每分钟通气量和通气驱动力恢复50%以上,24h后完全恢复正常。

3. 营养不良对呼吸系统防御和免疫功能的影响 营养不良严重损害呼吸系统防御和免疫功能。由于缺乏含硫氨基酸、铜、硒和维生素,体内抗氧化保护机制会受到损害,营养不良会使肺泡表面活性物质分泌减少。营养不良使具有保护功能的抗氧化酶水平减低;影响肺泡和支气管上皮细胞的再生和修复;支气管纤毛运载功能减弱,细菌对支气管黏膜上皮细胞的附着性增强。有研究表明,在气管切开后,细菌对气管上皮细胞的附着力与患者的营养状态明显相关。长期气管造口的患者下呼吸道绿脓杆菌感染的概率与机体营养状态的多项指标(血清白蛋白、三头肌皮肤皱褶厚度、血清转铁蛋白和淋巴细胞计数)高度相关。动物实验证明,营养不良动物支气管黏膜纤毛对吸入到肺内的细菌的清除率明显减低,损害细胞免疫功能,抑制迟发型皮肤超敏反应。在促有丝分裂反应中,影响 T 淋巴细胞的转化。支气管肺泡灌洗液中 T 辅助细胞和 T 抑制细胞的比例倒置。动物实验结果表明,4 周幼鼠蛋白质 – 热量摄入不足可发生胸腺萎缩,对植物血凝素的 T 淋巴细胞转化反应降低。T 淋巴细胞对单核细胞增多性李斯特菌的清除能力降低,影响体液免疫功能,使血清免疫球蛋白水平减低。由于影响呼吸道上皮细胞再生,致使分泌型 IgA 减少,补体系统活性降低,吞噬功能明显降低,中性粒细胞的杀菌能力也减弱。总之,营养不良可损害机体细胞免疫、体液免疫及呼吸道局部的防御功能,使其容易发生肺部感染。

二、严重呼吸疾病患者营养不良的原因

严重呼吸疾病,特别是呼吸衰竭患者往往合并营养不良,需要机械通气的患者营养不良的发生率更高。营养不良成为 ICU 中常见的潜在致死并发症。研究表明,呼吸疾病住院患者中 30% ~ 50% 合并有不同程度的营养不良,机械通气患者合并有营养不良者高达 90% 以上。严重呼吸疾病患者发生营养不良的原因有:

1. 能量摄入减少　患者由于心肺功能严重不全、机械通气、气管内留置导管、气管切开,进食活动受到限制,限制了能量物质和必需营养素摄入的量和成分。抗菌药物和茶碱等药物对胃黏膜的刺激也影响患者的进食。研究发现,ICU 中进行机械通气的患者热量、蛋白质和碳水化合物的摄入符合要求的分别仅占 70% 、26% 和 56%。

2. 机体能量消耗增加　比如慢性阻塞性肺疾病患者由于气道阻力增加和胸肺有效顺应性减低,使呼吸功和氧耗增加,并且由于肺脏过度充气,使膈肌收缩效率减低。机械通气患者也可由于发热、疼痛、躁动、挣扎、呼吸肌抵抗造成能量消耗增加。营养不良的存在又可使呼吸肌肌力和耐力降低,损害通气驱动功能。由于同时伴有免疫功能低下,常易并发肺部感染,加重呼吸衰竭,使机械通气患者的撤机变得困难。

3. 机体分解代谢增加　严重呼吸疾病时,由于感染、细菌毒素、炎性介质、缺氧、焦虑、外伤、手术等因素引起机体内分泌紊乱,使之处于严重的应激和高分解状态,能量消耗和尿氮排出量显著增加。另外,由于细胞代谢功能的损害,而造成能源基质,首先是糖的利用障碍。由于机体不能有效利用糖和脂肪供热,因此主要是分解蛋白质,尤其是支链氨基酸,造成体内支链氨基酸缺乏,芳香族和含硫氨基酸增加。而芳香族氨基酸和甲硫氨酸是儿茶酚胺等神经介质的前体,因此,应激反应大大增强了机体的分解代谢,加重了营养不良。机械通气患者的大量排痰也是氮丢失的一个途径。机械通气患者每口排痰中氮量约为 0.36g,高者达 0.68g,相当于蛋白质 4.3g。

4. 肠道消化吸收功能障碍　严重呼吸疾病常常存在着长期缺氧、高碳酸血症、心功能不全、胃肠道淤血,以及长期使用广谱抗菌药物引起的肠道正常菌群失调,导致消化和吸收功能障碍。

三、慢性阻塞性肺疾病的营养治疗

(一)慢性阻塞性肺疾病与营养不良的关系

慢性阻塞性肺疾病(COPD)是一种常见的发生于中、老年人的疾病。根据国内的研究,在年龄大于40岁的男性人群中,患病率高达8%左右。慢性阻塞性肺疾病全球倡议(GOLD)发布的文件已经把COPD看作是一种全身性疾病,并认为营养不良的存在与COPD患者的不良预后有关。营养不良的COPD患者呼吸驱动和对低氧的反应是减弱的,当患者的吸气压小于正常的一半时,大部分COPD患者就会发生高碳酸血症;当另一些增加呼吸做功的因素存在时,也很快就会发生高碳酸血症。研究显示这些呼吸肌功能的异常和呼吸肌耐力的异常使得伴有营养不良的COPD患者更易出现呼吸衰竭。

(二)COPD患者营养不良的流行病情况

现在把COPD分为4个代谢表型:①患者的体重没有下降,股四头肌脂肪和肌肉比例适当,股四头肌Ⅰ、Ⅱ类肌纤维数量和比例适当,腹部脂肪和皮下脂肪适当,没有动脉硬化,没有骨质疏松。②恶液质状态,多见于严重肺气肿患者。表现为:骨骼肌耗损,肌肉纤维萎缩,Ⅰ类肌纤维减少,Ⅱ类肌纤维比例增加;结构的改变引起骨骼肌功能的下降;骨质疏松症多见;脂肪组织耗竭。③肥胖患者,多见于慢性支气管炎患者,表现为:腹部脂肪和皮下脂肪增多,动脉硬化和心血管疾病多发。研究发现,接受长期氧疗的肥胖的COPD患者有最高的生存率和最低的住院率。这个结果在法国等欧洲国家的研究中也得以证实。这些研究记录了病死率预计值、年龄、性别、是否使用氧疗,以及肺功能参数FEV_1和肺活量。虽然无法清楚地解释为什么肥胖患者的生存率高,但是已经推定,肥胖的COPD患者在急性疾病时,由于存在着较多的能量储备,所以很好地保护了体细胞群,使之不减少。另外一个解释是:肥胖造成了较低的FEV_1,所以分类为严重COPD的患者,实际上气流受限不那么严重,因此预后会更好一些。④伴有隐性肥胖的少肌症类型。表现为:骨骼肌耗损,肌肉纤维萎缩,Ⅰ类肌纤维减少,Ⅱ类肌纤维比例增加;结构的改变引起骨骼肌功能的下降;内脏脂肪增多。这些患者容易发生动脉硬化和心血管疾病。研究表明:在肺功能严重损害($FEV_1 < 50\%$预计值)的COPD患者中,出现有临床意义的体重下降(3个月内体重下降5%,6个月内体重下降10%)的患者比例为25%～40%。在GOLD分级2、3期的COPD患者中,非脂肪组织指数(FFMI)在男性低于$16kg/m^2$、在女性低于$15kg/m^2$的患者比例为25%;在GOLD分级4期的COPD患者中,这个比例超过了35%。FFMI反映的是患者肌肉组织的丢失情况。

(三)COPD患者发生营养不良的原因

多种因素引起COPD患者发生营养不良,甚至发展为恶液质。这些因素包括:组织低氧血症,衰老,体力活动减少,基础代谢增加,慢性炎症反应,以及使用的一些药物都会导致分解代谢增高,引起肌肉耗损。在COPD患者中存在着激素抵抗综合征,并可能因此减弱内源性的保护性合成代谢机制。患者的食欲下降也是导致体重下降的一个因素。继发于呼吸做功增加的营养消耗一直被认为是体重丧失的主要原因,现在知道COPD患者的体重丧失是因为高代谢状态,这表明患者对体重丧失缺乏适应性反应。患有其他疾病的患者在体重丧失后表现为 REE 的减少。蛋白质和热量的摄入不足进一步加重了肺实质疾病的进展、免疫功能抑制和呼吸肌肉功能减弱,并因此增加了对插管、使用呼吸机的需求。营养不良和瘦体组织丢失都是 COPD 患者高并发症率、高病死率的预后参数,特别是有肺气肿的患者。危重症和营养不良的效应是不能脱机。在缺乏营养支持的情况下,危重症患者的炎症反应会导致明显的蛋白质分解代谢,这样会接着引起呼吸肌的损害和减少内脏蛋白质。

(四)慢性阻塞性肺疾病与营养状态的评估

慢性阻塞性肺疾病可以分为 6 种营养状态:肥胖、病态肥胖、少肌症伴有肥胖、少肌症、恶液质、恶液质前期。为了检测出这些临床表型,需要检测的指标包括:BMI、非脂肪组织(FFM)及非脂肪组织指数(FFMI = FFM/身高^2)、骨矿密度(BMD,FFM = 瘦体组织 + BMD)、骨骼肌指数(SMI = 骨骼肌质量/身高^2)、皮下和腹部脂肪。这些指标是用来检测患者机体组分构成的指标。BMI 在 $30 \sim 35kg/m^2$,分类为肥胖;BMI $> 35kg/m^2$,则分类为极度肥胖;BMI 在 $30 \sim 35kg/m^2$ 并且 SMI 低于青年男女正常人群 2 个标准差(SD),则分类为少肌症伴有肥胖;SMI 低于青年男女正常人群 2 个 SD,则分类为少肌症;在 6 个月内非故意性体重下降 >5%,并且 FFMI $< 17kg/m^2$(男性)或 $< 15kg/m^2$(女性),则分类为恶液质;在 6 个月内非故意性体重下降 >5%,则分类为恶液质前期。

这种分类是有临床预后意义的。近期的人群研究表明:不吸烟人群各种原因引起的死亡中,最低的年龄调整后的病死率见于 BMI 在 $22.5 \sim 24.9kg/m^2$ 或者 $20 \sim 25kg/m^2$ 的患者人群。但是,在中度或者重度气道阻塞的患者中,BMI $< 25kg/m^2$ 的患者与超重患者或者肥胖患者比较,BMI $< 25kg/m^2$ 是病死率增加的危险因素。FFMI < 预计值的 10%,也是独立于 BMI 之外的预测死亡风险的因素。较低 FFM 的 COPD 患者更容易出现 BMD 的降低,而 BMD 的降低更容易使 COPD 发生骨折。SMI 下降患者的生理活动会受到不利的影响,同时,也是病死率增加的危险因素。需要指出的是肥胖是心血管疾病的危险因素。

其他的测定有:非脂肪组织和脂肪组织可以使用双能 X 线吸收测定(DEXA)、单频生物阻抗测定(BIA)、人体测量(皮褶测量)等方法测定。肌肉组织可以使用多频生物阻抗测定(BIA)、DEXA、超声和生物标志测定。腹部脂肪可以使用 CT、MRI、腰/臀周径比测定。肌肉强度可以使用计时起立 – 行走测试或者爬梯测试来测定。

(五)COPD 患者的营养治疗

对 COPD 患者的营养治疗是要在对患者进行评估后进行的。本部分我们只讨论体重丢失患者的营养治疗。如果要改善患者的营养负平衡状态,就需要提供给患者足够的、超过热量丢失的热量。一般来讲,患者可能需要更多的蛋白质和比健康人更高比例的脂肪(脂肪供能占总热量的45%),同时要减少饱和脂肪酸的比例。蛋白质的比例应该占总热量的20%。循证医学研究已经证实:营养治疗可以增加 COPD 患者的体重,在已经存在着营养不良的患者中,效果更加明显。另外 FFM、中臂肌围和三头肌皮褶厚度都有明显的改善。营养治疗也可以使得营养不良的 COPD 患者 6min 步行距离(6MWD)、呼吸肌强度(最大呼气、吸气压)以及 St George's 评分得到改善。

出于对 COPD 患者康复的考虑,营养治疗和营养方案的探索已经开始,必需氨基酸的供给,乳清蛋白(富含 BCAA)的供给,肌酸和多不饱和脂肪酸的供给,似乎都是不错的选择。Sugawara 等人对 36 个 COPD 患者进行营养治疗的研究。他们使用了 MEIN(Meiji Dairies Corporation,Tokyo,Japan)作为营养制剂供给患者。200mL 的制剂含有 200kcal 的热量,蛋白质占热量的 20%,脂类占热量的 25%,碳水化合物占热量的 53.2%,食用纤维素占热量的 1.8%。这种制剂含有具有抗炎症、抗氧化的乳清肽和 $\omega - 3$ 脂肪酸($\omega - 6$:$\omega - 3 = 2:1$),并富含抗氧化的维生素,包括维生素 A、维生素 C、维生素 E。要求患者每天使用 400mL 的制剂,其他的日常进食未限制,同时进行康复训练。在营养治疗加运动治疗组,体重、FFM 和中臂肌围(MAMC)在 12 周后,都出现了明显的增加。12 周时,低强度运动加营养组患者蛋白质的摄入和膳食的摄入也出现了明显的增加;炎症指标 hsCRP、IL-6、IL-8 和 TNF-α 明显降低,MRC 评分、最大吸气时口腔压(Pi_{max})、6MWD、股四头肌肌力、承重指数(WBI)都获得了显著的改善。情感和慢性呼吸疾病评分都有改善。他们认为使用抗炎、抗氧化营养制剂治疗 COPD 患者是有益的。

Baldi 等人对伴有营养不良(6 个月内体重下降 5%)的重度 COPD 患者做了营养和康复研究。他们给患者使用氨基酸制剂(Aminotrofic,Erre Kappa Euroterapici,Milan,Italy),每次 4g,每天 2 次,每次配置 200mL 液体口服。保证患者的蛋白质摄入 1.5～1.7g/(kg·d)。其中必需氨基酸的成分和剂量是:L-亮氨酸 1 250mg,L-赖氨酸 650mg,L-异亮氨酸 625mg,L-缬氨酸 625mg,L-苏氨酸 350mg,L-半胱氨酸 150mg,L-组氨酸 150mg,L-苯丙氨酸 100mg,L-甲硫氨酸 50mg,L-酪氨酸 30mg,L-色氨酸 20mg,维生素 B_6 0.15mg,维生素 B_1 0.15mg。在第 12 周时,使用营养制剂组有 92% 的患者体重增加[平均增加(3.8±2.6)kg],而单纯运动组只有 15% 的患者体重增加。使用营养制剂组有 69% 的患者 FFM 增加[平均增加(1.5±2.6)kg],而单纯运动组只有 15% 的患者 FFM 增加。FFM 的改变与治疗后组织提取氧分压(PaO_2)、CRP 以及空腹胰岛素相关。

对于发生呼吸衰竭的 COPD 患者的营养治疗,将在下面内容讨论。

四、呼吸衰竭的营养治疗

对不同病因的呼吸衰竭,营养治疗方法是不一样的。总体来讲,在呼吸衰竭时,如何使用营养治疗,存在着争议。

对于 COPD 发生呼吸衰竭,需要有创通气的患者,过去曾经有需要高脂肪营养以改变呼吸商,减少二氧化碳潴留的认识。但是近年来,认为在 COPD 机械通气患者中使用高脂肪营养是没有必要的。应该认识到营养治疗只是 COPD 患者治疗的一个环节。随着对 COPD 的认识,对 COPD 呼吸衰竭治疗的理念和方法的改善,对这些患者的营养治疗方法也发生了变化。COPD 需要有创机械通气患者,现在使用有创呼吸机一般在 5～7 天,甚至更短。在实施有创机械通气阶段的营养治疗的原则是肠内营养,几乎没有必要肠外营养(除非机械通气时间过长并且存在着肠道不可利用的情况)。

对于需要长期使用有创呼吸机的 COPD 患者,营养治疗的主要目的是给患者提供足够的营养。也就是营养的种类足够,营养的量足够,营养物的比例合适。而更多的添加物可能是不必要的。在临床工作中,常常可以见到长期有创机械通气的 COPD 患者,在营养治疗一段时间后体重增加的情况。但是肺功能的恢复仍然需要看患者基础疾病和合并症的严重程度。

　　对于因为神经疾病发生呼吸衰竭的患者,由于患者没有肺部疾病,所以营养治疗比较特别。举例:患者,男性,52 岁,1 年前出现下肢乏力,逐渐呼吸困难。诊断为脊髓侧索硬化症。因为呼吸衰竭住院,并使用有创呼吸机治疗。肺部体检和实验室检查未发现实质性病变。呼吸机参数如表 12 − 1 所示。

表 12 − 1　患者通气参数设置

参数值	吸入氧浓度 （FiO$_2$）	潮气量 （V$_t$）	每分钟通气量 V$_E$	呼吸末正压通气 （PEEP）	压力支持 （PS）	呼吸频率 （RR）
	0.35	400mL	6L/min	4cmH$_2$O	20cmH$_2$O	15 次/min

　　患者既往无疾病,近期不发热,身高 165cm,体重 65kg。对于这位患者,开始使用肠内营养治疗,能量供给 1 500kcal。这个热量对于该患者体重而言并不多。但是,一个月后患者体重明显增加,达到 72kg。分析原因可能是患有脊髓侧索硬化症患者基础能量消耗减少,患者也不存在应激,因此,供应的能量超过了患者消耗的能量。这种情况也见于长期需要机械通气的老年患者,体重增加过多对于机械通气也是不利的。在前面的章节中,我们强调了能量足够摄入的重要性,但是在临床上也要注意根据患者的具体疾病来确定能量的多寡。

　　ARDS 患者使用有创通气的平均通气时间是 10 ~ 14 天,有些患者会出现呼吸机依赖,使呼吸机辅助呼吸长达 3 周以上。这个过程中发热、疼痛、焦虑、烦躁不安、呼吸做功和感染都成为高代谢的原因。高分解代谢,能量消耗增加,患者迅速出现营养不良。ARDS 营养治疗的目标在不断演变。20 世纪 90 年代以来,一些相关的临床研究结果显示,添加特定营养素如二十碳五烯酸（EPA）、γ − 亚麻酸（GLA）和抗氧化剂可降低全身和肺部的炎症反应,改善氧合,缩短机械通气时间。不同的临床研究间存在着差异,是否有效多有争议。但是 ARDS 的临床营养治疗,已经从以单纯提供细胞机体代谢所需能量与底物、维持组织器官结构和功能的基本目标,向以调理代谢紊乱、调节免疫、作为疾病治疗的"药物"影响疾病发展和转归为目标转变。

　　引起 ARDS 的基本原因之一是肺组织中性粒细胞和巨噬细胞导致的炎症反应失控,ω − 6 脂肪酸及其代谢物是炎症反应的关键。许多炎性疾病如动脉粥样硬化、哮喘、肥胖症的发病率上升与富含 ω − 6 脂肪酸的饮食结构有关。ω − 6 脂肪酸是免疫细胞膜整体的组成部分,在炎症反应中一旦被磷脂酶 A − 2 所激活,便代谢为前列腺素 E$_2$、血栓素 A2、白三烯 B4（LTB4）等促炎因子,进一步导致炎症级联反应、免疫抑制、趋化作用、促血小板聚集、微血管血栓形成,加重 ARDS 的发生发展。而 ω − 3 脂肪酸（EPA、DHA）能够替换免疫细胞膜当中的 ω − 6 脂肪酸,ω − 3 脂肪酸代谢物如前列腺素 E$_3$、血栓素 A3、白三烯 B5（LTB5）等可以抑制炎症激活和血小板聚集,已经成功应用于减弱某些慢性疾病,如克罗恩病、溃疡性结肠炎、冠心病、风湿性关节炎等的炎症反应。Gadek 首次将含有 EPA 的肠内营养配方应用于急性肺损伤患者,发现使用 ω − 3 脂肪酸患者机械通气时间和住 ICU 时间都显著缩短。

GLA 也是近年来认为能够协同 EPA 增加其益处的其他类型脂肪酸。琉璃苣油含有较多的亚麻酸,是亚油酸的代谢物。由亚麻酸衍生得到的二高 γ – 亚麻酸(dihomo GLA)能够嵌于免疫细胞磷脂层。二高 γ – 亚麻酸的结构能够抑制白三烯的生物合成,而且能够经代谢形成一种强效血管扩张剂——前列腺素 E,促进肺血管舒张。此外,给予亚麻酸不会增加免疫细胞中 ω – 6 脂肪酸的含量,摄入的 GLA 可以通过将免疫细胞膜的 ω – 6 脂肪酸替换成二高 γ – 亚麻酸来增加抗炎症反应活性。

1999 年 Gadek J 等的研究将 ARDS 患者分为治疗组(添加 EPA 和 GLA 的特殊肠内营养配方)和对照组(相同热量和相同含氮量的标准肠内营养配方),发现接受 EPA 和 GLA 饮食的患者在试验第 4 天支气管肺泡灌洗液(BALF)中中性粒细胞数目显著下降,在 4~7 天内肺部炎症反应有显著减弱,氧合指数明显改善,机械通气时间、吸氧时间、住 ICU 时间显著缩短,并能减少新发器官衰竭的发生率。并且添加 EPA 和 GLA 特殊肠内营养配方组的病死率有下降的趋势。2006 年 Singer 等对 ALI 机械通气患者给予 EPA 和 GLA 饮食以后,发现与给予相同热量、相同含氮量的标准饮食的 ALI 患者相比,第 4 天和第 7 天氧合指数显著改善,肺静态顺应性升高。除此之外,给予 EPA 和 GLA 饮食的患者机械通气时间显著缩短,28 天病死率降低。上述研究结果最近受到挑战,ARDS network 的一项纳入 272 例机械通气 ALI 患者的多中心、前瞻性、随机对照研究发现:根据是否添加特殊肠内营养配方(EPA、GLA 和抗氧化剂)分为治疗组和对照组,两组接受等氮等热量能量。结果显示,尽管治疗组新发器官功能衰竭的天数低于对照组,但两组 60 天病死率无差异,并且治疗组的机械通气及 ICU 住院时间长于对照组。因此研究认为添加特殊配方的肠内营养治疗并不能缩短 ARDS 机械通气时间,也不能改善预后。同样,西班牙的一项应用 EPA + GLA 和抗氧化剂的多中心研究也提示氧合指数改善,但机械通气天数和序贯器官衰竭估计(SOFA)评分与对照组相比无显著性差异。这些不同的结果可能与患者原发疾病、疾病的严重程度、实施治疗的时机等有关系,需要进一步的研究。关于在 ARDS 患者中使用鱼油的方法在 2009 年以前认为是有益的,但是近来的研究已经否定了这一说法。

在 ARDS 患者的肺中,液体的集聚和肺水肿是常见的现象,并与不良的预后有关。因此,已经提出对 ARDS 患者需要限制液体时,使用限制液体制剂(如 2kcal/mL)。对呼吸衰竭患者要特别注意的电解质是磷。磷对于 ATP 和 2,3 – 二磷酸甘油酸(2,3 – DPG)的合成是必需的,而 ATP 和 2,3 – DPG 对于膈肌的正常收缩及理想的肺功能都是关键的。与没有电解质失衡的患者比较,低磷血症的危重症患者住院时间延长,需要机械通气的时间延长。

【参考文献】

1. SUGAWARA K,SHIOYA T,SATAKE M,et al. Anti – inflammatory nutritional support enhances exercise performance and QOL in patients with stable COPD[J]. European respiratory journal,2011(55 Suppl): 1893.

2. BALDI S,AQUILANI R,PINNA G D,et al. Fat – free mass change after nutritional rehabilitation in weight

losing COPD：role of insulin，C – reactive protein and tissue hypoxia［J］. International journal of copd，2010，5（1）：29 – 39.

3. GADEK J E，DEMICHELE S J，KARLSTAD M D，et al. Effect of enteral feeding with eicosapentaenoic acid，gamma – linolenic acid，and antioxidants in patients with acute respiratory distress syndrome［J］. Crit Care Med，1999，27（8）：1409 – 1420.

4. SINGER P，THEILLA M，FISHER H，et al. Benefit of an enteral diet enriched with eicosapentaenoic acid and gamma – linolenic acid in ventilated patients with acute lung injury［J］. Crit Care Med，2006，34（4）：1033 – 1038.

5. RICE T W，WHEELER A P，THOMPSON B T，et al. Enteral omega – 3 fatty acid，γ – 1inolenic acid，and antioxidant supplementation in acute lung injury［J］. Journal of the American medical association，2011，306（14）：1574 – 1581.

第二节　器官衰竭的营养治疗

危重症患者常常存在着器官衰竭的问题，包括呼吸衰竭、心力衰竭、肾衰竭、肝衰竭等。这些问题常常既是引起营养不良的原因，也是因为营养不良而加重。各种器官衰竭的病因和病理生理情况不同，需要营养治疗的方法也不同，关注的重点也不同。

一、心力衰竭和危重心脏疾病时的营养治疗

(一)心力衰竭和危重心脏疾病时营养不良的原因

临床常常见到的心脏疾病包括致命的心律失常、不稳定型心绞痛、急性心肌梗死、心内膜炎、充血性心力衰竭、心源性休克，患者最终的归宿是心脏衰竭。心力衰竭是心脏不能有效地泵血，左右心室都有可能受累，心脏受累的部位决定着营养的实施。左心室功能障碍时，血流淤积于肺循环，引起肺水肿，并可能引起呼吸衰竭；右心室衰竭时，血液淤积于静脉系统，会导致低垂部位的水肿，肝大，肠道充血，颈静脉怒张。在生命支持时，使用血管活性药物、主动脉内气囊泵、体外膜式氧合及机械通气都是常见的，这些情况会引起肠道缺血。心肌梗死、脑卒中、外周血管疾病、心输出量减少、肾功能不全也会引起肠道缺血。胃肠道的血流灌注不足，会使得患者接近于厌食状态，恶心、呕吐、腹泻、厌食、腹水和早饱感都会出现。这是心力衰竭患者出现营养不良的重要原因。另外，充血性心力衰竭时机体处于一种炎症状态、高代谢状态，血中肿瘤坏死因子和促炎因子的水平增高，因此，患者机体有高热量、高蛋白质的需求。由于心脏疾病时需求和供给的极度失衡，患者容易发生营养不良，甚至出现所谓的心源性恶液质状态。

(二)危重心脏病患者肠内营养应用的必要性

心脏一天要消耗6kg ATP，相当于心脏重量的20～30倍。心脏每天需要大量做功，一天要泵出大约10t的血量。这些工作都是要靠足够的化学能转化为机械能实现的。所以一旦营养供给不足，心脏功能也会衰竭。危重的心脏病患者是处于高分解状态的。除了能量需要外，每天的蛋白质需要量，对 BMI > 30kg/m² 的患者，应该提供 1.5～2g/kg 理想

体重;而对于 BMI <25kg/m² 的患者,应该提供 1.5～2g/kg 实际体重。另外还要考虑到肝衰竭和肾衰竭的影响。对于已经存在着心源性恶液质的需要手术的患者,围手术期的营养支持是改善预后的最重要措施。肠内营养在围手术期的使用,可以改善左心室的功能,改善手术前患者的机体防御机能,减少术后的感染,并对肾功能有保护作用。肠内营养的好处还有:保护肠道黏膜不发生萎缩,维持理想的肠道微生态平衡,减少感染并发症,改善内脏灌注,缩短住院时间。在患者血流动力学不稳定,需要大剂量血管活性药物或者机械辅助装置时,不可以使用肠内营养。因为这时机体的低灌注会引起肠道缺血,增加黏膜的渗透性,增加内毒素的吸收,增加多器官衰竭的发生率,进而增加病死率。Berger 等人对 70 例心脏及胸、腹部大血管手术患者进行了 EN 和 PN 的研究。他们发现使用 EN 患者的耐受性很好,EN 的摄入量与需要使用多巴胺和去甲肾上腺素的剂量呈负相关。在另一项 714 例使用呼吸机和血管活性药物的非手术患者的研究中,早期的 EN 可以降低住院期间的病死率。因此,目前认为对危重的心脏疾病患者,即使仍需要使用血管活性药物,但只要血流动力学稳定,早期使用肠内营养是有益的。

由于心功能不全患者或者心脏手术后的患者肠道缺血的风险是大大增加的,因此需要做好监测。主要是腹腔内压(Intra – abdominal pressure,IAP)的监测。直接测量法是通过腹腔引流管或穿刺针连接传感器进行测压,测量值准确,但此方法为有创操作,加之大多数患者腹腔情况复杂,故临床很少应用。间接测量法即通过测量腹腔内脏器的压力反映腹腔压力。其中膀胱内压既可以客观地反映 IAP,用于腹腔间室综合征(abdominal compartment syndrome,ACS)诊断,又可评估 IAP 上升对循环、呼吸和肾功能的影响程度,具有技术操作简便、创伤小等优点,是目前公认的间接测定内压力的"金标准",因而最常用。测定方法为:患者取平卧位,在无菌操作下进行,经尿道膀胱插入 Forley 尿管,排空膀胱后,将 50～100mL 无菌等渗盐水经尿管注入膀胱内,夹住尿管,连接尿管与尿袋,在尿管与引流袋之间连接 T 形管或三通接头,接压力计进行测定,以耻骨联合处为调零点,测得水柱高度即为压力值。也可用导尿管直接接血压计测定,连续动态测定。危重症患者的 IAP 一般在 5～7mmHg,如果患者 IAP >15mmHg,使用肠内营养风险就会大大增加。

(三)危重心脏疾病患者肠内营养的实施要点

1.肠内营养的途径　是采取经鼻－胃途径还是经肠道途径合适呢? ASPEN、SCCM 认为经鼻－胃途径和经肠道途径进行营养治疗都是合适的。但是在一些特殊的情况下,应该选择使用经肠道途径进行营养支持,包括有吸入风险的患者,必须平卧位的患者,深度镇静和胃潴留增加明显的患者。麻醉、镇静、使用吗啡、机械通气及心源性休克患者复苏后,要警惕胃动力障碍。但是即使是心指数在 2.0～2.5L/(m²·min) 的患者,也可以吸收营养物质,而不会对肠内营养产生不耐受。因此要尽早使用肠内营养。如果患者使用了心室辅助装置(ventricular assist device,VAD),放置在胃顶部的 VAD 是不允许鼻胃插管的。

2.肠内营养的时机　ASPEN、SCCM 认为进入 ICU 的患者完成液体复苏后,在 24～48h 内应该开始肠内营养。由于危重症心脏病患者很容易发生胃肠道障碍,所以对存在着心源性休克和血流动力学不稳定的患者,在前 12～24h,不宜进行肠内营养。如果患者

的平均压 <60mmHg,使用肠内营养尤其要小心。Mechanick 等认为:对于高危患者应该在 24~48h 内使用肠内营养,而低危患者可以在 72h 内进行肠内营养。

许多心脏病患者是可以进食的,但要限制胆固醇、饱和脂肪酸及总的脂肪。有充血性心力衰竭的患者要限钠,每天 2g,没有水肿的患者钠摄入可以达到 4g。其他的营养膳食可能也是需要的,比如对伴有糖尿病的患者,要考虑到膳食中碳水化合物的问题。由于心力衰竭可能引起多器官衰竭,所以对患者的营养要根据情况进行调解,比如在急性肾衰竭时的膳食限制。液体限制量常常有变化,取决于液体潴留的严重性和对利尿剂的反应。口服摄入的适当性可能是不同的。有些患者进食良好,有些患者接近于厌食状态。恶心、呕吐、腹泻、厌食、腹水和早饱感都会出现,这是由于心力衰竭时胃肠道的血流灌注不足引起的。调整治疗心脏疾病的药物有助于改善胃肠道功能,不过药物可能会对味觉产生影响。对于那些不能很好地进食的患者,提供促进饮食恢复的膳食时,要注意改善膳食的适口性。

多数进行心脏手术的患者需要使用心肺转流术(cardiopulmonary bypass,CPB)。CPB会产生全身性的炎症反应,对许多器官造成损害。多数患者行心脏手术后恢复良好,但是少数患者恢复会出现困难,并往往持续住在 ICU。手术后的心脏问题包括心律失常、心输出量减少和低血压。在手术过程中,液体的集聚可以引发肺水肿。在开心手术后更易出现过度失血、神经功能障碍和胃肠道问题。急性肾衰竭也是常见的并发症,并与病死率增加有关,因为这些患者更易出现感染。CPB 会引起液体和电解质的不稳定,导致水钠潴留,钾丢失。最终,CPB 会影响葡萄糖代谢,这是因为高水平的肾上腺素会促使对胰岛素的抵抗并发生高血糖症。因此,进行心脏手术的患者处于发展为 MODS 的高风险之中。

3. 肠内营养制剂 实际上,关于严重心脏病的特殊营养制剂是没有的。所谓的免疫制剂并没有得到共识,认为是有益的。相反,在脓毒血症患者中,使用这些制剂会增加患者的病死率。最近的荟萃分析,研究免疫制剂对患者住院期间病死率、院内感染率和住院时间的影响。与标准制剂比较,供给含有鱼油而不含精氨酸的营养制剂,可以改善内科 ICU 中 SIRS、脓毒血症或 ARDS 患者的预后。有人对 >70 岁,射血分数 <0.4,进行冠状动脉搭桥并二尖瓣置换术的患者进行了前瞻性、随机、双盲研究。发现使用免疫制剂的患者术前免疫得到改善,并在手术后持续保持较好的免疫状态。危重症患者常常会出现 ALI 和 ARDS。ASPEN、SCCM 的指南认为:肠内营养中增加含 ω-3 脂肪酸、琉璃苣油和抗氧化维生素的制剂,对 ARDS 患者是有利的。但是,之后新的研究对这个结论进行了质疑。Rice 等人的研究认为:肠内营养中增加含 ω-3 脂肪酸、琉璃苣油和抗氧化维生素的制剂对 ARDS 患者是没有好处的,甚至是有害的。在此研究中,ALI 或者 ARDS 患者试验组接受了 ω-3 脂肪酸、抗氧化剂推注。与对照组比较,试验组病死率显著增高(26.6% 与 16.3%,$P=0.054$),不使用呼吸机天数更少(14.0 天与 17.2 天,$P=0.02$),不住 ICU 的时间更少(14.0 天与 16.7 天,$P=0.04$),脱离肺外器官衰竭的时间更少(12.3与 15.5,$P=0.02$)。作者认为原来的研究,第一,随机做得不好;第二,对照组患者使用了较大剂量的、引起炎症反应的 ω-6 和 ω-9 脂肪酸;第三,先前的研究缺乏说明患者顺

应性的问题。因此,结论是不可靠的。Pontes – Arruda 等人对需要肠内营养的 115 例早期脓毒血症患者进行了随机对照研究。试验组患者接受了富含 EPA 和 DHA 脂肪酸的高脂制剂(占热量的 55%),连续使用 7 天。结果发现试验组发生严重脓毒血症或者感染性休克的患者比例显著减少(26.3% 与 50%,$P = 0.025\ 9$),心力衰竭的发生率显著减少(36.2% 与 21%,$P = 0.038\ 1$),呼吸衰竭的发生率显著减少(39.6% 与 24.6%,$P = 0.036\ 2$)。目前,是否使用这些制剂依然不能确定。

关于严重心脏疾病合并肾衰竭、糖尿病时营养制剂的使用问题,将在相关的章节中进行讨论。

4. 心脏疾病患者对蛋白质和热量的需求 参见表 12 – 2。

表 12 –2 心脏疾病患者对蛋白质和热量的需求

疾病	热量	蛋白质(g/kg 体重)
充血性心力衰竭	120% ~130% BEE	1.2 ~1.5
心脏手术	BEE × 1.2 – 1.5 BEE × 1.2 – 1.6[b]	1.2 ~1.5
心脏移植	130% ~150% BEE 30 ~35kcal/kg	1.0 ~1.5 2[c]

注:BEE,基础能量消耗;b,感染时;c,手术前存在着营养不良。

5. 心脏疾病肠内营养监测的基本原则 在本书第九章、第十章已经介绍。需要特别注意的问题参见表 12 – 3。

表 12 –3 肠内营养需要注意的监测参数

类别	监测参数
血流动力学	复苏和血流动力学稳定 平均动脉压(MAP)是否 <60mmHg 腹内压是否 >15mmHg 休克是否纠正 使用血管活性药物剂量 是否需要机械通气

续表

类别	监测参数
胃肠道监测	是否存在胃潴留 急性腹痛 腹胀 肠梗阻(肠鸣音消失或者出现高调金属肠鸣音) 是否不排气、不排便 呕吐
实验室检查	酸中毒 乳酸增加
腹部 X 线监测	有无肠道扩张或者肠道增厚环形影 肠壁囊样积气症 肝门静脉或腹腔积气
其他监测	EN 停止的程序监测 EN 摄入量 抬高床头 30°~45°

(四)心脏病患者肠外营养的实施要点

心脏病患者肠外营养的适应证是:外周血管疾病、腹主动脉瘤及腹腔间隔室综合征导致的肠道缺血。由于胃肠功能丧失而引起的患者对肠内营养不能耐受,也是肠外营养的指征。对于有一定胃肠功能,实施肠内营养,但是供应量不足的患者,也可以使用肠外营养。肠外营养的时机是:一般患者在头 7 天内,不实施肠外营养;对于手术前就存在营养不良的患者,可以在手术前就使用肠外营养。患者使用肠外营养前,一定要保证血流动力学稳定。另外,关于血容量的控制和血糖的控制,在相关章节已经介绍过。需要强调的是脂肪的输注问题。在冠心病患者中,有许多患者血脂是明显增高的。当患者血清甘油三酯 >10.4mmol/L 时,就不应再使用脂肪乳。使用丙泊酚时,也要注意其含有较多的 ω-6 脂肪酸。关于肠外营养添加谷氨酰胺和抗氧化制剂是否有益处还需要更多的研究。

二、急性肾衰竭的营养治疗

急性肾衰竭(acute renal failure, ARF)是突发、可逆的肾脏排泄功能障碍。常见的危重症,包括脓毒血症、休克、药物以及创伤,都是 ARF 的病因。患病前存在有导致肾脏损害的基础疾病,如高血压、糖尿病、高龄等,也是患者发生 ARF 的原因。住院患者中 ARF 的发生率约为 5%,重症监护室中其发生率则高达 30%~50%。ARF 是临床常见危重症,尽管血液净化技术已经有了很大进展,但合并 ARF 的患者病死率仍高达 50% 以上。原有或医院获得性营养不良的 ARF 患者,其病死率一直居高不下。Hoste 等报告:在 185

例脓毒血症患者中,16.2%的患者出现了 ARF,其中70%的肾衰竭患者需要进行肾脏替代治疗。该组患者并发症率和病死率都很高。许多研究者报告:需要肾脏替代治疗的 ARF 危重症患者,病死率是60%~70%。

(一)急性肾衰竭的代谢改变

ARF 的后果是代谢废物堆积,水、电解质、酸碱平衡紊乱,血流动力学不稳定。不仅如此,ARF 还可以影响内环境的稳定,影响碳水化合物、蛋白质和脂类的代谢,会改变炎症的程度和影响抗氧化系统的稳定。需要注意的是:ARF 往往不是单一的机体损害,而常常伴有脓毒血症、多器官衰竭等。因此,在处理 ARF 时,还要兼顾到原发病和并发症的问题。

1.能量代谢改变 在单纯性 ARF 患者中,能量消耗基本不变或接近正常。如果合并败血症或全身炎症反应综合征(SIRS),其氧消耗量和静息能量消耗将增加25%甚至更多。ARF 患者应该摄入的热量不取决于 ARF,而是取决于原发病。能量底物的提供不应超过实际能量的需要。如果有并发症,少量进食对机体的危害比过量进食要小。一般来说,患者需要的热量是25~30kcal/(kg·d)。在高代谢状态下,如败血症或多器官衰竭,能量消耗也很少大于预测基础消耗的130%,热量摄入最多不超过30kcal/(kg·d)。对于重症患者,过量摄入会导致代谢并发症,如高渗性水肿和代谢性酸中毒等。

2.碳水化合物代谢改变 激素紊乱和透析治疗都会影响碳水化合物的代谢。高血糖在 ARF 患者中是常见的,这是因为 ARF 患者常伴有糖耐量下降和胰岛素抵抗。患者血中的胰岛素是增高的,但是患者骨骼肌胰岛素刺激最大葡萄糖释放量是减少的。而且主要由蛋白质分解引起氨基酸释放来源的肝脏糖异生增加,即使外源性葡萄糖输注也不能将其有效抑制;ARF 葡萄糖代谢的另一个特征是无氧酵解增加,糖的利用和乳酸生成增多,能量供应主要依赖葡萄糖的无氧代谢。因此,对于 ARF 重症患者来说,控制血糖十分重要,可有效改善预后,降低病死率。另外,还需要考虑到血液净化治疗中含糖透析液对血糖的影响。葡萄糖作为主要的能量底物,建议摄入<5g/(kg·d),因为过高的摄入会促进肝脏脂肪浸润以及二氧化碳产生过量。

3.蛋白质代谢改变 ARF 患者营养状态最显著的改变就是蛋白质高分解代谢释放氨基酸所导致的负氮平衡状态。ARF 时,肌肉蛋白质分解和氨基酸的氧化过程得到强化,肝脏从血液循环中摄取氨基酸的能力、葡萄糖异生能力和产生尿素的能力是增加的。在 ARF 的高分解代谢中,蛋白质降解增加,其合成也受到影响。在肝脏中,蛋白质的合成和急性期蛋白质的分泌是增强的。ARF 患者由于尿毒症和胰岛素抵抗的影响,骨骼肌降解释放的氨基酸转运入细胞的机制受损,不能被有效利用,从而影响了蛋白质的合成。ARF 患者的血浆和细胞内间隙出现氨基酸池失衡,氨基酸的作用也发生了改变,高分解代谢大大增强。其他促进蛋白质分解代谢的因素包括:内分泌紊乱(儿茶酚胺类、胰高血糖素、糖皮质类固醇激素释放增多,生长因子释放减少或抵抗,甲状旁腺功能亢进),代谢性酸中毒,急性期反应(全身炎症反应综合征),蛋白酶的释放,营养底物的丢失,血液净化治疗等。在早期对40例接受连续性静脉-静脉血液透析(CVVHD)的 ARF 患者给予不同剂量的蛋白质进行比较试验研究中,发现摄入1.5~1.8g/(kg·d)的蛋白质搭配适当的热量有利于达到正氮平衡而不会导致蛋白质过度分解。其后有人采取 2.5g/(kg·d)的蛋白质和35kcal/(kg·d)的热量,以全肠外营养方式给予接受 CVVHD 的 ARF 患者,结果表明该剂量的高蛋白营养是安全有效的,能够明显提高血清中大多数氨基酸的浓度。2003 年的报告中,Scheinkestel 等人实验性使用营养支持,为患者提供的蛋白质或者氨基酸分别是 1.5g/(kg·d)、2.0g/(kg·d)、2.5g/(kg·d),所提供的能量尽可能达到测定需要值或者计算需要值,对每一个试验患者都进行氮平衡的评估。研究者发现:在蛋白质的摄入超过 2.0g/(kg·d)时,正氮平衡更容易达到。这些患者的正氮平衡不仅仅是技术上的成功,也直接与良好的住院预后和 ICU 预后有关。这个研究的统计学分析显示:每天氮平衡增加 1g,患者生存的可能性就增加 21%。多摄入氨基酸对机体是否有益还有待进一步证实。目前还没有特定的氨基酸组合来有效影响氮平衡,虽然有研究表明谷氨酸和精氨酸可能有效,现在还是推荐在 ARF 患者中使用必需和非必需氨基酸的混合制剂。

4. 脂质代谢改变　脂质代谢紊乱在 ARF 患者中是常见的。血浆脂蛋白中甘油三酯升高,尤其是极低密度脂蛋白和低密度脂蛋白明显升高,而总胆固醇,特别是高密度脂蛋白胆固醇减少。ARF 脂蛋白异常的主要原因是脂肪分解的障碍。主要是由于代谢性酸中毒等导致脂蛋白酯酶活性受抑,从而影响了脂类的分解代谢,被降解的肠外营养脂质乳剂的脂肪微粒与内源性的极低密度脂蛋白相似。在 ARF 时长链、中链甘油三酯的清除约下降 50%,如果过多地静脉内补充含有长链甘油三酯和中链甘油三酯的脂质,血中甘油三酯升高将会更明显。人工脂肪乳剂中脂肪微粒的降解形式与极低密度脂蛋白十分相似,因此,ARF 患者体内脂肪乳剂的清除可能会受到影响。ARF 患者脂类的建议摄入量约为 1g/(kg·d)。

5. 微量营养素代谢改变　ARF 患者由于肾功能受损及细胞代谢产物释放增加,可引起血钾、血磷浓度升高;透析液中钙浓度过高、甲状旁腺功能亢进等,可造成高钙血症;而由于高磷血症、1,25 - 二羟骨化三醇活化障碍导致小肠钙吸收下降、骨骼对甲状旁腺激素的抵抗等原因造成的低钙血症更多见。血液净化可造成钙、磷、镁等元素的大量丢失,也会引起水溶性维生素含量下降。维生素 B_1、维生素 B_6 缺乏可能会影响能量代谢并导致乳酸酸中毒。ARF 患者维生素 C 过量摄入可导致继发性草酸盐沉积症,但是在接受持续性肾脏替代治疗(CRRT)期间,其推荐剂量仍为至少 100mg/d。维生素 C 在 ARF 中使用的标准是:至少 100mg,少于 200mg,绝不能高于 250mg。ARF 患者除了维生素 K 外,脂溶性维生素也有缺乏,要注意维生素 D 因肾脏羟化作用下降而明显减少。CVVH 超滤会使得体内铜、铬、锰、硒、锌等元素下降,可能需要增加患者对铜和硒的摄入量。

（二）急性肾衰竭患者营养治疗分级

基于原发基础疾病的不同和个体间差异,将 ARF 患者分为三组,以利于建立 ARF 患者个体化的营养治疗方案。临床上根据分解代谢的程度进行分组。

第一组是轻度分解代谢组:通常病因是有效循环血量不足、肾毒性药物或肾后性梗阻,一般仅表现为血尿素氮和肌酐升高而无电解质紊乱,很少需要肾脏替代治疗。该组患者营养治疗需求为:热量 30 ~ 35kcal/(kg·d),富含必需氨基酸的蛋白质 0.8 ~ 1.0g/(kg·d)。多采用口服的方式。患者肾功能的恢复及预后都较好。

第二组是中度分解代谢组:通常为外科手术、感染等引起的并发症,患者可表现少尿、无尿、血尿素氮、肌酐升高,电解质紊乱,常需要间歇性血液透析(IHD)。能量需求为25~30kcal/(kg·d)。若因为呼吸衰竭而同时需要机械通气支持的患者,能量应限定在25kcal/(kg·d),这样避免过度摄入热量,便于脱机。蛋白质要包含必需氨基酸和非必需氨基酸,未行IHD的患者摄入量为0.8~1.2g/(kg·d),行IHD的患者摄入氨基酸总量至少1.2g/(kg·d)。通常采取肠内或肠外营养的方式。该组患者死亡率接近60%。

第三组是重度分解代谢组:常继发于严重创伤、烧伤、脓毒败血症,因其高分解代谢状态导致代谢废物堆积、体内容量负荷过度、血流动力学不稳定等,常常需要CRRT支持。营养方面,热量控制在20~25kcal/(kg·d),避免在当前高分解代谢状态下热量的过度摄入带来的不利影响。蛋白质摄入需求为2.0~2.5g/(kg·d),以此来补充机体分解代谢所消耗的蛋白质。营养输注主要根据患者情况选择肠内或肠外营养方式。该组患者死亡率超过80%。

(三)急性肾衰竭患者肠内营养的实施

对危重的ARF患者的研究表明:EN是与改善患者预后密切相关的独立因素。我们已经知道使用肠内喂食对危重症患者的好处,包括保存肠道屏障功能和保持肠道介导的免疫,感染并发症的风险降低。在实验动物中已经证实,肠内管饲会改善ARF的肾功能,现在一般都接受了EN是危重ARF患者营养支持的首选。

ARF患者肠内营养的指征包括:营养不良患者和可以利用肠道的危重症患者。ARF患者的营养应该在24h内开始实施。关于ARF患者是否需要专用制剂的问题,已经有一些商品制剂,但是评价还不确定。一种是含有氨基酸或者肽的粉剂,这类制剂中含有8种必需氨基酸和组氨酸,以及能量底物、维生素和微量元素。缺点是渗透压高,需要配制,营养谱不足。另一种是全蛋白质制剂,用于普通患者。缺点是制剂中的电解质不适合用于ARF患者,比如高磷、高钾问题。现在的肾病营养制剂,一种是用于慢性肾衰竭代偿期的患者,主要是减少制剂中蛋白质和电解质的含量;另一种是用于肾透析患者,这种制剂减少了电解质的含量,增加了蛋白质含量,并且具有较高的能量比,达到1.5~2.0kcal/mL。对于ARF患者,使用这种制剂可能是合适的。欧洲营养学会对ARF患者宏量营养的推荐见表12-4。

表12-4 欧洲营养学会对ARF患者非蛋白热量的推荐

项目	推荐量
能量	20~30kcal/(kg·d)
碳水化合物	3~5(最大7)g/(kg·d)
脂类	0.8~1.2(最大1.5)g/(kg·d)
蛋白质(必需氨基酸和非必需氨基酸)	0.6~0.8(最大1.0)g/(kg·d)
体外治疗包括:血浆置换,血液透析,辅助血液循环	1.0~1.5g/(kg·d)
高代谢状态时CRRT	最大1.7g/(kg·d)

(四)慢性肾衰竭患者肠内营养的实施

慢性肾衰竭患者存在着摄食减少、限制饮食、尿毒症、轻微炎症、代谢性酸中毒、胰岛素抵抗、甲状旁腺功能亢进、瘦素增加、胃瘫、消化道吸收障碍等问题。这些因素会使得慢性肾衰竭患者容易出现营养不良。对于稳定期、体重在理想体重90%～110%范围内的慢性肾衰患者,每天摄入35kcal/kg的能量,可以维持较好的氮平衡。对于肥胖和营养不良的患者,可能需要调整。ESPEN推荐:对于肾小球滤过率在25～70mL/min的患者,推荐每天每千克体重供给0.55～0.6g蛋白质,其中2/3应是高生物效价的蛋白质。对于肾小球滤过率<25mL/min的患者,推荐每天每千克体重供给0.55～0.6g蛋白质,其中2/3应是高生物效价的蛋白质,或者每天每千克体重0.28g加上必需氨基酸,或者使用必需氨基酸加上α–酮酸。慢性肾衰竭患者的电解质供给大致情况,磷每天供给0.6～1.0g,钾每天供给1.5～2.0g,钠每天供给1.8～2.5g,并根据患者的具体情况进行调整。营养治疗的目标是:预防和治疗营养不良;纠正尿毒症的代谢障碍;预防电解质紊乱;通过限磷、限蛋白食物,延缓尿毒症进展;保护肠道黏膜的完整性和功能;限蛋白食物应该严格监测能量的摄入情况,避免透析患者发生营养不良。如果肠内营养超过5天,应该考虑使用肾病专用营养制剂,即低蛋白、限制电解质量的营养制剂。

肾病专用营养制剂,一种是用于慢性肾衰竭的游离氨基酸和肽基制剂。这类制剂中含有8种必需氨基酸和组氨酸,以及能量底物、维生素和微量元素。另一种是全蛋白质制剂,用于代偿期患者,特点是低蛋白、限制电解质量,并且能量密度高(1.5～2.0kcal/mL)。有些制剂中还加用组氨酸、酪氨酸和肉毒碱。已有的研究认为这些营养制剂对于患者的耐受性是良好的,可以改善蛋白质和能量的摄入,减少代谢并发症。

(五)肾衰竭血液透析患者肠内营养的实施

肾衰竭血液透析患者营养不良的发病率很高。据报告,营养不良的比例达到10%～70%。中重度营养不良的肾衰竭血液透析患者,病死率会大大增加。ESPEN推荐:对于肾小球滤过率在25～70mL/min的患者,推荐每天每千克体重供给0.55～0.6g蛋白质,其中2/3应是高生物效价的蛋白质。对于血液透析的患者,推荐每天每千克体重供给1.2～1.4g蛋白质,其中1/2以上应是高生物效价的蛋白质。对于腹膜透析的患者,推荐每天每千克体重供给1.2～1.5g蛋白质,其中1/2以上应是高生物效价的蛋白质。血液透析和腹膜透析患者的能量供给均为35kcal/(kg·d)。肾衰竭患者透析的电解质供给大致情况,磷每天供给0.8～1.0g,钾每天供给2.0～2.5g,钠每天供给1.8～2.5g,并根据患者的具体情况进行调整。每天应供给1mg叶酸、10～20mg维生素B_6、30～60mg维生素C,钙的供给要根据血清钙、血清磷和甲状旁腺素浓度确定。透析一般不会对微量营养带来影响,有时需要补充锌(15mg/d)和硒(50～70μg/d)。

透析患者营养支持的指征是:营养不良的血液透析患者,BMI<20kg/m²,6个月内体重下降<10%的患者,血清白蛋白<35g/L的患者,血清前白蛋白<300mg/L的患者。途径可以选口服,如果不耐受或者无法口服,选用管饲。这些患者选用的制剂,应该是较高的蛋白质含量(高生物效价的寡肽和游离氨基酸),较高的能量密度(1.5～2.0kcal/mL),减少钾和磷的浓度,添加组氨酸、肉毒碱、酪氨酸、牛磺酸。具体的效果需要进一步证实。

Cockram 等人对 79 例血液透析患者分别使用普通营养制剂、疾病专用制剂和疾病专用制剂加用膳食纤维(果糖寡聚体),热能供给 35kcal/(kg·d),蛋白质 1.25g/(kg·d),10 天后使用疾病专用制剂患者的电解质情况得到改善。对于疾病专用制剂的效果需要进一步证实。

(六)腹膜透析(CAPD)患者肠内营养的实施

腹膜透析患者蛋白质丢失明显高于血液透析患者,每天会丢失 5～15g 蛋白质。

发生腹膜炎时,蛋白质的丢失会更多。腹膜透析患者氨基酸和水溶性维生素的丢失要低于血液透析患者。腹膜透析患者透析液中含有高糖,并且患者对葡萄糖的摄取也是增加的。因此,对于这些患者,高糖的摄入会引起肥胖、高甘油三酯血症、高血糖症,诱发糖尿病或者使得糖尿病加重。患者身体成分的特点是:液体负荷过量、较低的非脂肪组织(FFM)、较低的血清白蛋白和前白蛋白,体脂会增加。对于急性期患者,肠内营养需求参考 ARF 患者。对于腹膜透析的患者,推荐每天每千克体重供给 1.2～1.5g 蛋白质,其中 1/2 以上应是高生物效价的蛋白质,能量供给为 35kcal/(kg·d),磷每天供给 0.8～1.0g,钾每天供给 2.0～2.5g,钠每天供给 1.8～2.5g,并根据患者的具体情况调整。每天应供给 1mg 叶酸、10～20mg 维生素 B_6、30～60mg 维生素 C,钙的供给要根据血清钙、血清磷和甲状旁腺素浓度确定。使用的营养制剂应该是高蛋白质、低碳水化合物。需要注意的是:对于腹膜透析患者,营养途径不要采用经皮内镜下胃造口术或者内镜下经皮空肠造口术,因为容易发生腹膜炎。

(七)肠外营养在肾衰竭患者中的实施

肾衰竭患者使用肠外营养的指征是:患者胃肠道不能利用,或者肠内营养不能满足患者的能量需求。对于慢性肾衰竭患者,给予 30～50kcal/(kg·d) 能量供给可以改善氮平衡。蛋白质需求是 1.1～1.5g/(kg·d)。每天电解质需求为:磷 0.8～1.0g,钾 2～2.5g,钠 1.8～2.5g。每天维生素需求为:叶酸 1mg,维生素 B_6 10～20mg,维生素 C 30～60mg。钙的供给要根据血清钙、血清磷和甲状旁腺素浓度确定。透析一般不会对微量营养带来影响,有时需要补充锌(15mg/d)和硒(50～70μg/d)。由于营养液的高渗性,因此采取中心静脉途径(颈内或右锁骨下静脉)输注更适合。PN 途径会加重外周循环负荷,对于少尿或无尿型 ARF 患者可能会有所限制,此时可以借助 CRRT 的同步辅助。肠外营养的治疗过程要防止以下相关并发症的发生:①代谢系统相关并发症,如乳酸酸中毒、高糖或低糖血症、高脂血症、高磷酸血症、代谢性骨病等;②胃肠道黏膜失用性萎缩。另外,在接受 PN 后应缓慢地引入经口或肠内营养途径。肠外营养引起免疫抑制,可以使感染发生率大大增加,如败血症、口腔白念珠菌感染,应予监测和关注。

三、肝衰竭患者的营养支持

根据病理组织学特征和病情发展速度,肝衰竭可被分为四类:急性肝衰竭、亚急性肝衰竭、慢性衰竭基础上的急性(亚急性)肝衰竭和慢性肝衰竭。肝衰竭是多种因素引起的严重肝脏损害,导致肝脏合成、解毒、排泄和生物转化等功能发生严重障碍或失代偿,出现以凝血机制障碍和黄疸、肝性脑病、腹水等为主要表现的一组临床症候群。研究显示,60%~90%的住院肝硬化患者存在蛋白质-能量营养不良。在住院的肝硬化患者中,有高达80.3% Child C级患者存在热量摄入不足,即使是 Child A级患者,仍有48%存在热量摄入不足。很多研究证明营养不良与患者预后有密切的关系。

(一)肝衰竭患者的营养代谢特点

1.营养物质的摄入减少　原因是:①没有食欲。②促炎因子如肿瘤坏死因子、IL-1β 和 IL-6 等水平升高,也可引起食欲减退、饱胀感。③由于腹水的存在,使得胃内容物减少。④肝硬化患者常常存在着腹痛、恶心、胃胀、肠道动力缺乏,由此引起功能性消化不良。⑤肝门静脉高压也是引起患者消化吸收障碍的重要因素。通过采用经颈静脉肝内门-腔分流(TIPS)或者药物治疗使门脉压改善后,患者的营养状态可以得到改善。⑥胆汁淤积性肝病患者由于肠腔内胆盐减少,也会对患者的消化吸收带来不利的影响,特别是脂溶性维生素的吸收会受到较大的影响。⑦肠道细菌的过度增殖,合并的小肠疾病,胰腺功能损害,肠道黏膜充血和绒毛萎缩,都会对营养物质的吸收和利用带来不利的影响。⑧医源性原因,包括为避免肝性脑病使用太少的蛋白质,造成患者的营养不良。

2.代谢亢进状态　由于肝硬化患者全身血管扩张和血管内血容量是增加的,因此心脏做功就大,消耗的能量和需要的能量就高。研究发现,34%的肝硬化患者存在着高代谢,静息能量消耗是正常值的120%。这种高代谢状态是由细胞因子驱动的。很多情况下,患者好像没有什么原因就会出现分解代谢增高的情况。需要注意的分解代谢增高原因包括:肠道屏障功能损害引起的细菌移位,特发性细菌性腹膜炎,肝性脑病加重,以及其他增加能量和蛋白质消耗的原因。

3.宏量营养和微量营养的吸收和合成出现异常　肝衰竭时,各种蛋白质的合成不足、储存功能不足,肝肠循环受到损害是体内蛋白质减少的一个重要原因。患者在一夜禁食后,代谢改变常常是体蛋白分解的氨基酸成为糖异生的来源。这些患者由于肝脏糖原合成受到损害,肝糖原是储备不足的,因此需要动员来自骨骼肌中的蛋白质分解成氨基酸作为糖异生原料。不仅如此,维生素、微量元素也是缺乏的。需要指出的是,硒的缺乏,会影响机体的免疫功能、蛋白质代谢,并且会降低食欲和减弱味觉。

葡萄糖耐量异常,并伴有超高胰岛素和高胰高糖素血症也是终末期肝病患者常见的问题,有些患者可出现2型糖尿病表现。在肝衰竭患者中,血浆总脂肪酸浓度下降和多不饱和脂肪酸缺乏,脂蛋白代谢异常、载脂蛋白合成障碍,血浆游离脂肪酸及甘油三酯增高,可出现高甘油三酯血症。过量的甘油三酯可以导致脂肪肝。肝衰竭,特别是肝性脑病患者血浆氨基酸谱发生改变,支链氨基酸(BCAA)水平下降,而血浆芳香氨基酸(AAA)浓度升高,从而造成 BCAA 与 AAA 的比值(Fisher 比值)下降。外周组织中BCAA 消耗增加是血浆中支链氨基酸(BCAA)水平下降的原因,而 AAA 浓度增加是由于肝脏清除 AAA 能力下降。慢性重症肝炎患者氨基酸谱研究表明:血浆中酪氨酸、苯丙氨酸、甲硫氨酸这3种芳香族氨基酸增加最为显著,而亮氨酸、异亮氨酸、缬氨酸3种支链氨基酸明显下降,Fisher 比值下降到1.15。

总体上讲,肝衰竭时,蛋白质代谢的改变是:蛋白质分解代谢增加,氮量明显丢失,体内组织明显消耗,氨基酸代谢改变,支链氨基酸的利用比例升高,支链氨基酸与芳香氨基酸比例失调,尿素生成减少。碳水化合物代谢的改变是:肝脏和骨骼肌糖原合成减少,糖原异生增加,胰岛素抵抗和对葡萄糖不耐受。脂肪代谢的改变是:脂解作用增强,增加脂肪酸的转运与氧化,增加生酮作用。后果是脂肪酸和酮体的产生和利用发生障碍,脂肪代谢因肝中甘油三酯合成增加,而脂蛋白合成障碍,导致脂肪运出受阻,肝内脂肪含量增加而致脂肪浸润。

(二)肝衰竭患者营养不良的评估

肝衰竭患者一旦出现恶液质,就可以诊断为营养不良。但是由于患者容易出现腹水、水肿等,因此单纯依靠体重或者 BMI 诊断营养不良是不够的。ESPEN 指南建议使用不受腹水和外周水肿影响的简单人体测量学参数和主观全面评定法(SGA)来评估营养不良。人体测量学参数包括中臂肌围(MAMC)和三头肌皮褶厚度(TST)。握力(HG)测定是评价营养不良的一种简便易行的方法,可作为进展期肝硬化患者出现并发症的预测因素。人体成分分析如 BIA 和 DEXA 是对营养不良进行定量检测的方法,能客观准确地测定人体组成。生物电阻抗法根据人体的导电性和电阻率来测量脂肪组织和非脂肪组织的含量。这些测定方法在前面的章节中已经描述过。

(三)肝衰竭患者的营养需要

1. 能量 肝硬化患者的能量需求是基础代谢率的 1.3 倍,无腹水时应以实际体重为准,有腹水时通常以身高计算其理想体重。严重肝病时,机体对葡萄糖的耐受性下降,不宜将葡萄糖作为肝脏受损时机体的主要能量底物。肝衰竭时肝内糖原储存能力降低,过多供给葡萄糖,不能合成过多糖原,未被彻底氧化而转化为脂肪沉积在肝内形成脂肪肝,加重肝功能的损害。肝衰竭时仅给患者输注 10% 葡萄糖以防止低血糖发生,缓解高分解代谢状况,患者应在夜间补充一次富含碳水化合物的消夜,避免糖异生,减少骨骼肌蛋白质的消耗。研究显示,夜间加餐并在餐前加用糖苷酶抑制剂能改善能量代谢和葡萄糖耐量异常。如果患者未发生肠梗阻,则可通过管饲进行肠内喂养。如果患者发生麻痹性肠梗阻,则需对其进行肠外营养支持。口服葡萄糖经肝门静脉吸收后直接入肝,较静脉输入更为有利。肝病患者若合并糖尿病或继发肝源性糖尿病,不宜静脉输入葡萄糖,也不必口服葡萄糖。如果患者伴有严重的肝性脑病,可通过提供葡萄糖和脂肪乳剂以保证足够热量,但应注意避免营养补充过多。其能量摄入应为 35 ~ 40kcal/(kg·d),其中碳水化合物提供的能量应占非蛋白质能量的 50% ~ 60%,脂肪提供的能量应占非蛋白质能量的 40% ~ 50%。ESPEN 指南推荐:中度或重度营养不良的肝病患者经口或肠内营养不能满足能量需求时,应立即开始肠外营养;经口或肠内营养能够满足需求但必须禁食 12h以上(包括夜间禁食)者,应静脉注射葡萄糖 2 ~ 3g/(kg·d);如禁食超过 72h,应给予全胃肠外营养支持。

2. 脂肪 脂肪乳剂并不干扰肝衰竭患者的糖类代谢,机体可很好地耐受脂肪,且有利于肝功能的改善及肝细胞再生和修复。脂肪乳剂其主要特点是等渗、热量价大、富含必需脂肪酸,应激、创伤状态下机体对脂肪乳剂的利用明显加快,即使输入一定剂量的葡萄糖,脂肪氧化仍能顺利进行。目前临床应用的主要是中链脂肪酸(MCT)、长链脂肪酸的混合物,亦称结构型脂肪乳。使用中链脂肪酸是因为不需要肉毒碱参与即可直接进入线粒体内氧化代谢,对肝功能及免疫功能影响小。在静脉营养液中,脂肪热量可高达需要热量的40%～50%而无不良反应。因此,30%～35%的能量由脂肪提供,既安全又能提供足够的必需脂肪酸,短期输注脂肪乳剂是安全有效的。当肝功能严重受损时,对糖和脂肪的利用率都下降,脂肪酸和甘油在血清中堆积的程度与肝病的严重程度成正比。过多的脂肪将加重肝脏负担,导致或加重黄疸及转氨酶和血糖增高、血清廓清障碍,以及免疫功能下降。因此,脂肪的补充剂量应小于1g/(kg·d),否则可导致残余肝的脂肪浸润。建议间断应用脂肪乳剂,并加强血脂的动态监测,以便甘油在间歇期被清除。脂肪乳剂最好加入其他液体中均匀输注。若单独输注,应在12h内均匀输注完毕。这样既能为机体所利用,又不会因MCT过快氧化而增加肝的负担。给予肠外营养时应避免发生高血糖症,一旦发生,应将葡萄糖的摄入量降低至2～3g/(kg·d),并给予胰岛素。脂肪通过肝门静脉吸收后直接进入肝脏,肝衰竭患者极低密度脂蛋白释放受损,肝脏不能耐受大量脂肪摄入,因此脂肪摄入量不宜过高。ESPEN建议肠外营养应选用ω-6不饱和脂肪酸含量较低的中、长链脂肪乳剂。

3.蛋白质 当肝脏功能可以代偿时,饮食中的蛋白质摄入不必过多限制,每天供给60g的膳食蛋白比较合理;当患者血浆白蛋白过低及出现水肿、腹水时,需给高蛋白饮食,可按每日1.5～2.0g/kg计算,成人每日蛋白质的摄入量为100～120g。如果患者是爆发性肝炎或肝硬化失代偿,为防肝脑病变,需要减少蛋白质的摄入。早期肝硬化患者可根据肝功能代偿情况摄入蛋白质1.3～1.5g/(kg·d)。给肝病终末期患者供给过多的蛋白可能导致血氨升高,加速肝性脑病发生,蛋白摄入量应减至0.5～1.0g/(kg·d)。肝性脑病时,应严格限制蛋白质摄入,以减少肠源性氮素来源,每日低于40g。肝性脑病纠正后,可逐渐增加少量蛋白质供应,以患者可以耐受为限。急性或者亚急性肝衰竭时,蛋白质摄入量限制在0.8～1.2g/(kg·d)。

4.支链氨基酸(BCAA) 亮氨酸、异亮氨酸、缬氨酸在肝病中的应用,已经得到广泛的重视。这些氨基酸是必需氨基酸,也就是说,这些氨基酸无法在体内合成,而必须依赖膳食摄入。支链氨基酸是在肌肉中代谢的,而不是在肝脏中代谢的。肝硬化时,支链氨基酸池将会耗竭,这是因为患者的瘦体组织块减少,以及超高胰岛素血症引起的功能障碍。而在肝脏组织中,氨基酸代谢是增高的(循环中的芳香族氨基酸苯丙氨酸、酪氨酸增多)。BCAA与血清素前体色氨酸竞争血脑屏障的同一个氨基酸转运蛋白,由此影响脑内氨浓度。这是肝性脑病的一个重要的机制。而供给BCAA会减少脑对色氨酸的摄取,改善肝性脑病。无论是肠内还是肠外途径供给BCAA,都会改善脑灌注,进而改善肝性脑病。不仅如此,多中心研究表明:口服BCAA1年可以改善肝硬化患者的Child分级,减少住院次数,延长无事件生存时间。但是也有口服BCAA无益的报告。对于入住ICU的肝衰竭、肝性脑病患者,肠外使用BCAA是得到广泛支持的。夜间使用BCAA更多的是用于蛋白质的合成,更有益于蛋白质的恢复和Fischer比的恢复。ESPEN指南推荐对伴有厌食症的肝性脑病患者可以肠内喂食富含BCAA的肠内制剂。肝性脑病时可以使用含有35%～45%BCAA,并含有较少芳香族氨基酸的静脉制剂。

(四)肝衰竭患者的水、电解质、维生素和微量元素需要

肝硬化患者的特征性身体成分改变是蛋白质耗竭和水分聚集。出现钠潴留,但是又不会出现高钠血症。常常出现细胞内钾、镁、磷的耗竭。对于维生素的补充,似乎不能对疾病带来有利的影响,但是对于维生素缺乏者,应予以补充。补充锌和维生素 A 可能会改善患者的厌食症状。对于肝硬化患者(特别是酒精性肝硬化),水溶性维生素,主要是 B 族维生素的缺乏很常见。胆盐分泌减少等原因使脂溶性维生素吸收障碍,脂溶性维生素缺乏。对于骨质疏松的患者,还要补充维生素 D 和钙,对于女性患者可以补充雌二醇。在对肝硬化患者的营养支持初期,要注意预防出现再进食综合征,需要预防性补充磷、钾和镁。在肝移植者常常事先就存在着慢性、稀释性低钠血症的情况,应该对此认真地加以纠正,以免出现脑干脱髓鞘。

(五)益生元和合生元的应用

益生元和合生元对于治疗常常发生在肝衰竭患者中的脓毒血症是有利的。益生菌是活的微生物,而益生元是不可消化的碳水化合物,可以刺激肠道内菌群中的有益菌的活性,有利于有益菌的生长。益生菌和益生元合称合生元。研究证据表明,肠道防御机制衰竭引起的肠道菌群移位是脓毒血症的关键因素。使用益生菌和益生元的目的是增加肠道内产乳酸类细菌的量,减少有潜在致病力细菌的量,从而降低脓毒血症的发生率。Rayes 等人的研究发现:使用合生元的肝移植患者细菌感染发生率是 13%,而对照组患者细菌感染发生率是 48%;抗生素使用时间、住院时间和住 ICU 时间在益生元组都是明显降低的。另一项研究发现:使用合生元组患者的手术后感染率是 3%,而使用益生元组患者的手术后感染率是 48%。合生元组患者不仅使用抗生素时间明显缩短,而且肝脏功能也得到改善。合生元治疗也会改善肝硬化患者的 Child 分数,减轻肝性脑病,改善胆红素水平,提高白蛋白水平,改善凝血酶原时间。

(六)肝衰竭患者的营养途径

无论是脂肪性肝炎还是肝硬化,抑或是爆发性肝衰竭患者,肠内营养是主要的营养支持途径。这是因为肠内营养符合人体正常生理特点,患者易于接受,可以维持患者胃肠道功能,防止内毒素血症及菌群移位。只要胃肠道无明显功能障碍,就要鼓励患者肠内营养。肠内营养可维持肠道功能的完整性,增加向肝血流量,保持肠道正常的生理功能,有效防止肠道菌群移位所带来的不同程度的内源性感染(自发性腹膜炎),对肝脏蛋白合成具有更多的优点,并进一步维护肝功能稳定。对于肠瘘、肠梗阻患者或者不能耐受肠内营养的患者,应该考虑使用肠外营养。对于肠内营养不能达到目标量的患者,可以进行辅助性肠外营养。

(七)不同疾病状态患者的营养供给

1. 酒精性脂肪性肝炎患者的营养供给　肠内营养能量摄入 35~40kcal/(kg·d),蛋白质摄入应该是 1.2~1.5g/(kg·d)。应该使用富含支链氨基酸或者添加支链氨基酸的制剂。全肠外营养时,碳水化合物供能应占患者非蛋白质能量需求的 50%~60%。脂肪供能应占患者非蛋白质能量需求的 40%~50%,并且脂肪乳剂含 ω-6 脂肪酸的比例要下降。对于没有或者中度营养不良的患者,氨基酸供给量是 1.2g/(kg·d);对于重度营

养不良的患者,氨基酸供给量是 1.5g/(kg·d)。维生素、微量元素按每天的需要量供给。

2.**肝硬化患者的营养供给** 肠内营养能量摄入 35~40kcal/(kg·d),蛋白质摄入应该是 1.2~1.5g/(kg·d)。使用富含支链氨基酸或者添加支链氨基酸的制剂对延缓肝性脑病的发生可能是有益的。全肠外营养时,碳水化合物供能应占患者非蛋白质能量需求的 50%~60%;如果发生高血糖,应该减少碳水化合物的使用量,并使用胰岛素控制血糖。脂肪供能应占患者非蛋白质能量需求的 40%~50%,并且脂肪乳剂含 ω-6 脂肪酸的比例要下降。对于没有营养不良的代偿期肝硬化患者,氨基酸供给量是 1.2g/(kg·d);对于重度营养不良的失代偿期肝硬化患者,氨基酸供给量是 1.5g/(kg·d)。对于轻度肝性脑病患者,使用标准氨基酸输入是合适的。对于严重的肝性脑病患者,应该使用富含 BCAA,而较少含芳香族氨基酸的制剂。维生素、微量元素按每天的需要量供给。

3.**肝移植和手术患者的营养供给** 肠内营养能量摄入 35~40kcal/(kg·d),蛋白质摄入应该是 1.2~1.5g/(kg·d)。使用富含支链氨基酸或者添加支链氨基酸的制剂可能是有益的。手术后 12h 就要开始肠内营养。

4.**急性肝衰竭患者的营养供给** 急性肝衰竭患者常常可以见到低血糖症。为了避免这种风险发生,静脉营养应该使用葡萄糖 2~3g/(kg·d)。脂类供给为 0.8~1.2g/(kg·d)。对于存在着胰岛素抵抗的患者,供给脂类是有益的。在急性肝衰竭的超急性期,不一定使用氨基酸;在急性或者亚急性期,应该供给 0.8~1.2g/(kg·d)的氨基酸或者蛋白质,以利于蛋白质的合成。需要严格地将血糖控制在 5~8mmol/L,乳酸控制在 <5.0mmol/L,甘油三酯控制在 <3.0mmol/L,血氨控制在 <100mmol/L。

【参考文献】

1. MCCLAVE S A,MARTINDALE R G,VANEK V W,et al. Guidelines for the provision and assessment of nutrition support therapy in the adult critically ill patient:Society of Critical Care Medicine (SCCM) and American Society for Parenteral and Enteral Nutrition (ASPEN)[J]. JPEN,2009,33:277-316.

2. RICE T,WHEELER A P,THOMPSON B T,et al. Enteral omega-3 fatty acid,γ-linolenic acid,and antioxidant supplementation in acute lung injury[J]. JAMA,2011,306(14):1574-1581.

3. PONTES-ARRUDA A,MARTINS L F,MARIA DE LIMA S,et al. Enteral nutrition with eicosapentaenoic acid,gamma-linolenic acid and antioxidants in the early treatment of sepsis:results from a multicenter,prospective,randomized,double-blinded,controlled study: the INTERSEPT Study[J]. Crit Care,2011,15:R144.

4. SCHEINKESTEL C D,KAR L,MARSHALL K,et al. Prospective randomized trial to assess caloric and Drotein needs of critically ill,anuric,ventilated patients requiring continuous renal replacement therapy[J]. Nutrition,2003,19:909-916.

5. CANO N,FIACCADORI E,TESINAKY P,et al. ESPEN guidelines on enteral nutrition:adult renal failure [J]. Clin Nutr,2006,25:295-310.

6. CANO N J,APARICIO M,BRUNORI G,et al. ESPEN guidelines on parenteral nutrition:adult renal failure [J]. Clin Nutr,2009,28:401-414.

7. DRUML W. Nutritional management of acute renal failure[J]. Journal of Renal Nutrition,2005,15(1):63-70.

8. RAYES N,SEEHOFER D,HANSEN S,et al. Early enteral supply of lactobacillus and fiber versus selective bowel decontamination:a controlled trial in liver transplant patients[J]. Transplantation,2002,74:123 – 128.

9. PLAUTH M,CABRE E,RIGGIO O,et al. ESPEN guidelines on enteral nutrition: liver disease[J]. Clin Nutr,2006,25:285 – 294.

10. PLAUTH M,CABRE E,CAMPILLO B,et al. ESPEN guidelines on parenteral nutrition:hepatology[J]. Clin Nutr,2009,28:436 – 444.

第三节　急性胰腺炎的营养治疗

中华医学会外科学分会胰腺外科学组急性胰腺炎诊治指南(2014)对急性胰腺炎的概念、分期和严重程度分级进行了规定。

急性胰腺炎(acute pancreatitis,AP)是一种常见的疾病,主要特征是多种病因引起的胰酶激活,继以胰腺局部炎症反应。病情较重者可发生全身炎症反应综合征(SIRS),并可伴有器官功能障碍。其临床表现多为急性发作的持续性上腹部剧烈疼痛,常向背部放射,常伴有腹胀及恶心、呕吐。临床体征轻者仅表现为轻压痛,重者可出现腹膜刺激征、腹水,偶见腰肋部皮下淤斑征(格雷·特纳征)和脐周皮下淤斑征(卡伦征)。腹部因液体积聚或假性囊肿形成可触及肿块。可以并发一个或多个脏器功能障碍,也可伴有严重的代谢功能紊乱。

AP 的病程分期:早期(急性期),从发病至 2 周,此期以 SIRS 和器官功能衰竭为主要表现,构成第一个死亡高峰。中期(演进期),发病 2 ~ 4 周,以胰周液体积聚或坏死性液体积聚为主要表现。此期坏死灶多为无菌性,也可能合并感染。后期(感染期),发病 4 周以后,可发生胰腺及胰周坏死组织合并感染、全身细菌感染、深部真菌感染等,继而可引起感染性出血、消化道瘘等并发症。

AP 的严重程度分级:轻症急性胰腺炎占 AP 的多数,不伴有器官功能衰竭及局部或全身并发症,常在 1 ~ 2 周内恢复,病死率极低。中重症急性胰腺炎伴有一过性(≤48h)的器官功能障碍,早期病死率低,后期如坏死组织合并感染,病死率增高。重症急性胰腺炎占 AP 的 5% ~ 10%,伴有持续(>48h)的器官功能衰竭,早期病死率高,如后期合并感染则病死率更高。

对于急性胰腺炎患者而言,营养不良是一个常见的问题。在慢性酗酒者中合并营养不良者占 50% ~ 80%,而诱发胰腺炎的酗酒是胰腺炎的主要原因。由于在急性胰腺炎的病程中会出现营养的耗竭和高代谢状态,所以在病程中,发生营养不良或者原有营养不良的加重是常见的。在过去,人们一直认为营养制剂对胰腺外分泌的刺激是恶化自身消化过程的危险因素,所以营养支持对胰腺炎是有害的,应该让患者肠道休息。在患者恢复以前,都要使用肠外营养,以免出现上述不良影响。最近 20 年来,对肠内营养益处知识的了解及对胰腺炎良好的认识已经改变了这种观念。

一、急性胰腺炎的代谢改变

对于轻度的急性胰腺炎患者而言,营养状态和代谢状态不会发生太大的改变。这是因为轻度胰腺炎患者的病程较短,而且患者多可以进食,只需要控制脂肪的摄入3~7天就可以了(脂肪占总热量的百分比应该小于30%,推荐使用植物蛋白质)。对于原先没有营养不良的患者是这样的。对于已经存在着营养不良的患者,发生轻度急性胰腺炎后的代谢情况还不清楚。在急性胰腺炎的病程中,会发生特殊或者非特殊的代谢改变,有自身消化过程引发的疼痛和炎症过程。自身的消化过程受到许多促炎症因子的调节,而疼痛和炎症会增高基础代谢率,由此导致能量消耗的增加。由于疾病的严重程度及病程不一样,所以患者的REE也各异。总的来讲,在急性胰腺炎的病程中会出现营养的耗竭和高代谢状态。在重症胰腺炎患者中,有80%的患者存在着高分解代谢,能量消耗和蛋白质消耗都是增加的。

急性胰腺炎的葡萄糖代谢是由能量需求增加而决定的。胰腺炎患者内源性的糖异生增加是代谢对重度炎症的反应结果。输入葡萄糖作为主要的能量来源可以抵消部分由于蛋白质降解而发生的糖异生。因此可能在一定程度上抵消蛋白质分解代谢的不利效应。使用碳水化合物并限制脂类的使用可以减少高脂血症的风险,但是并不能完全避免高脂血症。葡萄糖氧化的最大速度接近于4mg/(kg·min)。过度给予葡萄糖是有害的,这是因为过多的葡萄糖可以进入脂肪合成和葡萄糖再循环途径,并可能发生高血糖症,进而可以导致感染增加,产生代谢并发症。胰腺炎时胰岛素分泌减少也会造成血糖增高。输入葡萄糖引起的高血糖症只能部分被外源性胰岛素所纠正。

严重的急性胰腺炎患者常常可以发生负氮平衡,每天的负氮平衡可以达40g。在遇到一些应激情况时,负氮平衡还会加重。已经有研究表明:存在着负氮平衡的胰腺炎患者病死率显著高于氮平衡患者。所以如果禁食超过7天,或者超过5天,就会引起营养不良,并带来不良的预后。有些氨基酸的缺乏会增强胰腺的炎症反应,导致恶性循环的发生。静脉使用蛋白质水解产物,既可以抑制胰腺的外分泌反应,也可能不产生任何影响,但是氨基酸可以刺激胃酸的分泌,由此反过来通过十二指肠的刺激机制刺激胰腺的分泌反应。含有适量的蛋白质和氨基酸的空肠要素膳食时可以很好地耐受,并不刺激胰腺的外分泌。相反,胃或十二指肠使用蛋白质是胰腺分泌反应的有效刺激物。不论要素膳食是口服、进入十二指肠或者空肠,要素膳食与标准膳食比较,产生的刺激均较小。

急性胰腺炎患者常常可以见到高脂血症。高脂血症是病因还是急性胰腺炎的后果还不清楚。如果患者的急性期已经结束或者患者处于康复之中,血脂浓度将恢复到正常范围。另外,有些高脂血症患者如果甘油三酯超过80mmol/L,发生急性胰腺炎的风险是增加的。过高的血脂强化了微血栓的形成,并加速了胰腺组织的缺血性损伤。此外,损伤的胰腺毛细血管渗透性增加,伴随着活化胰酶的漏出。胰酶的漏出反过来促进局部甘油三酯的脂解,对局部毛细血管膜产生毒性作用,引起胰腺的进一步的损伤。一般认为胰腺外分泌不受静脉输入脂类的刺激。但是,也有报告在静脉输入脂肪乳后发生了急性胰腺炎。肠内使用脂类是否会刺激胰腺的外分泌,依赖于制剂到达的解剖部位。脂类灌注到胃部并进入十二指肠对于胰腺外分泌是一种强刺激。加入同等量的制剂送入远端的空肠,对胰腺的外分泌仅会有轻微的刺激。目前没有可信的证据能够说明,在高脂血症的急性胰腺炎患者中使用甘油三酯或其他脂肪是禁忌的。

二、急性胰腺炎的肠黏膜屏障功能障碍

在急性胰腺炎时,肠道的四道屏障被损害。其一是机械屏障(肠道黏膜上皮细胞、细胞间紧密连接和菌膜)的损害。在重症胰腺炎发生 72h 内,肠道对大分子物质的通透性明显增加。其二是生物屏障破坏。肠道内以大肠杆菌为主的肠道需氧菌大量生长,而双歧杆菌、乳酸杆菌受到抑制,使菌膜结构受到破坏。其三是肠免疫屏障功能受损。当重症胰腺炎时,肠道出现缺血性损伤改变,导致肠上皮细胞和淋巴细胞增殖代谢障碍,肠黏膜 SIgA 分泌减少。其四是重症胰腺炎时化学屏障功能减弱。这是因为患者长期处于禁食和胃肠道无负荷状态,缺乏食物的刺激,各种消化液和消化酶分泌减少所致。

急性胰腺炎的特点是腹膜后水肿,"第三腔"液体丢失,低血容量和循环性休克。机体对此反应是优先保障重要器官的血液供给。交感神经兴奋性增高使得肠系膜毛细血管后静脉和小静脉收缩,这个过程引起所谓的"自输血",由此增加心输出量,改善重要器官的供血。肾素 – 血管紧张素轴引起肠系膜小动脉收缩,全身血管阻力增加也有助于维持血压,但是造成了内脏血管床的灌注不足。即使复苏成功,肠道的缺血缺氧状态也不会得到立即的改善,因为肠道是复苏后血流再灌注最后的器官。肠道的缺血不仅仅是因为低灌注,也会发生在全身炎症状态时,这时血流量是正常的或者是增加的,但是由于对氧需求的增加,也会造成肠道的缺血。急性胰腺炎发生 SIRS、MODS 的机制有"肠道起源"学说和"肠道促动"学说。"肠道起源"学说认为:二次打击可以造成 MODS,并由中性粒细胞在二次暴露到刺激物(如内毒素)后,增强氧化爆发和释放蛋白激酶、细胞因子,由此加重肠道远端器官的损伤。"肠道促动"学说认为:肠道黏膜屏障的损害是 SIRS、MODS 发生的关键因素。肠道黏膜屏障的损害使得肠道激活的免疫细胞进入肝门静脉,由此引起远端器官的损伤。如图 12 – 1 所示。

三、急性胰腺炎营养治疗的益处

McClave 等人在 1997 年首次发表前瞻性、随机研究,证实对于轻、中度急性胰腺炎患者使用鼻 – 空肠喂食是安全、有效的方法。其后发现对于重度急性胰腺炎患者使用鼻 – 空肠喂食也是可靠、有效的方法。随后又有许多随机研究对急性胰腺炎营养治疗的益处进行了评估。几乎所有的荟萃分析都发现,使用肠内营养会减少急性胰腺炎的感染并发症。由此,建立了肠内营养治疗重症胰腺炎的关键地位。ESPEN 指南也认为肠内营养是处理急性胰腺炎的基本措施,当然,必要时也可以使用肠外营养。使用肠内营养对于重症胰腺炎来讲并没有特别的禁忌证。即使是合并瘘、腹水、假性囊肿的重症胰腺炎患者也可以使用肠内营养,包括标准的肠内营养和患者不耐受时使用肽基营养制剂。

肠外营养对急性胰腺炎的好处还没有得到证实。肠外营养主要用于严重的瘘发生

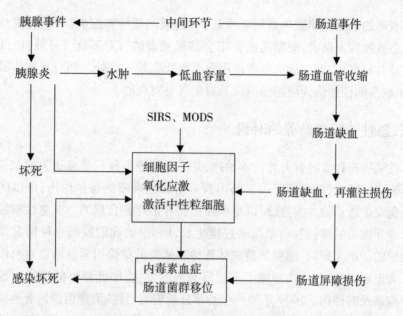

图 12-1 重症胰腺炎时肠黏膜屏障功能障碍诱发 SIRS、MODS 示意图

时以及由于胃肠瘫无法使用肠内营养时。即使在这种情况下,也可以少量地使用肠内营养。一般认为肠内营养会带来一些好处。Petrov MS 等人 2008 年的研究发现:从感染率看,使用肠内营养患者的感染率是 22.1%,而肠外营养患者的感染率是 43%。风险分析也显示肠内营养降低了急性胰腺炎患者感染的风险($RR = 0.47, P = 0.001$),降低了胰腺感染的风险($RR = 0.48, P = 0.02$),降低了外科干预的风险($RR = 0.37, P = 0.001$)。肠内营养不会降低呼吸道和泌尿道的感染风险,也不会降低器官衰竭的风险。该项研究最值得提及的是肠内营养降低了死亡风险($RR = 0.32, P = 0.03$)。同时期另外一篇文献发现:与肠外营养比较,肠内营养可以显著地降低感染的风险($RR = 0.236, P = 0.001$),也会降低胰腺炎相关并发症的风险($RR = 0.456, P = 0.021$),降低器官衰竭的风险($RR = 0.334, P = 0.002$),降低多器官衰竭的风险($RR = 0.306, P = 0.008$),最重要的是降低了死亡的风险($RR = 0.251, P = 0.005$)。在营养相关并发症和胰腺炎相关并发症方面没有显著的差别。作者认为,对于重症胰腺炎患者来讲,肠内营养比肠外营养更安全。

四、急性胰腺炎营养的适应证

根据 ESPEN 指南的建议,对于轻度急性胰腺炎患者,如果可以经口进食,或者 5~7 天内可以进食,是不需要营养支持的。对于重症急性胰腺炎,应该采用肠内营养,必要时采用肠外营养。也就是说急性胰腺炎的严重程度决定了是否实施营养治疗。急性胰腺炎严重性的 Ranson 标准是这样规定的:①入院时标准:年龄 >55 岁,白细胞计数 >15 × 10^9/L,葡萄糖 >11.1mmol/L,乳酸脱氢酶 >5.8μmol/(s·L),天冬氨酸转氨酶 >250U/L。如果 ≥3 分,属于重症胰腺炎。②住院后 48h 标准:血细胞比容下降 >0.1,血尿素氮增加 1.8mmol/L,钙 <2mmol/L,PaO_2 <60mmHg(8.0kPa),碱缺失 >4mmol/L,液体潴留 >6L。如果 ≥3 分,属于重症胰腺炎。APACHE Ⅱ 评分 8 分或以上评定为重症胰腺炎,有器官衰竭的证据和胰腺内病理学发现(坏死或间质性胰腺炎)评定为重症胰腺炎。对于轻度急性胰腺炎患者,短期的禁食不会造成患者的营养不良。另外,也没有有力的证据证实针对轻度、中度胰腺炎患者使用营养治疗会带来好处。而对于重症胰腺炎患者来讲,越来越多的证据认为使用肠内营养对患者是有利的。

五、急性胰腺炎营养的时机

急性胰腺炎什么时候开始营养治疗,是一个与患者预后息息相关的关键问题。在之前的讨论中,我们已经介绍了关于肠内营养对肠道屏障的保护作用,可以防止菌群移位进而避免发生严重的并发症,所以尽早使用营养治疗是合理的。在急性胰腺炎的很早期就可以发现细菌的移位和病原菌的过度生长,因此,给我们控制这种情况发生的治疗窗是很狭窄的。毫无疑问,感染是造成坏死性胰腺炎的危险因素。菌血症可以在急性胰腺炎第 7 天出现,细菌的侵袭加速了多器官衰竭的发生,因此更早的抗生素预防和肠内营养治疗应该及时使用。2009 年的一个荟萃分析表明:营养治疗可以显著地降低重症胰腺炎患者多器官衰竭的风险、胰腺感染的风险和死亡风险。研究表明,营养治疗的益处发生在住院 48h 内就接受营养治疗的患者组内。而 48h 后再使用营养治疗,不会降低重症胰腺炎患者多器官衰竭的风险、胰腺感染的风险和死亡风险。所以,目前的认识是:在重症急性胰腺炎患者入院 24h 内就开始使用营养治疗是合适的。

六、急性胰腺炎宏量营养的使用和途径

2012 年 ASPEN 国际指南推荐,对于急性胰腺炎患者能量供给是 25 ~ 35kcal/(kg·d),蛋白质供给是 1.2 ~ 1.5g/(kg·d)。就肠内制剂而言,有三类制剂:多聚营养制剂、肽基制剂和所谓的免疫增强制剂。多聚营养制剂是由非水解蛋白质、麦芽糊精、寡核糖和长链脂肪酸组成。肽基制剂由寡肽类/氨基酸、麦芽糊精、中长链脂肪酸组成。免疫增强制剂的问题较复杂,将在之后的小节中叙述。从理论上讲,肽基制剂对胰腺分泌的刺激最小,可以增强肠道的吸收,比多聚营养制剂的耐受性好。但是近来的荟萃分析表明:多聚营养制剂与肽基制剂比较,在对制剂耐受性、感染并发症及病死率方面并没有显著的差异。从实践来看,肽基制剂不会降低相关风险。所以目前认为:使用标准的肠内多聚营养制剂是合适的。如果患者不能耐受多聚营养制剂,可以选择肽基制剂。

对于轻、中度急性胰腺炎可以使用口服进食。对于需要置管进行肠内营养的患者,是选用鼻-胃管还是选用鼻-肠管呢?研究表明,对于重症胰腺炎患者,使用鼻-胃管和使用鼻-肠管都是合适的,患者对这两种营养途径耐受性都是好的。如果患者不耐受鼻-胃管途径,可以改选鼻-肠管途径。如果是手术患者,也可以在手术中经腹空肠造瘘置入营养管。如果患者不能耐受肠内营养,或者入住 ICU 8 天后依然不能够获得肠内营养,或者不能够达到营养目标量,应该考虑采用肠外营养。一旦患者症状缓解,可以经口进食,就要逐渐停用管饲,改为口服进食。

肠外营养使用的指征:如果患者不能耐受或者无法进行肠内营养,才会考虑使用肠

外营养,一个必要条件是患者已经有效复苏。比如患者持续存在着肠瘘、腹腔间隔室综合征及复杂性胰腺瘘时。关于肠外营养在急性胰腺炎患者中的应用,要注意,其一,肠内营养优于肠外营养;其二,肠外营养对胰腺炎患者依然是需要的,并且肠外营养不会对胰腺产生胰液带来多大的刺激,对胰腺功能也没有不利的影响。肠外营养碳水化合物的补充一般不要超过 5g/（kg·d）,因为这是处于应激状态患者所能利用的最大极限,超过这个极限,就有可能产生高碳酸血症、高脂血症或者不易控制的高血糖症。必要时可以使用胰岛素控制血糖。碳水化合物应占总热量的 50% ~ 70%。葡萄糖的输入不会造成胰腺外分泌的增强。关于脂类的静脉使用问题,许多文献已经指出:在急性胰腺炎时,使用脂肪乳是安全的,并不会引起胰腺分泌增加。但是需要注意的是,如果血中甘油三酯 > 12mmol/L 并持续时,应该暂时停用脂肪乳剂 72h。另外脂肪乳的输注速度不要超过 1.5g/（kg·d）。所以使用肠外营养时,及时的血糖和血脂监测都是必要的。关于使用所谓的结构性脂肪乳和 ω－3 脂肪酸是否更有利,需要将来持续的研究。肠外营养使用氨基酸也是必要的,氨基酸的使用并不会刺激胰腺分泌。氨基酸需要量是 1.2 ~ 1.5g/（kg·d）,如果患者同时存在着肝衰竭或者肾衰竭,氨基酸供应量应该减少到 1 ~ 1.2g/（kg·d）。对于重症胰腺炎并慢性酒精中毒和营养不良的患者,使用肠外营养时,要注意避免再进食综合征的出现。要注意补充钾、镁、磷和维生素 B_1,以及注意钠平衡。也要注意患者水、电解质平衡,必须做好监测,及时处理。对于高血糖问题我们在相关章节中已经描述,应该按照要求将血糖控制在合理范围。

七、近年来关于急性胰腺炎营养治疗的重要进展和变化

近几年内,关于急性胰腺炎营养治疗的方法有较大改变,甚至对一些已经写入指南的结论都进行了再认识。主要是在关于谷氨酰胺的使用、精氨酸的使用、微量元素的使用和益生元、益生菌使用方面的认识发生了较大的改变。

（一）谷氨酰胺的使用

在 2009 年 ESPEN 关于急性胰腺炎的营养治疗指南中曾经指出:使用肠外营养时,要考虑使用丙氨酰－谷氨酸。从理论上讲:谷氨酰胺在体内是含量丰富的氨基酸,并对许多体内代谢过程起到关键的作用,比如是核苷酸和谷胱甘肽的前体物质,又能调节酸碱平衡、调节机体免疫功能,更能为骨骼肌、肠道等器官、组织以及细胞的物质和能量代谢提供原料。在感染等应激状态下,机体对谷氨酰胺的需求量增加,机体内谷氨酰胺供给不足。血中谷氨酰胺浓度的降低将导致肠黏膜屏障受损,细菌、内毒素移位,引发肠源性感染和炎症反应增强,使机体长时间处于高分解代谢状态。许多文献证实了丙氨酰－谷氨酸使用对危重症患者的益处。

关于急性胰腺炎早期的研究认为使用谷氨酰胺似乎是有利的。2002 年的一项对 28 例中度－重度胰腺炎使用谷氨酰胺的对照研究发现:使用谷氨酰胺组患者的感染并发症率是 29%,而未使用谷氨酰胺组者的感染并发症率是 36%。使用谷氨酰胺组患者的血培养细菌阳性率是 21%,而未使用谷氨酰胺组患者的血培养细菌阳性率是 36%。使用谷氨酰胺组患者的需要肠外营养的时间明显短于未使用谷氨酰胺组患者。在 2007 年的一

项对 40 例急性胰腺炎使用谷氨酰胺的对照研究发现:使用谷氨酰胺组患者住院时间和使用肠外营养时间都短于未使用谷氨酰胺组患者。使用谷氨酰胺组患者的并发症只有呼吸衰竭(10%),病死率为 10%;而未使用谷氨酰胺组患者的并发症包括呼吸衰竭(43.2%)、导管相关性败血症(15.4%)、心力衰竭(23%),病死率为 30%。他们的结论是:急性胰腺炎患者使用谷氨酰胺是有益的。2008 年一项有 44 例急性胰腺炎患者参与的随机、双盲、对照使用谷氨酰胺研究发现:未使用谷氨酰胺组感染并发症率更高(72.7% 与 40.9%,$P = 0.03$),需要外科干预的人数更多,但是在病死率、呼吸机使用率、全肠内营养时间、住院时间和住 ICU 时间方面没有显著差异。

以上研究都是纳入患者数较少的研究。2013 年 REDOXS 研究纳入了北美和欧洲 40 个 ICU 总共 1 223 个机械通气的多器官衰竭的成年人患者。研究发现,使用谷氨酰胺的患者与未使用谷氨酰胺的患者比较,28 天病死率增加(32.4% 与 27.2%,$RR = 1.28$,$P = 0.049$),住院时间延长,6 个月病死率也增加。对已经发生肾功能损害的患者,使用谷氨酰胺更加有害。同时间段发表的 MetaPlus 研究纳入荷兰、德国、法国、比利时 14 个 ICU 需要机械通气的 301 个患者。这项对照研究为研究组患者供给 30g 谷氨酰胺。结果显示:两组在新发感染率方面没有显著差异,但是研究组 6 个月病死率增高。生存曲线与 REDOXS 研究很相似。据此,许多学者认为,对于多器官衰竭和感染性重症胰腺炎患者使用谷氨酰胺是危险的。最近,国内学者关于重症胰腺炎使用谷氨酰胺对预后影响的荟萃分析发现:与对照组比较,使用谷氨酰胺有助于提高血白蛋白水平,降低 CRP,降低患者感染发生风险($RR = 0.62$,$P < 0.05$)和死亡风险($RR = 0.36$,$P < 0.05$),并且可以缩短住院时间。他们的结论是:在重症胰腺炎患者中使用谷氨酰胺是有益的,特别是静脉供给谷氨酰胺更有好处。需要说明的是:这篇荟萃分析所利用的 10 个研究中,8 个研究来源于国内研究,所有的研究纳入患者数量较少。如果有更大人群的前瞻性研究,可能会更有说服力。

对于已经出现多器官衰竭和感染性重症胰腺炎患者,建议不要使用谷氨酰胺。

(二)精氨酸的使用

在前几年的文献中还提倡对于危重症患者使用添加精氨酸的免疫制剂。因为在严重损伤动物模型中,给予精氨酸会起到肠道黏膜再生的作用。国内的文献近期依然有在重症胰腺炎患者中使用精氨酸添加制剂可以改善患者免疫功能的报道。与此相反,加拿大危重症营养指南依据 4 个 Ⅰ 级证据的研究和 22 个 Ⅱ 级证据,在 2013 年和 2015 年均提出不推荐在危重症患者的营养中添加精氨酸及其他补充剂。不推荐在感染性胰腺炎时使用精氨酸。

(三)鱼油的使用

鱼油的主要活性成分 EPA 和 DHA,可以与能置换细胞膜磷脂中的花生四烯酸竞争相同的环氧化酶和脂质过氧化酶途径,减少来源于花生四烯酸的炎性介质,从而抑制过度炎症反应的发生和发展。鱼油还可通过改变细胞膜磷脂的构成,影响细胞的流动性和细胞膜上相关信号分子、酶、受体的功能,从而改变信号转导,影响细胞因子的表达,抑制促炎介质的形成,起到免疫调节的作用。理论上讲,静脉应用鱼油不仅为机体供能,而且还可充分利用其调控炎症反应的作用。国内学者在 2015 年做的一项荟萃分析认为：使用 ω－3 脂肪酸治疗急性胰腺炎可以减少病死风险（$RR=0.35, P<0.05$），降低感染并发症风险（$RR=0.54, P<0.05$），并缩短住院时间。亚组分析发现：只在肠外营养使用 ω－3 脂肪酸可以减少病死风险（$RR=0.37, P<0.05$），降低感染并发症风险（$RR=0.50, P<0.05$），以及缩短住院时间。这个荟萃分析选择的 8 个研究中有 6 个是国内研究，样本量较小。作者认为，在急性胰腺炎患者中使用 ω－3 脂肪酸会在减少病死率、感染率方面带来益处。作者也认为更准确的结论需要更严格、更大样本的研究。

目前的一般认识是：在脓毒性胰腺炎患者中使用鱼油的安全性和有效性不确定，不可以作为常规推荐。

（四）益生菌和益生元的应用

前几年对急性胰腺炎患者使用益生元问题是比较肯定的。在一个样本量较小的研究中，使用富含谷氨酰胺和多种纤维的膳食制剂，与标准膳食制剂对比发现，研究制剂在恢复 IgG、IgM 蛋白质、缩短病程方面都有良好的作用。第二个研究观察了对重症胰腺炎患者肠内供给益生菌－乳酸制剂的效果。22 个患者使用了和燕麦纤维一起使用的活菌，另外 23 个患者使用了加热灭活的细菌。在使用活菌组，仅有 1 例患者发生了需要外科手术的脓毒血症胰腺炎的并发症；而使用灭活菌的患者中，有 7 例患者发生了需要外科手术的脓毒血症胰腺炎（$P=0.023$）。2008 年 Besselink 等人进行了随机、双盲、对照研究，研究纳入了 298 例预估可能会发生重症胰腺炎的患者。研究组患者使用含有 6 种活菌营养制剂，包括嗜酸乳杆菌、干酪乳杆菌、唾液乳杆菌、乳球菌、两歧双歧杆菌和婴儿双歧杆菌，以及益生元。结果发现：使用益生菌组患者感染的发生率是 30%，而对照组患者感染的发生率是 28%。益生菌组患者病死率是 16%，而对照组患者病死率是 6%（$RR=2.53$，$P=0.01$）。9 例益生菌组患者出现了肠道缺血（8 例死亡），对照组患者无一例发生肠道缺血。作者认为：对预测可能发生重症胰腺炎的患者使用益生菌不会降低感染并发症，反而会增加病死率。因此对这类患者不应该使用益生菌。2014 年，国内学者对 6 个关于重症胰腺炎与益生菌的研究（536 个患者）进行了荟萃分析。结果发现：使用益生菌不会对重症胰腺炎患者胰腺感染发生率产生显著影响（$RR=1.19, P=0.47$），对总感染率、手术率和病死率不会产生显著的影响。由于他们使用的研究异质性问题，他们的结论是慎重的。但是从研究看，在重症胰腺炎患者中使用益生菌是无益的。

（五）抗氧化剂和硒的应用

2007 年有学者进行了关于使用抗氧化剂和硒治疗重症胰腺炎的双盲、随机、对照研究。他们给研究组的重症胰腺炎患者静脉输入硒、乙酰半胱氨酸和维生素 C。结果发现：研究组患者与对照组比较，在多器官衰竭的发生以及其他预后方面，并没有显著差异。这与样本量比较小，不能得出结论有关。但是这至少说明没有根据认为使用抗氧化剂和硒对重症胰腺炎有利。之后，加拿大危重症营养指南引入的一个纳入 70 例胰腺炎患者的研究也是这样的结论。但是 2013 年加拿大危重症营养指南推荐意见：根据 7 个 1 级和 17 个 2 级研究，包含维生素和微量元素的补充剂可以考虑用于危重症患者。有些学者认为脓毒性胰腺炎患者可以考虑抗氧化剂，这方面的工作可能需要更多的研究。

【参考文献】

1. 中华医学会外科学分会胰腺外科学组.急性胰腺炎诊治指南(2014)[J].中国肝胆外科杂志,2015,21(1):1－4.

2. MCCLAVE S A,GREENE L M,SNIDER H L,et al. Comparison of the safety of early enteral vs parenteral nutrition in mild acute pancreatitis[J]. JPEN,1997,21:14－20.

3. MEIER R,OCKENGA J,PERTKIEWICZ M,et al. ESPEN guidelines on enteral nutrition:pancreas[J]. Clin Nutr,2006,25:275－284.

4. GIANOTTI L,MEIER R,LOBO D N,et al. ESPEN guidelines on parenteral nutrition:pancreas[J]. Clin Nutr, 2009, 28:428－435.

5. MCCLAVE S A,MARTINDALE R G,VANEK V W,et al. Guidelines for the provision and assessment of nutrition support therapy in the adult critically ill patient:Society of Critical Care Medicine (SCCM) and American Society for Parenteral and Enteral Nutrition (ASPEN)[J]. JPEN,2009,33:277－316.

6. BESSELINK M G,VAN SANTVOORT H C,VAN SANTVOORT H C. Probiotic prophylaxis in predicted severe acute pancreatitis:a randomised,double－blind,placebocontrolled trial[J]. Lancet,2008,371:651－659.

7. HEYLAND D K,RUPINDER D. Role of glutamine supplementation in critical illness given the results of the REDOXS study[J]. JPEN,2013,37(4):442－443.

第四节　癌症患者的营养治疗

　　根据目前的流行病学研究,癌症发生营养不良的比例是非常高的。不同的肿瘤发生体重下降的比例不同,平均在30%以上;也有报道体重下降患者的比例高达87%。在诊断后6个月内体重下降10%患者的比例达到15%。在消化道肿瘤中发生营养不良的比例会更高。在针对肿瘤的治疗过程中,手术、化疗药物等引起患者的厌食、不能进食或者进食减少,都会加剧营养不良的发生和恶化。虽然对营养不良与肿瘤预后的直接关系还缺乏认识,但是一些研究已经对营养不良与癌症的相互影响做出了说明。伴有营养不良的肿瘤患者预后更差,生存时间更短,患者发生治疗相关的副作用更加常见,患者对治疗的反应更差,生活质量更差。研究表明,肿瘤患者致死的第一原因是脓毒血症,第二就是营养不良。因此,有必要加强对肿瘤患者营养不良机制的认识和对治疗方法的探索。

一、癌症发生恶液质的病理生理机制

　　癌症恶液质诊断和分期标准的国际共识:癌性恶液质被定义为是一种多因素综合征,其临床特征为不能被常规的营养支持治疗而完全逆转,对营养支持部分敏感或不敏感,并伴有进行性发展的骨骼肌量减少(包括或不包括脂肪量减少),进而出现功能性障碍,其病理生理特点为因食物摄入减少和异常高代谢导致的负氮平衡及负能量平衡。癌性恶液质的诊断标准是:体重下降5%,或体重指数(BMI)<20kg/m^2,或已经出现骨骼肌量减少者体重下降2%。癌性恶液质的分级标准和临床治疗应包含厌食或摄食量减少、

分解代谢加强,肌肉量减少进而导致的功能障碍和社会心理精神障碍几方面。恶液质分为恶液质前期、恶液质期和难治性恶液质期 3 期。具体分期标准如下:体重下降 <5% ,伴有厌食症、代谢改变者,是恶液质前期;6 个月内体重下降 >5% 或 BMI <20kg/m² 者并出现体重下降 >2% ,或四肢骨骼肌指数与少肌症相符(男性 < 7.26kg/m² ,女性 < 5.45kg/m²)者同时出现体重下降 >2% ,为开始进入恶病质期;晚期癌症患者出现分解代谢活跃,对抗癌治疗无反应,WHO 体能状态评分低(3 分或 4 分),生存期不足 3 个月者,为已进入难治性恶液质期。

目前,肿瘤性恶液质的病理机制尚未完全清楚,但是可能是多因素的,包括肿瘤和宿主的衍生因子。目前这方面的研究多是来源于动物实验,完全套用于人类还是不恰当的,但是依然可以作为参考。正常食欲涉及外周和中心路径。外周途径对食欲的控制从饥饿到饱胀分为 4 个阶段:①胃运动期。通过来自孤束核和相邻的迷走神经背核发出的迷走神经信号来控制胃的运动。②后吸收期。是由十二指肠释放的胆囊收缩素介导的,胆囊收缩素与迷走神经的 A 型胆囊收缩素受体结合,减少孤束核冲动引起的运动。③代谢期。是由于肝糖原、胰岛素和脂肪细胞释放瘦素的联合作用,使得下丘脑弓状核神经肽 y(NPY)神经元功能下调控制的,瘦素是一种强的减食欲因子。④回肠期。该期通过类高血糖肽 – 1 诱导下丘脑强烈的促消化神经肽释放的抑制来抑制胃的运动。中枢性食欲控制依赖于能量摄入和静息能量消耗的平衡。这个平衡是由来自下丘脑弓状核的神经肽 y 和促阿片 – 黑素细胞皮质素原(简称阿黑皮素原)来管控的。血清素和瘦素虽然也调控甲状腺释放激素、促肾上腺皮质素释放激素、催产素、食欲素、黑皮质素浓缩激素,但是这是次要的。血清素和瘦素主要调控 NPY 和 POMC。NPY 和刺鼠基因相关蛋白(AgRP)是主要的食欲刺激中枢的神经递质,两者分工、合作,控制食欲反应。POMC 通过拮抗 NPY 的活性降低食欲。瘦素是由白色脂肪细胞分泌的降低 NPY 水平的调节剂。5 – 羟色胺(5 – HT)通过突触后 5HT1b 和 5HT1c 受体抑制 NPY 神经元的活性,引起饱胀感。NPY 和 POMC 调整正常的食欲信号和基础代谢率的协同作用。NPY 增加副交感神经的活性并降低静息能量消耗;而 POMC 拮抗 NPY 的作用,通过激活交感神经而增加静息能量的消耗。

癌症恶液质的病理生理机制包括:厌食、食物摄入减少,能量和底物代谢的改变,最终加速脂肪和肌肉的丢失。癌症患者的厌食原因比较复杂,牵涉到调整正常食欲的外周和中枢路径的协同作用损害。不愿意进食与肿瘤本身及化疗药物有关,也可能与胃肠道的堵塞、胃肠黏膜炎、感染、恶心、呕吐、吞咽困难、吸收障碍、疼痛、抑郁有关。在癌症恶液质的病理生理机制中,已知患者能量和能量底物的代谢改变发挥着重要的作用。另外,由于促炎和抗炎细胞因子失衡引起食物摄入的减少和静息代谢的增加,也是癌症恶液质进展的最基本的因素。TNF – α、IL – 1、IL – 2、IL – 6 及干扰素 – γ 都是促炎因子,已经有许多证据证实它们是各种恶液质最常见的原因。IL – 4、IL – 12、IL – 15 是抗炎因子,是具有抵抗恶液质的因子。促炎因子的活化会引起核转录因子 – β 的激活,由此抑制肌肉蛋白质的合成,并且减少了肌蛋白 D,而肌蛋白 D 是调整肌肉发育信号通路的转录因子。对于快收缩肌中肌球蛋白的表达而言,是需要肌蛋白 D 和肌球蛋白的重链 Ⅱb 结合的。TNF－α及干扰素－γ的协同作用可以抑制肌球蛋白重链 mRNA 的合成,并因此抑制肌肉的生长发育及肌球蛋白重链的分解。另外,促炎细胞因子会激活泛素介导的蛋白分解酶,并成为疾病诱导恶液质状态的主要机制。泛素也会间接地抑制蛋白质的合成和加速蛋白质的分解。这个过程是通过抑制性 NF－κB 蛋白受到抑制实现的,抑制性 NF－κB 蛋白是 NF－κB 蛋白的抑制剂。泛素的蛋白质分解活性会因为可的松、儿茶酚胺释放而得到加强,最终导致静息能量消耗的增加。细胞因子还会使胃排空延迟、血清白蛋白降低,并引起严重的脂肪丢失。脂肪丢失可以是肿瘤恶液质的一个显著的特征。虽然细胞因子是一个强有力的脂肪分解因子,但是,肿瘤恶液质脂肪动员增加是由于脂肪动员因子(LMF,α2－糖蛋白肿瘤分解代谢因子)。LMF 像脂解激素一样,直接作用于脂肪细胞,并使得游离脂肪酸和甘油进入血液循环。LMF 也会提高对脂肪分解刺激的敏感性,并且通过 GTP 依赖的腺苷酸环化酶激活脂肪细胞中甘油三酯的水解。肌肉块的进行性丧失是肿瘤恶液质最大的威胁。正常情况下,肌肉蛋白的分解和合成处于动态平衡中,在恶液质患者中肌肉蛋白质分解占优势,并导致肌萎缩。引起肌肉蛋白质分解有 3 条途径:钙依赖通路、ATP－泛素依赖通路、溶酶体蛋白酶途径。钙依赖蛋白酶的激活会引起肌纤蛋白的分解并释放出肌动蛋白和肌球蛋白。ATP－泛素依赖通路对于恶液质患者肌萎缩起着关键的作用,肿瘤患者肌肉中泛素 mRNA 表达是显著增高的。溶酶体蛋白酶途径包括组织蛋白酶和其他水解酶类,主要降解细胞外蛋白以及细胞表面受体。

癌症发生恶液质的病理生理机制是以肿瘤细胞为中心的,如图 12 - 2 所示。

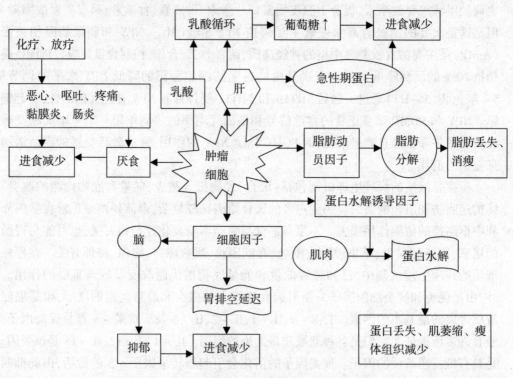

图 12 - 2　肿瘤发生恶液质的病理生理机制

二、癌症患者的代谢异常

1.碳水化合物代谢改变 早在20世纪20年代,Otto Warburg就发现在有氧条件下肿瘤细胞大量摄取葡萄糖,并产生乳酸的现象,这种现象被称为"Warburg效应"。癌症细胞的一个重要特征是以葡萄糖酵解作为唯一的能量获取方式。即使在有氧条件下,肿瘤细胞仍大量摄取葡萄糖并产生乳酸。肿瘤细胞糖酵解的病理生理学意义,首先在于糖酵解为肿瘤细胞提供更多能量。肿瘤细胞中约50%的ATP来源于糖酵解,这可能与瘤细胞线粒体功能障碍以及瘤细胞的酶谱变化,特别是糖酵解的关键酶活性增加和同工酶谱的改变有关。肿瘤细胞除通过线粒体有氧代谢之外,尚能在缺氧情况下利用糖酵解额外提供2个ATP。其次,糖酵解启动肿瘤细胞自主营养摄取。正常细胞需外源性刺激信号启动对营养物质的摄取,而糖酵解可直接启动肿瘤细胞对营养物质的摄取,并为肿瘤细胞提供自主、直接的营养物质摄取信号。从葡萄糖的使用效率看,葡萄糖在肿瘤细胞内酵解仅生成2分子ATP和2分子乳酸,乳酸在肝内重新生成1分子葡萄糖时需消耗6分子ATP,每一次循环会有4个高能磷酸键的损失,因而在这一无效循环中浪费了大量的能量。正常人体约有20%的葡萄糖转化是由Cori循环完成的。但在恶液质肿瘤患者中,50%的葡萄糖转化是由Cori循环完成的,60%的乳酸再次进入Cori循环。肿瘤患者乳酸水平与肿瘤的转移和复发率呈正相关,与患者生存率呈负相关。肿瘤患者葡萄糖转化增加的最主要特征是乳酸、甘油和生糖氨基酸的糖异生作用增加。此外,肿瘤患者对葡萄糖的耐受力较差。肿瘤的存在,是诱导胰岛素抵抗的主要原因,其他因子包括炎性反应也参与胰岛素抵抗的发生。胰岛素抵抗导致葡萄糖储存减少,外周组织对葡萄糖的氧化显著减少,氧化底物部分从葡萄糖转化为脂肪酸。

2.蛋白质和氨基酸代谢 肿瘤患者蛋白质和氨基酸代谢的特点是:肌肉蛋白质合成减少和分解增加,蛋白转化率升高,低蛋白血症,氨基酸代谢异常和负氮平衡。癌症患者总体蛋白质更新率是增加的。主要是肌肉蛋白总体合成减少,肌肉蛋白质首先分解、利用,而非肌肉蛋白保持不变,结构和内脏蛋白相对保持完好。另外由于炎症作用,肝蛋白质合成增加,急性期蛋白质和纤维蛋白原是增加的。急性期蛋白质,比如C-反应蛋白在肺癌、黑素瘤、多发性骨髓瘤、淋巴瘤、卵巢癌、肾癌、胰腺癌、胃肠道肿瘤患者中增加,并与高代谢、厌食有关,与疾病的复发、生存率降低有关。肿瘤患者白蛋白的合成不减少,但是白蛋白丢失增加,总的效应是血浆白蛋白降低。所以在肿瘤患者中,如果蛋白质或者氨基酸供给不足,会导致肌肉蛋白质分解代谢加快,氨基酸储备减少。研究表明,体重下降30%时,75%的骨骼肌蛋白贮存丢失。另外增加的蛋白转换所消耗能量约100kcal/d,增加了患者的能量需求。肿瘤患者机体总蛋白质转化率和净蛋白分解率增加,成为骨骼肌萎缩、体重下降、运动能力下降的重要原因。肿瘤患者的血浆氨基酸谱也发生了变化,生糖氨基酸如脯氨酸、丝氨酸和苏氨酸在肿瘤组织中的含量增加,合成嘌呤和嘧啶的前体丝氨酸、甘氨酸和组氨酸在肿瘤组织中被大量摄取,满足了肿瘤细胞活跃的核酸代谢。甲硫氨酸在体内通过甲基转移酶作用,使DNA、RNA和蛋白质等多种生化物质甲基化,大量的甲硫氨酸对于代谢旺盛的肿瘤组织的分化过程是必需的。在肿瘤组织中支链氨基酸包括亮氨酸、异亮氨酸和缬氨酸的水平是增高的。亮氨酸有促进机体蛋白质合成并抑制分解的作用;异亮氨酸是生酮氨基酸,经分解可生成乙酰辅酶 A 和琥珀酰辅酶 A,是三羧酸循环中的重要物质;缬氨酸也是代谢旺盛的肿瘤细胞需求的氨基酸。

3. 脂类代谢 肿瘤患者的脂肪代谢改变主要表现为内源性脂肪动员、脂肪氧化增加、脂肪合成减少、甘油三酯转化率增加、高甘油三酯血症、脂肪酸合成增加。肿瘤细胞能自我合成脂肪酸,并且不受正常细胞对脂肪酸合成途径的调节。脂肪酸合成不仅是合成代谢的能量贮存通路,而且是很多转化细胞生长和生存的关键过程。肿瘤细胞中脂肪酸合成是增加的,癌细胞依赖于从头合成的脂类来满足它们增殖及生存的需要。在正常细胞中,ATP-柠檬酸裂解酶催化细胞中的柠檬酸转化为乙酰辅酶 A,为脂肪酸的合成提供原料。肿瘤细胞中该酶呈异常高表达。肿瘤细胞中的乙酰辅酶 A 羧化酶(ACC)也出现异常高活化,并催化乙酰辅酶 A 转变为丙二酰辅酶 A。乙酰辅酶 A 经过 ACC 作用通过酰基转运蛋白耦合,在脂肪酸合酶(FASN)的作用下合成脂肪酸。而 FASN 在乳腺癌、直肠癌、前列腺癌、子宫内膜癌等癌症中高表达,由此使得肿瘤细胞合成脂肪酸能力增强。正常情况下,体内通过激素敏感脂肪酶(HSL)和脂蛋白脂肪酶(LPL)调节脂肪代谢。其中 HSL 在脂肪细胞内使甘油三酯逐步水解为甘油和游离脂肪酸的限速酶,受激素调控。肾上腺素、去甲肾上腺素和利钠肽通过激活 HSL,促进脂肪细胞内脂滴分解,胰岛素对脂解起抑制作用。肿瘤患者 LPL 活性是下降的,LPL 活性下降的后果是抑制脂肪细胞从血浆脂蛋白中摄取脂肪酸做储备,发生高甘油三酯血症。脂类合成需要的乙酰辅酶 A 主要来源于糖代谢与谷氨酸盐代谢。糖代谢为脂类合成提供碳源及乙酰辅酶 A。谷氨酸盐代谢则是补充糖代谢与脂类代谢耦合处的柠檬酸盐,由柠檬酸产生乙酰辅酶 A。肿瘤患者的脂质代谢由大量的癌基因及抑癌蛋白调节。

三、癌症恶液质的分期及评估

在本节的第一部分,已经介绍了关于癌症恶液质的分期问题。需要指出的是:并不是每一个患者都会出现 3 个期。尽早识别出患者处于哪一期别有助于确定不同的营养治疗策略。不可复的恶液质阶段意味着由于患者对治疗无反应,快速出现不可复的体重丧失。在这一期再进行营养治疗好处不大、风险增加。对于这些患者的治疗方向是:症状控制、刺激食欲、改善恶心症状,缓解患者及其家人因为患者不能进食而带来的沮丧情绪。不可复恶液质患者的特征是体能评分差(WHO 评分 3~4 分),预估患者生存时间不会超过 3 个月。早期识别出难治性恶液质期患者,可以由临终关怀团队咨询帮助。是患者的整体健康状况不佳而不是恶液质的严重程度导致疾病难治,所以在营养治疗前对患者进行全身评估是重要的,评估恶液质消耗的严重程度也是重要的。恶液质严重程度与进行性体重下降、能量存储及蛋白质量的消耗速度相关。对于难治性恶液质患者的评估,应该将重点放在那些可以有效处理的恶液质相关症状上,而不是营养状态的细节方面。

在第八章,我们已经介绍了关于营养评估问题。对于癌症患者,这些评估是适用的。但是,使用患者自评-主观全面评价法(PG-SGA)来评估患者的营养状态,使用厌食恶液质问卷作为厌食/恶液质治疗功能评估(FAACT)是比较常用的。关于 PG - SGA 的使用方法我们已经介绍。对于 FAACT 的介绍如下。

FAACT 首先要完成 5 个问卷,包括患者身体状况(PWB)问卷、社会和家庭情况(SWB)问卷、情感情况(EWB)问卷、功能情况(FWB)问卷、附加问卷[厌食/恶液质(ACS)问卷]。每个问卷的每个题干都有半定性的 5 个不同级别(0~4)的答案。患者需要勾选在过去 7 天自己认为所处的状态。不能确定的可以标注"×"。完成问卷后将各个问卷题干的答案积分相加,得到单个表的积分。然后乘以题干个数,除以回答的题干个数,得到问卷平均得分。不同问卷相加获得各种相关评分。评分越高,生活质量(QOL)越高。衍生评分包括:

FAACT 预后指数(TOI) = PWB 分数 + FWB 分数 + ACS 分数

癌症治疗功能测定问卷(FACT - G)总分数 = PWB 分数 + EWB 分数 + SWB 分数 + FWB 分数

FAACT 总分数 = PWB 分数 + EWB 分数 + SWB 分数 + FWB 分数 + ACS 分数

需要说明的是:PWB 评分每个题干的原始分应被 4 减后所得的分是计算分;SWB 评分每个题干的原始分就是计算分;EWB 评分 GE2 题干的原始分就是计算分,而其他题干的原始分应被 4 减后所得的分是计算分;FWB 评分每个题干的原始分就是计算分;ACS 评分 C6、ACT1、ACT13 题干的原始分就是计算分,而其他题干的原始分应被 4 减后所得的分是计算分。

需要完成的问卷内容见表 12-5。

表 12-5　FAACT 问卷内容

PWB 评分					
	PWB 问卷内容	完全没有	有一点	有一些	比较多	非常多
GP1	我精力缺乏	0	1	2	3	4
GP2	恶心	0	1	2	3	4
GP3	我精力不足,需要家人帮忙	0	1	2	3	4
GP4	疼痛	0	1	2	3	4
GP5	治疗的副作用使我难受	0	1	2	3	4
GP6	我觉得很倒霉	0	1	2	3	4
GP7	我被迫卧床	0	1	2	3	4
SWB 评分					
	SWB 问卷内容	完全没有	有一点	有一些	比较多	非常多
GS1	我与朋友关系密切	0	1	2	3	4
GS2	我从家人那里获得支持	0	1	2	3	4
GS3	我从朋友那里获得支持	0	1	2	3	4
GS4	我的家人已经接受我患病的事实	0	1	2	3	4

续表

	SWB 问卷内容	完全没有	有一点	有一些	比较多	非常多
GS5	我对家人关于我患病的交流满意	0	1	2	3	4
GS6	我与配偶(或者其他支持关系人)关系好	0	1	2	3	4
Q1	回答性生活问题,如不愿意回答,在方框中做标识,进入下一问题					
GS7	我满意我的性生活	0	1	2	3	4

EWB 评分

	EWB 问卷内容	完全没有	有一点	有一些	比较多	非常多
GE1	我很沮丧	0	1	2	3	4
GE2	我对处理疾病方法是满意的	0	1	2	3	4
GE3	我正在丧失战胜疾病的希望	0	1	2	3	4
GE4	我感觉非常不安	0	1	2	3	4
GE5	我怕死	0	1	2	3	4
GE6	我害怕病情加重	0	1	2	3	4

FWB 评分

	FWB 问卷内容	完全没有	有一点	有一些	比较多	非常多
GF1	我可以工作(包括家中工作)	0	1	2	3	4
GF2	我可以完成我的工作(包括家中工作)	0	1	2	3	4
GF3	我能够享受生活	0	1	2	3	4
GF4	我已经接受患病这个事实	0	1	2	3	4
GF5	我可以睡得很好	0	1	2	3	4
GF6	我依然喜欢做我喜欢做的事	0	1	2	3	4
GF7	我对我的生活品质满意	0	1	2	3	4

ACS 评分

	ACS 问卷内容	完全没有	有一点	有一些	比较多	很多
C6	我食欲好	0	1	2	3	4
ACT1	我的饭量可以维持我的需要	0	1	2	3	4
ACT2	我担心我的体重	0	1	2	3	4
ACT3	多数食物都不好吃	0	1	2	3	4
ACT4	我关心我怎么这么瘦	0	1	2	3	4
ACT6	我没有兴趣进食	0	1	2	3	4
ACT7	我很难进食太多的食物	0	1	2	3	4

续表

ACS 问卷内容		完全没有	有一点	有一些	比较多	很多
ACT9	我的家人和朋友强迫我进食	0	1	2	3	4
O2	我一直在呕吐	0	1	2	3	4
ACT10	进食时,我觉得很快	0	1	2	3	4
ACT11	我有胃痛	0	1	2	3	4
ACT13	我的一般健康情况正在改善	0	1	2	3	4

四、癌症患者的营养治疗指征

早期发现肿瘤恶液质并进行干预,对预后的改善是有价值的。而肿瘤恶液质发展到晚期,无论抗癌治疗或是营养治疗,均很难有效果。要考察癌症患者的营养治疗指征,可以从几个角度观察:营养治疗是否可以预防和治疗肿瘤患者营养不良,可否增强抗肿瘤治疗的效果,可否减轻抗肿瘤治疗的副作用,可否改善生活品质。在一个纳入 64 例广泛转移实体瘤患者的研究中,将患者分为使用 ω-3 脂肪酸等营养治疗组和对照组,每组又分为营养良好组和营养不良组。治疗 40 天时的临床指标:营养治疗组无论是体重、白蛋白、转铁蛋白都没有改善。但是营养治疗组营养不良患者的 Karnofsky 功能状态评分得到显著的改善。并且营养治疗组和对照组中营养良好患者的生存时间显著长于营养不良组患者。生存曲线分析发现,营养治疗组的生存时间明显长于对照组患者。作者认为:使用他们所做的营养治疗可能会改善癌症患者的生存时间。在一项针对已经出现营养不良的不可切除胰腺癌患者的研究发现,在使用 ω-3 脂肪酸等营养治疗后,患者在第 3 周时体重显著增加(中位数 1kg),在第 7 周时体重也显著增加(中位数 2kg)。患者每天的摄食量增加了 400kcal,REE 显著下降。第 3 周时患者的功能状态和食欲显著改善。近年来的研究说明:对于营养供给不足的患者(包括摄食不足),使用肠内营养可以改善患者的营养状态并保持生活品质。在癌症患者中存在着全身性炎症,所以单一的肠内营养可能起不到改善蛋白质合成代谢的作用,需要联合其他措施。

癌症患者的营养指征在不同的阶段是不一样的,需要考虑的因素包括:患者是处于积极治疗还是姑息治疗阶段。所以必须对患者进行规律性的监测,包括监测癌症类型、治疗阶段,以及治疗本身对患者营养的影响。要注意确定有营养治疗指征的肿瘤患者目前的营养状态和能量摄入情况,以及期望患者达到的营养状态和能量摄入情况。对于有营养不良的肿瘤患者或者已经处于营养不良风险中的肿瘤患者,应该开始营养治疗。特别是对于经口摄食已经不足(小于预估应摄入热量 60%)7 天以上的患者,应该立即开始进行营养治疗。对于已经存在着营养不良的择期手术患者,手术前至少要接受 7 天的营养治疗,用以改善术后的预后。也有指南认为对于已经存在着营养不良的择期手术患者,手术前至少要接受 10~14 天的营养治疗。在营养治疗前应该首先对患者进行膳食辅导,这是很重要的。能经口进食,就经口进食;不能经口进食,而胃肠功能还正常的患者,使用饲管喂养。如果 EN 因为胃肠功能障碍不能实施,或者实施 EN 后患者发生不耐受(恶心、呕吐、腹泻),又或者患者拒绝肠内营养,就要考虑肠外营养。

对于头颈部及胃肠道放疗的患者,应该进行膳食辅导,以保证经口进食能够满足能量需求,防止治疗引起的体重下降。对于头颈部治疗引起吞咽困难及食管治疗引起堵塞的患者,应该使用管饲营养制剂。对于可能发生严重的黏膜炎和吞咽困难的患者,比如胸部、食管强化放疗或者联合化放疗,也需要使用管饲。在这种情况下,使用内镜下经皮胃造口术。其他部位的放疗不一定需要实施肠内营养,化疗不是肠内营养的指征。对于进行自体骨髓移植或者同种异基因骨髓移植的患者而言,肠内营养不会带来好处,而可能带来一系列的风险。对于这些患者,使用全肠外营养可能是首选。对于确定无法治愈的进展期肿瘤患者,只要患者愿意并且不是已经处于濒死状态,就应该使用肠内营养,以减轻患者体重的丧失。已经失去常规抗肿瘤治疗,包括手术、放疗、化疗和分子靶向药物治疗等指征的患者是终末期肿瘤患者,这些患者往往伴随严重的恶液质,预计生存期不足3个月。这些患者是否应该营养治疗是一个医学问题,但是更多地涉及伦理、患者及其家属的意愿。一般说来,终末期肿瘤患者不推荐常规进行营养治疗。对于濒死的患者,可给予少量的食物和水来减少饥渴感,并防止因脱水而引起的精神错乱。生命体征不稳和多脏器衰竭者,原则上不考虑系统性营养治疗。

五、癌症患者的营养治疗

1. 癌症患者的能量需求 癌症患者能量需求与健康者相差不大,故可以20~25kcal/(kg·d)来估算卧床患者,25~30kcal/(kg·d)来估算能下床活动的患者。在心、肝、肾、肠器官功能严重障碍时,应该使用相适应的营养治疗。蛋白质的供给推荐范围为1.2~2g/(kg·d)。

2. 关于ω-3 PUFA的使用问题 ω-3 PUFA在肿瘤患者中应用的研究比较多。但是,研究设计、研究终点、研究对象、使用单一的ω-3 PUFA还是添加其他营养物等都不一样。想要得出结论,需要进一步研究。我们先看一下使用ω-3 PUFA与使用标准营养治疗的对照研究。在"癌症患者的营养治疗指征"中提及的为期40天的一个研究中,ω-3 PUFA营养治疗组与对照组比较,体重、白蛋白、转铁蛋白都没有改善。但是营养治疗组营养不良患者的Karnofsky功能状态评分得到显著的改善。Fearon等人进行了ω-3 PUFA组与对照组的研究。在第一个研究中,研究组使用2.2g/d的ω-3 PUFA,研究时间为80天。在第二个研究中,研究组使用4g/d的ω-3 PUFA,对照组使用2g/d的ω-3 PUFA,研究时间为80天。这两个试验都没有发现使用ω-3 PUFA会带来明显的临床好处。意向性处理分析既没有发现使用ω-3 PUFA会带来明显的临床好处,也没有发现患者体重、瘦体组织的改善,Karnofsky功能状态评分和生存时间也没有显著的改善。在ω-3 PUFA组,血浆ω-3 PUFA水平与体重增加和瘦体组织增加显著相关。在ω-3 PUFA组,体重增加与生活质量改善显著相关。

在一个纳入412例已经存在着恶液质的肿瘤患者的研究中,作者发现即使使用ω-3 PUFA+醋酸甲地孕酮,于患者的体重、食欲、生存和生活品质也不会改善。另一个使用ω-3 PUFA并添加其他药物的研究发现:使用ω-3 PUFA组多维疲劳症状量表(MFSI-

SF)显著改善,REE 增加,欧洲五维健康量表(EQ‑5D)评分和美国东部协作肿瘤组(eastern cooperative oncology group,ECOG)体能状况(performance status,PS)评分显著改善。ω‑3 PUFA +醋酸甲地孕酮 +左旋肉毒碱 +沙利度胺组患者体重显著增加、食欲显著改善、MFSI‑SF 改善、ECOG‑PS 评分显著改善。多数在肿瘤患者术前和术后使用 ω‑3 PUFA 的研究认为可以改善患者术后并发症,促进伤口愈合,减少感染发生。ω‑3 PUFA 的副作用最常见的是轻度腹部不适、肠胃气胀、恶心、呕吐,也有一过性腹泻和脂肪痢的报道。异常的味觉或者打嗝时有鱼腥味也是常见的。极少见的是感觉倒错和使用大剂量时的腹部绞痛。

总的来讲,对于癌症患者是否推荐使用 ω‑3 PUFA 尚没有可靠的根据。但是对于手术患者和进行姑息治疗的患者使用 ω‑3 PUFA 可能是有利的。

3.其他的药物治疗 这些治疗不主张用于不可复的恶液质。①沙利度胺。有人认为:沙利度胺是 TNF‑α 合成的抑制剂,可以减轻引起恶液质的炎症反应。有报道,对胰腺癌患者使用沙利度胺可以减缓体重丧失,减缓瘦体组织丧失,但是不作推荐使用。目前的共识并不主张在不可复的恶液质中使用沙利度胺。②四氢大麻酚。四氢大麻酚可以改善患者的食欲,但是不作推荐使用。目前的共识并不主张在不可复的恶液质中使用。③甲地孕酮。甲地孕酮可以改善患者的食欲,因此对于以厌食为主要表现及不可复恶液质患者中,可以考虑使用。④糖皮质激素。糖皮质激素能够改善食欲,减轻恶心,增加热量摄入,有利于疼痛的控制,使得患者可以感觉好一些。但是,这些作用也就只能维持 1 个月,之后药物的各种副作用将显现,并会使肌肉更加虚弱。所以,目前推荐对难治性恶液质患者使用糖皮质激素,可以刺激食欲,改善生活品质。但是使用不要超过 2 周。⑤促胃动力药物。对于有早期胃饱胀、恶心、呕吐、消化不良和胃轻瘫的患者,可以使用促胃动力药物。

【参考文献】

1. FEARAN K,STRASSER F,ANKER S D,et al. Definition and classification of cancer cachexia:an international consensus[J]. Lancet Oncol,2011,12(5):489‑495.

2. CELLA D:Manual of the Functional Assessment of Chronic Illness Therapy(FACIT)Measurement System. Center on Outcomes,Research and Education(CORE),Evanston Northwestern Healthcare and Northwestern University,Evanston IL[J]. Version,1997(4).

3. GOGOS C A,GINOPOULOS P,SALSA B,et al. Dietary omega‑3 polyunsaturated fatty acids plus vitamin E restore immunodeficiency and prolong survival for severely ill patients with generalized malignancy:A randomized control trial[J]. Cancer,1998,82(2):395‑402.

4. FEARON K C,VON MEYENFELDT M F,MOSES A G,et al. Effect of a protein and energy dense N‑3 fatty acid enriched oral supplement on loss of weight and lean tissue in cancer cachexia:a randomised double blind trial[J]. Gut,2003,52(10):1479‑1486.

第五节 危重神经疾病的营养治疗

神经系统疾病常常伴有意识障碍、精神障碍、认知障碍、神经源性吞咽障碍、神经源性呕吐、神经源性胃肠功能障碍、神经源性呼吸衰竭及严重并发症。这些问题的存在影响患者的进食,造成患者能量摄入不足或者不能摄食。如果不加以干预,患者可能因为营养不良而容易发生感染,康复困难,住院时间延长,甚至死亡。2008 年蒋朱明等人进行的流行病学调查发现:住院的神经科患者存在营养风险的比例达到 36.6%,而对有营养风险患者的营养支持率只有 9.2%,并且营养支持不规范的情形非常多见。

1. 脑卒中 FOOD 协作组于 2003 年发表的 FOOD 研究,就神经科最常见的疾病——卒中营养问题进行了探索。在第一阶段的试验中,他们对 3 012 例急性卒中的患者进行了 6 个月的观察。结果发现:脑卒中后营养正常患者占 74%,病死率为 20%;营养不良患者占 9%,病死率为 37%。病死率的风险比为 2.32,$P = 0.000 1$。调整年龄、既往卒中后功能状态以及本次卒中严重程度后,风险比为 1.82,$P = 0.000 1$。存在着营养不良的患者更容易发生肺炎以及其他感染,也更容易发生胃出血。作者认为,脑卒中患者合并营养不良是导致不良结局的独立危险因素。

2. 运动神经元病 该病可以累及舌咽神经、迷走神经、副神经、舌下神经等脑干运动神经元,表现为延髓所支配的咽、喉、腭、舌的肌肉瘫痪、萎缩,导致说话不清,进食呛咳,饮水从鼻孔呛出,咀嚼无力,食物搅拌、吞咽困难,使得能量摄入不足。肢体无力及社会、心理因素也是导致食欲下降、进食减少的因素。Desport 等人 1999 年对 55 例肌萎缩性侧索硬化(ALS)患者 7 个月的观察发现:16.4% 的患者出现了营养不良。这些营养不良患者的病死率比营养正常患者高出 7.7 倍。进一步的分析发现:营养不良和肺活量降低是 ALS 预后不良的独立危险因素。18~65 岁 ALS 患者如果 BMI < 18.5kg/m² 预示着生存时间缩短,65 岁 ALS 患者如果 BMI < 20kg/m² 预示着生存时间缩短,而 BMI 在 30~35kg/m² 的 ALS 患者生存时间延长。

3. 帕金森病 该病的标志性症状是肌强直和震颤,以及机体耗能增加。帕金森病常伴有自主性神经功能紊乱,包括消化功能障碍,出现胃肠蠕动减弱、痉挛及便秘,晚期出现吞咽困难、饮水呛咳及流涎等,导致患者饮食减少。另外,药物治疗的副作用也是造成患者营养不良的原因。比如:左旋多巴复合制剂可以引起恶心、呕吐、厌食和便秘。一些资料表明,帕金森病患者发生营养不良风险的比例大约在 20%。

4. 其他 重症肌无力危象、吉兰-巴雷综合征、多发性硬化症及其他波及呼吸肌,使患者不能呼吸,需要机械通气支持的神经-肌肉疾病,都会出现营养问题。重度颅脑损伤患者除了无法正常进食外,营养代谢也存在着紊乱。另外,痴呆患者的营养也是需要关注的问题。

本节将主要介绍急危重神经疾病的营养治疗问题。

一、危重神经疾病的代谢特点

发生神经疾病后,去神经支配使得骨骼肌中碳水化合物和脂肪代谢发生改变。表现为糖酵解和糖原合成减少,肌肉可以利用的高能磷酸盐减少,肌肉利用脂肪作为能量来源的能力下降。去神经支配使得骨骼肌出现胰岛素抵抗,骨骼肌蛋白质合成受到抑制,蛋白质分解增强。另外,神经疾病代谢的一个共同特点是:分解代谢激素增加,合成代谢激素水平降低,并由此引起高分解代谢和负氮平衡。并可能由于继发性甲状旁腺功能亢进或者维生素 D、钙摄入不足等引起骨质疏松。

1.重症卒中患者的代谢特点　重症卒中患者除了进食不足或者无法进食引起能量供给不足外,其营养代谢方面也发生了改变。

(1)患者代谢增加,能耗增加。患者发生卒中后,全身处于应激状态,基础代谢是增高的,神经内分泌系统也会因为应激而发生改变。促蛋白质分解激素如皮质醇、儿茶酚胺、胰高血糖素及生长激素等的分泌增加,使得能量与蛋白质的消耗增加。同时由于热量供给不足,蛋白质分解大于合成,出现负氮平衡和蛋白质能量营养不良。临床上表现为体重下降,肌肉、脂肪消耗增加,血清白蛋白水平降低,尿素氮排出量增加。

(2)糖代谢异常。重症卒中时机体处于严重应激状态,促蛋白质分解激素包括胰高血糖素分泌增加,胰岛素分泌减少或不变,导致胰岛素与胰高血糖素的比例失调,骨骼肌细胞蛋白质分解增高,血浆中的游离氨基酸增加。血中脂肪酸也增加,使得糖的来源增加,糖原分解和糖异生增加,容易出现高血糖。在应激状态下发生的胰岛素抵抗导致糖的利用受限,糖耐量下降,血糖上升。而高血糖通过 3 个机制加重脑水肿,与脑细胞损害形成恶性循环,影响患者的预后。其一,糖的无氧酵解增加,导致乳酸生成增加。在缺血、缺氧情况下,大量乳酸产生并堆积,造成脑内乳酸性酸中毒。其二,自由基产生增加,对脑细胞造成损伤。其三,无氧代谢增强,导致能量生成障碍,线粒体 ATP 的生成减少。

(3)容易发生电解质紊乱。目前认为,电解质紊乱可能与神经系统对肾脏的传出信号或利尿钠离子分泌紊乱有关,与频繁呕吐、发热、出汗、脱水剂的应用和补液不足而造成失水、电解质紊乱及肾衰竭也有关系。严重的电解质紊乱会引起脑性盐耗综合征,表现为在急、慢性中枢神经系统损伤后,血容量没有增加而引起的低钠血症。在纠正电解质紊乱的过程中,需要注意的是不要快速纠正低钠血症,否则会导致病死率很高的脑桥中央髓鞘溶解症(central pontine myelinolysis,CPM)发生。

2.颅脑损伤后的代谢变化　颅脑损伤后特征性变化是氧耗和能耗增加,表现为心排血量增加,外周血管阻力下降和对热量需求增加。以上反应一般会持续 5 ~ 7 天,后续的代谢需求增加与感染的发生、患者的异常肌肉活动和食物的热效应有关。颅脑损伤患者基础能量能耗(BEE)为基础代谢率(BMR)的 135% ~ 165%,平均增加 40%,以伤后头 3 天增加最明显,热能需求量约 35kcal/(kg·d),随后逐渐下降至 30kcal/(kg·d)。在去皮质和去脑强直状态时,需要的热能会明显增加。

颅脑损伤后发生的第二个代谢变化是:随着机体能耗增加,氮使用效率下降,应用蛋白质分解激素和营养摄入不足,患者出现体重下降,内脏蛋白(前白蛋白、清蛋白和转铁蛋白)水平降低。研究表明,颅脑损伤后 2 周内很难达到正氮平衡,持续的尿氮排泄增多,提示肌肉分解代谢增加。注意进食不足或过量使用类固醇激素均可使尿氮排泄增加。需要注意的是急、慢性脊髓损伤患者有其特殊性,表现为静息能量消耗比预测值要低 10% ~60%,并存在着引起肌肉、脏器蛋白质丢失的高分解代谢状态。在这些患者中,常常可以见到与葡萄糖不耐受、胰岛素抵抗、高脂血症、冠心病相关的少肌性肥胖症。

3.运动神经元病的代谢变化　已有的证据表明:在 ALS 患者中,使用间接热量仪测定得到的 REE 为(1 467 ± 218) kcal/d,低于对照组。但是 REE/FFM 为(35.4 ± 4.3) kcal/kg,显著高于对照组。作者认为:ALS 患者是处于高代谢状态的。原因可能与呼吸用力有关,也可能与线粒体功能障碍有关。但是需要注意的是,使用呼吸机的患者由于不需要更多的呼吸努力,所以 REE 与未使用呼吸机时的情况不一样,可能是降低的。在确定营养治疗热量供给量时,应该引起注意。ALS 动物模型研究发现:葡萄糖代谢异常,可能与骨骼肌萎缩导致葡萄糖利用减少有关。在 ALS 患者的骨骼肌中葡萄糖浓度是增加的,葡萄糖向果糖的代谢也是增加的。ALS 动物模型和 ALS 患者中也可以见到脂肪代谢异常。有证据证明,在 ALS 患者中高热量的脂肪食物会起到对神经的保护作用。临床上也可以见到,总胆固醇或者 LDL 的增加,可以使得患者生命延长。在 ALS 模型和患者中已经发现:泛素、蛋白酶 ATP 依赖的蛋白水解系统在增强肌肉蛋白质分解方面起着重要的作用。

二、危重神经疾病的营养评估及相关评估

危重神经疾病的营养评估像其他危重症的营养评估一样,需要评估人体测量指标如体重、身高、体重指数、中臂肌围、肱三头肌皮厚度等。还需要利用在第八章介绍的筛查和评定工具进行定性、定量测定。多数相关的营养指南推荐使用 NRS2002 进行筛查。如果有条件,可以使用间接热量仪进行评估和监测。生化检查也是有必要的。需要注意的是:不同的神经疾病的营养评估有其特殊性。

1. 卒中的评估 除了上述评估外,还要进行卒中后吞咽障碍的筛查、评估。未经吞咽相关知识培训的临床医生可以做改良 Mann 吞咽能力评估(见表 12 -6)。

表 12 -6 改良 Mann 吞咽能力评估(MMASA)

监测内容	分 级
1. 清醒程度:观察和评估患者对言语、肢体运动或者疼痛刺激的反应	10 = 清醒;8 = 嗜睡与清醒之间;5 = 言语和运动刺激很难唤醒;2 = 昏迷或者没有反应
2. 合作程度:取得患者注意,开始与患者沟通	10 = 有一定形式的语言或者非语言交流;8 = 介于可以交流与不能交流之间;5 = 勉强可以;2 = 完全不能交流
3. 呼吸:评估患者呼吸情况	10 = 临床和 X 线检查未发现异常;8 = 上呼吸道有痰或者有其他临床情况(比如哮喘、COPD);6 = 较少肺基底部捻发音;4 = 较多肺基底部捻发音;2 = 可疑感染或反复感染
4. 言语障碍:评估言语表达是否阻碍	5 = 没有异常;4 = 表达和寻词轻度困难;3 = 只能用有限的词语表达自己的意思;2 = 不能表达或者只可以讲无意义的单字;1 = 无法评估
5. 听觉理解力:评估听觉理解力	10 = 没有异常;8 = 可以做一般对话,有些困难;6 = 可以做简单对话或需要重复;4 = 偶尔可以对话;1 = 没有反应

监测内容	分　级
6. 构音困难	5 = 没有异常;4 = 构音缓慢或蹒跚,或急促不清;3 = 讲话可以理解,但是显然有缺陷;2 = 讲话无法理解;1 = 无法评估
7. 唾液:观察患者对唾液的控制能力,注意有无口角唾液流出的情况	5 = 没有异常;4 = 泡沫唾液可以吐到杯中;3 = 有时在讲话时或者疲倦、侧卧时流口水;2 = 一直流口水;1 = 很多口水,不可控制
8. 舌体运动:吐舌,舌体伸缩;舌体左右运动;舌体上下运动	10 = 没有异常;8 = 活动范围轻度损害;6 = 不完全运动;4 = 很小的运动;2 = 没有运动
9. 舌体强度:检查舌体对压舌板的抵抗强度	10 = 没有异常;8 = 轻度减弱;5 = 单侧明显减弱;2 = 没有运动或者极度减弱
10. 咽反射	5 = 没有异常;4 = 单侧减弱;3 = 双侧减弱;2 = 一侧无反射;1 = 两侧无反射
11. 咳嗽反射:观察患者咳嗽强度及清洁能力	10 = 没有异常;8 = 能咳嗽,但较弱;5 = 尝试咳嗽;2 = 不能咳嗽
12. 上腭:让患者说"啊",观察可以保持的时间。注意有无鼻音过强或者上腭抬高	10 = 没有异常;8 = 活动时,轻微不对称;6 = 单侧活动减弱或不能维持;4 = 很小运动,鼻反流,鼻漏气;2 = 上腭不能抬高

判定:① > 95,可以开始口服进食或者可以耐受后进食。如果患者不能进食可以咨询言语病理学专家。② < 94,不能经口进食。咨询言语病理学专家。

需要由经过培训的人员完成的筛查,例如 Gugging 吞咽筛选、多伦多床旁吞咽筛查试验床旁吞咽评估可以选用。利用设备的评估如改良的吞钡试验,也称为电视透视检查吞咽评估,是吞咽困难评估的金标准。纤维光学内镜吞咽评估(FEES)是采用柔软鼻内镜经鼻腔及软腭上方进入咽部进行吞咽评估。FEES 价格便宜、便于携带、检查结果可靠,可作为吞钡试验的替代方法。

2. 运动神经病的评估　BMI 是预估患者预后的指标,前面已经提及,BMI 过低的患者生存时间短。但是,BMI 的测定有一些问题,比如神经源性萎缩、进食困难及由于不运动引起的坠积性水肿使得测定不准确。对 ALS 患者进行多部位皮褶测定(TSF)也是一个简单易行的方法。无骨臂肌区测定(AMA):男性—$[(MAC) - \pi \times TSF)^2/4\pi] - 10cm^2$;女性—$[(MAC) - \pi \times TSF)^2/4\pi] - 6.5cm^2$。其中 MAC 是中臂肌围。AMA 与体重、用力肺活量和最大通气量相关。对于上臂已经萎缩的患者,这种评估也不准确。如果有条件,可以利用生物阻抗仪或者双能 X 线吸收实验来检测患者脂肪组织和非脂肪组织(FFM)。生化指标、血脂、电解质的监测也是必要的。间接热量仪测定 REE 及使用预估公式监测 REE 也是必要的。

三、危重神经疾病的营养供给时机

对于没有吞咽困难,能正常进食的患者,只需要满足患者的进食需要,经口进食就可以了。在 FOOD 试验中,将 4 023 例吞咽正常的患者分为普通膳食组和营养供给组。6 个月时结果发现:普通膳食组和营养供给组病死率分别是 13% (253 例) 和 12% (241 例),改良 Rankin 量表评分(modified rankin scale, MRS) 3 ~ 5 分患者(预后差) 的比例 [46% (918 例) 和 47% (953 例)]并没有显著差别。因此他们认为:能正常进食的没有吞咽困难患者,没有必要使用营养供给。同期,FOOD 合作者对 859 例有吞咽困难的患者进行了研究。一组患者 7 天内开始使用肠内营养;一组患者 7 天内不使用肠内营养,如果有必要,7 天后开始肠内营养。6 个月后结果显示:早期管饲(1 周内)使死亡风险绝对降低 5.8% ($P = 0.09$),使死亡和不良转归 MRS 3 ~ 5 风险降低 1.2% ($P = 0.7$)。但是,不良转归 MRS 3 ~ 5 在早期管饲(1 周内)组患者比例是 37%,而对照组不良转归 MRS 3 ~ 5 的患者比例是 32%。这个研究似乎对 7 天内早期使用肠内营养是有利的。对于卒中患者还没有更多的营养使用时机的研究。但是根据目前 ASPEN 和 ESPEN 指南的要求,早期使用(48h 内)肠内营养对危重症患者是有利的。

对于严重颅脑损伤的患者,2007 年美国神经外科学会(American association of neurological surgeons, AANS)和神经外科大会(congress of neurological surgeons, CNS)共同发表的《严重创伤性脑损伤处理指南》指出:为了在 7 天内使供给的热量可以满足患者的需要,应该在损伤后 72h 内使用营养治疗。有研究表明:如果在颅脑损伤的第一天就开始营养治疗,并达到预计热量目标值和蛋白质目标值,患者发生感染和其他并发症的概率就会降低。损伤后 3 个月格拉斯哥昏迷评分(Glasgow Coma Scale, GCS) 在早期营养组患者的改善也优于对照组。Chiang 等将 297 例严重颅脑损伤患者分为在 48h 内开始肠内营养组和损伤头 7 天内仅仅使用静脉输液组。结果发现:在第 7 天时,ICU 中早期 EN 组患者的生存率和 GCS 评分都是最高的,1 个月后的预后也是最好的。在对年龄、性别、最初的 GCS 评分等因素调整后,与早期营养组比较,没有早期使用肠内营养的患者风险比为 14.63。GCS 评分 6 ~ 8 的患者中,经过 7 天的观察,EN 组患者 GCS 评分改善优于对照组。所以,作者认为:对于严重颅脑损伤的患者,早期使用肠内营养可以改善患者的生存率,可以改善 GCS 评分 6 ~ 8 患者的 GCS 评分。

四、危重神经疾病的营养供给质量

对于卒中患者的营养供给质量没有太多的研究,可以参照本书第九至第十一章。需要注意的是:要及时进行吞咽障碍的康复治疗。对严重颅脑损伤的患者营养供给质量也可以参照本书第九至第十一章。

ALS 患者的营养供给质量要求:对于需要肠内营养的患者,通常热量需要是 25 ~ 30 kcal/(kg·d)。蛋白质供给量是 1.2g/(kg·d)。使用含有纤维素的营养制剂可以改善患者的便秘。但是对于 ALS 患者来说,这不是足够的。由于 ALS 特殊的病理生理机制,需要特殊的营养物质来阻止疾病的发展和改善患者的生活质量。原来的资料表明维生素 E 对 ALS 患者可能有益,但是近来的临床研究均未发现维生素 E 的治疗优势。甲基钴胺素供给似乎对 ALS 是有利的,因此人们正在使用复合维生素 B 来治疗 ALS。在动物实验中,锌剂量越大,越容易引起死亡。金雀异黄素(Genistein)和褪黑激素(Melatonin)仍在实验中。肌酸和辅酶 Q10 的研究都不足以证明具有临床益处。

五、危重神经疾病的营养供给途径

在 FOOD 试验的第一部分,对没有吞咽困难的卒中患者的对照试验表明:使用肠内营养对患者并不会带来明显的益处。FOOD 试验第二部分,对吞咽困难的卒中患者的对照试验表明:与避免管饲肠内营养组比较,早期管饲(1 周内)使死亡风险绝对降低 5.8%($P = 0.09$)。FOOD 试验第三部分,对吞咽困难的卒中患者使用鼻胃管喂养(162 例)与使用经皮内镜胃造口术(PEG)(159 例)喂养的对照试验表明:与鼻胃管喂养组比较,PEG喂养组会增加死亡风险和不良预后的风险。因此目前认为:对没有吞咽困难的卒中患者使用经口进食。对吞咽困难的卒中患者,应该进行早期肠内营养。并且早期使用鼻胃管喂养的风险要小于 PEG 喂养。在卒中患者中,极少需要使用肠外营养;除非有肠内营养禁忌证或者无法利用肠道。

关于严重颅脑外伤患者的营养途径,现在的资料认为:空肠喂养和肠外营养可以增加氮供给。空肠喂养比经胃喂养的患者耐受性好。有些研究认为:无论空肠喂养还是经胃喂养都可以在受伤后 7 天内保证营养供给达标。严重颅脑外伤患者对 PEG 的耐受性是比较好的。但是对于是不是会引起胃潴留、胃排空延迟及吸入性肺炎的问题还是需要观察的。使用空肠置管喂养可以改善患者的耐受性,减少吸入性肺炎的风险。另外如果不能早期胃肠置管,可以使用肠外营养,但是肠外营养可能增加医院感染的风险。一旦肠道可以利用就进行肠内营养。但是,目前的研究结果并不能说明哪种营养途径对严重颅脑外伤患者更有益处。

对于运动神经元病患者,目前推荐最佳营养供给途径是 PEG。最好在患者依然可以经口进食时就开始 PEG,这样做的好处是可以减少经口进食增加的能量需求。只要做好患者的教育,患者对 PEG 的耐受性会得到改善。患者在使用 PEG 供能的情况下,还可以经口进食自己喜欢吃的东西。使用 PEG 可以满足患者能量需求增加的需要,也可以节约护理人员的时间;还可以增强患者的自主性和信心,改善患者的生活品质,减少患者对进食时哽噎的恐惧。对于 PEG 放置的时机,虽然各个国家的医生意见不一致,但是美国神经疾病研究所推荐:在患者 FVC 下降到与预计值之比小于 50% 时,就应该实施 PEG。这样做的目的是避免手术过程中呼吸衰竭的风险。一般来讲,应该在患者尚未出现吞咽困难时就放置 PEG。如果患者肺功能已经严重损害,可以在无创呼吸机的支持下放置PEG。

六、危重神经疾病的营养供给监测

参见本书有关章节。

【参考文献】

1. 蒋朱明,陈伟,朱赛楠,等.中国东、中、西部大城市三甲医院营养不良(营养不足)、营养风险发生率及营养支持应用状况调查[J].中国临床营养杂志,2008,16:33.

2. DESPORT J C,PREUX P M,TRUONG T C,et al. Nutritional status is a prognostic factor for survival in ALS patients[J]. Neurology,1999,53:1059 – 1063.

3. MUSCARITOLI M,KUSHTA I,MOLFINO A,et al. Nutritional and metabolic support in patients with amyotrophic lateral sclerosis[J]. Nutrition,2012,28(10):959 – 966.

4. FOOD Trial Collaboration. Poor nutritional status on admission predicts poor outcomes after stroke:observational data from the FOOD trial[J]. Stroke,2003,34:1450 – 1456.

5. DENNIS M S,LEWIS S C,WARLOW C. Routine oral nutritional supplementation for stroke patients in hospital (FOOD):a multicentre randomised controlled trial[J]. Lancet,2005,365:755 – 763.

6. DENNIS M S,LEWIS S C,WARLOW C. Effect of timing and method of enteral tube feeding for dysphagic stroke patients (FOOD):a multicentre randomised controlled trial[J]. Lancet,2005,365:764 – 772.

7. BRATTON S L,CHESTNUT R M,GHAJAR J,et al. Guidelines for the management of severe traumatic brain injury:nutrition[J]. J Neurotrauma,2007,24(1 suppl):S77 – S82.

第十三章 营养治疗的伦理学问题

我们在前面章节中已经对营养治疗的理论和实践进行了技术层面的介绍。在临床实践中,我们要面对许许多多的抉择。最难以抉择的往往是伦理学方面的问题。营养治疗不仅要有训练有素的团队、规范的操作、坚实的理论基础和严谨的工作作风,更多的时候我们要面对患者、患者家属、社会以及保险机构等的质疑、干预和意愿表达。比如说对濒死患者的管理,对已知不能康复患者的管理,过度的诊疗不会带给患者更多的益处。据调查,有些国家85%收入ICU的癌症患者都会死于ICU。各个国家的医疗机构都会根据本国文化和法律法规做出一些伦理学方面的规定。但是,基本的伦理学原则依然是通用的,即患者的自愿原则(自主性原则)、有益于患者的原则(行善原则)、不伤害原则(non-maleficence),以及公正原则。决定营养治疗和实施营养治疗的过程,都要符合这些伦理学原则;中断或者决定不实施营养治疗,也要符合这些原则。

进行营养治疗的必要条件包括:有治疗指征,有确定的应该达到的治疗目标,患者有治疗的愿望,并且知情同意进行营养治疗。这个必要条件完成的前提是与患者或者患者家属进行反复和有效的沟通。患者家属和患者最关心的问题是与医务人员的沟通。希波克拉底鼓励医生在遇到无法预知患者病情的转归时,积极、真诚地为患者提供"家人式"的关照。目前的医疗保健环境要求医生以患者为中心,希望患者积极地参与到做出决定的过程中。患者要清楚地知道相关的信息,就需要医护人员告诉患者真相。患者有权利拒绝治疗,有权利阅读或者复制医疗文书,有不受干扰的权利,有获得个人尊严的权利。沟通不仅仅是告诉患者及其家属相关的信息,沟通也是一门倾听的艺术,要注意患者及其家属是否理解了你的表达以及是否表达了他们的意见。对于接近终末期的患者,医护人员要鼓励患者对他们所希望的治疗发表意见,告诉他们营养治疗的益处和风险以及花费情况,告诉他们医生的判断和可供患者及其家属参考的意见。

在营养治疗的过程中(确定进行营养治疗以及其后的营养治疗实施)需要尊重患者的自主性。自主性原则就是承认患者有权利和能力做出决定。医务人员必须帮助患者及其亲属获得必要的信息,使他们有做出自己判断的信息支撑,这个过程需要患者不在迷惘、受迫的情况下,反映出患者的真实意愿。保证患者确实是知情—同意,或者是知情—放弃。即使有法律行为能力的患者无理由地拒绝营养治疗,并且这种拒绝治疗会危及患者的生命,也应该尊重患者的意愿。当然对于患者提出的没有治疗指征的愿望和要求,不属于自主性权利。对于无法做出知情—同意或者知情—拒绝的患者(比如儿童和危重症患者无法表达自己的意愿),应该由法律规定的监护人做出相关决定。即使对这些患者,还是要关注和尊重他们表达出的愿望和反对意见,在决定医疗措施时考虑他们的愿望和反对意见。

医生有责任权衡营养治疗对患者的益处和害处。如果某项措施对患者的损害超过对患者的益处,医生应该及时识别出来,并停止或者不使用这种措施。医生要保证患者获益的措施包括:确定患者有治疗指征,确保按照医疗规范和技术操作工作,根据每个患者的情况采取个体化措施。医生在做出医疗决定时,要同时兼顾患者疾病的控制、生活品质的改善和精神状态的改善。如果医疗措施对患者显然有害,医生应该拒绝或者停止这些措施。如果已经放弃某项医疗措施,必须保证采取姑息治疗,使患者得到良好的护理和舒适的感觉。对于已经没有治疗指征的危重症患者,延长生命的措施只会延长患者的濒死期。对这部分患者,应该选择的是使患者最大程度减少痛苦,获得舒适感。目前对于死亡发生的时间还不能准确地预估。终末期患者的死亡过程差异很大。慢性器官衰竭的患者可能会经历功能的持续衰退,但是也可能经历死亡前的功能急剧衰退期,间歇性地中度或重度的加重。虚弱的患者(比如老年人肌肉萎缩)可以保持较长时间低下的功能,随着时间的推移,功能渐渐减退。在所有这些病例中,死亡常常发生在慢性疾病的急性恶化后。当患者的健康状况恶化时,或者患者主观感觉不再满意生活品质时,患者家属就要与医生进行讨论。在面对死亡来临时,使用药物、恐惧、不切实际的希望和抑郁可能会损害交流。患者的预先告知可以为患者指定一个代理人,在患者无法做出决定时,由代理人代替患者做出关于哪些治疗是可以接受的,哪些治疗是不能接受的决定,这样就可以保证患者的意愿得到执行。

在确定为患者实施营养支持时,要兼顾到与患者现实的治疗目标相一致,与患者个人的愿望相一致,经过医生及相关医学专家的评估后认为可以实施,才可以为患者制定营养治疗的策略。不同文化背景的患者会对营养治疗有不同的要求,而营养治疗的实施,无论是管饲还是静脉营养都不会满足患者对偏好食物及社会习惯的要求。对患者的这些要求应该予以重视和关照。要注意患者营养治疗的目的,是紧急救治还是延长生命,或者是改善生活品质,明确以后确定营养治疗的风险是否与患者得益成比例。要提前考虑到营养治疗途径等给患者带来的风险。在开始营养治疗后,要连续监测患者是否适合营养治疗,是否对机体造成了损害。一旦有禁忌证出现或者发生了营养相关的不良事件,就要终止营养治疗。监测过程是一个连续的过程,必须不断对患者的病情进行评估,在此基础上,做出相应的调整。

任何一个患者都有权利获得公正的待遇。在获得最佳治疗、医务人员的关照时间、医疗资源、信息获得方面不受歧视。营养治疗必须真正地使患者受益。如果营养治疗不能使患者受益或者仅仅拖延患者的濒死期,则不应该再进行营养治疗。对没有能力表达的患者由其代理人做出的决定常常会引起争议,受益者放弃营养支持的决定与患者家属没有达成共识,或者与国家的法律相违背,这就会产生法律问题。患者及其家属对停止营养支持是很勉强的,或者很多人不愿意接受停止营养,在这种情况下,应该与患者及其代理人沟通,并尊重他们的决定。医生要注意营养供应不足和营养供给过量都会给患者带来不利影响或者带来风险。

　　为了保证伦理学原则得以实施,必须建立与患者或者法定代理人的沟通,而沟通的基础之一是要明白患者的权利。患者有权利从医生那里获得自己疾病的性质、预后、治疗方法、可以选择的治疗方法、实验室检查结果、改变治疗方法和诊治风险的信息。患者也有权利从医生那里获得放弃治疗风险的信息和足以让自己做出决策的其他任何信息。最后的决定是由患者决定还是由患者的代理人(患儿父母、监护人、律师)决定,取决于国家法律规定和行业规定。患者和患者代理人的决定必须以书面的形式规定下来,即知情同意书。营养治疗是医学治疗,在实施营养治疗前,也需要医生与患者充分沟通,并签署知情同意书或者拒绝诊治的书面意见。如果患者意识清醒,具有判断能力,能够做出决定,应该与患者直接交流,由患者做出决定。对患者的交流沟通应该贯穿于治疗的全过程,一旦治疗发生改变(新的治疗或者停止某种治疗),要与患者沟通。所谓意识清醒,具有判断能力,能够做出决定的患者,是要有法律和心理学根据的。如果患者无法交流,应该邀请精神病学家和神经病学家会诊,明确患者的状态可否做出合理的判断。

　　如果患者不能表达他们的愿望时,医生应该征求患者家属的意见。当患者的家属达成共识,由一个人来做出决定,为患者做什么、不做什么,并签署相关文件。代理人必须有能力了解关于治疗的益处和风险,必须有能力做出判断和有利于患者的决定。代理人做出的决定要符合患者自己的价值观和利益,如果这个决定与患者的愿望不一致,或者超出了社会可以接受的程度,可以取消代理人的决定。代理人做出的决定会受到悲悯、恐惧、罪恶感、宗教信仰和文化背景的影响。影响代理人做出决定的因素有:患者代理人的判断,患者最大的利益,代理人和患者家属的利益,与医生的沟通情况,代理人与患者的关系等。要注意以下3条:如果代理人没有权利或者没有能力做出决定时,不能作为代理人;代理人不能做出患者也能做出的决定;代理人不能选择为患者提供或者持续使用无用的干预方法。这3项内容是为保障患者的利益而对代理人决定权利的约束条件。在患者无法做出决定,而患者代理人迟迟不能决定时,医生可以根据临床指征,开始使用营养治疗。由代理人为患者做出的决定是一种"假定患者同意"。代理人有责任必须做出决定。在代理人做出决定以前,医生、护士、患者亲属及有必要参与的人共同讨论患者的真实意愿,达成共识。有问题时,应该邀请伦理委员会参加讨论。

　　通过预先对愿望进行表达,患者能够表达他们对治疗的愿望。如果患者的预先要求是很特别的、很细致的,能够决定是否需要以治愈为目标的治疗,是否需要以缓解痛苦为目标的治疗,这样医护人员和患者家属更容易按照患者的意愿来提供服务。预先对愿望进行表达的其他内容包括:要否撤掉药物治疗(包括营养支持),是否捐献器官,是否做心肺复苏,是否插管,是否做血液滤过等。这些情形称作"预先指示"。如果患者在发生不能表达愿望的疾病状态之前,已经预先做出符合法律要求的"预先指示",一旦出现"预先指示"中规定的情况,临床医生必须依照法律执行患者的"预先指示"。对于患者将喂饲管拔掉的情形,应该弄清楚患者是因为情绪不稳或者其他痛苦拔掉管子,还是是拒绝管饲、放弃营养治疗的表示。显然这两种情况的处理方法是不一样的。

　　有时医生会在临床上遇到伦理学困境,不容易做出决定。许多家属把营养支持看作是一种对患者的爱,患者及其家属对停止营养支持是很困难的,他们害怕自己或者家人会因为饥饿而死亡。此时应该告诉患者及其家属：完全的饥饿会使人产生一种欣快感和康宁感，没有或者仅有轻度的饥饿感。有时患者与亲属或者代理人之间，亲属之间意见不一致时，决定无法做出。在这种情况下，要为患者及其亲属提供备选方案，并且对患者及其亲属进行临床伦理学的辅导。如果还不能达成一致，应该寻求伦理委员会的帮助。如果依然不能达成一致意见，应该寻求法律帮助，由法庭判决。但是这样做，会导致患者与其亲属关系的损害，患者一方与医护人员的关系损害。一般不应采取这种方式。如果没有明确的营养治疗的指征(营养治疗无效、相关并发症严重，患者已经处于濒死期)，可以不做法庭判决。另外，即使存在着明确的指征，做出放弃营养治疗的决定有时也很困难。有时医护人员基于本人的善恶观和宗教信仰不同，不愿意放弃患者的营养治疗。在这种情况下，不宜勉强。在需要做出决定时，如果不能立即做出决定，也要有一个临时决定。比如亲属未能做出是否放弃的决定前，至少要确定是否维持目前的治疗措施。Beauchamp 和 Childress 提出在以下情况下可以不再使用营养治疗：其一，营养治疗不再可能改善患者的营养状态；其二，营养治疗可能改善患者的营养状态，但是患者不会因此受益；其三，营养治疗可能改善患者的营养状态，患者会因此受益，但是，营养治疗的不利远远超过益处。另外，有决定能力的患者放弃治疗不在以上标准范围内。这些提法可以作为参考。对已经放弃营养治疗的患者，依然应该给予让患者舒适的关照。

医护人员应该尊重不同文化背景、不同信仰、不同宗教信仰患者的特殊需要和对死亡的不同态度，要及时与患者亲属进行相关沟通。需要时，应该寻求宗教人士的帮助，了解不同宗教的规定和习俗，与他们共同商讨。

【参考文献】

1. BEAUCHAMP T L,CHILDRESS J F. Principles of biomedical ethics[M]. 5th ed. New York：Oxford University Press,2013.

2. DRUML C,BALLMER P E,DRUML W,et al. ESPEN guideline on ethical aspects of artificial nutrition and hydration[J]. Clin Nutr,2016,35 (6):545 – 556.

附录:缩写词

6MWD(6 minute walking distance)　6 分钟步行距离

AA(arachidonic acid)　花生四烯酸

AAA(aromatic amino acid)　芳香族氨基酸

AANS(American association of neurological surgeons)　美国神经外科学会

AB(actual bicarbonate)　实际碳酸氢盐

ACEI(angiotensin converting enzyme inhibitor)　血管紧张素转化酶抑制剂

ACS(abdominal compartment syndrome)　腹腔间室综合征

ACS(anorexia/cachexia syndrome)　厌食/恶液质综合征

ACTH(adrenocorticotropic hormone)　促肾上腺皮质激素

ADH(antidiuretic hormone)　抗利尿激素

ADP(adenosine diphosphate)　腺苷二磷酸

AG(anion gap)　阴离子隙

AgRP(agouti gene – related protein)　刺鼠基因相关蛋白

AI(adequate intake)　适宜摄入量

AIDS(acquired immunodeficiency syndrome)　获得性免疫缺陷综合征

AIO(all – in – one)　全合一输注系统

ALI(acute lung injury)　急性肺损伤

ALS(amyotrophic lateral sclerosis)　肌萎缩性侧索硬化

AMA(American medicine association)　美国医学学会

AMA(arm muscle area)　臂肌面积

AP(acute pancreatitis)　急性胰腺炎

APACHE 评分(acute physiology and chronic health evaluation score)　急性生理和慢性健康状况评分

APC(antigen presenting cell)　抗原呈递细胞

ApoE(apolipoprotein E)　载脂蛋白 E

APP(acute phase protein)　急性期蛋白

APR(acute phase response)　急性期反应

ARDS(acute respiratory distress syndrome)　急性呼吸窘迫综合征

ARF(acute renal failure)　急性肾衰竭

ASPEN(American society for parenteral and enteral nutrition)　美国肠外肠内营养学会

AT（antithrombin） 抗凝血酶

ATP（adenosine triphosphate） 腺苷三磷酸

AVP（arginine vasopressin） 精氨酸升压素

BALF（bronchoalveolar lavage fluid） 肺泡灌洗液

BB（buffer base） 缓冲碱

BBI（Bowman – Birk inhibitor） Bowman – Birk 胰蛋白酶抑制剂

BCAA（branched chain amino acid） 支链氨基酸

BE（base excess） 碱剩余

BEE（basal energy expenditure） 基础能量消耗

BIA（bioelectrical impedance analysis） 生物电阻抗分析

BMD（bone mineral density） 骨矿密度

BMI（body mass index） 体重指数

BMR（basal metabolic rate） 基础代谢率

BSI（bloodstream infection） 血流感染

C4bp（C4b – binding protein） C4b 结合蛋白

CAM – ICU（confusion assessment method for the ICU） ICU 意识障碍估计方法

cAMP（cyclic adenosine monophosphate） 环腺苷酸

CAT（carnitine acetyltransferase） 肉毒碱乙酰转移酶

CAT（catalase） 过氧化氢酶

CDAD（clostridium difficile – associated diarrhea） 难辨梭状芽孢杆菌相关性腹泻

CDC（centers for disease control） 疾病预防控制中心

CHI（creatinine height index） 肌酐身高指数

ChREBP（carbohydrate response element binding protein） 碳水化合物反应元件结合蛋白

CI（confidence interval） 置信区间

CLA（conjugated linoleic acid） 共轭亚油酸

CM（chylomicron） 乳糜微粒

CNS（congress of neurological surgeons） 神经外科大会

COPD（chronic obstructive pulmonary disease） 慢性阻塞性肺疾病

COX（cycloxygenase） 环氧化酶

CPB（cardiopulmonary bypass） 心肺转流术

CPM（central pontine myelinolysis） 中央髓鞘溶解症

CPR（chronic phase response） 慢性期反应

CPT（carnitine palmityl transferase） 肉毒碱软脂酰转移酶

CRB（catheter related bloodsteaminfection） 导管相关性菌血症

CRBSI（catheter related blood stream infection） 导管相关血流感染

CRH（corticotropin releasing hormone） 促肾上腺皮质激素释放激素

CRI(catheter related infection) 导管相关性感染

CRP(C – reactive protein) C 反应蛋白

CRRT(continuous renal repla – cement therapy) 持续性肾脏替代治疗

CVC(central venous catheter) 中心静脉导管

CVC(central venous catheters) 中心静脉营养

CVC – RI(central venous catheters related infections) 中心静脉导管相关性感染

CVVH(continuous venous – venous hemodialysis) 连续性静脉 – 静脉血液透析

DAO(diamine oxidase) 二胺氧化酶

DC(dendritic cell) 树突状细胞

DFE(dietary folate equivalent) 膳食叶酸当量

DEXA(dual energy X – ray absorptiometry) 双能 X 线吸收测定法

DHA(docosahexenoic acid) 二十二碳六烯酸

DHPA(2,3 dihydroxypropyl adenine) 二羟丙腺苷

DPA(docosapentaenoic acid) 二十二碳五烯酸

E/T(essential amino acid/total amino acid) 必需氨基酸/氨基酸总量

EC(European community) 欧洲共同体

EE(energy expenditure) 能量消耗

EFAD(essential fatty acid deficiency) 必需脂肪酸缺乏症

EGF(epidermal growth factor) 表皮生长因子

EN(enteral nutrition) 肠内营养

eNOS(endothelial nitric oxide synthase) 内皮细胞一氧化氮合酶

EPA(eicosapentaenoic acid) 二十碳五烯酸

EPIC(European prospective investigation into cancer and nutrition) 欧洲癌症前瞻性调查

EQ – 5D(Euro qol – 5 dimensions) 欧洲五维健康量表

ERP(energy productivity) 能量生产率

ESPEN(european society for parenteral and enteral nutrition) 欧洲肠外肠内营养学会

EWB(emotional well – being) 情感情况问卷

F6P(fructose – 6 – phosphate) 果糖 – 6 – 磷酸

FAACT(functional assessment of anorexia/cachexia treatment) 厌食/恶病质治疗功能评估

FABP(fatty acid – binding protein) 脂肪酸结合蛋白质

FAD(flavin adenine dinucleotide) 黄素腺嘌呤二核苷酸

FADH2(reduced flavin adenine dinucleotide) 还原型黄素腺嘌呤二核苷酸

FAO(food and agriculture organization) 世界粮农组织

FAP(familial addenomatous polyposis) 家族性腺瘤性息肉病

FDA(food and drug administration) 美国食品药品监督管理局

FEES(fibreoptic endoscopic evaluation of swallowing)　纤维光学内镜吞咽评估

FFM(fat – free mass)　非脂肪组织

FFMI(fat – free mass index)　非脂肪组织指数

FIO_2(fraction of inspiratory oxygen)　吸入氧浓度

FMD(flow – mediated dilation)　血流介导的舒张功能

FMN(flavin mononucleotide)　黄素单核苷酸

FN(fibronectin)　纤维连接蛋白

FOS(fructooligosaccharides)　糖寡聚体

FWB(functional well – being)　功能情况问卷

G – 1 – P(glucose – 1 – phosphate)　葡萄糖 – 1 – 磷酸

G – 6 – P(glucose – 6 – phosphate)　葡萄糖 – 6 – 磷酸

GALT(gut – associated lymphoid tissue)　肠相关淋巴样组织

GCS(Glasgow coma scale)　格拉斯哥昏迷评分

GFR(glomerular filtration rate)　肾小球滤过率

GI(glycemic index)　血糖生成指数

GLA(gamma – linolenic acid)　γ – 亚麻酸

GLP(glucagon – like peptide)　胰高血糖素样肽

GLUT2(glucose transporter 2)　葡萄糖转运载体2

GOLD(global initiative chronic obstructive lung disease)　慢性阻塞性肺疾病全球倡议

GPx(glutathione peroxidase)　谷胱甘肽过氧化物酶

GRV(gastric residual volume)　胃残留量

GSH(glutathione)　谷胱甘肽

GSH – Px(glutathione peroxidase)　谷胱甘肽过氧化物酶

GST(glutathione S – transferase)　谷胱甘肽 S – 转移酶

HAS(human serum albumin)　人白蛋白

HCT(hematocrit)　血细胞比容

HDL(high density lipoprotein)　高密度脂蛋白

HDL – C(high density lipoprotein cholesterol)　高密度脂蛋白胆固醇

HG(handgrip strength)　握力

HIF(hypoxia – inducible factor)　低氧诱导因子

HIV(human immunodeficiency virus)　人类免疫缺陷病毒

HMGB1(high mobility group protein)　高迁移率族蛋白 B1

HMG – CoA(hydroxylmethylglutaryl – CoA)　羟基甲戊二酸单酰辅酶 A

HNF – 4(hepatocyte nuclear factor – 4)　肝细胞核因子 – 4

HO – 1(hemeoxygenase – 1)　血红素氧化酶 – 1

HPA(hypothalamic – pituitary – adrenal axis)　下丘脑 – 垂体 – 肾上腺轴

HPN(home parenteral nutrition)　家庭肠外营养

HSPs(heat shock proteins)　热休克蛋白

IAEA(international atomic energy agency)　国际原子能机构

IAP(intra – abdominal pressure)　腹腔内压

IBDQ(inflammatory bowel disease questionnaire)　炎性肠病问卷

ICAM(intercellular adhesion molecule)　细胞间黏附因子

ICU(intensive care unit)　监护病房

ICVAD(implantable central renous access devices)　植入中心静脉置入装置

IDECG(international dietary energy consultative group)　国际膳食能量顾问组

IDPN(intradialytic parenteral nutrition)　透析中胃肠外营养

iEC(intestinal epithelial cell)　肠上皮细胞

IFABP(intestinal fatty acid – binding protein)　肠型脂肪酸结合蛋白

IFN – γ(interferon – γ)　γ 干扰素

IGF(insulin – like growth factor)　胰岛素样生长因子

IGF – 1(insulin – like growth factor – 1)　胰岛素样生长因子 – 1

iIEL(intestine intraepithelial lymphocytes)　肠上皮内淋巴细胞

IL(interleukin)　白介素

IL – 1ra(interleukin – 1 receptor antagonist)　IL – 1 受体拮抗剂

INR(international normalized ratio)　国际标准化比值

ITT(intention to treat analysis)　意向治疗分析

IVLE(intravenous lipid emulsion)　静脉注射用脂质乳剂

KTI(Kunitz trypsin inhibitor)　Kuniz 胰蛋白酶抑制剂

LCAT(lecithin – cholesterol acyltransferase)　卵磷脂胆固醇脂酰转移酶

LCT(long – chain triglyceride)　长链脂肪酸

LDL(low density lipoprotein)　低密度脂蛋白

LDL – C(low density lipoprotein cholesterol)　低密度脂蛋白胆固醇

LMF(lipid – mobilising factor)　脂质动员因子

LP(lamina propria)　固有层

LPL(lamina propria lymphocyte)　固有层淋巴细胞

LPL(lipoprotein lipase)　脂蛋白脂酶

LPS(lipopolysaccharide)　脂多糖

LT(leukotriene)　白三烯

LXR(Liver X receptor)　肝脏 X 受体

MAC(mid – arm circumference)　中臂周径

MALT(mucosal – associated lymphoid tissue)　黏膜相关性淋巴组织

MAMC(mid – arm muscle circumference)　中臂肌围

MAP(mean arterial pressure)　平均动脉压

MCT(medium – chain triglyceride)　中链脂肪酸

MCT/LCT 中长链脂肪乳剂

MD₂(myeloid differentiation protein 2) 髓样分化蛋白 2

MFSI – SF(multidimensional fatigue symptom inventory – short form) 多维疲劳症状量表

MHC(major histocompatibility complex) 主要组织相容性复合体

MIF(macrophage migration inhibition factor) 巨噬细胞移动抑制因子

MMASA(modified Mann assessment of swallowing ability) 改良 Mann 吞咽能力评估

MNA(mini nutritionaal assessment) 微型营养评价

MODS(multiple organ dysfunction syndrome) 多器官功能障碍综合征

MPO(myeloperoxidase) 髓过氧化物酶

MRC(the UK medical research council) 英国医学理事研究会

mRNA(messenger RNA) 信使核糖核酸

MRS(modified Rankin scale) 改良 Rankin 量表评分

MSR(methionine sulfoxide reductase) 甲硫氨酸硫氧化物还原酶

MTHFR(methylenetetrahydrofolate reductase) 亚甲基四氢叶酸还原酶

MUFA(monounsaturated fatty acid) 单不饱和脂肪酸

MUST(malnutrition universal screening tool) 营养不良通用筛选工具

NAD(nicotinamide adenine dinucleotide) 烟酰胺腺嘌呤二核苷酸

NADH(reduced nicotinamide adenine dinucleotide) 还原型烟酰胺腺嘌呤二核苷酸

NADP(nicotinamide adenine dinucleotide phosphate) 酰胺腺嘌呤二核苷酸磷酸

NADPH(reduced nicotinamide adenine dinucleotide phosphate) 还原型烟酰胺腺嘌呤二核苷酸磷酸

NAM(nicotinamide) 烟酰胺

NE(niacin equivalent) 烟酸当量

NEFA(non – esterified fatty acid) 非酯化脂肪酸

NK(natural killer cell) 自然杀伤细胞

NMN(nicotinamide mononucleotide) 烟酰胺腺嘌呤单核苷酸

NOBN(nonocclusive bowel necrosis) 非阻塞性肠道坏死

NOS(NO synthetase) 一氧化氮合酶

NPC(net protein catabolism) 净蛋白分解率

NPRQ(nonprotein respiratory quotient) 非蛋白呼吸商

NPY(neuropeptide Y) 神经肽 Y

NRI(nutrition risk index) 营养危险指数

NRS(nutritional risk screening) 营养风险筛查

OA(organic acid) 有机酸

PAF(platelet activating factor) 血小板活化因子

PAI(plasminogen activator inhibitor) 纤溶酶原激活物抑制物

PAMP(pathogen - associated molecular patterns) 病原相关分子模式

PaO$_2$(arterial partial pressure of oxygen) 动脉血氧分压

PAP(plasmin antiplasmin complex) 纤溶酶 - 抗纤溶酶复合物

PC(protein C) 蛋白 C

PEEP(positive end expiratory pressure) 呼气末正压通气

PEG(percutaneous endoscopic gastrostomy) 经皮内镜胃造口

PEJ(percutaneous endoscopic jejunostomy) 经皮内镜空肠造口

PG(prostaglandin) 前列腺素

PGE$_2$(prostaglandin E$_2$) 前列腺素 E$_2$

PG - SGA(patient - generated subjective global assessment) 患者自评 - 主观全面评定

PICC(peripherally inserted central venous catheters) 外周植入的中心静脉导管

Pi$_{max}$(maximal inspiratory mouth pressure) 最大吸气时口腔压

PMN(polymorphonuclear leukocyte) 多形核白细胞

PN(parenteral nutrition) 肠外营养

PNI(prognostic nutritional index) 预后营养指数

PNN(peripheral parenteral nutrition) 外周肠外营养

PP(Peyer's patch) 派尔集合淋巴结

PPAR(peroxisome proliferators - activated receptor) 过氧化物酶体增殖物激活受体

PPI(proton pump inhi - bitor) 质子泵抑制剂

PPi(pyrophosphoric acid) 焦磷酸

PRRs 机制(pattern recognition receptors mechanism) 模式识别受体机制

PT(prothrombin time) 凝血酶原时间

PTH(parathyroid hormone) 甲状旁腺激素

PUFA(polyunsaturated fatty acid) 多不饱和脂肪酸

PWB(physical well - being) 身体状况

QOL(quality of life) 生活质量

RD(risk difference) 风险差异

RDA(recommended dietary allowance) 推荐膳食营养素供给量

RDI(recommended daily intake) 推荐的膳食供给量

RAE(retinol activity equivalent) 视黄醇活性当量

REE(resting energy expenditure) 静态能量消耗

RFS(refeeding syndrome) 再进食综合征

RICU(respiratory intensive care unit) 呼吸重症监护室

RMR(relative metabolic rate) 能量代谢率

RNI(recommended nutrient intake) 推荐摄入量

RNS(reactive nitrogen species) 氮自由基

ROR（retinoid - related orphan nuclear receptor） 视黄酸相关孤儿核受体

ROS（reactive oxygen species） 氧自由基

ROS（reactive oxygen species） 活性氧类

RQ（respiratory quotient） 呼吸商

RR（risk ratio） 风险比

RRT（renal replacement therapy） 肾脏替代治疗

rT_3（reverse triiodothyronine） 反式三碘甲腺原氨酸

RXR（retinoid X receptor） 视黄醇类 X 受体

SAP（severe acute pancreatitis） 重症急性胰腺炎

SCCM（society of critical care medicine） 美国重症医学会

SCFA（short - chain fatty acids） 短链脂肪酸

SFA（saturated fatty acid） 饱和脂肪酸

SGA（subjective global assessment） 主观全面评定

SGLT1（Sodium - glucose co - transporters 1） 钠葡萄糖转运蛋白 1

SIADH（syndrome of inappropriate ADH secretion） 抗利尿激素分泌失调综合征

SIgA（secretory immunoglobulin A） 分泌型免疫球蛋白 A

SIP（sickness impact profile） 疾病影响评测

SIRS（systemic inflammatory response syndrome） 全身炎症反应综合征

SL（structured lipid） 结构脂肪乳

SNAQ（simplified nutritional appetite questionnaire） 简化营养评定问卷

SNP（single nucleotide polymorphism） 单核苷酸多态性

SOD（superoxide dismutase） 超氧化物歧化酶

SOFA（sepsis - related organ failure assessment） 序贯器官衰竭估计

SPN（supplemental parenteral nutrition） 补充性肠外营养

SREBP（sterol regulatory element - binding protein） 固醇调节元件结合蛋白

STG（structured triacylglycerol） 结构型脂肪乳剂

SWB（social - family well - being） 社会和家庭情况

T_3（triiodothyronine） 三碘甲腺原氨酸

T_4（tetraiodothyronine） 甲状腺素

TABD（triple acid base disorders） 三重酸碱失衡

TAFI（thrombin - activatable fibrinolysis inhibitor） 凝血酶激活性溶纤作用抑制物

TAT（thrombin - antithrombin） 凝血酶 - 抗凝血酶复合物

TC（total cholesterol） 总胆固醇

TC（transcobalamin） 运钴胺素蛋白

TEN（thermal effect of nutrition） 营养物质的热效应

TF（tissue factor） 组织因子

TFFs（trefoil factors） 三叶因子

TG(triacylglycerol) 甘油三酯

TGF－β(transforming growth factor－β) 转化生长因子－β

TLR(Toll－like receptor) Toll 样受体

TNF(tumor necrosis factor) 肿瘤坏死因子

TOI(trial outcome index) 预后指数

Tpa(tissue－type plasminogen activator) 组织型纤溶酶原激活物

TPN(total parenteral nutrition) 全肠外营养

TPP(thiamine pyrophosphate) 硫胺素焦磷酸

TSF(triceps skinfold) 三头肌皮褶

TSH(thyroid－stimulating hormone) 促甲状腺激素

TST(triceps skinfold thickness) 三头肌皮褶厚度

TX(thromboxane) 血栓素

UDP(uridine diphosphate) 尿苷二磷酸

UDPG(uridine diphosphate glucose) 尿苷二磷酸葡糖

UL(tolerable upper intake level) 可耐受最高摄入量

UNU(united nations university) 联合国大学

UTP(uridine triphosphate) 尿苷三磷酸

VAD(ventricular assist device) 心室辅助装置

V_E(minute ventilation) 每分钟通气量

VEGF(vascular endothelial growth factor) 血管内皮生长因子

VLDL(very low density lipoprotein) 极低密度脂蛋白

V_T(tidal volume) 潮气量

WBI(weight bearing index) 承重指数

WBPC(whole body protein catabolism) 整体蛋白分解率

WBPS(whole body protein synthesis) 整体蛋白合成

WHO(world health organization) 世界卫生组织

α_1－AT(α_1－antitrypsin) α_1抗胰蛋白酶

α_1－MG(α_1－macroglobulin) α_1巨球蛋白